The Orthopaedic Therapeutic Exercise Navigation
Based on the Joint Functional Anatomy-The Upper Extremity

# 整形外科運動治療

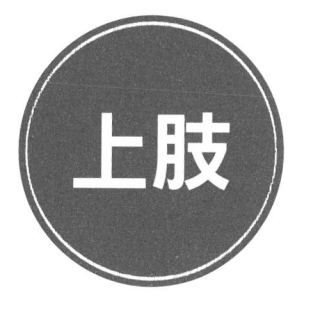

上肢

三悅文化

# 序　文

　　整型外科復健學會，前身為1991年8月成立的整型外科復健研究會，於2007年1月完成正式手續後，改以「學會」之名重新踏出第一步。整型外科復健學會秉持從研究會時代開始「仔細看待每一個病例」的精神，持續每月召開一次以檢討病例為主題的定期會議、演講、技術研討會等。每一次的討論，以病況考察為基礎，從機能解剖學、基礎醫學的生理學、病理學各個角度來加以思考「要如何治癒這個病例？」，並且重視「治療成效」，會員之間彼此切磋互相成長。

　　提及整型外科復健會的由來，要回溯到大約20年前。本書編輯碧南市民醫院物理治療師淺野昭裕醫師與我在一次飲酒會中的閒話家常就是這一切的開端。從學生時代開始我們就是麻將好友，後來淺野醫師到名古屋工作，我到津市服務，但彼此還是互相往來，偶爾品嚐美食，偶爾交換工作上的各種資訊。慢慢不知不覺間，閒聊中總是會彼此為自己手上的病例相互爭辯、相互討論彼此的作法與想法、帶著些許自傲的心情述說自己是如何醫好病患。特別是淺野醫師臨床第二年調往中部勞災醫院的時候，他在那裡負責許多整型外科病患的復健工作，印象中我們飲酒會的次數也隨之暴增。關於整型外科的專業知識，因為我師承整型外科名醫加藤明醫師，所以最初多半是淺野醫師向我詢問專業知識，但自從碧南醫院開辦，以及開始正統的整型外科運動治療，淺野醫師精闢的洞察力與觀察力，以及他對解剖學、生理學、運動學精準要求的認真模樣，從中途開始反而成為我仿效的目標。因為這樣的一個過程，在我們臨床第六年的時候，在同樣身為此書編輯的岸田敏嗣醫師協助下，我們成立了整型外科復健研究會。

　　說到整型外科復健學會這個概念，絕對要提到的，且不可遺忘的就是我的老師加藤明醫師。他從我臨床第一年就開始指導我，醫療的基本知識與對「治癒」不可動搖的信念就是從那時開始深植我心。當時我的知識和技術都還相當稚嫩不成熟，有些患者沒有回診，老師就會在病患面前訓責我，病患還會幫我說話「是我不夠努力，不是林醫師的錯！」，至今這些艱苦的經驗還深印我腦中揮之不去。現在仔細想想，當時老師是依據我的實力分配一些理論上一定會好轉的病例給我，然而我當時卻花了2～3年才察覺到這一點。於是我後來在沒有手術的時候，便會到復健室和病患一起檢討我那不夠純熟的技巧，認真唸書，當我對整型外科掌握得更加透徹後，老師開始教我一些實際操作上的知識與最基本的治療處方。現在在復健學會的知識及技術都是「加藤流」，我也希望年輕的醫生能代代相傳下去。在這裡我要將老師教給我的實踐整型外科運動治療的6個概念介紹給大家。

①骨頭屈曲又扭轉的話就會斷裂。
②骨頭除非骨折，否則幾乎不會感到疼痛。
③肌肉只會朝纖維走向收縮。
④萎縮的肌肉，再怎麼用力拉也不會伸長。
⑤韌帶用力拉扯的話會斷裂。
⑥神經問題單憑物理治療不會好轉。

當能夠完全融會貫通這幾點時，你肯定就是一個最優秀的整型外科復健師。

「機能解剖學的觸診技術」(中文由三悅文化出版)這本書上市後受到大家的支持，有感於此，深覺有必要再策劃一套對物理治療師在進行治療時能有實際幫助的實用手冊。猛然想起在整型外科復健研究會時代大家一起討論過的病例，以及學術研討會上大家發表過的數百件病例。於是，翻箱倒櫃將所有病例找出來，加以重新整理歸類，彙整成「上肢」、「下肢‧軀幹」兩冊，裡頭記載了當物理治療師負責一個病例時，該擁有的基本知識，以及透過病例來瞭解整個治療過程、成效，與治療時的重點所在。同樣的肱骨頸骨折，依照醫師選用的治療方針之不同，運動治療的項目也會有所不同。這就是臨床上的困難，但也是富含趣旨的地方。希望這套書能成為新手治療師的指南，也希望在追求更高深學問及高超技術的過程中，這套書能對大家有所幫助。今後也必須要再追蹤整型外科復健學會中所檢討的以及學術研討會上所發表的新病例。因此，敬請各位讀者期待本會會員在臨床上以他們誠摯的熱情，積極的態度去面對每一個新的挑戰，並紀錄下他們的心血歷程。

在最後，要感謝給予這本書出刊機會的MEDICAL VIEW出版社，協助編輯企畫的編輯部安原範生先生，以及為這本書執筆的各位整型外科復健學會的成員，還有為這本書的製作投入大量心血的碧南市民醫院的淺野昭裕醫師、國立醫院機構東名古屋醫院附屬復健學系的岸田敏嗣醫師、中部學院大學的鵜飼建志醫師，由衷感謝大家。

整型外科復健學會代表理事
中部學院大學復健學部教授
理學治療師　林　典雄

# 執筆者一覧

## ■編　輯

| | | |
|---|---|---|
| 林 | 典雄 | 中部学院大学リハビリテーション学部理学治療学科教授 |
| 浅野 | 昭裕 | 碧南市民病院リハビリテーション室 |
| 岸田 | 敏嗣 | 国立病院機構東名古屋病院附属リハビリテーション学院 |
| 鵜飼 | 建志 | 中部学院大学リハビリテーション学部理学治療学科准教授 |

## ■執　筆 (照登載順)

| | | |
|---|---|---|
| 岡西 | 尚人 | 平針かとう整形外科 |
| 田中 | 和彦 | 中部リハビリテーション専門学校理学治療学科 |
| 森 | 統子 | いまむら整形外科リハビリテーション科 |
| 細居 | 雅敏 | 吉田整形外科病院リハビリテーション科 |
| 中宿 | 伸哉 | 吉田整形外科病院リハビリテーション科 |
| 熊谷 | 匡晃 | 鈴鹿中央総合病院リハビリテーション科主任 |
| 村瀬 | 善彰 | 岐阜大学医学部附属病院リハビリテーション部 |
| 田中 | 幸彦 | 吉田整形外科病院リハビリテーション科 |
| 中図 | 健 | 石切生喜病院リハビリテーションセンター作業治療部門 |
| 橋本 | 貴幸 | 土浦協同病院リハビリテーション科 |
| 浅野 | 昭裕 | 碧南市民病院リハビリテーション室 |
| 林 | 典雄 | 中部学院大学リハビリテーション学部理学治療学科教授 |
| 松本 | 正知 | 桑名市民病院整形外科リハビリテーション室 |
| 吉田 | 隆紀 | 角谷リハビリテーション病院リハビリテーション科主任 |
| 鵜飼 | 建志 | 中部学院大学リハビリテーション学部理学治療学科准教授 |
| 福吉 | 正樹 | 名古屋スポーツクリニック |
| 小野 | 晶代 | 岐阜中央病院リハビリテーションセンター |
| 永井 | 教生 | 名古屋スポーツクリニック |
| 岸田 | 敏嗣 | 国立病院機構東名古屋病院附属リハビリテーション学院 |
| 赤羽根良和 | | 吉田整形外科病院リハビリテーション科 |
| 柴田 | 修志 | 市立伊勢総合病院理学治療室 |
| 辻 | 修嗣 | 生田病院リハビリテーション科 |
| 中川 | 誠 | 国立病院機構東名古屋病院附属リハビリテーション学院 |
| 清水 | 智恵 | あずま整形外科 |
| 篠田 | 信之 | 株式会社 名光ブレース |
| 服部 | 良 | きよし整形外科 |
| 松井 | 里江 | 引用手協同病院リハビリテーションセンター |
| 山本 | 昌樹 | トライデントスポーツ医療科学専門学校理学治療学科 |
| 宮本 | 定治 | 関西電力病院手の外科センターリハビリテーション科 |
| 篠田 | 光俊 | 吉田整形外科病院リハビリテーション科 |
| 山崎 | 雅美 | 吉田整形外科病院リハビリテーション科 |
| 神山 | 卓也 | 木村病院リハビリテーション科 |
| 宿南 | 高則 | 吉田整形外科病院リハビリテーション科 |
| 比企 | 澄恵 | 土浦協同病院リハビリテーション科 |
| 蓬莱谷耕士 | | 大阪医科大学附属病院リハビリテーション科 |
| 猪田 | 茂生 | 伊賀市立上野総合市民病院リハビリテーション科 |
| 高屋 | 洋子 | 土浦協同病院リハビリテーション科 |
| 川本 | 鮎美 | 平針かとう整形外科 |
| 日石 | 智紀 | 奥田整形外科 |
| 千竈 | 里美 | 碧南市民病院リハビリテーション室 |
| 三村 | 直樹 | 三重県立志摩病院理学治療室 |
| 増田 | 一太 | 吉田整形外科病院リハビリテーション科 |
| 松山 | 太士 | 医治療人財団新和会 八千代病院総合リハビリテーションセンター |
| 柘植 | 雅子 | 土浦協同病院リハビリテーション科 |
| 見田 | 忠幸 | 岡波総合病院リハビリテーション科 |

# 目次

# 本書特色・使用方式

## 16 對腱板縫合術後腋盂神經麻痺 (Quadrilateral space syndrome)的運動治療

### Check it !

**①** ●肩關節周邊的絞扼性神經障礙(entrapment neuropathy)多發生在腋盂神經和肩胛上神經。手術後的病例必須及早發覺神經障礙徵兆，採引用適當的處置。
●腱板損傷後在肩膀零位上時要注意腋盂神經麻痺，施行運動治療。
●腱板修復手術後外展肌力的恢復不理想時要及早確認腋盂神經部(Quadrilateral space)的壓痛或上臂外側部的知覺障礙。

### 腋盂神經麻痺

**②** 絞扼性神經障礙(entrapment neuropathy)是進行整形外科運動治療時，臨床上經常可見的疾患，因此除了瞭解其徵兆外在臨床上要及早發現神經障礙進行適當的處置。肩關節周邊的絞扼性神經障礙較常見的是腋盂神經部的腋盂神經麻痺和肩胛切跡部的肩胛上神經障礙，這是治療師必備的常識。腋盂神經在肩關節後部，該部分是指大圓肌的上緣、肱三頭肌長頭的外側緣，由肩胛骨、肱骨所形成的，這個空間中有腋盂神經、後上臂回旋動脈等通過。腋盂神經麻痺是指在這分發生的絞扼性神經障礙，受障礙的神經是腋盂神經(圖1)。臨床上的症狀是從肩關節後面有時擴散到外側的擴散痛、腋盂神經的壓痛、強制水平內收造成的上臂外側的擴散痛、上臂外側(腋盂神經的固有知覺範圍)的知覺障礙、肩關節外展肌力的減退、三角肌的萎縮等。手術後為了及早發現肌肉萎縮，腋盂神經的壓痛和上臂外側的知覺障礙的確認很重要。

―――――――――― 知識的重點 ――――――――――

**圖1 腋盂神經麻痺的臨床症狀**
・肩後面的疼痛
・腋盂神經的壓痛
・腋盂神經壓迫造成的上臂擴散痛
・上臂外側知覺障礙
・外展肌力的減退
・三角肌的肌肉萎縮
・強制水平內收造成的疼痛加劇以及擴散痛等

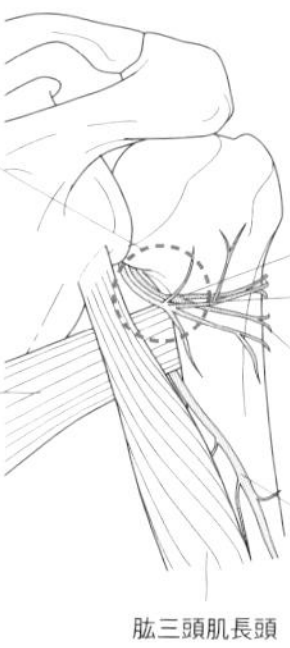

QLS
腋盂神經
後上臂回旋動脈
大圓肌
上外側上臂皮神經
橈骨神經
肱三頭肌長頭

62

---

### Quadrilateral space(QKS)的機能解剖學的

**③** QKS(腋盂神經部)只是指腋盂神經和後上臂回旋動脈通重要的是必須瞭解，因為與肩關節運動方向的不同，使構成狹小化。臨床上的腋盂神經部的問題病例，大部分除了因此，在思考本病例時，應該連小圓肌一起確認。在肩關節的上舉，大圓肌由前方，肱三頭肌長頭由下方小化。在此增加肩關節的水平內收時，小圓肌更加從後方內收被牽引到末梢(圖2)。這樣的操作伴隨的疼痛加劇或引狀。

**圖2 肩關節運動方向和腋盂神經部機能的狹小化**
與肩關節下垂位相較之下，上舉位的腋盂神經部有顯著的狹小化位，因為肱三頭肌長頭的上壓和小圓肌的下壓使之更加狹小化的經也受到牽引的刺激。

### Case Study 腱板縫合

**④** 這是腱板縫合術後因腋盂麥克勞林(McLaughlin)法施發現有三角肌萎縮以腋轉，但是重回職場需位固定法在固定中造成造成的症狀較少，但對手術定法的病例，要顧慮腋盂神確認腋盂神經部的壓痛或上

◆病例
50歲多歲。過往病史，家族
◆現在病程
**⑤** 中受傷。經由近醫診星期的胸壁固定後，經動治療開始時的檢查結
・3個星期的固定除去後，舉。
・呈現典型的腱板損傷的查。
・關節圖像中有腱板損傷，
・手術前的可動範圍是他動度、主動屈曲40度、外展
・棘下肌、三角肌等無萎縮

QLS
小圓肌
大圓肌

**圖3 神經的滑行技術**
頸部轉向傷患側，以緩和全體的位置反覆水平內收

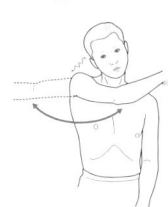

頸部轉

64

---

**①** 簡單介紹診斷時及進行運動治療時的重點。
**②** 為了更加瞭解病例，詳細解說疾患的相關整型外科知識。
**③** 為了診斷病例，詳細解說相關的關節解剖學知識。
**④** 針對病例的病症與治療方針進行總結。
**⑤** 以實際的病例解說進行哪些運動治療及最後的成效如何。

※ 診斷時所需的最重要的知識　技術，以 "知識的重點"
　 與 "技術的要點" 標示。

身並沒有特別的機能。
⋯變化會造成空隙擴大和
⋯外，都是小圓肌的痙
⋯空間的腋盂神經部，
⋯盂神經部三次元的狹
⋯，腋盂神經隨著水平
⋯支腋盂神經麻痺的臨床症

肱三頭肌長頭

　　這本書所記載的病例，是經過整型外科醫師及物理治療師之間密切的配合下所得的結果，並非只是要呈現一般制式的治療成效。特別是，即便在整型外科領域是同樣的病名，但依據年齡・骨折類型・組織損傷程度・全身的併發症・手術目的・方式的不同，結果也會大不相同。然而因篇幅有限，本書無法將所有情況一一收錄，這一點還懇請大家諒解，也希望這本書能對大家有所建樹。衷心期望治療師能與主治醫師攜手合作，以期能累積更高深的知識與技術。

## 痺造成肩關節機能改善困難病例

能改善困難的病例。手術由肩胸進入後，棘上肌以零位固定法，手術2週後開始運動治療。在手術2個⋯，懷疑是腋盂神經麻痺。最後雖然麻痺也改善，機⋯前完全沒有腋盂神經症狀，所以可能是手術後的石⋯經障礙。最近，多用外展矯具固定，因此直接壓迫⋯肌，肱三頭肌長頭造成過度肌肉痙攣或石膏零位固⋯此外，腱板縫合術後外展肌力恢復不佳的病例，要

### ◆運動治療過程

手術　腱板修復手術　麥克勞林(McLaughlin)法
　　　手術後石膏零位固定法
手術2週後　前臂部的石膏縮短一半
**運動處方①**：肘關節伸屈運動以及手掌指掌握運
　　　　　　動。
手術3週後　上臂部的石膏固定縮短一半
**運動處方②**：以肩關節他動外展運動確保上舉範
　　　　　　圍
**運動處方③**：最大上舉位的上肢保持運動
手術4週後
**運動處方④**：使用三角枕擴大肩關節內收範圍
**運動處方⑤**：維持他動的上舉範圍

頸部運動搭配肩關節的水平內收運動、
外展運動是其基本運動組合。從各個上
舉角度反覆水平內收。

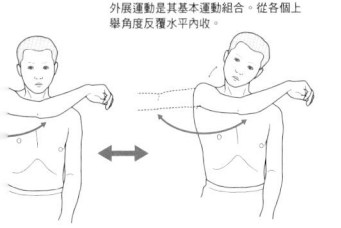

⋯神經緊張的位置反覆水平內收。

**運動處方⑥**：肩關節外展運動從主動輔助變成主
　　　　　　動運動，雖然確保了外展可動範
　　　　　　圍，但是外展位的保持不完全
手術6週後　主動外展140度，之後完全無變化。
手術10週以後　有腋盂神經麻痺可能
　　　有三角肌的肌萎縮，上臂外側的腋盂神經範圍
　　　有知覺障礙
**運動處方⑦**：腋盂神經部的低週波電
**運動處方⑧**：通電的同時進行三角肌的主動收縮
　　　　　　運動
**運動處方⑨**：腋盂神經的滑行運動（圖3）
**運動處方⑩**：大圓肌、小圓肌反覆收縮去除肌痙攣

手15週後　腋盂神經部無壓痛，知覺障礙消失
手術22週後　三角肌的萎縮改善，主動外展170
度，完全重回職場。

　　本病例的運動治療之所以長期化是因為沒有及早發現腋盂神經麻痺的併發。腱板修復術後併發腋盂神經麻痺的病例不多，但這是施行整形外科運動治療上必備的常識。手術後肩關節外展肌力的恢復較遲緩的病例或肩後部疼痛的病例，治療師必須具備確實消除腋盂神經疼痛的觸診技術（圖4）。

### 技術的要點

**圖4　腋盂神經部的腋盂神經觸診技術**

a. 腋盂神經部的腋盂神經觸診在肩關節外展90度的肢位
　比較容易觸摸。
b. 向肱三頭肌長頭腱的起始部位觸摸的同時其他手指沿
　著大圓肌下線往遠位觸摸。
c. 兩手重疊時沿著大圓肌的肌腹，手指向上移，觸診腋
　盂神經。

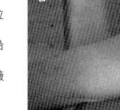
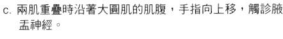
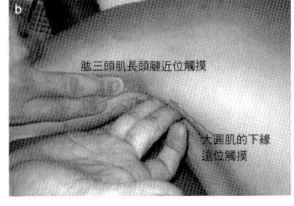
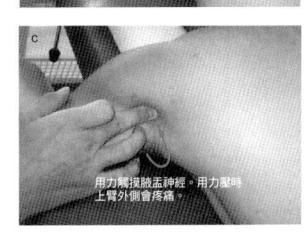

肱三頭肌長頭腱近位觸摸

大圓肌的下緣
遠位觸摸

用力觸摸腋盂神經。用力壓時
上臂外側會疼痛。

肩
關
節

65

# 本書特色・使用方式 ·············· (附錄1・2)

## 12 對肱骨頸部骨折施行All in one nail(1根釘)病例

### ■特徵

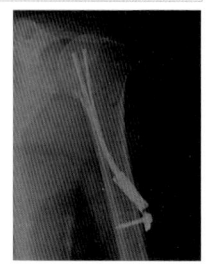

本法的特徵是進入骨頭的3根釘和固定在骨幹部的骨板連續插入骨頭3根釘擴張支撐肱骨的構造。固定性藉由插入皮質、插上部對側的骨皮質、骨折前端部的3支點發揮，而且是從三角肌粗面插入沒有貫穿肌肉，所以對關節囊沒有侵略性。不過，必須選擇骨折不會脫位的固定材料，因此對於其固定力不可過度。發現有大結節骨折或進行回旋運動時，需依照其穩定性的程度，變更運動治療的開始時期和內容。

### ■病例

50多歲，診斷名為左肱骨頸部骨折(Neer分類4parts)。騎機車受傷，受傷4日後到本院接受微創接骨手術。雖然固定性良好但為大結節骨折以限制肩關節外展運動。此外，手術中經過確認肩關節可以內外旋。手術後第2天開始運動治療。因骨折周邊有疼痛且肌性防禦變強，為了舒展和維持肩後下方支持組織的伸張性，在繩三角下進行stooping ex。在第3天開始因為疼痛已經減輕一肱骨確認疼痛一面進行保護性的肩關節屈曲、外旋的他動運動，手術1週後肩關節屈曲他動主動50度、2週後疼痛更加減輕，肩關節屈曲他動150度，主動90度，為了擴大主動屈曲他一面往最大結節一面進行肌力訓練，而肩關節的屈曲他動運動則進行肩胛帶胸廓關節間的肌群和肩關節上舉肌群的協調運動。手術後3週時他動的屈曲角度為160度，主動為130度。手術4週後，從X光影片像可以確認骨片已經穩定，於是開始肩關節外展運動和棘上肌的肌力訓練，手術後5週時他動的屈曲角度為170度，主動為155度，手術10週後主動的屈曲角度為170度，手術12週後重返職場，運動治療結束。日本整形外科協會肩關節疾患治療成績判定基準(JOA分數)為95分。

### ◆運用的知識、技術、準則
◎stooping ex
・肩10／圖6(P.40)，圖8(P.41)
・肩11／圖3(P.44)
◎肩關節機能的改善 ⇒
・肩4(P.12)
・肩15／圖8(P.61)，圖9(P.61)，圖10(P.61)
・肩20／圖3(P.80)，肩21／圖6(P.85)
◎Neer分類 ⇒
・肩10／圖1(P.38)

### ◆小建議
因為是以3根釘固定，故4處骨折時有沒被骨釘固定型的碎片。對於這種部位可用保存治療。

### ●相關疾患・類似術式
J plate，Ender pin，肱骨頸部骨折

附錄1

## ●附錄1●

❶ 提示關於疾患的知識重點。如果是特別的手術，會記載術式；如果疾患有什麼特徵，則會針對特徵加以描述。

❷ 針對上述的病例詳加描述(受傷後、術後、運動治療的過程)。

❸ 從本書中擷引用這個病例所需的知識・技術・規則，依編號・圖表號碼・頁數的方式編寫。
例如：肩10／圖5(p.40)

❹ 臨床上的小建議。將如何治療這個病例的訣竅、知識和技術做個簡單扼要的提示。

❺ 與這個病例有關的疾患和術式。

## 6 大結節的骨折型態和治療成績的相關

### ■大結節骨折的發生原因
❶ ...的骨折型態，有跌倒時因為肩關節的強制內收造成的裂離骨折(avuision fracture)和肩關節過度外...大結節擠壓肩峰稜產生的嵌入骨折(impaction fracture)，嵌入骨折(impaction fracture)較少見。

### ■病例

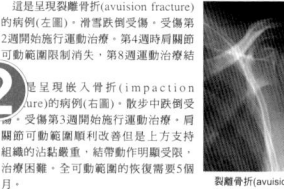

裂離骨折(avuision fracture)　　嵌入骨折(impaction fracture)

❷ 這是呈現裂離骨折(avuision fracture)的病例(左圖)。滑雪跌倒受傷，受傷第2週開始施行運動治療。第4週時肩關節可動範圍限制消失，第8週運動治療結...

❸ ...是呈現嵌入骨折(impaction fracture)的病例(右圖)。散步中跌倒受傷，受傷第3週開始施行運動治療。肩關節可動範圍順利改善但是上方支持組織的沾起嚴重，結帶動作明顯受阻，治療困難。全可動範圍的恢復需要5個月。

### ■症狀的解釋
裂離骨折(avuision fracture)是因為受傷時肩關節過度內收，鍵板的牽引力作用於大結節而產生。包含鍵板的上方支持組織損傷的併發症很少。

嵌入骨折(impaction fracture)是因為受傷時肩關節過度外展大結節擠壓肩峰稜邊而產生。易於發生包含鍵板上方支持組織損傷的併發症。

比起裂離骨折(avuision fracture)，嵌入骨折(impaction fracture)較容易產生炎症，範圍也較大，之後也較容易沾黏。而且上方支持組織的沾起或攣縮會使肩峰下壓升高，容易產生疼痛感。

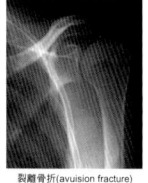

大結節骨折的發生原因

裂離骨折(avuision fracture)是因為受傷時肩關節過度內收，鍵板的牽引力作用而產生。

嵌入骨折(impaction fracture)是因為受傷時肩關節過度外展大結節擠壓肩峰稜邊而產生。

### ◆小建議
❹ 大結節骨折在骨折型別的最終治療成績無差別。在施行初期運動治療時，裂離骨折(avuision fracture)因為棘上肌的收縮以及伸展運動使大結節產生張力造成脫位等，但另一方面他動的外展運動...肌鬆弛，可以實施安群全有效的可動範圍訓練。嵌入骨折(impaction fracture)因為上方支持...的嚴重沾起即使是同程度的外固定期間，攣縮程度嚴重，改善需要更長時間。

### ●可應用該知識的疾患
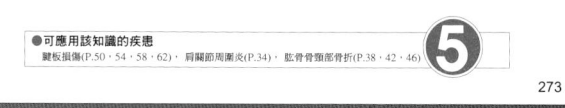
鍵板損傷(P.50、54、58、62)，肩關節周圍炎(P.34)，肱骨頸部骨折(P.38、42、46)

附錄2

## ●附錄2●

❶ 描述如何從病例的觀察與研究所得的現象中去思考臨床上的治療處方。

❷ 以上述治療方式去處理病例。

❸ 針對結果加以解釋說明。

❹ 臨床上的小建議。

❺ 可以運用這個知識的相關疾患及參考頁數。

# 肩關節

# 1 胸大肌皮瓣斷裂縫合後的運動治療

## *Check it !*

● 胸大肌皮瓣斷裂是因為胸大肌的過度緊張或直接的外力所造成比較罕見的疾病。過度肌肉緊張造成的傷勢多半是肱骨的連接部到肌腱移行部完全斷裂，而外力的傷害以肌腹斷裂為多。

● 用保存性治療很難讓肌力完全恢復，運動選手大多是接受手術治療。

● 手術後的初期運動治療是在不造成胸大肌緊張的範圍下需要確保肩關節的可動範圍。

## 肌肉損傷後的治療過程和肌肉再生的機制

健康的肌肉，在受傷2～3天後的細胞浸潤階段之後會出現所謂肌母細胞的單核細胞。經過5～6天後會出現被視為再生中的肌纖維的肌管細胞。再生的肌管細胞為多核細胞並列於中心部位。從斷面圖來看中間是空胞，裡面是大核。空胞周圍逐漸產生肌原細胞，隨著肌原細胞慢慢變厚，空胞逐漸變小。經過2個星期，後空胞會消失在眾多的纖維中，細胞核會偏向細胞周邊，中央的肌原纖維規則地並列，形成幾乎正常的肌纖維狀態。肌肉的再生與衛星細胞有很大的關係。衛星細胞在肌肉受傷2～3天後出現於肌肉的壞死部位。正常的肌肉也有衛星細胞但是沒有活動，是受到刺激時才會活化。但其原因還不明。經過活化的衛星細胞會分裂增殖覆蓋壞死部位。集中在一起的衛星細胞和多核肌的肌管細胞的型態相同，在細胞內可以看到肌原纖維(圖1)。

肌肉的再生過程和肌肉的發達過程相似。其不同點在於肌肉的再生過程變化比較快以及發達過程時各種東西同時存在。一般來說，發生期的肌肉和神經有關，脫離神經的肌肉如果有外傷就會開始再生，變化成肌管細胞同樣的狀態，然後消失(圖2)。

### 圖1 肌肉再生過程

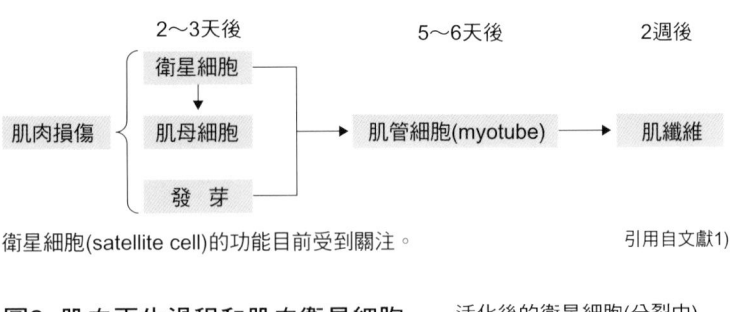

衛星細胞(satellite cell)的功能目前受到關注。　　　　　　　　　引用自文獻1)

### 圖2 肌肉再生過程和肌肉衛星細胞

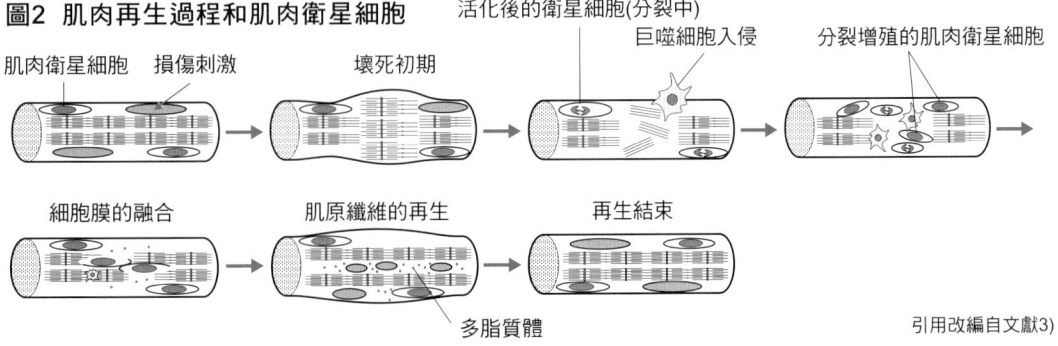

引用改編自文獻3)

## 胸大肌的各纖維群的走向和機能特徵

　　胸大肌由3個大纖維部位構成。鎖骨部纖維是從鎖骨內側的一半到大結節(圖3a)。胸肋部纖維是從胸骨膜、第2～6支肋軟骨開始到大結節(圖3b)。腹部纖維是從腹直肌鞘最上部的前葉到肱骨大結節(圖3c)。起始部位從鎖骨到腹部的大範圍，而終止部則集中在大結節，依照肩關節的部位各肌纖維的功能不同。

　　肩關節的內外旋下垂中間位叫做第1肢位(圖4a)。在這個肢位的鎖骨部纖維會對屈曲和內旋產生作用，胸肋部纖維對內旋產生作用。而腹部纖維不參與動作。從第1肢位外展90度的肢位叫做第2肢位(圖4b)。在第2肢位，鎖骨部纖維對水平屈曲產生作用；胸肋部纖維對內收、內旋產生作用；腹部纖維對內收、內旋產生作用。從第2肢位水平90度屈曲的肢位叫做第3肢位(圖4c)。在第3肢位鎖骨部纖維對水平屈曲產生作用；胸肋部纖維對伸展、內收、內旋產生作用；腹部纖維對伸展產生作用。

### 圖3　胸大肌的纖維群

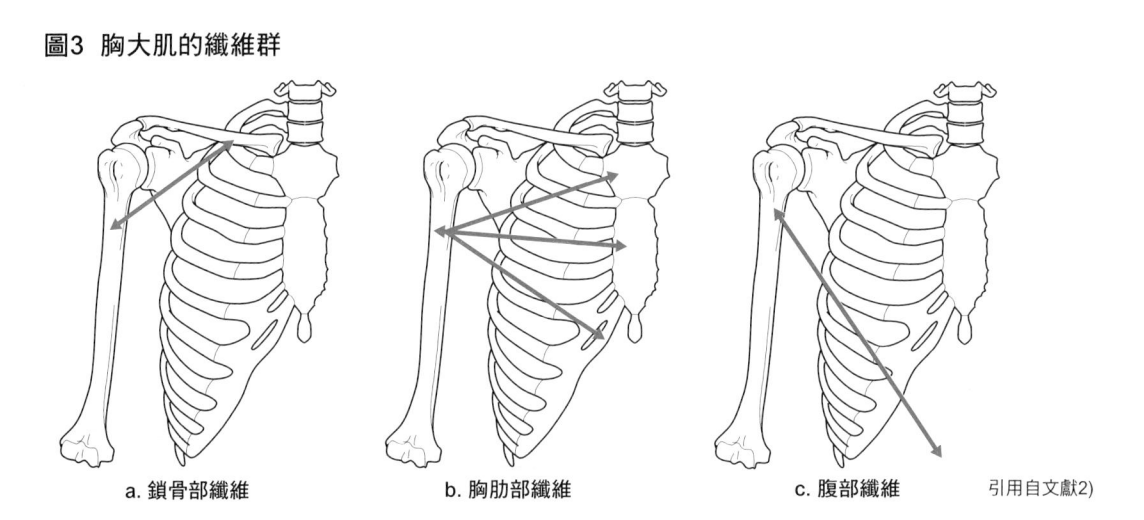

a. 鎖骨部纖維　　　　　　　　b. 胸肋部纖維　　　　　　　　c. 腹部纖維　　　　　　引用自文獻2)

### 圖4　各肢位胸大肌的作用變化

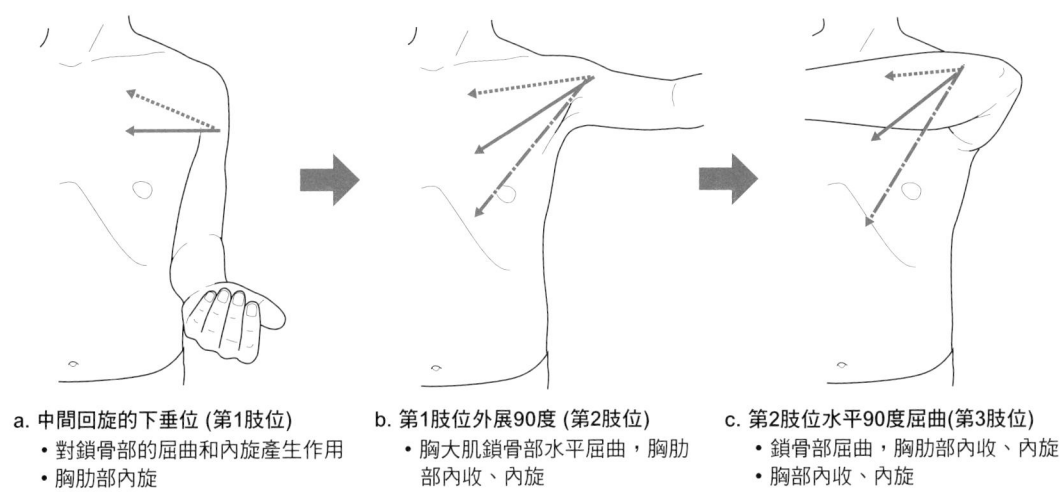

a. 中間回旋的下垂位 (第1肢位)
・對鎖骨部的屈曲和內旋產生作用
・胸肋部內旋

b. 第1肢位外展90度 (第2肢位)
・胸大肌鎖骨部水平屈曲，胸肋部內收、內旋
・胸部內收、內旋

c. 第2肢位水平90度屈曲(第3肢位)
・鎖骨部屈曲，胸肋部內收、內旋
・胸部內收、內旋

◀┄┄┄┄：鎖骨部纖維的向量　　　◀─────：胸肋部纖維的向量　　　◀─·─·─：腹部纖維的向量

　　病例是因車禍造成胸大肌皮瓣斷裂，進行肌肉縫合手術的20多歲青年。車子在行進中追撞到前車，當他用左手撐住儀表盤防止身體撞擊前方時，坐在助手座的同乘者靠到病例的左腕造成胸大肌斷裂。他於受傷25天後進行縫合手術。胸大肌在肌腱移位處斷裂退縮到中樞部位。三角肌的一部分反轉和胸大肌的斷裂處連接在一起造成瘢痕化。在大部份的連接處的大結節前設定5個骨孔，用零號縫線穿過各孔，用Bunnell法將肌肉縫合在骨頭上。鎖骨部纖維到肋部纖維(特別是後層)的肌肉較短，無法完全覆蓋到骨頭，和骨頭間會留下縫隙。以將反轉的三角肌埋入縫隙的方式和周邊的組織縫合。手術後的可動範圍是150度屈曲，外展0度，第1肢位外旋0度，外展外旋方向是無法動的狀態。手術第10天後開始運動治療。初期選擇不會帶給縫合的胸大肌壓迫的肢位做內收內旋的他動屈曲，以維持肩關節後下方組織的柔軟度。手術兩週後開始逐漸配合胸大肌的輕微反覆收縮改善屈曲方向的可動範圍。手術第5週用核磁共振片確認肌肉的狀況後進行外展外旋的可動範圍訓練。手術後第8週可以屈曲170度，第1肢位可外旋85度，第2肢位可外旋85度，之後再強化肌力，結果手術後第25週時可以舉重120kg。

◆ **病例**

20多歲。過往病史，家族病史中無特別註記。

◆ **現在病程**

車子在行進中追撞到前車。用左手撐住儀表盤防止身體撞擊前方時，助手座的同乘者靠到病例的左腕造成胸大肌斷裂。

◆ **運動治療開始時的檢查結果**

手術　胸大肌縫合術(Bunnell法)。手術後以三角巾固定。禁止運動。

• 手術後2週中用三角巾固定。禁止運動。

• 肩關節屈曲150度，外展0度，第一肢位外旋0度，水平內收110度。

◆ **運動治療過程**

手術2週後　除去三角巾。

**運動處方①**：肘關節、手指的主動運動。

**運動處方②**：在肩關節內收內旋部位保持他動屈曲角度(圖5)

**運動處方③**：經過肩關節水平內收可動範圍和第3肢位的內旋可動範圍訓練，肩胛肱關節後下方支持組織的伸展性恢復。(圖5)

手術5週後

**運動處方④**：胸大肌鎖骨纖維、胸肋纖維，腹纖維的輕微反覆收縮和伸展運動(圖6)。兩者都是順著肌纖維走向的收縮施行伸張刺激。

手術10週後

**運動處方⑤**：積極強化胸大肌的肌力。

手術12週後

**運動處方⑥**：扶地挺身、懸垂、舉重等。

手術25週後　可以舉重120kg。

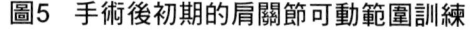

　　本病例的治療重點在於手術後即早維持肩關節內收範圍的屈曲可動範圍，以維護肩胛肱關節後下方支持組織的伸展性。外展外旋的可動範圍訓練可參照醫生的意見或核磁共振片進行。

**圖5　手術後初期的肩關節可動範圍訓練**

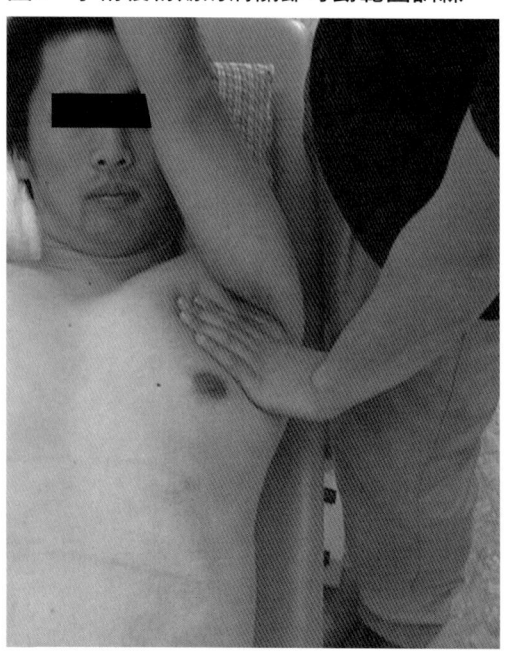

縫合手術後初期，避免縫合部位伸展，保持水平內收狀態，擴大肩關節的屈曲可動範圍。

## 技術的要點

　　手術後初期的注意點和治療技術是在避免胸大肌受到伸張刺激，一面維持內收內旋位，一面確保肩關節屈曲可動範圍。其中，在最大屈曲範圍要注意腹纖維的緊張，觸診時要確認腹纖維的緩和狀態。

**圖6　對胸大肌的治療**

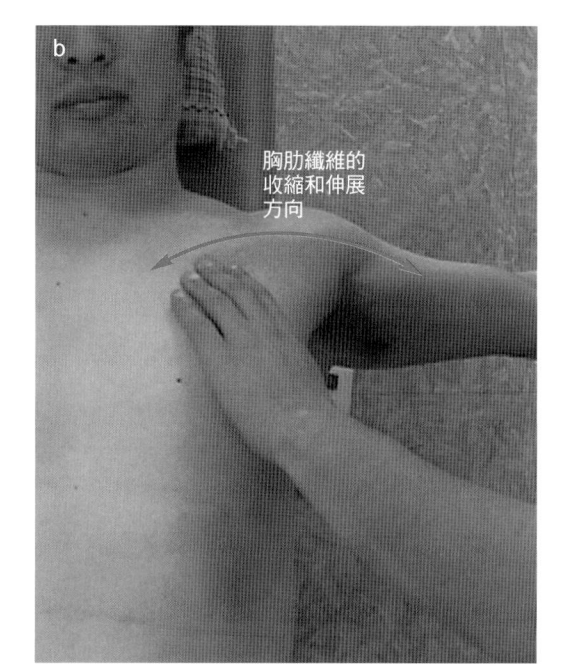

a

鎖骨纖維的
收縮和伸展
方向

b

胸肋纖維的
收縮和伸展
方向

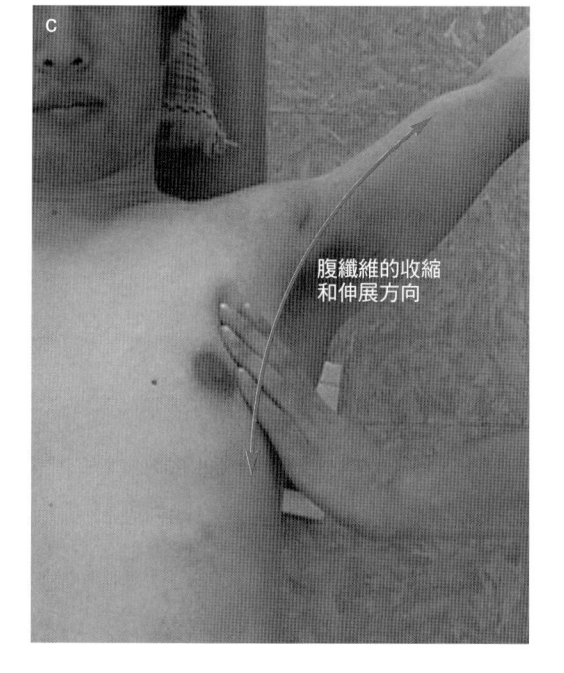

c

腹纖維的收縮
和伸展方向

**a. 對鎖骨纖維的治療**
施行與胸大肌鎖骨纖維的纖維長軸同向的反覆收縮後，進行伸展。

**b. 對胸肋纖維的治療**
進行與胸大肌胸肋纖維的纖維長軸同向的反覆收縮後，進行伸展。

**c. 對腹纖維的治療**
進行與胸大肌腹纖維的纖維長軸同向的反覆收縮後，進行伸展。

# 2 上肩胛神經麻痺併發 肩胛骨骨折的運動治療

## Check it !

● 肩胛骨骨折容易併發的神經損傷有腋盂神經損傷和肩胛上神經損傷等。

● 為了肌腱接合手術後能恢復良好機能，手術前不能有關節攣縮，肌腱滑行要良好，連結肌必須有足夠的肌力。

● 麻痺肌肉運動和接合肌肉運動不同時，必須重新做肌肉教育訓練。其處方是利用接合肌肉本來的作用，來誘導目的的作用。

## 解剖學的上肩胛神經走向

上肩胛神經是由第5、6頸神經根形成的上神經幹的分支，穿過由肩胛骨的上肩胛切跡和上肩胛橫韌帶形成的骨孔後分出棘上肌枝、棘下肌枝、後關節囊枝、肩鎖骨關節枝。其中的棘下肌枝是向外下方，在肩胛脊基部外緣的棘盂切跡和肩胛下橫韌帶形成的骨改變為內側走向直到棘下肌。像這樣肩胛切跡和棘盂切跡是最常發生神經壓迫的部位。

神經壓迫的症狀有肩關節外側到背後的不明疼痛，外展、外旋的肌力減退，棘上肌、棘下肌的肌肉萎縮。其原因有肩胛骨外展、下制以及下方回旋運動產生對上肩胛神經的牽引和神經壓迫部位的摩擦。這和投球動作或足球的殺球動作的隨勢動作階段的肩胛骨運動一致，有報告指出主攻手常發生的棘下肌萎縮與此相關。

### 圖1　肩胛上神經損傷的臨床症狀

- 從肩關節外側到背後的不明原因之疼痛
- 肩部容易疲勞和無力感
- 外展和外旋的肌力減退
- 棘上肌和棘下肌的萎縮
- 肩胛骨的外展、下制、下方回旋位的症狀擴大
- 無知覺障礙

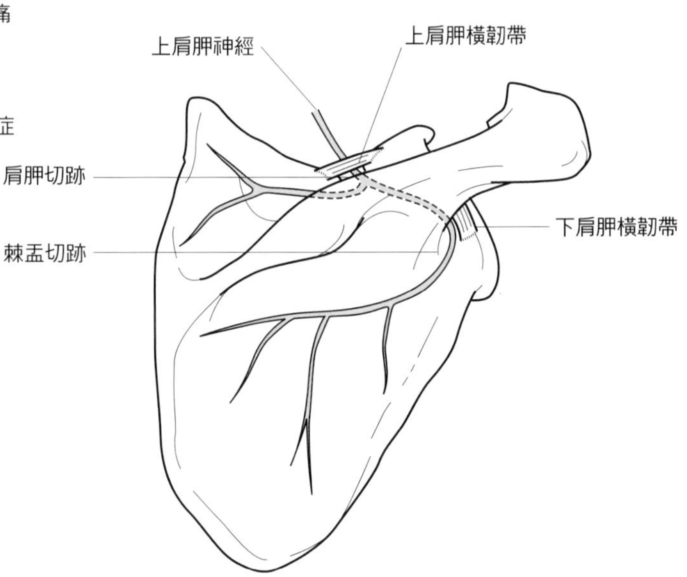

## 肩胛骨運動的上肩胛神經緊張之變化

上肩胛神經是第5、6頸椎到肩胛骨之間向外下方走向的神經。因此上肩胛神經所承受的緊張受到肩胛骨運動的影響很大。

在肩胛骨運動和上肩胛神經的緊張關係上，相對於第5、6頸椎因肩胛骨的內收、上舉、上方回旋位置靠近肩胛切跡，所以上肩胛神經比較弛緩。反之，肩胛骨的外展、下制、下方回旋位置，從第5、6頸椎遠離肩胛切跡，所以上肩胛神經比較緊張。在像網球、排球等擊高球的運動項目的反覆隨勢動作裡，肩胛骨因為外展、下制、下方回旋運動造成上肩胛神經強烈的伸張，而引發上肩胛神經損傷。又因為在上肩胛切跡或肩胛脊基部受到牽引的刺激增加磨擦，使神經損傷更加惡化。

**圖2　肩胛骨運動的上肩胛神經的緊張變化**

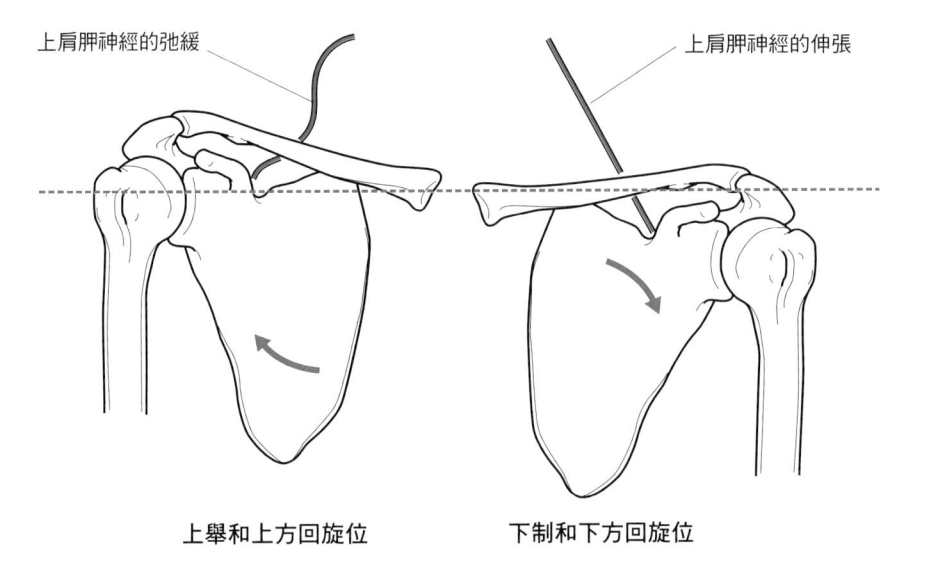

上舉和上方回旋位　　　　下制和下方回旋位

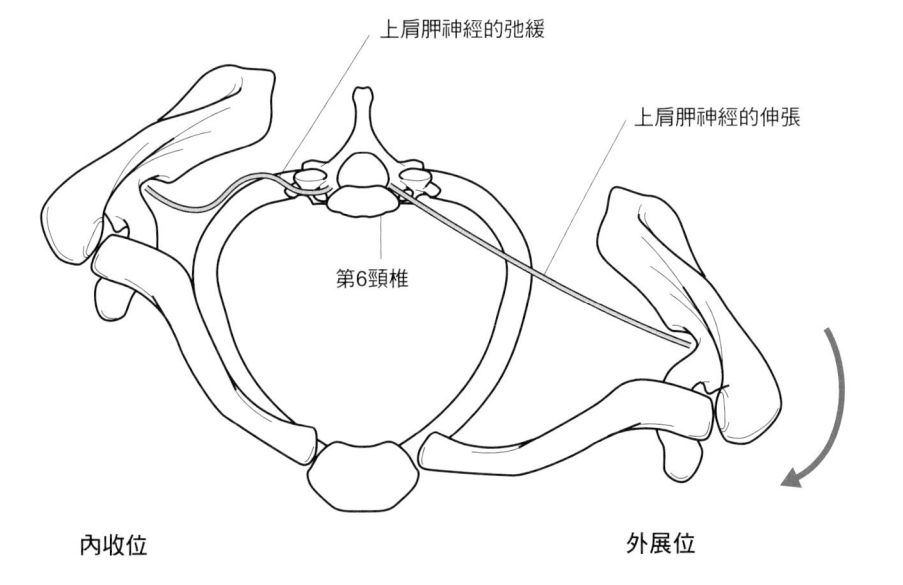

內收位　　　　　　　　　　　　外展位

上肩胛神經是朝著肩胛骨的外下方走向。因此，上肩胛神經向著第5、6頸椎的肩胛骨因向內上方運動的肩胛骨內收、上舉、上方回旋位而弛緩。而從第5、6頸椎的肩胛骨向外下方運動的肩胛骨外展、下制、下方回旋位因伸張而緊張。

　　雖然對肩胛骨骨折(關節窩骨折、肩胛頸、體部骨折)進行微創復位手術，但因上肩胛神經麻痺的併發和嚴重的關節攣縮，需要長期的機能復原時間。

　　在接合手術經過1年4個月時，棘上肌有明顯萎縮影響上舉和結帶的動作。原本計畫作肌腱縫合手術，但因為有嚴重的關節攣縮而先進行下視鏡關節授動術。等關節授動術後，關節可運動範圍明顯改善之後再進行肌腱縫合手術。肌腱縫合手術是將闊背肌和大圓肌在停止部位切離，然後在肩關節內旋部位將之與棘下肌縫合。手術後除了關節的可動範圍獲得改善外，也要靠連結肌的收縮才能夠進行外旋運動。因為切換訓練順利進行而獲得良好的機能改善。

◆病例

60多歲。過往病史，家族病史中無特別註記。

◆現在病程

在砍材的作業中因為木材倒下而受傷。求診於附近醫院，以胸巾固定。因為肩關節可活動範圍的限制以及該部位的疼痛和麻痺一直持續，而被介紹到本院。因被診斷有棘下肌的麻痺和肩關節的關節攣縮，故先進行下視鏡關節授動術，等關節攣縮改善後才進行肌腱縫合手術。

◆微創手術治療過程與狀況(運動治療之過程)

下視鏡關節授動術前

• 肩關節他動屈曲70度，外展75度，外旋－30度
• 依照肌電圖判斷，允許棘上肌和小圓肌的肌肉活動，但不允許棘下肌的肌肉活動

肌腱縫合手術前的症狀

　　屈曲140度，伸展30度，外展110度，外旋30度

肌腱縫合手術1週後　在90度上舉位裝置外展矯具

**運動處方①**：手肘、前臂、手以及手關節的主動運動

**運動處方②**：腱板和肩胛骨周圍肌反覆縮收舒緩肌腱

手術2週後

**運動處方③**：在90度上舉位進行他動上舉和回旋運動預防關節攣縮

手術3週後　外展矯具更換為60度上舉位

**運動處方④**：主動輔助運動的上舉運動

**運動處方⑤**：進行肩關節上舉、外旋的關節可動範圍訓練

**運動處方⑥**：最終上舉位的保持訓練

手術4週後　由外展矯具更換為三角巾

**運動處方⑦**：依連結肌收縮進行外旋運動的伸展訓練(圖4)

**運動處方⑧**：積極改善關節可運動範圍和增強肌力訓練

手術5週後　去除三角巾

　　繼續⑦⑧運動處方

手術3個月　主動屈曲160度，外展155度，外旋50度

●

　　一般肌腱縫合手術要獲得良好的機能改善，必須是手術前沒有關節攣縮、肌腱的滑行良好以及連結肌有足夠的肌力。

**圖3 本病例的治療看法**

| 因為木材傾倒造成受傷 |
| 肩胛骨骨折併發肩胛神經麻痺 |

↓

| 受傷12週期間進行保存療法 |
| • 評價：他動屈曲80度，外展30度，外旋10度 全肩關節有疼痛和麻痺 |

↓

| 進行微創復位手術 |
| • 用骨板固定關節窩骨折處和肩胛骨棘 • 體部從外緣用骨板固定 |

↓

| 手術1年5個月後 |
| • 評價：他動屈曲70度，外展75度，外旋－30度 MMT 棘下肌0，棘上肌2 全肩關節有疼痛和麻痺 |

| 肌腱縫合手術的機能改善要因 |
| • 無關節攣縮 • 肌腱的滑行良好 • 連結肌有足夠的肌力 |

| 經由下視鏡關節授動術進行關節可動範圍的擴大和縫合預定肌的肌力增強訓練 |

↓

| 手術10週後 |
| • 評價：他動屈曲140度，外展110度，外旋30度 MMT 棘下肌3，肩胛下肌4，闊背肌5 |

| 施行肌縫合手術 |

| 關節攣縮獲得改善的同時，施行外旋肌的開合 |

↓

| 手術3個月後 |
| • 評價：主動屈曲160度，外展155度，外旋50度 |

本病例計畫做肌腱縫合手術，但長期嚴重的關節攣縮必須費時很長。因為連結肌的闊背肌是伸展、內收和內旋肌，因此以肩關節伸展和內收運動誘導外旋運動很重要。像這樣，關節攣縮的改善和連結肌的開合是機能改善的要點。

## 技術的要點

### ●連結肌的開合訓練

麻痺肌和連結肌的運動若相同開合比較容易。如果不同，就需要做肌肉的再教育訓練。其處方最常見的是生物反饋法。運動治療是從前外方上舉位將前臂的手指向外，促使連結肌的闊背肌和大圓肌的肩關節伸展和內收運動。透過該運動利用來自前臂的手指重量和相對關係的變化誘導外旋運動。此外，在座位上一面進行伸展和內收運動一面使用棒子誘導外旋運動。

### 圖4 外旋肌的伸展訓練

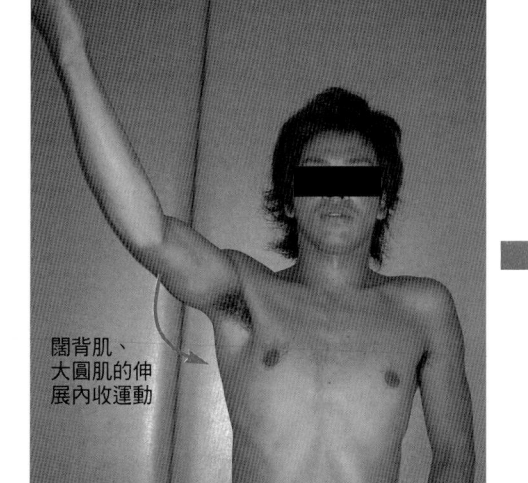 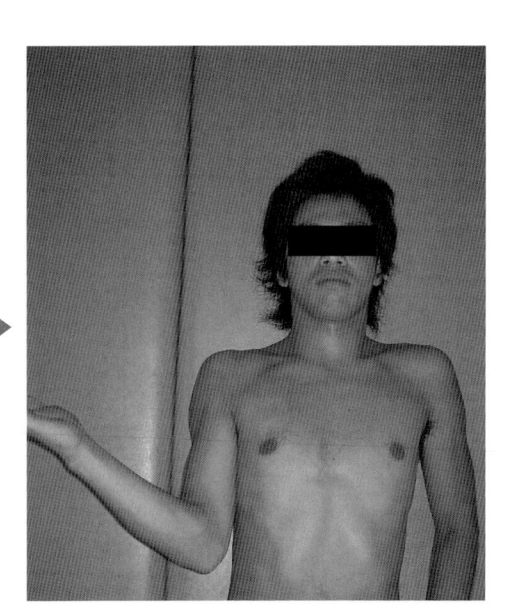

闊背肌、大圓肌的伸展內收運動

從前外側上舉位進行伸展和內收運動時，前臂手指向外，利用來自前臂的手指重量和相對關係的變化誘導外旋運動。重覆該運動使之感覺外旋運動，再緩緩一邊拉距一邊由連結肌強化外旋運動。

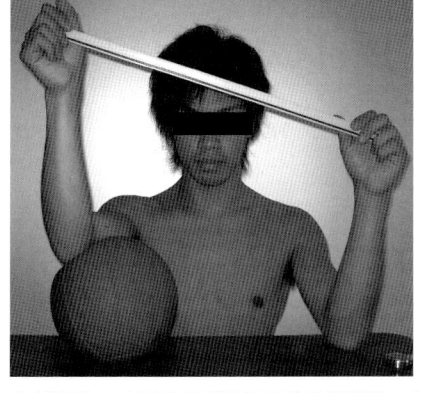  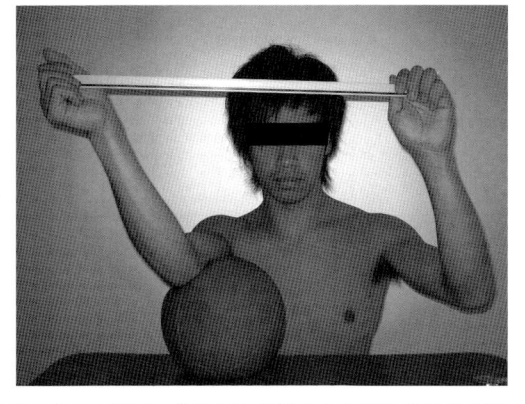

在肩關節90度屈曲位利用棒子做伸展訓練。在手肘內下方放球，像是夾著球一樣進行肩關節的伸展和內收運動來誘導外旋運動。同樣的在肩關節90度外展位、下垂位也進行同樣的運動。能夠伸展後就可以換成醫療彈性帶進行拉距運動。

# 3 對肩胛骨骨折施行上肢零位固定後的運動治療

## Check it !

- 肩胛骨比較容易癒合，也比較不會產生功能障礙，但是關節窩骨折是關節內骨折，若要恢復功能必須施以解剖復位、強制固定以及初期運動治療。
- 上肢零位(Zero position)的腱板肌群的走向與肱骨長軸大部分呈平行，而且這些腱板肌群覆蓋肩胛骨的前後，所以骨折部位的固定性較為良好。
- 在施行運動治療時，必須注意上肢零位的腱板肌群的走向。

## 肩胛骨骨折的分類

　　肩胛骨骨折在解剖學上粗分為肩胛骨體部骨折、頸部骨折、關節窩骨折、肩峰骨折、肩胛棘骨折、喙突骨折(圖1a)。肩胛骨骨折的一半是體部骨折，1/3是頸部骨折。

　　頸部骨折通常是骨片轉位到前內下方變成嵌入性骨折，而鎖骨骨折或肩鎖關節脫臼等失去上方支撐是屬於不穩定型(圖1b)。關節窩骨折依照Ideberg分為5種類型(圖1c)。第Ⅰ類型是前方關節窩緣骨折，第Ⅱ類型是橫斷關節窩的骨折為下方的骨片游離骨折，第Ⅲ類型是包括喙突關節窩上方1/3的骨折，第Ⅳ類型是骨折線從關節面到肩胛骨內側緣的骨折，第Ⅴ種類型是第Ⅱ類型和第Ⅳ類型的合併骨折)。

**圖1　肩胛骨骨折的分類**

**a. 依照部位分類**

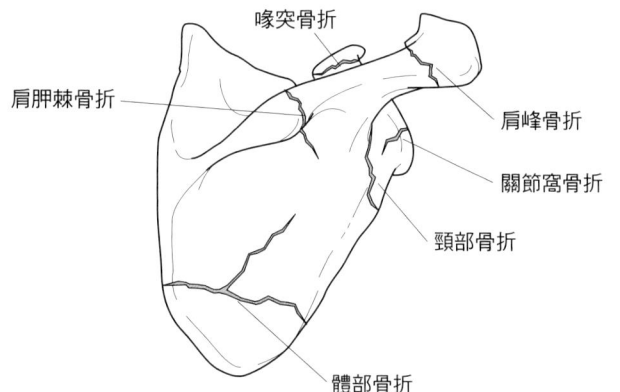
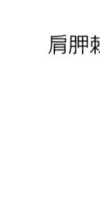

喙突骨折
肩胛棘骨折
肩峰骨折
關節窩骨折
頸部骨折
體部骨折

**b. 肩胛骨頸部骨折**

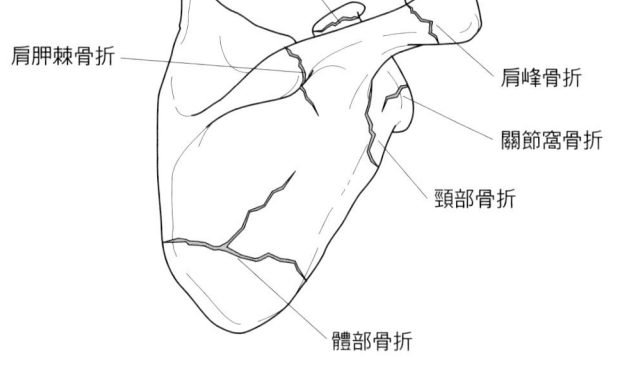
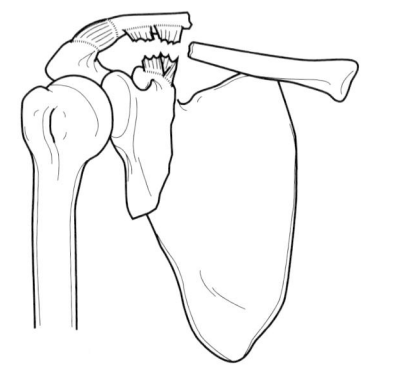

穩定型：無韌帶損傷故鎖骨和肩胛骨的關係穩定

不穩定型：骨片和鎖骨的連結斷裂，故不穩定。必須做骨片和韌帶的修復。

## c. Ideberg分類

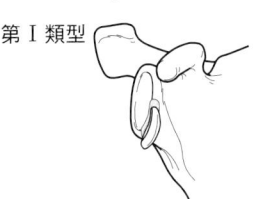

第Ⅰ類型

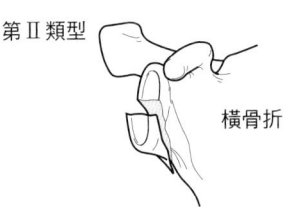

第Ⅱ類型

橫骨折

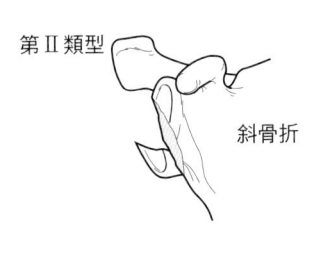

第Ⅱ類型

斜骨折

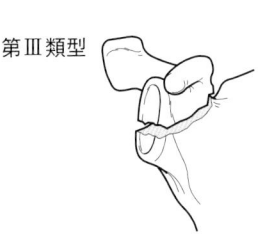

第Ⅲ類型

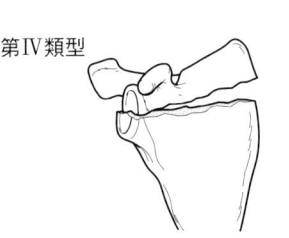

第Ⅳ類型

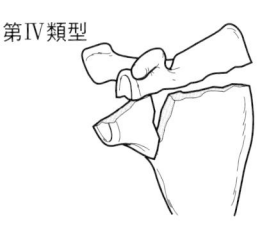

第Ⅳ類型

## 上肢零位的各腱板肌群走向

　　上肢零位是1961年由印度整型外科醫生Saha提倡的肢位。是上肢上舉時上肩胛關節的回旋、滑動、轉動的最小肢位。雖有個人差別，但幾乎都是肩胛骨面上的肩胛棘和上肱骨長軸成一直線上約155度的上舉位置。上肢零位的各腱板肌群的走向對上肱骨長軸大部分呈平行，所以4個腱板的收縮力對關節窩作為上肱骨的向心力有其作用。

**圖2　上肢零位的各腱板肌群的走向**

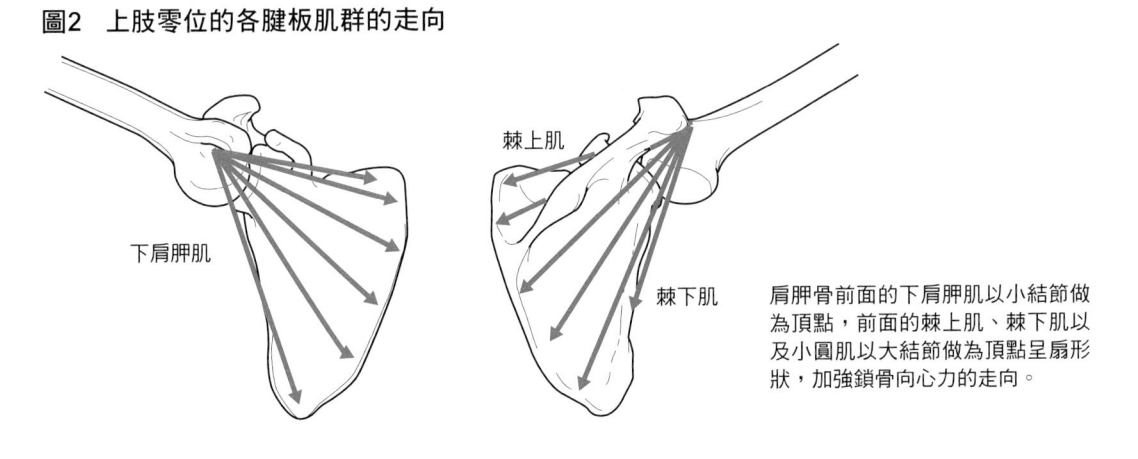

棘上肌

下肩胛肌

棘下肌

肩胛骨前面的下肩胛肌以小結節做為頂點，前面的棘上肌、棘下肌以及小圓肌以大結節做為頂點呈扇形狀，加強鎖骨向心力的走向。

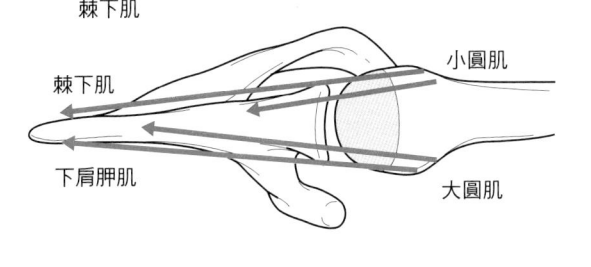

下肩胛肌

棘上肌

棘下肌

棘下肌

小圓肌

下肩胛肌

大圓肌

肩胛骨的上方有棘上肌，下方的小圓肌和大圓肌呈加強鎖骨向心力的走向。

11

　　這是對Ideberg分類的第V類型肩胛骨骨折，在微創復位手術前後施以上肢零位固定的病例。經由X
光照射得知是關節窩骨折，為關節窩到體部的骨折，關節窩有轉位現象(圖3)。此外，在肩胛骨的外側
有合併的轉位性體部骨折。受傷後到手術間施行上肢零位的牽引固定。手術是對關節窩骨折使用空心
螺釘(cannulated screw)，體部外側用骨板將各部固定。而手術後則用外展矯具進行上肢零位固定。
作為手術後的初期運動治療除了充分施行肩胛胸廓關節的主、他運動外也對上肢的長軸牽引反覆進行
腱板牽引運動。經過這些肩胛骨各部位的修復操作，最後獲得良好的結果。

◆病例

20歲前後。過往病史，家族病史中無特別註記。

◆現在病程

因為機車事故，緊急送醫後被診斷為右肩胛骨骨
折。因為微創復位手術而轉院，經過上肢零位牽
引5天後進行接骨手術。

◆運動治療開始時的檢查結果

· 右上肢整個浮腫。
· 整個右肩特別是後方疼痛。
· 手肘、前臂、手以及手指關節的關節可動範圍
  無限制。
· 無知覺障礙等神經學上的徵兆。

**圖3　X光攝影**

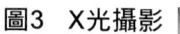
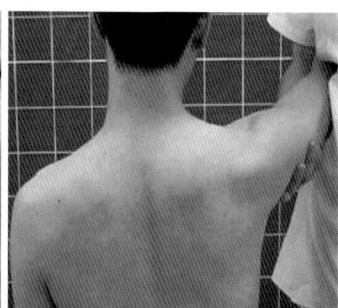

**圖4　肩胛胸廓關節的徒手操作**

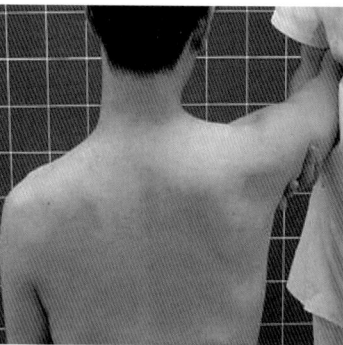
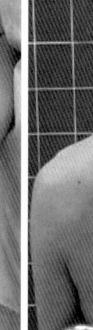

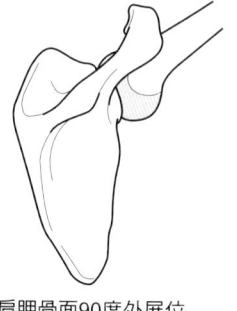
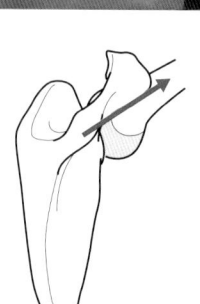

肩胛骨面90度外展位　　　　　肩胛骨的外展　　　　　　肩胛骨的內收

　　治療師抓住患者的上肢，另一手一邊抓住肩胛棘、肩峰、上肢近位一邊進行肩胛骨的外展和內收的
主動輔助運動和抵抗運動。

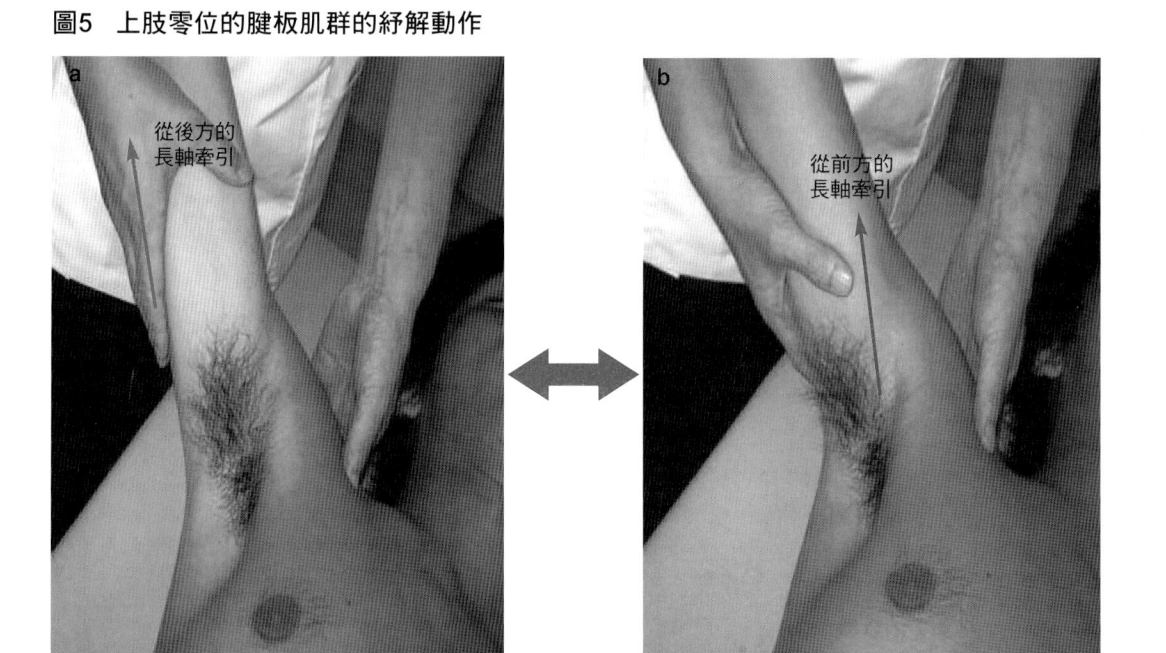

### ◆運動治療過程

**手術1週後** 利用外展矯具做上肢零位固定。

**運動處方①**：消腫對策

**運動處方②**：預防手肘、前臂、手以及手指關節的攣縮

**運動處方③**：肩胛胸廓關節的主動輔助運動(圖4)

**手術2週後**

**運動處方④**：施行肩胛骨周圍肌的肌力增強訓練(肩胛骨的主動輔助運動到抵抗運動)

**運動處方⑤**：以腱板肌群的反覆收縮施行肌肉的紓解(圖5)

**運動處方⑥**：在肩關節90度到150度的上舉範圍進行主動輔助運動

**手術後3週** 變更為外展45度固定

**運動處方⑦**：使用滑車的主動輔助運動可上舉到170度

**手術4週後**

**運動處方⑧**：從滑車神經30度上舉到最高位

**手術6週後** 關節可動範圍為主動120度，外展80度。

**手術8週後** 主動屈曲165度，外展165度，MMT是棘上肌 、棘下肌、下肩胛肌為5，三角肌、大胸肌為5，斜方肌中部、下纖維為4，前鋸肌為5。

●

對肩胛骨骨折受傷後或術後施行上肢零位固定，除了對胛骨骨體部的4個腱板肌群可從前後施予壓力外，相對於因關節窩為不容易斷裂的肢位，更可以穩定骨折部。

施行上肢零位固定的肩胛骨骨折病例的運動治療，在維持肩胛上臂關節的穩定外同時亦能維持肩胛胸廓關節機能的穩定，配合腱板肌群走向的上臂牽引後的反覆收縮是機能維持的重點。

### 圖5 上肢零位的腱板肌群的紓解動作

從後方的長軸牽引

從前方的長軸牽引

將肱骨向長軸方向牽引到肌肉有緊張感為止，接著鬆弛牽引讓伸張的腱板肌群緩緩收縮並放鬆。反覆該動作讓腱板肌群反覆收縮和放鬆。此外，為了讓各腱板獲得有效的放鬆，從上臂後方朝長軸方向牽引，使棘下肌從後下後方牽引，讓小圓肌從前方牽引，讓肩胛下肌(a)從上方牽引棘下肌分別操作(b)。

# 4 對變形性關節症施行 人工肩關節更換手術後的運動治療

## Check it !

● 人工肩關節更換手術的最大目的在減輕疼痛，以維持腱板機能。
● 關節囊韌帶是一個複合體，和腱板結合在一起施行運動治療時要注意到這一點。
● 避免禁忌動作，配合時期的治療將影響手術後機能的復原。
● 進行運動治療時，作為肩關節複合體，要觀察肩胛骨的排列。

## 人工肩關節更換手術

　　人工肩關節更換手術的目的在減輕變形性關節症的疼痛，提高關節機能。手術後的效果要看植入後的矯正和調整，腱板機能的恢復依手術後的肌力來判斷。

　　手術部位是long deltopectral approach(長肩胛)。從鎖骨通過喙突約一橫指的外側，到三角肌的結合處約15cm處切皮，一面將肌膜切離撥到外側一面將三角肌和大胸肌分開直到胸肌膜(clavicopectral fascia)。將conjoin tendon(由肱二頭肌短頭腱和烏口腕肌形成的共同肌腱)的外側切開，露出下肩胛肌的同時，切離烏口肩峰韌帶(圖1)。肱骨外旋將下肩胛肌從結節間溝內側2cm切離。將關節囊縱切到關節內，再將肱骨外旋脫離骨頭切除骨棘並在解剖頸切除骨頭。對肩關節進行的人工肩關節更換手術不單只為了放置間隔器，更為了要獲得良好的肩關節機能，裝置的位置以及維持骨頭的固定性，組件和周圍軟組織的平衡維持是很重要。而維持組件和周圍軟組織的平衡重點的是腱板肌群，為了促使腱板緊張，須使終止部位的大結節和小結節與骨幹部結合。

### 圖1　下肩胛肌的露出

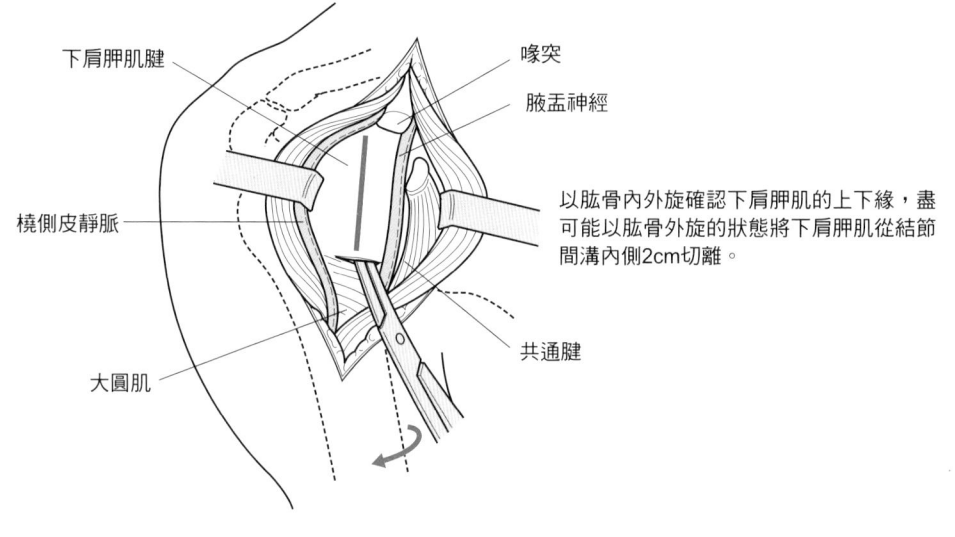

下肩胛肌腱

喙突

腋盂神經

橈側皮靜脈

以肱骨內外旋確認下肩胛肌的上下緣，盡可能以肱骨外旋的狀態將下肩胛肌從結節間溝內側2cm切離。

共通腱

大圓肌

在人工骨頭附有縫合大、小結節的翼片，將調整好的大、小結節拉近到套筒的翼片確認肩關節的穩定性(圖2)。因大、小結節的位置，導致肌腱板緊張在手術中難以正確確認，故在手術前，要以正常部位30度外旋處的肱骨全長片測量骨頭徑、頸部長以及套筒大小，並且確認縫合後的腱板肌群的緊張度。

肱骨的髓腔深度限制在12～15cm。因為肱骨30～40度後扭，將手肘屈曲90度，以肱骨外旋30～40度的狀態將骨頭設置在橫直向(圖3)。固定人工骨頭軸是用骨泥固定，但要注意骨頭部分不要被咬入三角肌、肱骨二頭肌長頭腱，在確認人工骨頭無回旋後修復。充分洗淨後將人工骨頭復位於關節窩，再將下肩胛肌縫合。此外，三角肌和大胸肌間要充分縫合，並將皮下和皮膚縫合。

手術之後，一般用三角巾固定1～2週後進行主動輔助運動，但需在90度以下。此外，因下肩胛肌有縫合，通常伸展、外旋多半限制到3週以後。

能夠適應人工肩關節更換手術病例是在腱板機能獲得確保的情況下，①3部位骨折的一部份或4部位以及變形治癒例，②50％骨頭受損的脫臼骨折例，③肱骨頭壞死例，④會疼痛的變形性關節症以及關節風濕例等。

## 圖2 大、小結節的縫合　　　　　圖3 肱骨的人工骨組件裝置

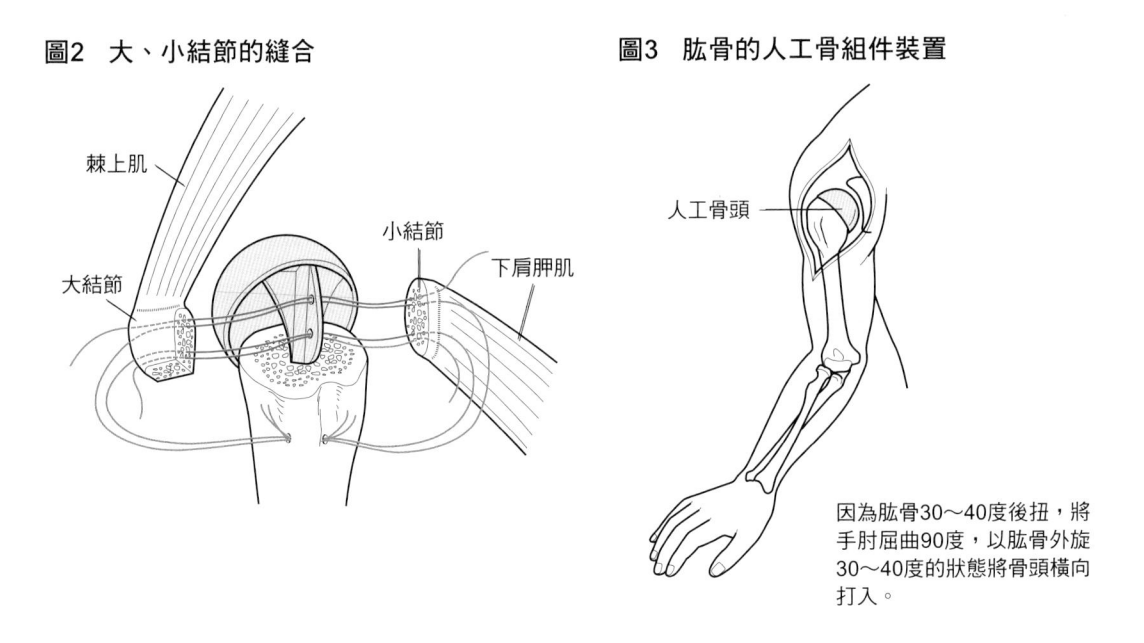

棘上肌

小結節

大結節

下肩胛肌

人工骨頭

因為肱骨30～40度後扭，將手肘屈曲90度，以肱骨外旋30～40度的狀態將骨頭橫向打入。

這是對變形性關節症施行人工肩關節更換手術病例。手術中被診斷為關節軟骨消失形成骨刺。故將該部分完全切除，使用人工關節。且將關節窩也更換。

若為慢性疾患，手術後的成果和手術前的可動範圍與肌腱板機能有很大的關係。本病例，從片的診斷以及經過兩年有上舉困難的狀況以及透過姿勢的分析，在站立時有駝背、骨盤後傾、體幹前傾的現象來推測是肩胛骨固定肌以及腱板肌力的減退。此外，因為手術關係造成三角肌、肱骨二頭肌、下肩胛肌、烏口腕肌、大胸肌等的肌力減退以及肩峰下滑液囊的滑行障礙，被認為可能是棘上肌的收縮不全。

依照上述，治療重點以肩胛骨排列的正常化、提高因手術造成肌力減退的肌力訓練、促進棘上肌的收縮來改善肩峰下滑液囊的滑行性。

因為肩胛骨排列的正常化提高了肌腱板機能，關節窩的支點形成力的提高促使三角肌的回旋動量效率化。因進行主動輔助運動促使了棘上肌的收縮，提高肩峰下滑液囊的滑行性並且提高了肌腱板機能。

◆病例
70多歲。過往病史，家族病史中無特別註記。

◆現在病程
因變形性右肩關節症，約從2年前開始頭痛，在其他醫院治療因症狀無法改善而轉至本院。本院介紹S醫院進行人工肩關節更換手術。手術後第25天開始在本院接受運動治療。

◆運動治療開始時的檢查結果
· 手術第25天的可動範圍是他動，屈曲110度、外展80度、第1肢位外旋70度，無法做結帶動作。左側肩關節屈曲170度。
· MMT：屈曲、外展、外旋、內旋3+、伸展3⁻。
· 下肩胛肌，大、小圓肌有短縮。
· 對脊柱的肩胛骨位置：和左側肩胛骨相比，右側位於外展、下方回旋處。
· 肩關節屈曲最後範圍的肱股外側會疼痛。

◆理學治療過程
手術　人工肩關節更換手術
手術3天後　鐘擺運動(於S醫院)
手術2週後　滑車訓練，開始他動外旋運動(於S醫院)(圖4)
手術25天後　積極進行關節可動範圍訓練，伸展運動
運動處方①：要改善肩關節周圍肌的伸張。利用下肩胛肌、大圓肌、小圓肌的反覆收縮進行紓解
運動處方②：肩鎖關節的伸張

運動處方③：使用彈力帶進行肩胛骨肌的肌力增強訓練(圖5)
運動處方④：腱肢訓練，棘上肌主動輔助運動(圖5b、c：考量肩胛骨的肌力訓練)
手術4週後　他動屈曲145度，結帶可以屈曲到第4腰椎
手術5週後
運動處方⑤：使用重錘的三角肌進行肌力增強訓練
運動處方⑥：保持端坐良好姿勢訓練
手術6週後　可以拿鋤頭從事農事
手術10週後　屈曲150度，外展125度，第1肢位外旋75度，第2肢位內旋30度，外旋70度，第3肢位內旋20度，外旋70度，結帶可以屈曲到第1腰椎

**圖4　初期治療重點**

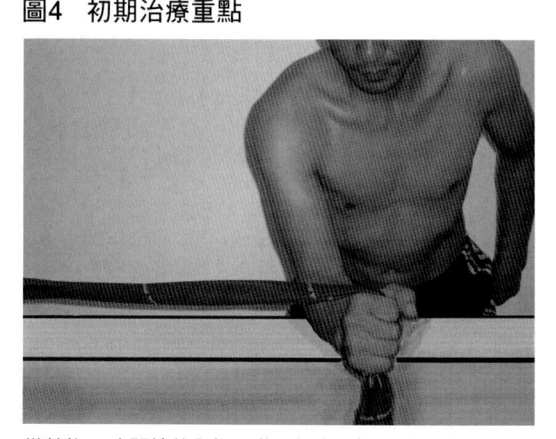

從外旋90度開始的內旋運動。禁止外旋90度以上。

手術12週後　使用鐮刀時會疼痛，無腱板萎縮

　　日常生活上沒問題 。屈曲、外展、內旋、外旋為4，伸展為3⁺

　　對變形性肩關節症施行人工肩關節更換手術的主要目的是消除疼痛，本病例在手術後疼痛獲得改善。

　　人工肩關節更換手術在術後會因腱板機能而左右ADL。本病例在實施腱板訓練前先進行肩胛骨排列的修正，使腱板機能的恢復更具效果，而獲得良好的治療效果。

## 技術的要點

### 圖5　保護肩胛骨的肌力訓練

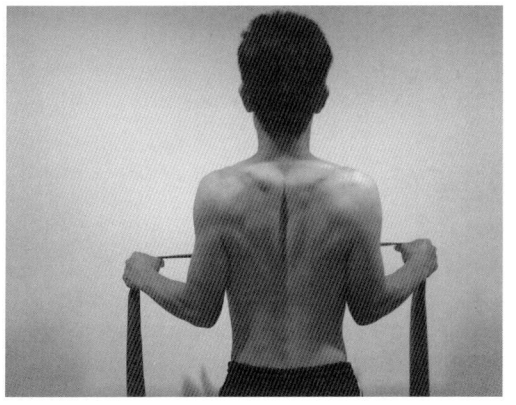

a. 使用彈力帶進行肩胛骨內收肌的肌力訓練，在認知肩胛骨的正常位置後進行腱板訓練。

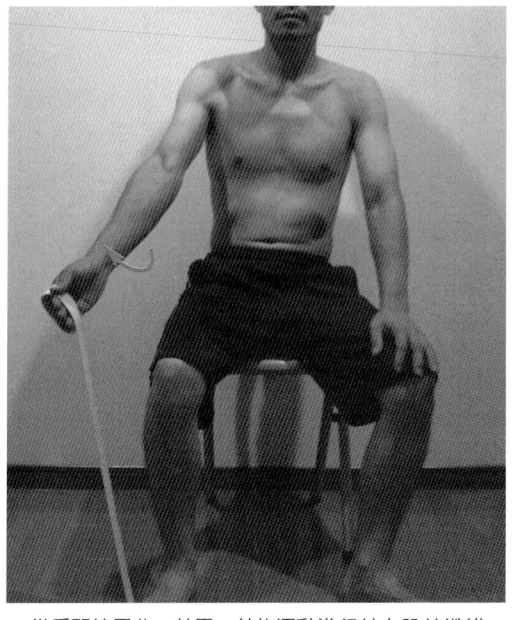

b. 從肩關節屈曲、外展、外旋運動進行棘上肌前纖維為主的訓練。

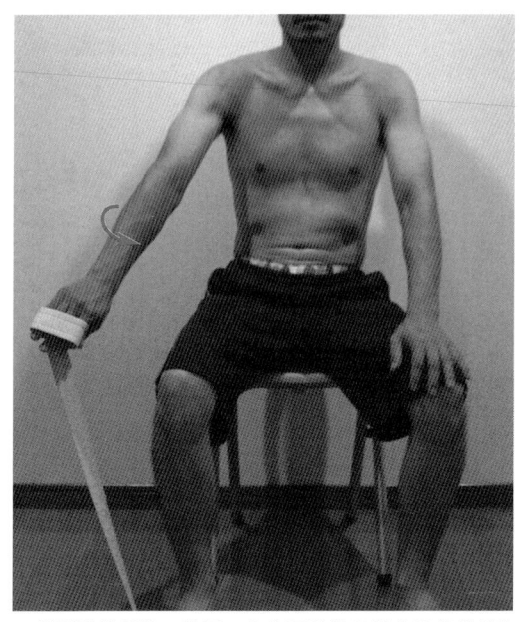

c. 從肩關節屈曲、外展、內旋運動進行棘上肌後纖維為主的訓練。

# 5 對鎖骨骨折的運動治療

## Check it !

● 鎖骨骨折的運動治療，原則上是進行保存療法，對於移位較大的骨折，也有很多是進行微創復位手術。

● 鎖骨在上肢上舉時，是介於肩胛骨約30～40度和進行約45度的迴旋運動。骨癒合不完全的時期，進行肩關節運動會增加骨折的移位。故需選擇適當的運動治療。

● 鎖骨骨折，在骨癒合不完全的時期進行彎身運動是因為肩胛骨固定，在控制鎖骨運動的情況下可以進行肩胛肱關節的可動範圍訓練。

### 鎖骨骨折的基本常識 (保存、骨板、打釘法的比較)

鎖骨骨折根據Allman(圖1a)分類可分為骨幹、外端、內側骨折。其中骨幹骨折(第Ⅰ組)占鎖骨骨折的85%[1]。而報告指出Robinson等則有癒後指標的骨折分類[2](圖1b)，在治療方針的決定時經常被使用。

鎖骨骨折的微創復位治療裡，有骨板固定或使用克氏由(Kirschner)鋼線的鎖髓內釘等，但移位較少的骨折，原則上使用保存療法。

保存療法有石膏固定法和繃帶固定法等，峰谷等人使用由舊式鎖骨繃帶改良的機能性繃帶[3]。而骨片移位較大的病例只靠外固定較難復原，多半選擇微創復位手術。伊藤等人對Robinson的2B類型進行積極性的骨板固定，結果消除初期的疼痛並且重返職場[4]。骨固定的優點是固定堅固，可以實行初期的可動範圍訓練。而保存療法和骨板固定的中間治療就是髓內釘固定法。本法因為高齡者皮質骨較薄，髓腔範圍大，所以迴旋固定性不佳[5]，在施行初期運動治療時要注意。如上所述，各治療都有其優缺點，充分掌握其特性之後再施行運動治療。

### 圖1 鎖骨骨折的分類

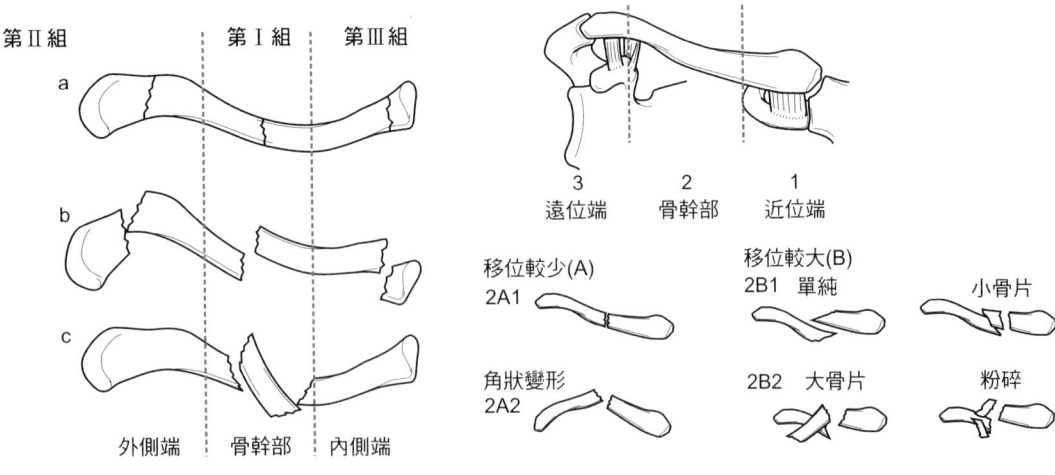

a. Allman分類[6]　　　　b. Robinson分類[4]

## 胸鎖關節的運動學

　　胸鎖關節是連接上肢和體幹唯一的關節，為鎖骨運動的支點。此外，在胸鎖關節的關節圓板，有加深適合性的作用，但在形態學上非常不穩定。呈現馬鞍狀的鎖骨內端連接在胸骨柄和第1肋骨。動態上和上斜方肌的上纖維、三角肌的前纖維以及大胸肌鎖骨部纖維等，靜態上靠烏口鎖骨韌帶(菱形韌帶和圓錐韌帶)的2個強韌的韌帶和肩胛骨連結引用得穩定。而且，烏口骨鎖骨韌帶除了制動鎖骨軸回旋外也是肩胛骨和鎖骨之間運動的媒介[7]。

　　從胸鎖關節來看，鎖骨外端的上舉為30～36度，上肢側舉是以10度對4度的比例上舉。之後的鎖骨回旋是靠前後的胸鎖韌帶和上部鎖骨間韌帶的緊張來支撐。此外，上肢上舉時，肩胛骨約回旋60度可以感受到在支撐肩膀的上舉運動，此現象，是鎖骨上舉30度和曲軸狀回旋30度產生協調。鎖骨在裝置期間不動，在約90度處和肩胛骨形成一體。Cailliet把上肢的上舉角度分成4個相[9]。第1相裡(下垂位)鎖骨外側無上舉。第2相裡(上肢外展30度)鎖骨外側上舉12～15度但無回旋。第3相裡(外展90度)也無鎖骨回旋，上舉30度。第4相裡鎖骨無上舉但回旋45度，呈曲軸狀的鎖骨又相對性的上舉30度，最終上舉約60度(圖2)。而Inman等人的報告提到上肢的外展角緩和外旋到90度，之後急速40度外旋[10]。如上所述，隨肩胛骨運動的鎖骨也產生運動，反之，肩胛骨固定，鎖骨也會被固定。這是進行彎身運動的重要常識。

### 圖2　以胸鎖關節為主的鎖骨運動

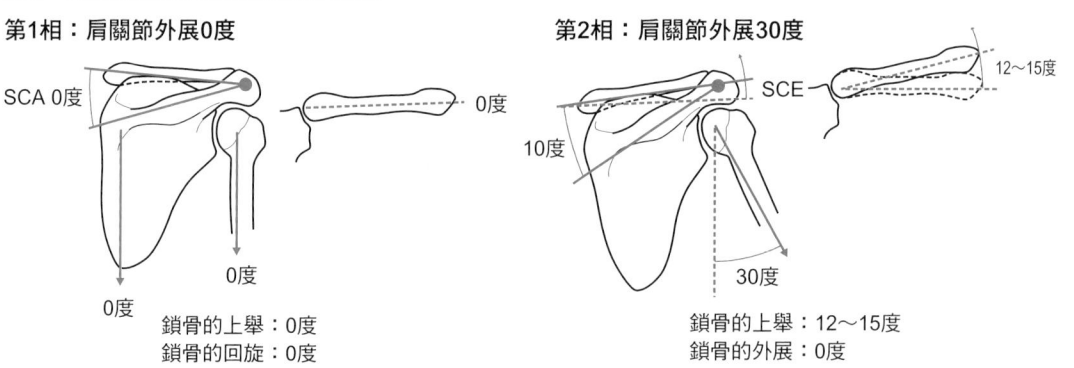

第1相：肩關節外展0度

SCA 0度　0度
0度
0度
鎖骨的上舉：0度
鎖骨的回旋：0度

第2相：肩關節外展30度

SCE　12～15度
10度
30度
鎖骨的上舉：12～15度
鎖骨的外展：0度

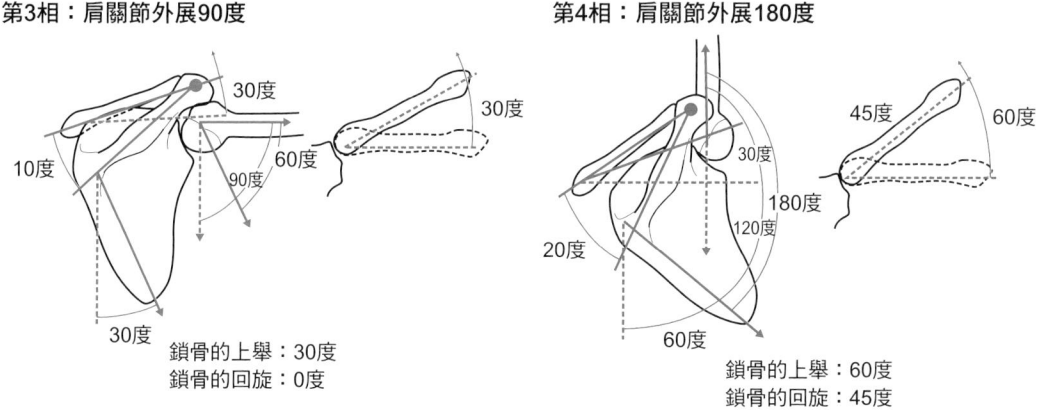

第3相：肩關節外展90度

30度
30度
10度　60度
90度
30度
鎖骨的上舉：30度
鎖骨的回旋：0度

第4相：肩關節外展180度

30度　45度　60度
180度
120度
20度
60度
鎖骨的上舉：60度
鎖骨的回旋：45度

　SCA：肩胛棘鎖骨角　　SCE：胸鎖關節的上舉角度

引用改編自文獻8)

這是對移位鎖骨骨幹部骨折選擇保存療法，骨癒合需要長期間的病例。在X光的假骨形成不完全的時期，不可勉強進行可動範圍的擴大，以彎身運動消除肩胛肱關節的後下方支撐組織和前方支撐組織的關節攣縮。骨癒合雖需要25週，但在骨癒合的同時也維持肩關節皆可動範圍，因此獲得良好的效果。如果是鎖骨骨折癒合不完全的狀態，彎身運動必須在確實固定肩胛骨的情況下進行(圖3)。

◆病例
70多歲。過往病史，家族病史中無特別註記。

◆現在病程
騎機車跌倒受傷，在其他醫院住院約一個半月。其間用鎖骨繃帶固定，出院約一個月(受傷約2個半月)後，因疼痛仍然殘存和可活動範圍受限而到本院就診，從受傷約兩個半月後開始接受運動治療。

◆運動治療開始時的檢查結果
· 從肩關節到肘關節靜態時和動態時皆會疼痛，也會夜間痛。

· 肩關節主動屈曲80度，他動屈曲90度，第1肢位外旋30度，肩胛肱關節屈曲50度，肘關節伸展20度。
· X光片上，有第3骨片的Alllman分類第Ⅰ組，C小組，Robinson分類2B，無假骨的形成。
· 肩關節周圍肌肉有大範圍的壓痛。
· 從肘關節周圍到手指有明顯的浮腫。

◆運動治療過程
受傷時　在他院以繃帶固定，進行物理治療和按摩。

### 圖3　固定肩胛骨的手技

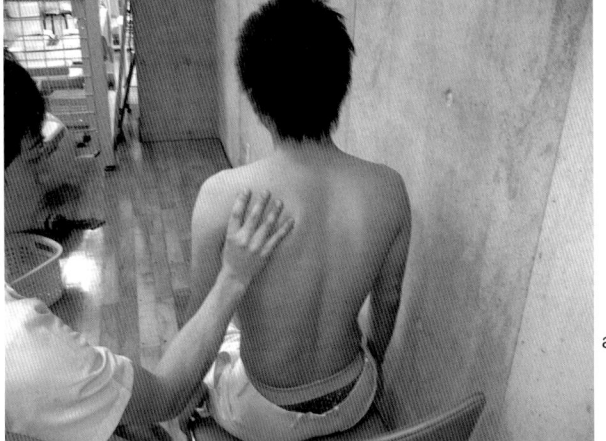

a. 用單手固定肩胛骨的手技：拇指按住肩胛骨的外緣，其他手指抓住肩甲棘。為了不讓肩胛骨產生上方回旋運動，稍微誘導到下方，肩胛骨較容易固定。

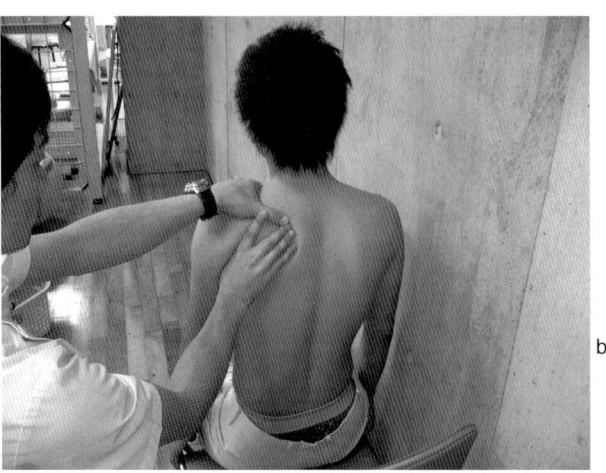

b. 用雙手固定肩胛骨的手技：單手從上方固定肩甲棘和鎖骨。另一手和a一樣從肩胛骨的外緣固定。兩個人進行屈身運動時，用兩手固定。這邊的固定力較強，所以在不穩定的時期最好用兩手進行固定。

受傷5週後　從他院出院後，在自家可以進行自主訓練，但可動範圍受限且仍然會疼痛。

受傷10週後　到本院受診，開始進行運動治療，用鎖骨繃帶固定。

**運動處方①**：從肘關節到手指的浮腫用彈性繃帶和紗布消腫。之後在自宅也進行消腫。

**運動處方②**：對肩胛肱關節後下方和前方支撐組織施行彎身運動(圖4)和肩關節周圍肌肉的紓解運動。

**運動處方③**：對手指、手關節、肘關節進行可動範圍訓練。

受傷12週後　肩胛肱關節屈曲95度，第1肢位外旋80度。

**運動處方④**：進行肩關節下垂位的腱板訓練。

受傷14週後　X光片裡假骨形成不完全，無移位。維持肩胛肱關節的可動範圍。

受傷18週後　X光片裡假骨形成不完全，無移位。觸診上骨折部無異常性不穩定。他動屈曲可達160度以上。無疼痛。

受傷25週後　X光片裡有假骨形成。除去鎖骨繃帶。

**運動處方⑤**：胸鎖關節、肩鎖關節攣縮消失。

受傷26週後　肩關節的可動範圍無左右差。

●

　鎖骨骨折的治療要點，最主要在於如何預防關節攣縮使骨癒合。如果是有堅強固定力的骨板固定就要採積極的運動治療，但對於選擇保存療法的本病例，要注意有可能因為鎖骨運動造成骨折部移位。固定肩胛骨等於控制鎖骨運動，進行彎身運動時要在固定肩胛骨的狀態下進行。特別是對包括烏口上臂韌帶的前方支撐組織，下垂位的外旋對骨片無風險，是從初期就可以進行的運動治療。

## 圖4　肩胛骨固定下的彎身運動以及外旋運動

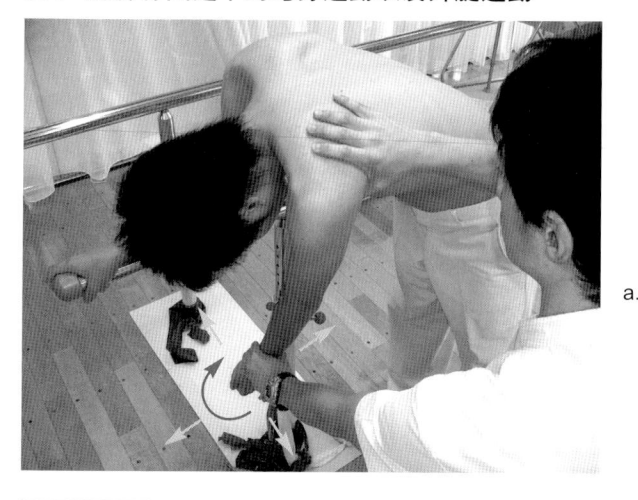

a. 在上肢放鬆下垂的狀態使身體屈曲。肩關節周圍有肌肉緊張或攣縮嚴重等情況時，在訓練開始時，要保持上肢垂直。該肢位如果確實保持肩胛骨的固定狀態，骨折部就無移位之慮，可以積極對上肢進行動作。因為屈曲方向或內旋、內收方向的誘導可以進行肩胛肱關節後下方支撐組織的紓解運動。

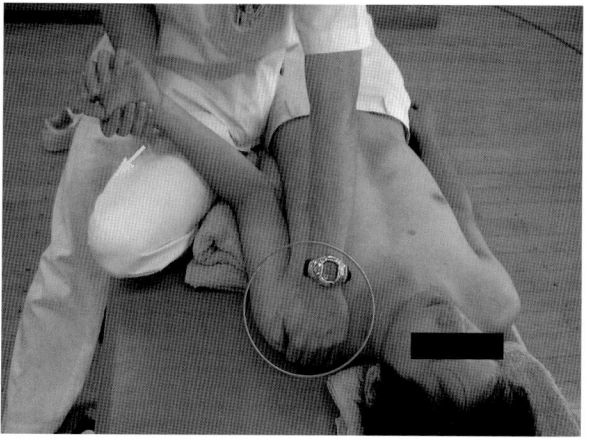

b. 將肩胛帶壓向床舖，鎖骨和肩胛棘確實固定(圖中的○記)。這種狀態進行的肩胛上臂關節的外旋運動是前方支撐組織的紓解運動。

# 6 對肱骨骨幹部骨折的運動治療

## Check it!

- 吊石膏法是利用石膏的重量使骨折部位保持在整復位，是對肱骨頸部骨折或骨幹部骨折保存療法的代表處方。
- 機能性矯具(functional brace)是利用矯具造成周圍的壓迫，使骨折部周圍的軟組織的容積固定以達到整復位保持的保存療法之一。
- 肱骨骨幹部骨折當中的螺旋骨折和橫骨折，要注意即使裝著矯具對回旋壓力還是缺乏穩定性。

### 吊石膏法 (hanging cast)

　　吊石膏法基本上是肱骨頸部骨折或骨幹部骨折的保存療法。對整復位保持較困難的不穩定型骨折不適用。其處方是在肘直角位、前臂回旋中間位，從肱骨中樞到手部用石膏固定，然後在前臂中央綁吊帶，從頸部垂吊下來(圖1)。這樣利用石膏的重量使骨折部位保持在整復位的同時，會使骨折部的周圍肌肉緊張，讓骨折部產生固定的效果。骨折部若無法整復，要調整垂吊的位置和吊帶的長短。用石膏固定後要定期照射X光，確認整復位的保持。此法主要是在整復位的保持上，要保持肱骨的長軸和重力方向的一致。患者要直接在座位就寢，有時候會伴隨疼痛，難以保持整復位，必須獲得患者的理解和協助。

### 圖1　吊石膏法

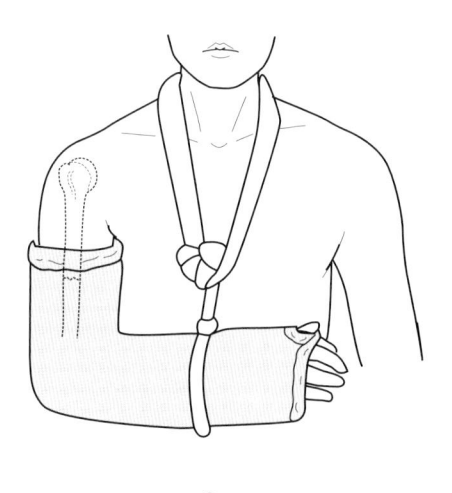
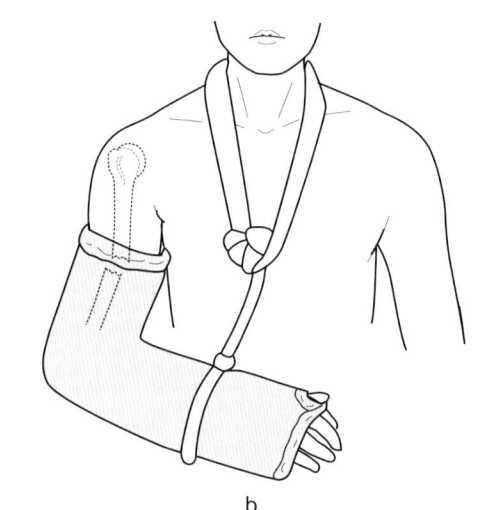

a　　　　　　　　　　　　　　　　　b

吊石膏法原則上是利用石膏的重量使骨折部位保持在整復位，此時肱骨的長軸和重力方向必須一致(a)。
因患者的體型重綁後若吊帶不夠長，整復位可能無法保持(b)。

## 機能性矯具的理論

　　機能性矯具是利用hydraulic mechanism(圖2)的概念來施行。Sarmiento於1967年開始採用此概念，作為下腿骨骨折的保存療法，之後肱骨幹部骨折也採用，且獲得良好的效果。

　　機能性矯具的理論是對骨折部沒做外固定而運動時，因負荷重或肌肉收縮容易造成骨折部的脫位，但骨折周圍部以硬式矯具固定，使骨折部周圍的肌肉在被壓迫的狀態產生收縮的話，會隨著肌肉收縮而增加肌肉容積，並對骨折部產生壓力，結果促使骨折部的穩定。此外，從初期就開始進行適度肌肉收縮可增加肌內血流，促進骨折部周邊的血液流通和骨癒合。

　　機能性矯具主要用在保存療法，但粉碎骨折例等即使施行內固定仍然不穩定的病例也適用於輔助之用。

### 圖2　hydraulic mechanism

骨折部周圍的外固定如果弱的話，容積容易變形，骨折部也會脫位(b)，但周圍硬的話容積不會變。軟組織會壓迫骨折部使其穩定(c)。

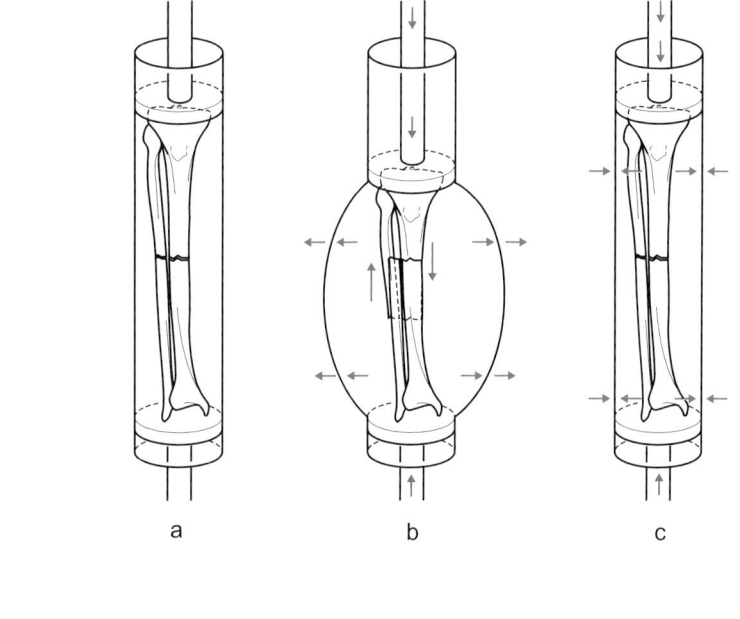

a　　　　b　　　　c

引用改編自文獻4)

　　這是以吊石膏為主所進行的保存療法，但因骨癒合延遲，導致裝置矯具施行運動治療有困難之病例。對肱骨骨幹部骨折吊石膏一個月，之後裝置機能矯具，骨仍無法癒合，在骨折部不穩定的狀態下開始運動治療。病例的肱骨骨折型態為螺旋骨折，回旋運動對骨折部會造成不穩定的刺激，不適用於改善攣縮的運動。但是，如果在裝置矯具下以平面運動為主體的運動，則是安全的。特別是，肩胛下肌和棘下肌，分為上纖維和下纖維的纖維方向，上方纖維以水平內外展方向，下方纖維以向腹部方向內收、伸展和反方向的收縮誘導、伸張運動為主。配合肩胛肱關節的關節囊韌帶以平面運動增加伸張。在裝置機能性矯具的狀態下實施運動治療是運用矯具在固定部位操作的同時，利用平面運動增加對組織的伸張，期待可以獲得良好的可動範圍。

◆**病例**

20多歲。過往病史，家族病史中無特別註記。

◆**現在病程**

棒球比賽中，投球時右上臂部出現疼痛，在他院被診斷為肱骨骨幹部骨折。翌日到本院受診，一週後吊石膏治療。一個月之後從吊石膏改裝機能性矯具(functional brace)。骨癒合雖受到延遲，但受傷4個月後開始施行運動治療。

◆**運動治療開始時的檢查結果**

‧右肩關節屈曲95度、左肩關節屈曲165度
‧X光片上，癒合不完全(圖3a)。

◆**運動治療過程**

受傷16週後

**運動處方①**：肩胛下肌、棘下肌的伸展(圖4a)

**運動處方②**：前後方關節囊的伸展(圖4b)

受傷20週後 有假骨形成，屈曲165度(圖3b)。

　　本病例是骨幹部螺旋骨折，雖然裝矯具，但過度的回旋運動對骨折部可能產生剪斷壓力。尤其是對肩胛下肌或棘下肌這樣的回旋肌的治療要注意。本次配合回旋的平面運動，是不會造成骨癒合的延遲，且可確實增加伸展運動的有效治療之一。

**圖3　受傷時和受傷20週後X光攝影**

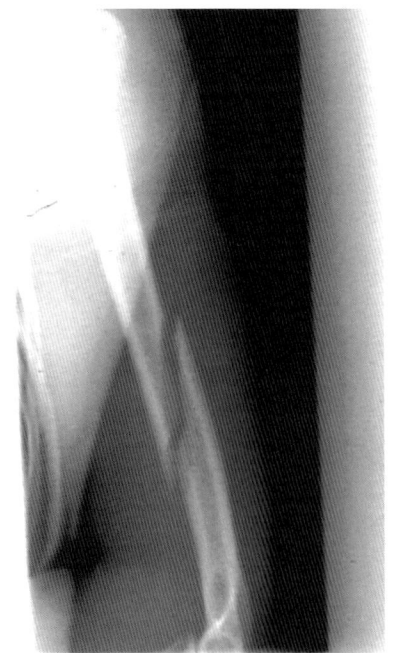

a. 受傷時

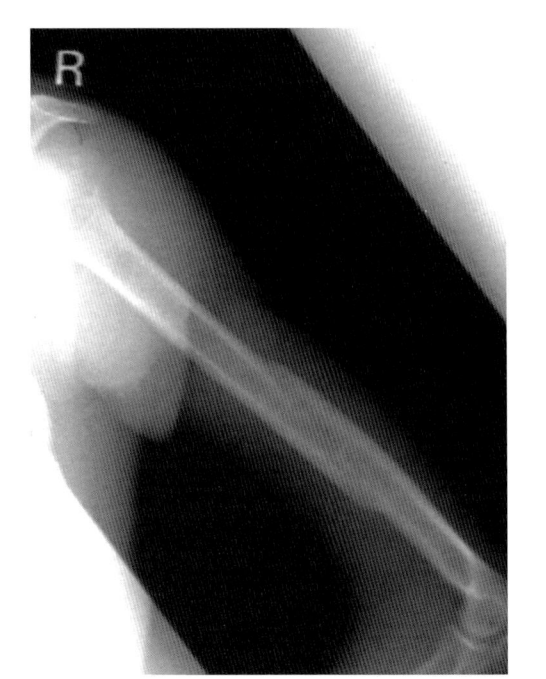

b. 受傷20週後

### 圖4 平面運動的收縮和伸展

肩胛下肌和棘下肌分別分為上纖維、下纖維進行收縮誘導和伸展。並且加入前方和後方關節囊的平面性伸展。
該運動一定要按住近位骨頭片進行。

#### a. 利用水平面的運動治療之實際狀況

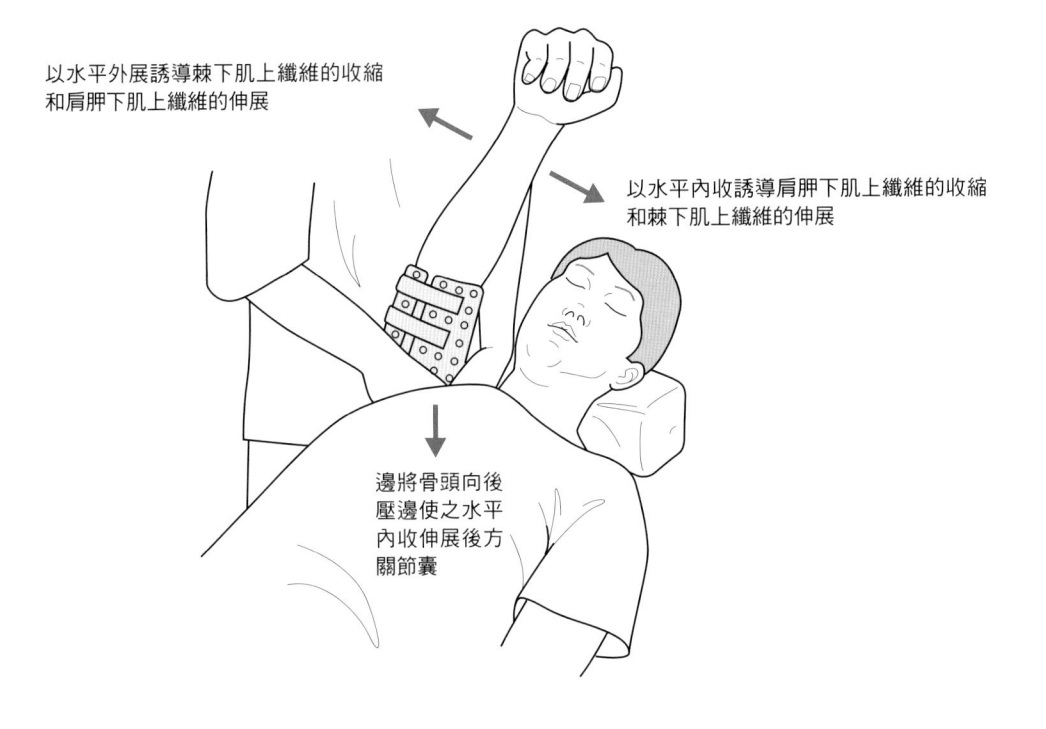

以水平外展誘導棘下肌上纖維的收縮
和肩胛下肌上纖維的伸展

以水平內收誘導肩胛下肌上纖維的收縮
和棘下肌上纖維的伸展

邊將骨頭向後
壓邊使之水平
內收伸展後方
關節囊

#### b. 利用肩胛骨面的運動治療之實際狀況

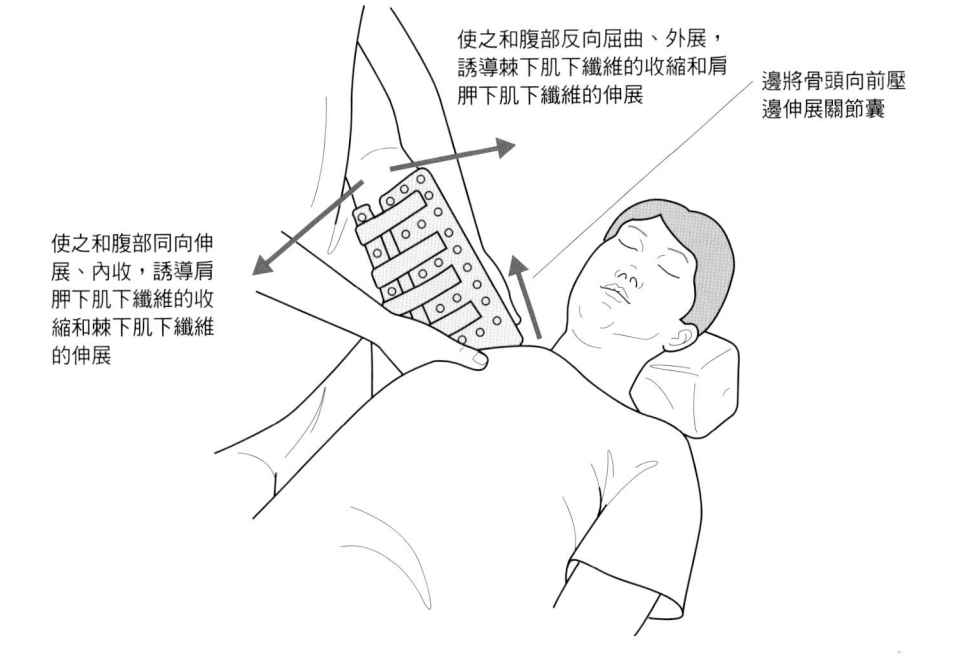

使之和腹部反向屈曲、外展,
誘導棘下肌下纖維的收縮和肩
胛下肌下纖維的伸展

邊將骨頭向前壓
邊伸展關節囊

使之和腹部同向伸
展、內收,誘導肩
胛下肌下纖維的收
縮和棘下肌下纖維
的伸展

# 7

# 對胸廓出口症候群牽引型的運動治療

## Check it !

- ●胸廓出口症候群(thoracic outlet syndrome；TOS)，是因為胸神經叢的壓迫或牽引造成神經、血管症狀為主的疾患，呈現牽引型症狀的的病例適合的運動治療。
- ●胸廓出口症候群牽引型的肩胛骨位於外展、下方回旋位，多半呈現胸鎖關節、肩鎖關節的攣縮或上斜方肌中纖維以及下纖維、腱板肌群的肌出力不全狀態。
- ●運動治療可藉由矯正肩胛骨的位置異常(malposition)的強化肌力或消除攣縮，緩和腕神經叢的過度緊張且獲得良好的效果。

### 胸廓出口症候群(TOS)的發病要點─解剖學的說明

　　胸廓出口症候群(TOS)是因臂神經叢的壓迫或牽引造成的神經症狀為主的疾患。1956年Peet等人提倡概括頸肋症候群、斜角肌症候群、肋鎖症候群、過外展症候群的概念[1]。

　　本疾患發病的主要解剖學部位有斜角肌三角部、肋鎖間隙部、小胸肌下間隙部。斜角肌三角部是將前、中斜角肌分為兩邊，以第1肋骨為底邊的三角部位。這個部位有鎖骨下動脈和臂神經叢通過，鎖骨下靜脈通過前斜角肌內側。肋鎖間隙是指鎖骨以及鎖骨下肌和第1肋骨的間隙。肋骨的間隙通常是10～15mm。小胸肌下間隙部是在喙突下部，胸壁和小胸肌間的間隙。如上所述，臂神經叢、鎖骨下動脈經過斜角肌三角部後，穿過肋鎖間隙，和鎖骨下靜脈一起在喙突下部通過小胸肌和胸壁往上肢而去。而其他形態學的異常症狀是頸肋的存在、第1肋骨的寬度異常大或異常短等型態異常、異常尖物狀的存在、鎖骨骨折後的變形治癒等都和胸廓出口症候群的發病相關[2]。

### 圖1　胸廓出口部的解剖和發病要點

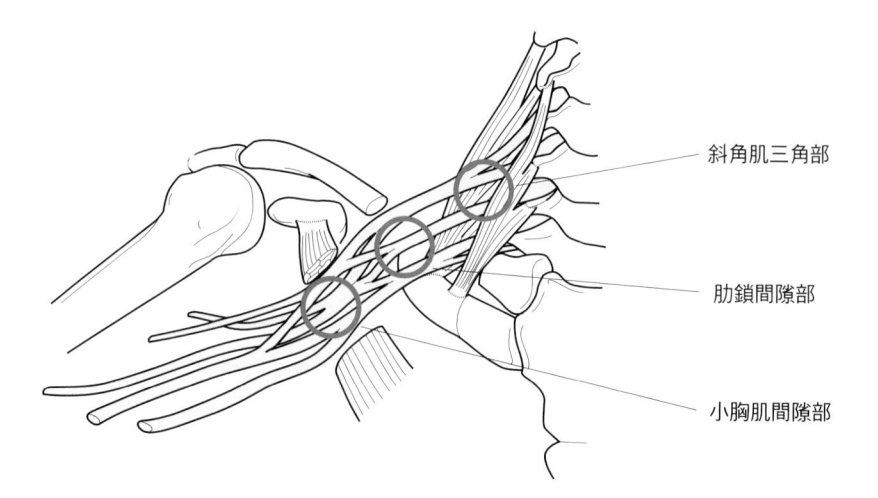

斜角肌三角部

肋鎖間隙部

小胸肌間隙部

引用改編自文獻13)

## 對胸廓出口症候群(TOS)各種徒手檢查的機能解剖學註解

胸廓出口症候群(TOS)呈現頸肩腕痛或上肢麻痺、無力等各種症狀。因此，確切的診斷很困難，除了靠臂神經叢的片或MRI等的片之外，正確的徒手檢查很重要。

對胸廓出口症候群(TOS)的徒手檢查有數種研究報告，就代表性的報告來解說(圖2)。Morley測試[4]是壓迫鎖骨上盂，診斷疼痛和擴散痛的有無。若疼痛擴散到指尖就以(3+)，擴散到肩、肘、前臂部、背部就以(2+)，只有局部壓痛就以(+)，無疼痛就以(−)表示(圖2a)。若為陽性則可能為斜角肌症候群。Adson測試[5]是將頭部轉向患部，深呼吸後憋氣，診斷此時的橈骨動脈的拍動變化。拍動減弱或消失為陽性，不變則為陰性。本測試深呼吸時斜角肌會緊張，為陽性時可能和斜角肌群有關(圖2b)。Eden測試[6]是讓患者坐在位子上，將上肢往後牽引，診斷橈骨動脈的拍動變化。拍動減弱或消失為陽性，不變則為陰性。陽性時可能是肋鎖間隙症候群(圖2c)。Wright測試[7]是以關節外展、外旋位診斷橈骨動脈的拍動變化。拍動減弱或消失為陽性，不變則為陰性。經由本肢位臂神經叢以及鎖骨下動脈在肋鎖間隙部或小胸肌下部被壓迫而引發症狀。陽性時可能是過外展症候群(圖2d)。Roos3分鐘上舉負荷測試(three minutes test)[8]是維持Wright測試的肢位，讓手指反覆屈曲、伸展3分鐘，診斷是否疼痛和麻痺等症狀。和Wright測試一樣，在測試過外展症候群與否，因為又加入時間的評定所以可以作為症狀重症度有無的指標(圖2e)。肩下拉測試[9]，是將上肢向下牽引診斷疼痛和麻痺增強與否。該測試是判斷胸廓出口症候群(TOS)是否為牽引型的重要診斷(圖2f)。此外，肩胛骨作為內收位向下牽引時，若症狀有緩和表示適合運動治療。

### 圖2 胸廓出口症候群的各種檢查

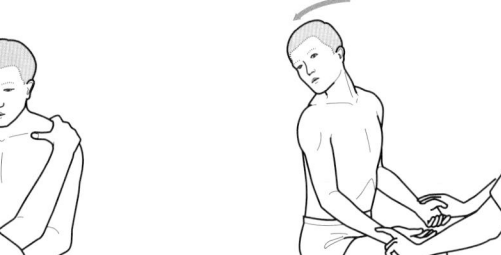

a. Morley測試　　　　b. Adson測試　　　　c. Eden測試

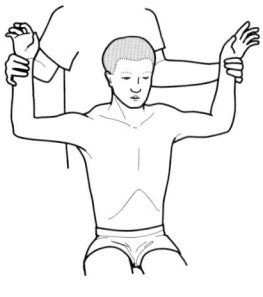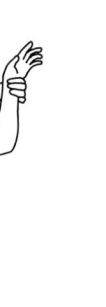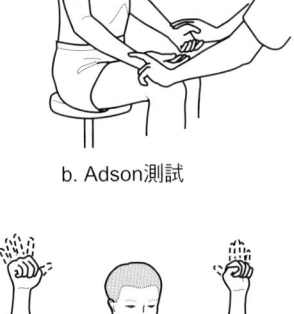

d. Wright測試　　　　e. Roos測試　　　　f. 肩下拉測試

引用改編自文獻9-13)

這是臂神經叢因為牽引刺激呈現明顯胸廓出口症候群的病例。本病例的肩胛骨呈現外展、下方回旋位，也就是所謂"駝背"的狀態。被診斷有胸鎖關節、肩鎖關節攣縮的同時，上斜方肌特別是中、下纖維以及腱板的肌力已經減退。這種狀態若持重物會造成臂神經叢本身的過度牽引刺激，因而發現胸廓出口症候群獨特的麻痺、疼痛等。運動治療在緩和神經過度緊張狀態，也就是矯正肩胛骨的位置異常(malposition)，經由此已獲得良好效果。

◆**病例**

30多歲。過往病史，家族病史中無特別註記。

◆**現在病程**

半夜感覺右肩有冰涼感，醒來時右頸部到上肢出現疼痛。隔天抱小孩時症狀加劇，右頸部到右手指感覺有麻痺感而到本院受診。被診斷為胸廓出口症候群(TOS)，同日開始運動治療。

◆**運動治療開始時的檢查結果**

· 主症狀是右頸部到上肢出現疼痛和麻痺感
· Adson測試(－)，Wright測試(＋)，Morley測試(＋＋：右頸部到右上肢有擴散痛)，Roos測試16秒
· 斜角肌、小胸肌、肩胛舉肌有壓痛和肩外側的擴散痛。
· 背臥位的肩峰地面距離(圖3a)是右6橫指，左5橫指，上斜方肌中纖維的肌力是MMT3⁻，下纖維2⁺。

· 肩胛骨在下方回旋、外展位，X光片顯示頸椎前彎已減少。

◆**運動治療過程**

運動治療開始當日　治療後手指的麻痺感和右頸部到上肢的疼痛消失。

　　肩胛舉肌、斜角肌、小胸肌的壓痛也消失。

**運動治療處方①**：對肩胛舉肌(圖3b)、小胸肌(圖3c)使用Ib抑制和相反抑制緩和(圖3d)。

**運動治療處方②**：胸鎖關節、肩鎖關節攣縮消失(圖4)

運動治療開始1週後

**運動治療處方③**：在抑制肩胛舉肌收縮的狀態進行上斜方肌中、下纖維的誘導訓練(圖5)。

運動治療開始2週後　　上肢可以保持在抗重力位。右頸部到右肩外側部隱隱作痛。Wright測試為陽性。其他都為陰性。

**圖3　肩峰地面距離和肌肉的治療手法**

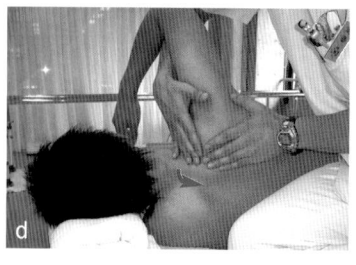

a. 肩峰地面距離(床面到肩峰的距離)。一般大約是2～3橫指的距離，牽引型的胸廓出口症候群(TOS)也有5橫指以上的距離。

b. 肩胛舉肌的伸展。治療師用一隻手固定肩胛舉肌(箭頭①)，製造新的起止部，另一隻手誘導肩胛骨向上方回旋、下制方向，進行紓解。

c. 小胸肌的紓解。治療師用一隻手固定小胸肌(箭頭②)，另一隻手進行終止部的紓解(箭頭③)。

d. 下方回旋肌的相反抑制。對肩胛骨誘導向上方回旋方向肌收縮。

運動治療處方④:指導上斜方肌中、下纖維自主訓
　練。

運動治療開始4週後 右頸部到右肩外側部的疼痛
　感消失。Wright測試的狀態和疼痛消失。

●

　牽引型的胸廓出口症候群(TOS)很多呈現肩胛
骨外展、下方回旋位，本病例就是。

　在像這樣肩胛骨位置異常下持重物，對肩胛帶
整體向下和臂神經叢的下方牽引刺激有負荷。因
此使肩酸或疼痛、麻痺感等自覺症狀慢性化。緩
和這種緊張狀態就是矯正肩胛骨位置的異常。主
要的運動治療是上斜方肌中、下纖維的誘導訓
練，下方回旋肌的紓解，消除胸鎖關節、肩鎖關
節攣縮。針對牽引型的胸廓出口症候群(TOS)的
KS彈力帶也是矯正肩胛帶的矯具治療。本病例配
合矯具也具有很高的效果。

### 圖4　胸鎖關節、肩鎖關節的攣縮消除手法

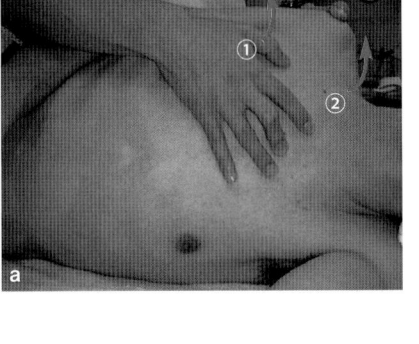
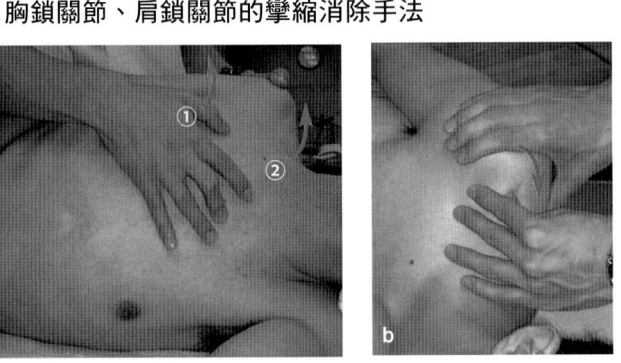
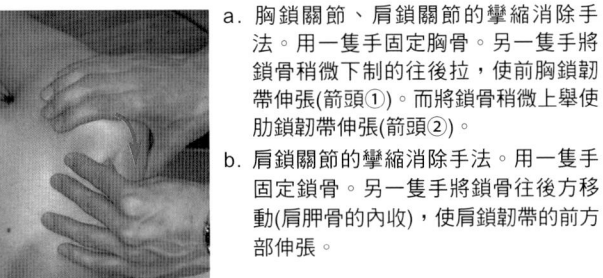

a. 胸鎖關節、肩鎖關節的攣縮消除手
　法。用一隻手固定胸骨。另一隻手將
　鎖骨稍微下制的往後拉，使前胸鎖韌
　帶伸張(箭頭①)。而將鎖骨稍微上舉使
　肋鎖韌帶伸張(箭頭②)。
b. 肩鎖關節的攣縮消除手法。用一隻手
　固定鎖骨。另一隻手將鎖骨往後方移
　動(肩胛骨的內收)，使肩鎖韌帶的前方
　部伸張。

### 圖5　上斜方肌(中纖維、下纖維)的收縮誘導訓練

中纖維

開始姿勢

下纖維

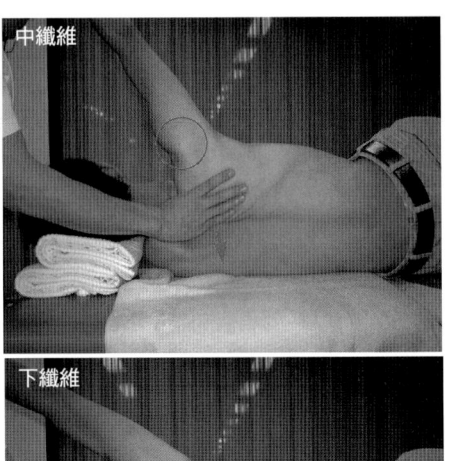

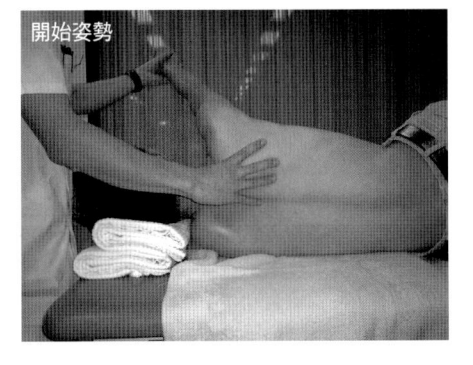

要注意的是要阻礙肩胛舉肌的收縮和阻止肩胛肱關節(圖中的○記號)。以這個狀態誘導肩胛骨至各肌的肌纖維
方向。訓練開始時容易產生肩胛舉肌和上斜方肌上纖維的替代運動，故將肩胛骨固定於誘導肢位較容易進行。
之後，和上肢運動一樣進行訓練。

# 8

# 關節鏡肩關節囊全周切離手術後的運動治療

## Check it！

● 全周性肩關節囊切除手術後的運動治療，重要的是要適切施行肩關節外要素，以腱板為主的肩關節周圍肌的紓解和伸展。

● 靜態穩定組織的構成要素為關節囊和盂肱韌帶，在確保以肩胛骨面45度外展肢位為基準的各運動方向的穩定性。使用該特徵配合上舉和回旋做變化，可以推測肩攣縮的原因部位。

● 肩胛下肌是數個以肌內腱為中心呈羽狀肌形態的集合體，在觀察壓痛狀態和伸展運動時要考慮各組織的方向性。

## 關節鏡肩關節囊全周切離手術

全周性肩關節囊切離手術是對關節囊的肥厚和縮小為主要病態且難治的五十肩，進行低侵襲且肌機能衰退的治治療[1,2]。關節囊切除手技每個研究者不同，無相同見解。菅谷等人[3]是以①轉肌袖的切除和前下方關節囊的切離，②從下方切離後下方關節囊，③後關節囊的切離，④上關節囊的切離的順序進行（ 圖1）。切離下方關節囊要特別注意避免傷及腋盂神經。關節囊全周切除的時點要確認關節可動範圍限制已經全部消失。本法只是在切除關節囊的器質性攣縮，阻斷含有眾多自由神經末梢的關節囊的反饋變因，其後的運動治療要適切的進行肩關節周圍肌的紓解和伸展運動。除了關節囊的攣縮，若有肩峰下夾擊或肩峰下滑液囊的沾黏，要增加肩峰下夾擊除壓術和沾黏的解除。糖尿病併發症的手術後成績在可動範圍的改善上較差[4]。

### 圖1　手術順序

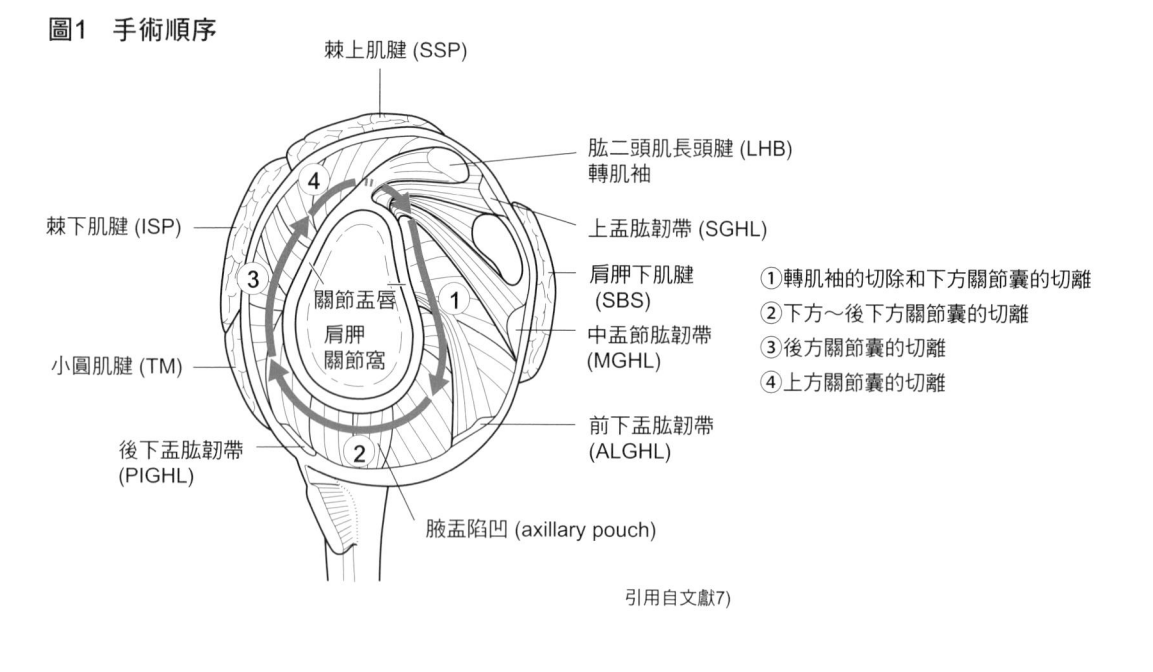

棘上肌腱 (SSP)

肱二頭肌長頭腱 (LHB)
轉肌袖

棘下肌腱 (ISP)

上盂肱韌帶 (SGHL)

肩胛下肌腱 (SBS)

關節盂唇
肩胛關節窩

中盂節肱韌帶 (MGHL)

小圓肌腱 (TM)

①轉肌袖的切除和下方關節囊的切離
②下方～後下方關節囊的切離
③後方關節囊的切離
④上方關節囊的切離

後下盂肱韌帶 (PIGHL)

前下盂肱韌帶 (ALGHL)

腋盂陷凹 (axillary pouch)

引用自文獻7)

## 關節囊韌帶的肢位別緊張變化

　　關節囊從關節盂唇向肱骨解剖頸延伸，因從40～45度內下方到上外方傾斜附著於肱骨袖，在正常的肩胛骨面(scapula plane)上45度外展肢位的關節囊的整體的緊張為均等。在上肢下垂位因上關節囊緊張，骨頭的向心力提高所以關節穩定[5](圖2)。同樣的，在肩關節外旋位為前關節囊，在內旋位為後關節囊會增加關節囊局部性的緊張。肩關節的關節囊和韌帶稱之為關節囊韌帶(capsular ligament)，兩者很難區分。而關節囊的補強韌帶從上方開始存在，有喙肱韌帶(coracohumeral ligament；CHL)，上盂肱韌帶(superior glenohumeral ligament；SGHL)，中盂肱韌帶(middle glenohumeral ligament；MGHL)，前下盂肱韌帶(anterior inferior glenohumeral ligament；ALGHL)、後下盂肱韌帶(posterior inferior glenohumeral ligament；PIGHL)。這些是造成下垂位、上舉位外旋以及內旋的限制原因。運用此特徵讓上舉和回旋配合可以推定攣縮肩的部位。

### 圖2　關節囊韌帶的肢位別緊張變化

90度外展位

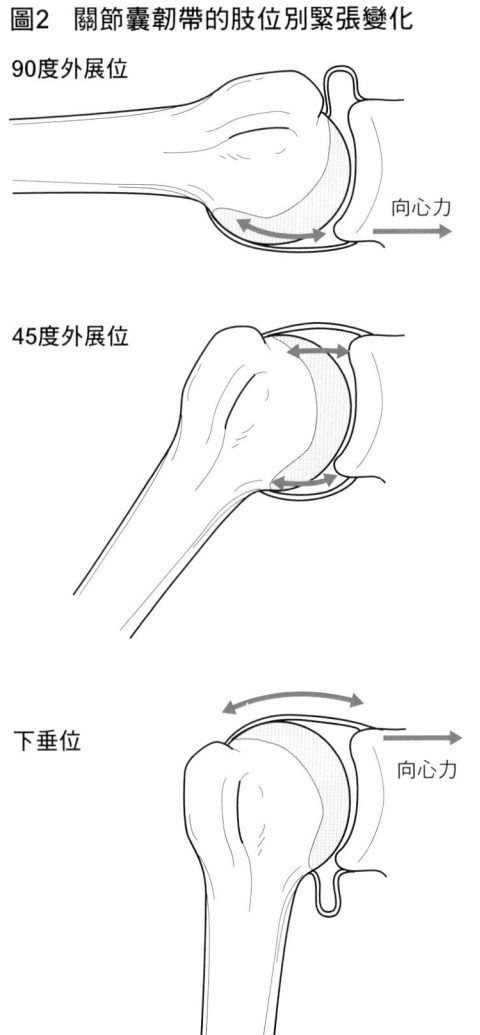

45度外展位

下垂位

外旋時

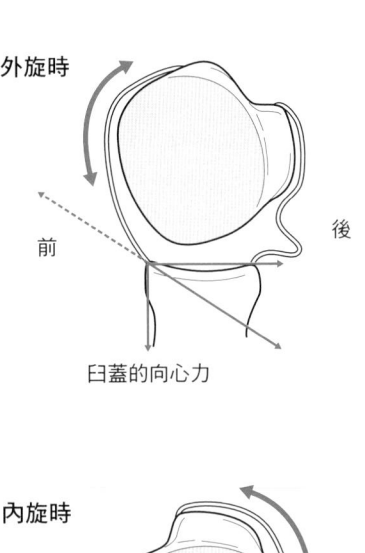

臼蓋的向心力

內旋時

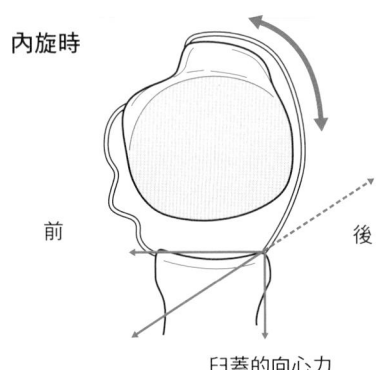
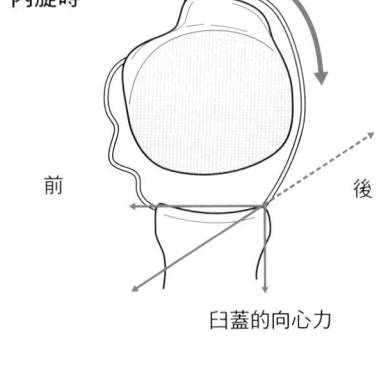

臼蓋的向心力

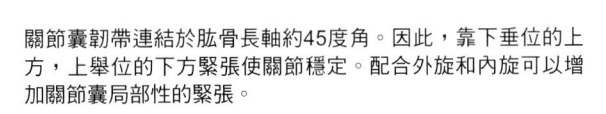

關節囊韌帶連結於肱骨長軸約45度角。因此，靠下垂位的上方，上舉位的下方緊張使關節穩定。配合外旋和內旋可以增加關節囊局部性的緊張。

因為左肩疼痛和運動限制而施行關節內注射和運動治療，但關節攣縮惡化，故施行關節鏡肩關節囊全周切離手術的和肩峰下除壓術的病例。手術前，關節可動範圍是肩關節屈曲105度(肩胛肱關節30度)，外展80度，第1肢位的外旋20度，第3肢位的內旋－5度。此外，此病例有糖尿病的併發症。手術2天後開始運動治療，但因肩關節周圍肌群的攣縮無改善，結果造成手術後二次沾黏，以致於運動治療共費時4個月。本法的術後運動治療在解除以腱板為中心的肩關節周圍肌群的痙攣和肌肉萎縮造成的運動限制，防止肩關節囊切離部再沾黏。

◆病例

50多歲。有糖尿病併發五十肩的病例。

◆現在病程

因為左肩關節的疼痛和運動限制到附近醫院就診，施行關節內注射和運動治療，但關節攣縮惡化，希望手術而到本院受診。

◆運動治療開始時的檢查結果

· 手術前的可動範圍是屈曲105度(肩胛肱關節30度)，外展80度，第1肢位的外旋20度，第3肢位的內旋－5度。

· 使用外展矯具保持輕度外展位，靜態時無疼痛。

· 肩胛下肌、棘下肌、小圓肌、大圓肌有痙攣。

## 知識的要點

圖3 肩胛下肌的特徵

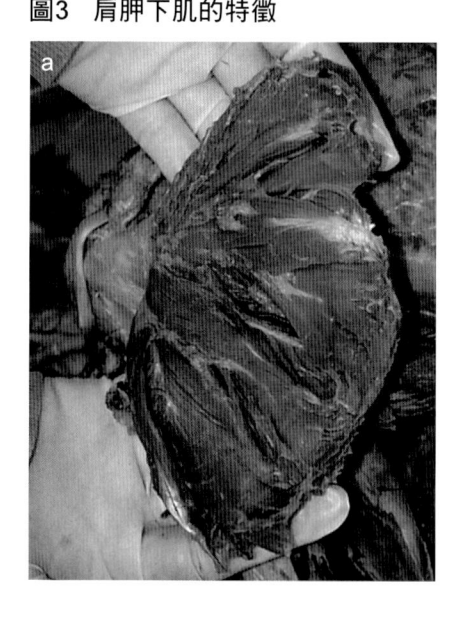

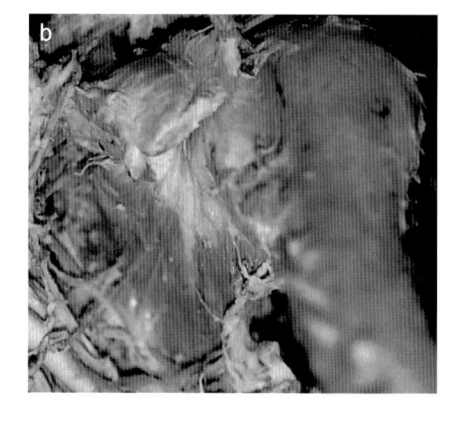

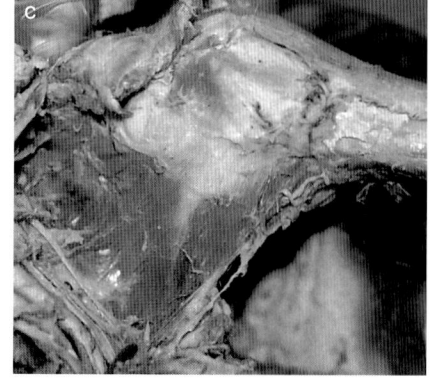

a. 肩胛下肌是數個以肌內腱為中心呈羽狀肌形態的集合體。在觀察壓痛狀態和伸展運動時要考慮各組織的方向性。 引用自文獻6)

b. 肩關節屈曲時，因為肌腹重疊伸展，選擇性的伸展有困難。

c. 肩關節外展時，因為肌腹擴張伸展，伸展運動較容易。

　　　　　　　　a·c：照片由典雄醫生提供。

### ◆運動治療過程

手術　施行關節鏡肩關節囊全周切離手術和肩峰下除壓術。手術後使用外展矯具保持輕度外展位。

手術2天以後　開始運動治療。

**運動處方①**：對產生肌肉攣縮的肩胛下肌(圖4)、棘下肌、小圓肌的反覆收縮紓解

手術5天後　肩關節屈曲可動範圍擴大到150度，但第1肢位外旋限制在50度。主動屈曲為100度。

**運動處方②**：以腱板以及上斜方肌為主的肌肉收縮訓練。

**運動處方③**：利用傾斜台的肩關節上舉運動

手術4週後　出院後，以一週2次的頻率施行外來運動治療。肩關節屈曲，下垂位外旋可動範圍無變化。第3肢位的內旋20度。

手術5週後　肩關節屈曲，各肢位的外旋、內旋的可動範圍的限制在進行中，可能有關節囊切離部的再沾黏。

**運動處方④**：施行關節囊以及關節囊韌帶的伸展

**運動處方⑤**：棘上肌、棘下肌、肩峰下滑液囊間的沾黏剝離操作

手術3個月後　出院時(手術4週後)，已恢復到可動範圍。

手術4個月後　可動範圍、肌力都恢復到左右無差，運動治療結束。

●

本病例的運動治療之所以長期化是因為引發關節囊切離部再沾黏，之前以腱板為主的肩關節周圍肌群的紓解和伸展沒有適切進行。再加上從初期第1肢位的外旋可動範圍就有減少現象，肱二頭肌長頭腱周圍，亦即轉肌袖的切除不易。若要縮短治療期間或提高手術後的成效，要向主治醫生密切確認手術狀況，事先確認可動範圍的限制原因。為了要掌控腱板為主的肩關節周圍肌，需對目的肌做明確的觸診，具備使之收縮的技術。此外，糖尿病併發病例的療效不佳也可能是造成可動範圍難改善的主因。

## 技術的要點

### 圖4　肩胛下肌的特徵

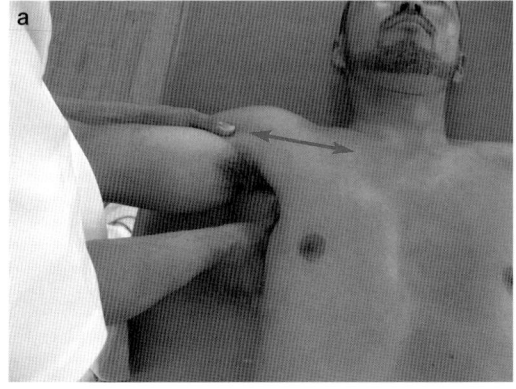
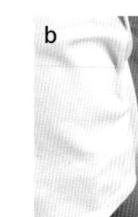
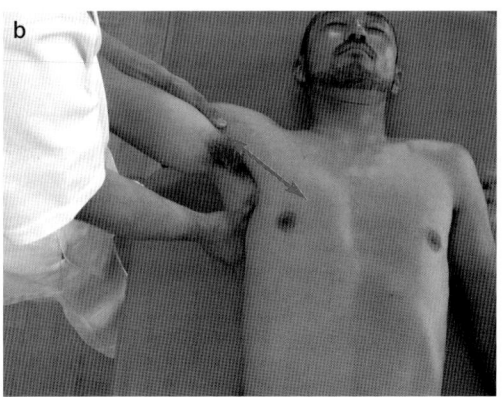
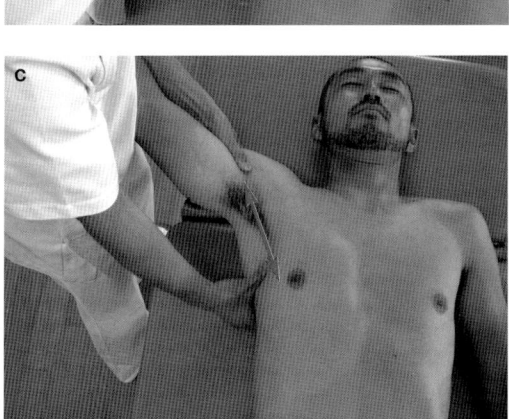

a. 下肩胛肌上纖維群的紓解：治療師以右手固定肩胛骨，用左手在被檢者的肱骨牽引肌纖維，加入外旋，讓被檢者恢復原來的位置促進肌肉收縮。

b. 下肩胛肌中纖維群的紓解：同樣的，增加治療師的牽引使外旋操作方向一致向中纖維。

c. 下肩胛肌下纖維群的紓解：同樣的，增加治療師的牽引使外旋操作方向一致向下纖維。

# 9 對併發夜間痛的肩關節周圍炎的運動治療

## Check it !

● 肩關節周圍炎的夜間痛，在臨床上為常見的併發症之一，對患者的精神上造成非常嚴重的問題，應該及早處置。

● 多半是棘上肌和肩峰下滑液囊有嚴重沾黏的病例較多，多半呈現肩胛肱關節外展攣縮。

● 由於要進行肩峰下的肩峰下滑液囊和棘上肌的沾黏剝離，因此要從沾黏程度較輕的後方上組織進行運動治療。

## 關於夜間痛的病態

有關夜間痛的病痛，小西池等人的報告認為喙突肩峰弓周邊壓的變動與夜間痛的發生有關係[1,2]。而且，夜間就寢時發生疼痛的理由是因為坐位和立位時上肢的重量造成喙突肩峰弓下的間隙擴大，但背臥位時間隙沒擴大，使喙喙突肩峰弓下壓容易上升。報告中也指出只要將喙突肩峰韌帶切離，夜間痛就可以獲得非常大的改善。而吉田等人的報告則認為併發夜間痛的肩關節周圍炎和骨內壓有關，夜間痛病例的骨內壓明顯較高[3]。而且進行等尺性運動時和反覆性主動運動時骨內壓變動比較的結果：當等尺性收縮時骨內壓反而上升，反之，主動運動時骨內壓立刻下降。再者，林等人的報告則指出，從X光片上有夜間痛的病例比無夜間痛的病例的髖臼肱關節間角度(gleno-humeral angle；GHA)明顯增大。GHA增大是因為肩胛骨下方回旋，可能是為了避免上組織鬆弛產生疼痛的自我調整。而且，林等人將引起夜間痛的原因分為兩類。一次的要因是，肩峰下滑液囊炎、腱板炎造成的腫脹、肩峰下骨刺的增殖、喙突肩峰韌帶的肥厚等。二次的要因是肩峰下滑液囊和腱板的沾黏、腱板的痙攣、浮腫、短縮、轉肌袖附近的上方支持組織的攣縮(圖1)。

圖1　夜間痛發生的機制

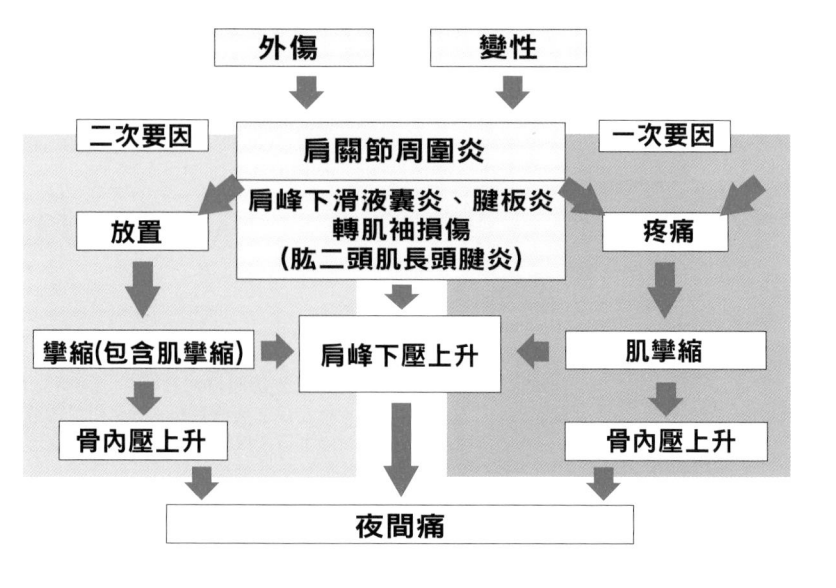

34

## 肩峰下滑動組織(subacromial gliding mechanism)

棘上肌在肩關節的外展運動時和肩胛肱關節的支點形成有關。這時，棘上肌向近位方向收縮，而肩關節的內收、伸展運動時向遠位方向伸張，在肩峰下滑液囊和棘上肌間就產生圓滑的組織滑走道。而且因為肩關節的內收、伸展時棘上肌可以從肩峰完全拉出，可以確認同部位的壓痛和觸摸到斷裂的凹陷。腱板炎或肩峰下滑液囊炎之後產生的攣縮病例容易沾黏，多半需要治療。像這樣的病例即使促使棘上肌收縮，其收縮也非常小，很難用觸覺得知收縮的緊張終止部位。而且，隨上肢內收將棘上肌向上遠位拉出的動作也很難感覺棘上肌腹肌的緊張。(圖2)。這樣的狀況是肩峰下滑動組織(subacromial gliding mechanism)有缺陷的判斷之一。因此，肩胛肱關節的運動嚴重受到限制，強制肩關節內收、伸展時，肩胛骨下方回旋的代替動作或肩胛骨固定在平常肢位的狀態，可以明顯觀察到外展攣縮(圖3)。

### 圖2　肩峰下的棘上肌沾黏的看法

a. 肌收縮造成的張力因為沾黏無法傳達到遠位。

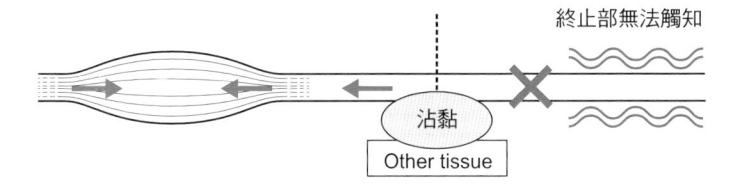

b. 遠位部的拉力因為沾黏無法傳達到近位部。

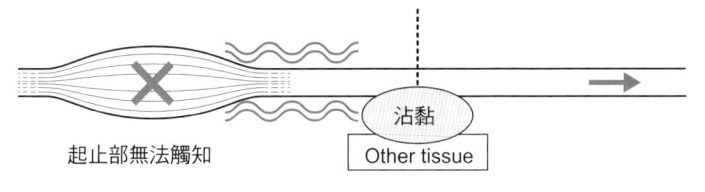

### 圖3　棘上肌和肩峰下滑液囊的沾黏造成的外展攣縮

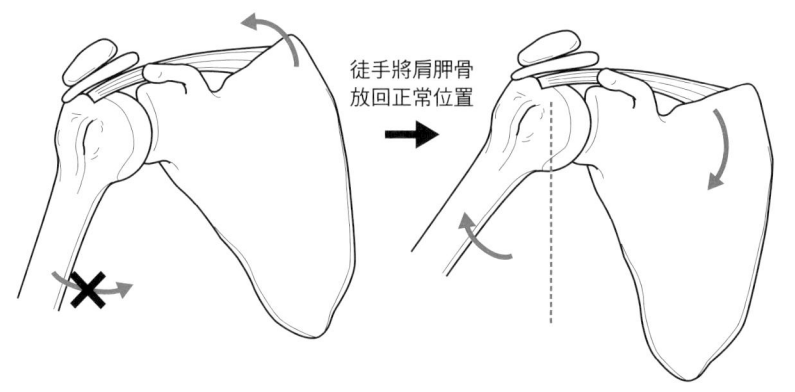

a. 這是棘上肌和肩峰下滑液囊有嚴重沾黏病例的肩下垂位。大結節在陷入肩峰下狀態被固定。

b. 從a的狀態將肩胛骨放回正常的位置，肩胛骨和肱骨連成一塊，是明顯的外展攣縮。

這是持續10個月夜間痛的病例。其攣縮比一般的夜間痛嚴重，尤其是肩峰下滑液囊和轉肌袖(rotator interval)和棘上肌的沾黏很明顯，不管是主動還是他動都無法辨識兩者間的滑走。且為了避免長時間的疼痛，肩胛骨呈現外展、下方回旋位。此外，此肩胛骨的位置異常(malposition)會引發臂神經叢的二次牽引症狀，造成對疼痛非常敏感。對本病例的運動治療，以阻斷臂神經叢相關的惡性循環為優先，首先矯正肩胛骨的位置異常，其次嘗試從後上方部分改善肩峰下滑組織，結果，夜間痛消失了。夜間痛獲得控制，上方支持組織的沾黏剝離獲得效果後，肩關節全體的攣縮也呈現容易改善的狀態。

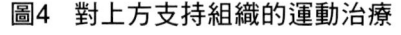

◆病例

40多歲。過往病史，家族病史中無特別註記。

◆現在病程

約10月前開始肩關節痛和夜間痛的例症。到他院治療，疼痛仍無改善，所以到本院就診。

◆運動治療開始時的檢查結果

- 關節可動範圍是屈曲60度，第1肢位外旋－5度，結帶範圍為體側。

- 肩關節的主動運動、他動運動時肩關節周圍有明顯的疼痛。
- 壓痛狀況包含腱板的整個肩關節周圍肌。
- 夜間幾乎無法入眠，只能短暫的坐著睡。
- 肩胛骨呈現外展、下方回旋的不良肢位，肩胛骨固定的狀態時肩胛肱關節有明顯的關節攣縮。

### 圖4　對上方支持組織的運動治療

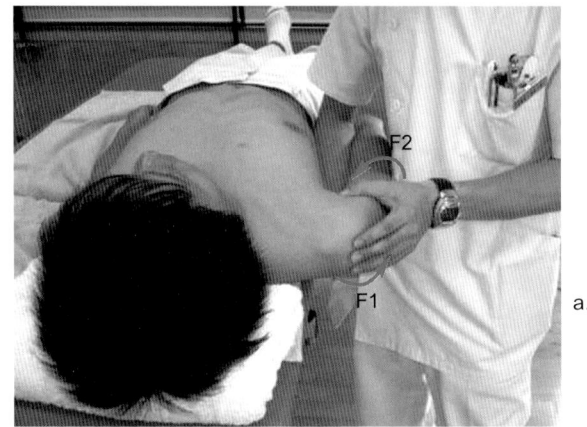

a. 這是後上方支持組織的沾黏剝離操作。治療師用一手將大結節的後方部拉出(F1)，另一手誘導肩關節的內旋、內收運動(F2)，進行上方組織的沾黏剝離。此時，大結節能夠從肩峰下拉出多少很重要。F2會確實控制肩胛肱關節的運動。

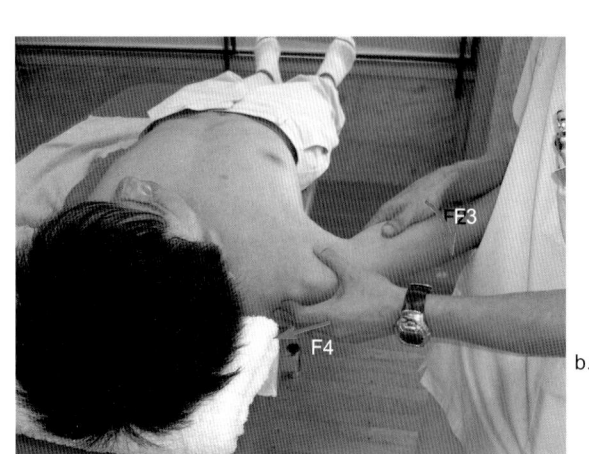

b. 這是棘上肌後纖維以及下肩胛肌上纖維的滑走性改善訓練。治療師將一手放在棘上肌後纖維以及棘下肌上纖維，誘導肩關節的外旋、外展運動(F3)的同時配合收縮，向近位方向誘導(F4)。

- 上肢因為下方牽引的壓力造成疼痛加劇，有臂神經叢的牽引症狀。

◆ 運動治療過程

運動治療開始當日 夜間因為夜間痛無法入眠。

**運動治療處方①**：對肩胛舉肌、小胸肌進行Ib抑制、利用相反抑制的紓解運動和肢位指導

運動治療開始2週後 因夜間痛甦醒次數減少為兩次。

**運動治療處方②**：對棘上肌、棘下肌的收縮誘導以及反覆收縮改善浮腫。

**運動治療處方③**：肩峰下支持組織的沾黏剝離處理。

運動治療開始4週後 夜間痛消失。

**運動治療處方④**：之後開始積極改善可動範圍。

●

肩峰下組織的沾黏剝離處理是從比較不會疼痛的後上方組織開始進行。夜間痛只要有一處剝離、壓力減少的話疼痛就會減輕。因此，找出沾黏程度較輕的部位是其要訣。通常肩胛骨面以內收操作時，棘上肌和肩峰下滑液囊常會有嚴重的沾黏，甚至要將大結節從肩峰下部拉出都有困難。這種情形，要進行肱骨內旋、內收操作，需從沾黏程度比較輕微的後上方組織著手(圖4a)，再從內旋、內收位透過主動運動反覆內旋、內收運動，以改善棘下肌上方纖維的滑走性(圖4b)。只要夜間痛減輕就可以慢慢轉到前方部分的沾黏剝離操作。其方法是以徒手操作肱骨外旋、內收和透過主動運動反覆進行內旋、外展運動，由此可以改善棘上肌前纖維以及下肩胛肌上纖維的滑走性(圖4c．d)。不但要讓肩胛肱關節內收，讓大結節能夠從肩峰下拉出多少也很重要，不小心的內收操作反而會引起疼痛，應該避免。

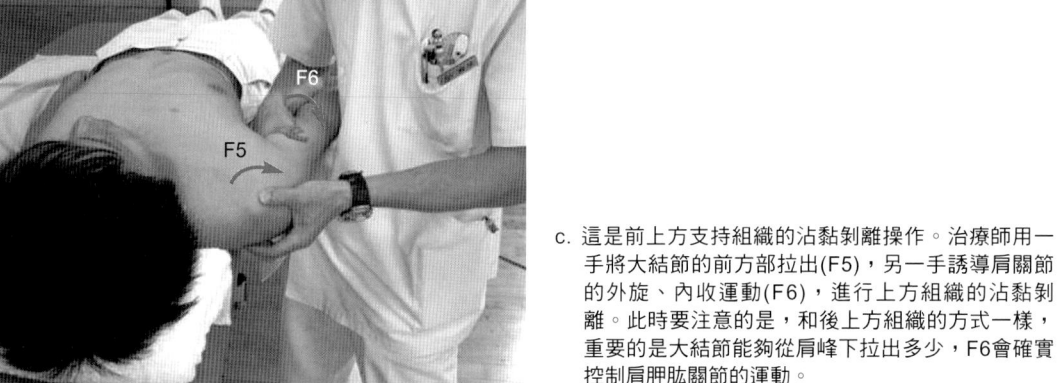

c. 這是前上方支持組織的沾黏剝離操作。治療師用一手將大結節的前方部拉出(F5)，另一手誘導肩關節的外旋、內收運動(F6)，進行上方組織的沾黏剝離。此時要注意的是，和後上方組織的方式一樣，重要的是大結節能夠從肩峰下拉出多少，F6會確實控制肩胛肱關節的運動。

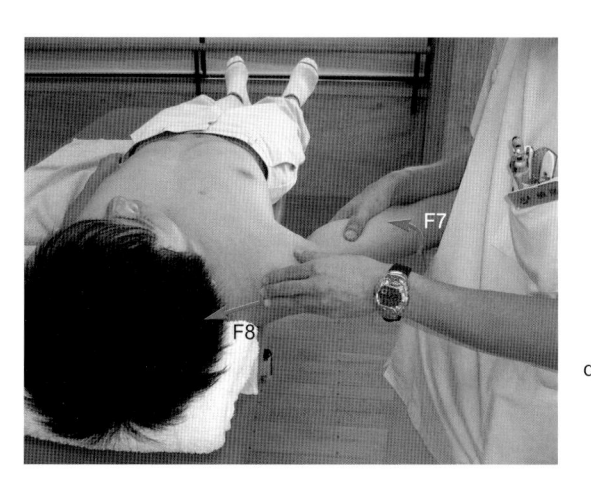

d. 這是棘上肌前纖維以及下肩胛肌上纖維的滑走性改善訓練。治療師將一手放在棘上肌前纖維以及下肩胛肌上纖維，誘導肩關節的內旋、外展運動(F7)的同時配合收縮，向近位方向誘導(F8)。

# 10 對肱骨頸部骨折的運動治療

## *Check it !*

● 進行肱骨頸部骨折的運動治療時，機能性修復和短期間的確實固定是很重要，必須要注意受傷後的關節攣縮來實施運動治療。
● 骨折部不穩定期可以進行的 "彎身運動"(stooping ex)，是防止骨折部剝離，擴大肩胛肱關節可動範圍的有效手法。

## Neer對肱骨頸部骨折的分類

依照1970年Neer在報告裡的分類法(圖1)，肱骨近位端沿著閉鎖的骨端線分為4個骨片，其分類以骨頭、大結節、小結節、骨幹部(外科頸)的脫位之有無、程度為分類基準[1]。分類法是將近位端骨折分為脫位較少(fracture with minimal displacement)和有脫位(displaced fracture)部分，只有骨折線就不算骨片損傷，骨片的脫位是指骨片間有1cm以上的脫位或45度以上的角狀變形。一個骨片脫位就有2處骨折，2個骨片脫位就有3處骨折，3個骨片脫位就有4處骨折。從這些脫位骨片部位可分為肱骨解剖頸、外科頸、大結節、小結節骨折和骨頭脫臼等共計16種骨折型態。基本上會從X光肩關節前後片、scapular Y片、輻射片進行診斷。這個分類，只要有解剖學的常識，很容易理解，對於骨片間作用的力學關係或供給骨頭的血流狀態等對爾後影響的因子判定簡單又實用。

### 圖1 Neer的分類

引用自文獻1)

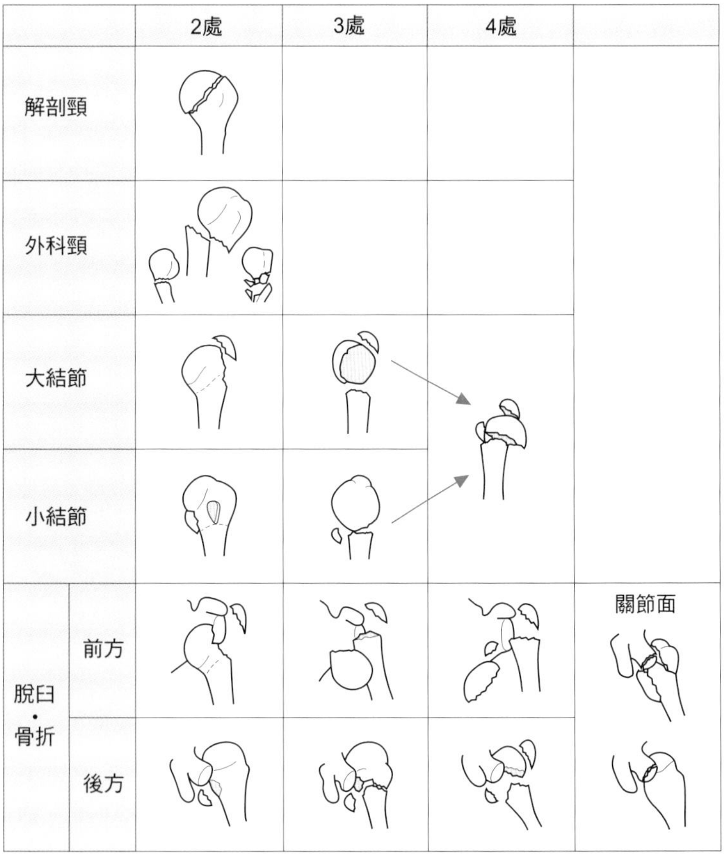

## "stooping exercise (彎身運動)" 的理論

Codman(1869～1940)，以直立姿勢減輕肩關節周圍肌群緊張的狀態使體幹前屈，也就是向前彎的姿態 (stooping position) 讓下肢自然下垂。再加入擴大肩關節可動範圍的鐘擺運動，於1934年發表

了stooping ex[2]。基本的做法是利用重力，沒有上肢上舉需要的關節支點也可以引用得屈曲位。而且，前彎的姿勢不會引發嚴重的肌收縮，防止肱骨變為支點，上肢的重量產生對肩關節軟組織的伸張效果[3]。

　　這裡介紹的stooping ex同樣是以消除肌痙攣和維持並擴大肩關節周圍的支持組織的伸張性為目的，但是本手法的施行期間是骨折部的不穩定期運用的幾個處方。其處方是①將骨折部把持固定(圖2)，②防止不穩定骨折部分離的狀態下進行肩胛骨動作(圖3)。③體幹動作(圖4)的組合，對肩關節囊(臼蓋肱韌帶複合體)可更具選擇性的伸張。

**圖2　顧慮上臂近位端骨折部從肩胛骨進行操作的stooping ex**

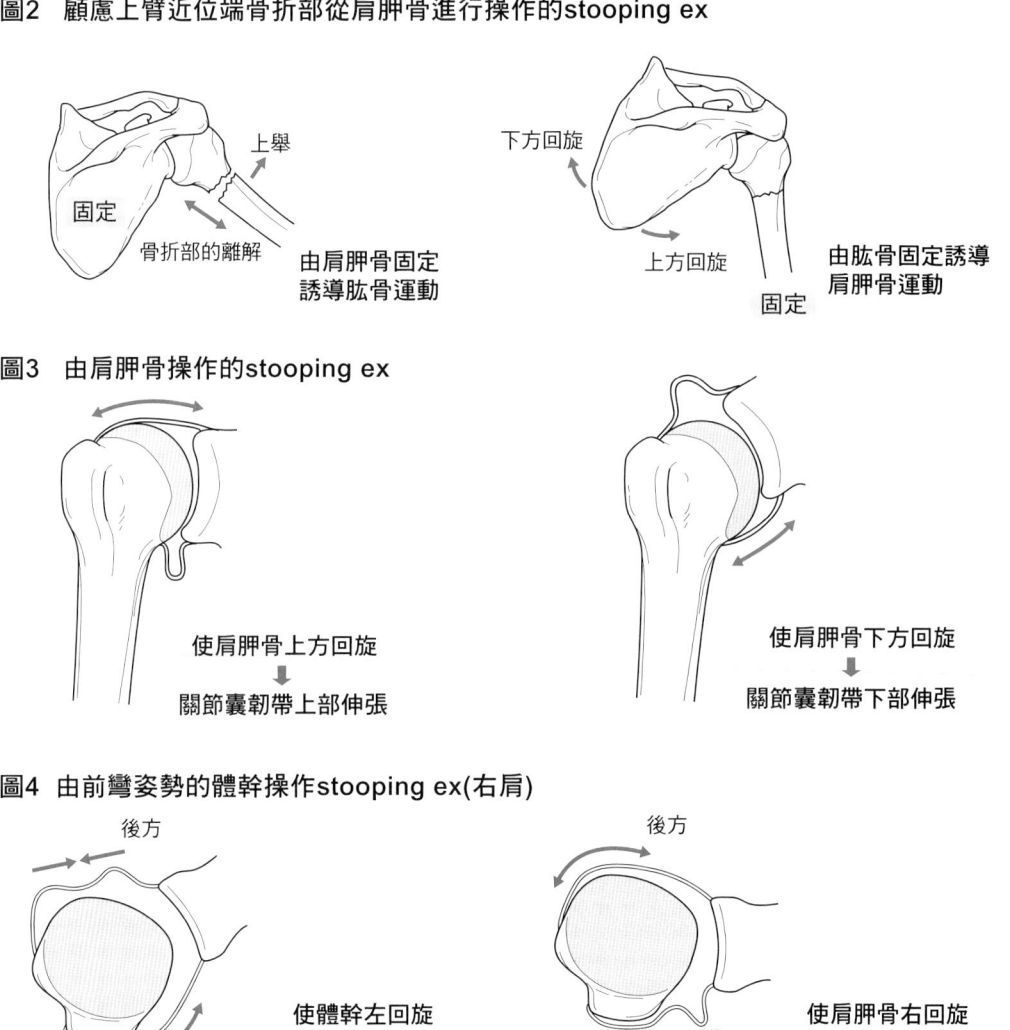

圖2
上舉
固定
骨折部的離解
由肩胛骨固定誘導肱骨運動

下方回旋
上方回旋
固定
由肱骨固定誘導肩胛骨運動

**圖3　由肩胛骨操作的stooping ex**

使肩胛骨上方回旋
↓
關節囊韌帶上部伸張

使肩胛骨下方回旋
↓
關節囊韌帶下部伸張

**圖4　由前彎姿勢的體幹操作stooping ex(右肩)**

後方
前方
使體幹左回旋
↓
關節囊韌帶前方伸張

後方
前方
使肩胛骨右回旋
↓
關節囊韌帶後方伸張

## Case Study　對肱骨頸部骨折進行運動治療的病例

　　這是摔倒造成大結節脫位的同時，肱骨頸部骨折(3處骨折)的病例。治療時選用胸巾和三角巾固定組合的保存療法。初診時骨折部不穩定，同時整個左肩關節隱隱作痛且左上肢整個浮腫。這些疼痛和浮腫都改善後的傷後第4週，開始透過stooping ex開始維持肩關節前方、後方、下方組織的伸張性和改善，之後，配合骨癒合的經過，加強預防肩胛帶周圍肌的肌力減退。結果，防止了二次關節攣縮，短期間改善了關節可動範圍。

◆病例

60多歲。過往病史，家族病史中無特別註記。

◆現在病程

兩手提購物袋在行進中絆倒受傷。經由急診診斷出左肱骨近位端骨折(肱骨外科頸骨折以及大結節移位骨折3處)，使用三角巾和胸巾固定胸廓。受傷3週後開始進行運動治療。

◆運動治療開始時的檢查結果

・頸部到骨折部周圍上臂近位隱隱作痛，整個上肢浮腫。手指、手肘關節位的他動、主動運動時會疼痛，這些部位的可動範圍受限制。

**圖5　X光攝影**

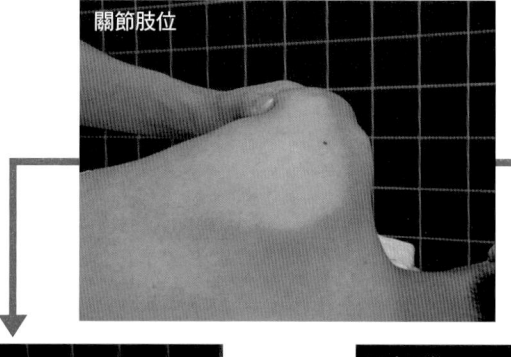

## 技術的要點

**圖6　側臥位肩胛骨操作的攣縮預防**

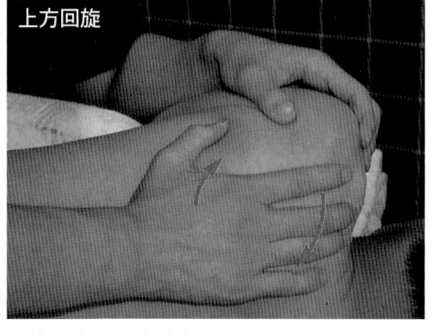
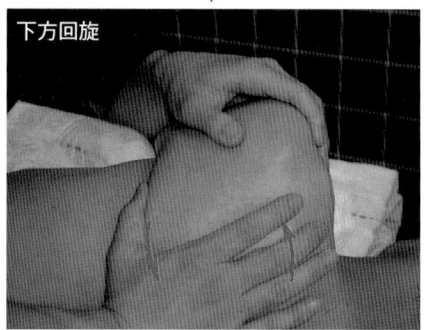

開始姿勢：在接受治療的上臂下墊枕頭等，治療師確實把持肱骨近位處。
　　　　　患者盡可能以靜態側肢位將肩屈曲45～90度。
上方回旋：肩胛骨向上方回旋可使關節囊上纖維韌帶他動性伸張。
下方回旋：肩胛骨向下方回旋可使關節囊下纖維韌帶他動性伸張。

**圖7　骨折部的實際把持**

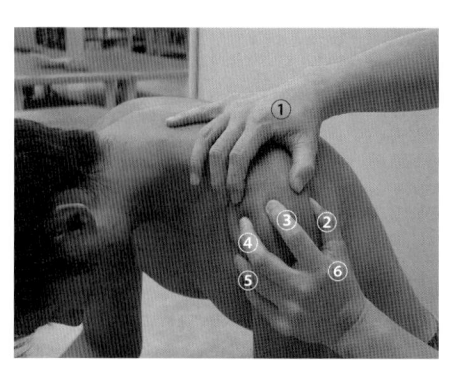

①肩胛骨
②骨頭後方
③大結節
④小結節
⑤⑥治療師用無名指和小指、拇指球將骨幹部夾持住。

40

◆運動治療過程

受傷3～4週後　浮腫的對策後，繼續手指、手、肘關節主動輔助運動預防末梢循環障礙。

受傷4週後　浮腫減輕的同時，手指、手、肘關節的運動痛以及關節的可動範圍限制也消失。肩關節周邊的疼痛也幾乎完全消失，在防止骨折部剝離壓力的狀態，進行側臥位的彎身運動(圖6)。確認肩胛骨固定下屈曲30度的階段，開始體幹前屈位的彎身運動(圖7．8)。在增加體幹操作的stooping ex時，必須保持肱骨在垂直位加入體幹前屈、回旋運動。藉此，可以預防關節囊前方以及後方的伸張和攣縮的產生。

受傷5～6週後　運動治療一週3次，對棘上肌、棘下肌、小圓肌肌纖維進行選擇性的伸張訓練。自主訓練則是指導stooping ex。

受傷7週後　從X光片中確認骨折部已穩定。開始腱板訓練，主動屈曲為170度。

●

因為一開始就維持肩胛肱關節的可動性，因此短期間肩胛可動範圍限制就獲得改善。肱骨近位端骨折後的運動治療重點是從初期開始維持肩胛肱關節的軟組織的伸張性、改善或預防腱板伸張性的退化或滑走障礙、肩關節周圍肌的肌力維持等3點。

本病例，在進行肱骨近位端骨折後的運動治療時，一開始一面預防脫位一面因應時期選擇性的進行肌肉、軟組織的伸張性之維持，再次確認了攣縮的預防在臨床上的重要性。

圖8　由體幹操作的stooping ex實況。

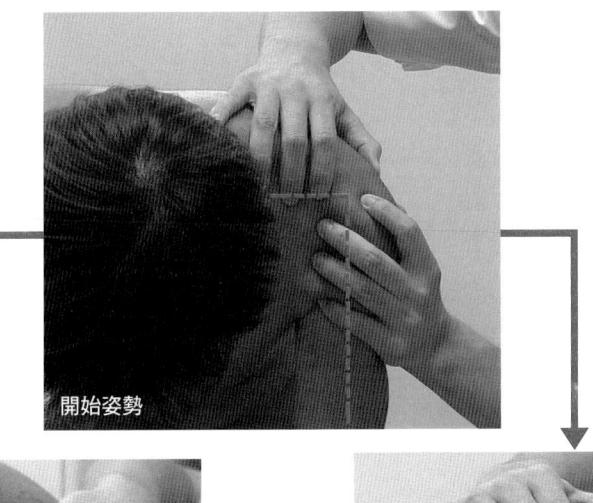

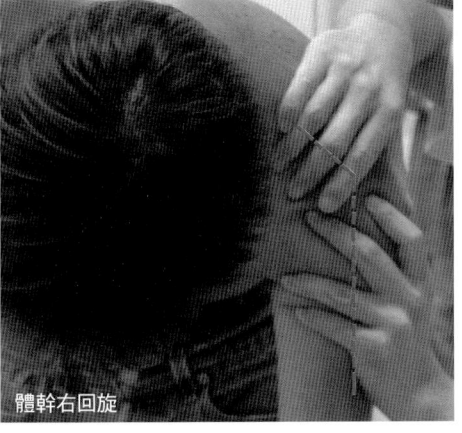

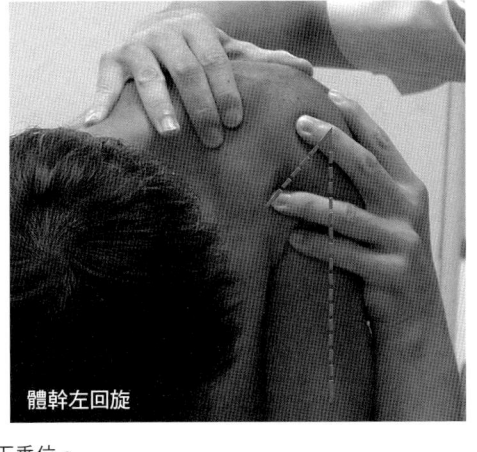

開 始 姿 勢：以體幹前屈位把持肩胛骨和肱骨近位部，當作上肢下垂位。
體幹右回旋：藉由軀幹右回旋促進關節囊韌帶前纖維的伸張。
體幹左回旋：藉由軀幹左回旋促進關節囊韌帶後纖維的伸張。

## Check it !

- 包含大結節的3處骨折因為大結節骨片合併腱板斷裂向後上方移位,容易產生腱板機能不全和肩峰下夾擊。
- 有關大結節的移位量和手術適應,Neer 是設定10mm以上,Bigliani是設定5mm以上。
- 過去的保存療法是外固定3～4個星期後開始運動治療,但關節周邊的軟組織已經產生沾黏,所以可動範圍訓練有差錯又會引發骨折部的異常可動性,必須提高偽關節和骨頭壞死的可能性。

### 2處骨折和3處骨折的整形外科治療和一般的治療成果

　　肱骨頸部骨折一般多為穩定型,原則上選擇保存性治療,但徒手整復困難或骨折部不穩定時選擇微創復位治療。肱骨頸部骨折的手術成果,一般手術後的屈曲可動範圍,以Neer分類的部位越多限制越大。骨接合術的病例,雖然和固定材料及軟組織的侵襲度有關,但是也有報告指出和年齡(以40歲為界線)及頸體角(以120度為界)的成績有關。因隨著年齡的增加,肱骨頸部會骨鬆化和脂肪骨髓化,因此初期的固定強度不穩定。初期的固定較弱,會造成之後治療中骨折部凹陷與長期的內反變形及外固定產生攣縮,留下重度機能障礙。對一般的肱骨頸部骨折進行接骨手術後,外固定多半是手術後3天左右或更短,從手術成績來看壓縮板骨釘固定法的主動屈曲為125.9度,JOA score84.4分,骨釘固定法的JOA score78分,骨髓內釘固定法的JOA score84.5分(圖1)。而保存療法有胸巾固定法或吊帶法,通常施行約4週的外固定後開始可動範圍訓練。最近,石黑等人的報告指出,受傷後1週開始進行的鐘擺運動治療的屈曲為123度,JOA score87分。

### 圖1　對肱骨近位端骨折的骨接合術代表例和手術成績

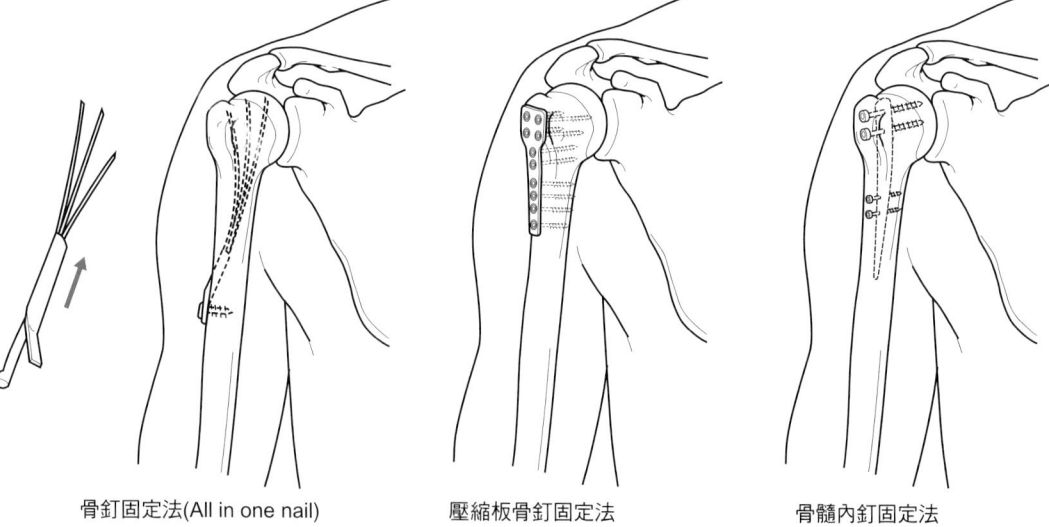

骨釘固定法(All in one nail)
- 後治療:手術3天前後
- JOA score:78分

壓縮板骨釘固定法
(locking compression plate)
- 後治療:初期
- JOA score:84.4分

骨髓內釘固定法
- 後治療:手術3天前後
- JOA score:84.5分

## 肩關節運動時的大結節軌跡（圖2）

上舉的時候，大結節經過3個通路。在內旋範圍的前方上舉形成前方路(anterior path)，在外旋範圍的側方上舉形成後外側路(postero-lateral path)，還有在兩者間上舉形成的中間路(neutral path)。Sohier又為大結節和肩峰的位置關係設定運動範圍分為3相，大結節位於肩峰外(0～80度)稱為pre-rotational glide，肩峰正下(80～120度)稱為rotational glide，肩峰的內方(120度～)稱為post-rotational glide。因此，理論上是被分為9個部分，但是信原醫生認為最大上舉的絕對點不明確所以將post-rotational glide當作一個部分，為7個部分(圖2)。

在臨床上，經常會發現上肢主動上舉70度左右會疼痛，120度附近疼痛就會消失。這種現象稱為痛弧(painful arc sign)，被認為是大結節和腱板與喙突肩峰盂撞擊產生的疼痛。通常肩關節上舉時，骨頭和關節窩接觸的部位雖然是以關節窩下2/3為主，但下盂肱韌帶複合體(IGHLC)如果缺乏伸張性，骨頭會被推向上方而相撞。因此以IGHLC為主的攣縮要素也存在左右肩運動時的大結節軌跡，臨床上必須注意。肱骨頸部骨折裡大結節的上後方脫位或過程中骨頭被內反位固定的情況也很多，需更加確保軟組織的伸張性。

### 圖2 大結節的軌跡

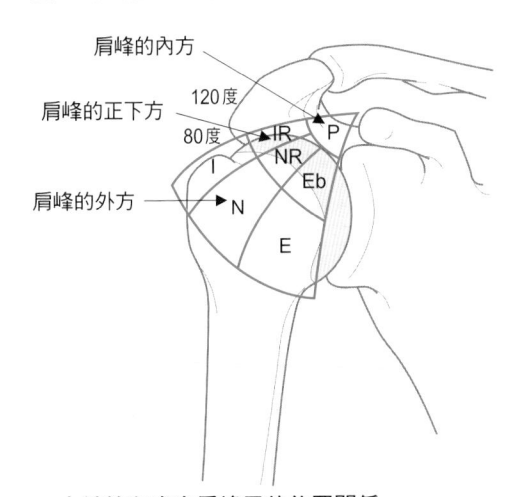

**a. 大結節和喙突肩峰盂的位置關係**
上舉角度以80度和120度為界，橫切運動範圍分成3個相。這是依喙突肩峰盂的位置關係來設定的角度，也是臨床上解釋疼痛時不可或缺的常識。

**b. 上舉路徑形成的大結節軌跡**
內旋位的前方上舉時大結節通過喙突肩峰盂的中央，外旋位的側方上舉時通過肩峰周邊。Bloch的矯正性外旋(迴避壓迫壓力的生理性運動)是在後者發生。

引用改編自文獻5)

**Case Study** 大結節脫位造成肱骨頸部骨折(3處)的運動治療病例

這是跌倒造成肱骨頸部骨折(3處)的80多歲女性。X光片中，外科頸部和大結節有骨折線，初診時肩關節屈曲30度和疼痛使肩胛肱關節有明顯的可動範圍限制，棘上肌的大結節連接處和棘下肌、小圓肌等有壓痛。用三角巾固定約4週後開始運動治療。這是參考Gurlt的骨癒合期間以及X光片的癒合狀況，6週就骨癒合的病例，6週以前是骨折部的不穩定期，6週以後是骨折部的穩定期。在長期固定造成攣縮的骨折部的不穩定期，擔心骨折部有可動性異常，因此在綁三角巾的狀態下將彎身運動分成2個階段進行，以擴大下盂肱韌帶複合體(IGHLC)的伸張性。並且，在骨折的穩定期時，更擴大可動範圍和積極加強上斜方肌的肌力，結果獲得良好的治療成績。

## ◆病例
80多歲。

## ◆現在病程
步行中跌倒受傷。同日到本院就診，被診斷出肱骨頸部骨折(3處骨折，外科頸、大結節)，用三角巾固定4週後，開始運動治療。

## ◆運動治療開始時的檢查結果
- 出現腋盂部、肘關節、前臂浮腫。
- 肩關節的可動範圍，肩胛肱關節屈曲30度。

- 肘關節的可動範圍，屈曲無限制，伸展限制在−80度。
- 棘上肌的大結節連接處、棘下肌、小圓肌、肱肌有壓痛，為四邊綜合症(quadrilateral space)。
- 無知覺障礙。

## ◆運動治療過程
〈骨折部不穩定期〉

**運動處方①**：第1階段的彎身運動(圖3)

受傷5週後　肩胛肱關節的屈曲70度

## 圖3　彎身運動(第1階段)

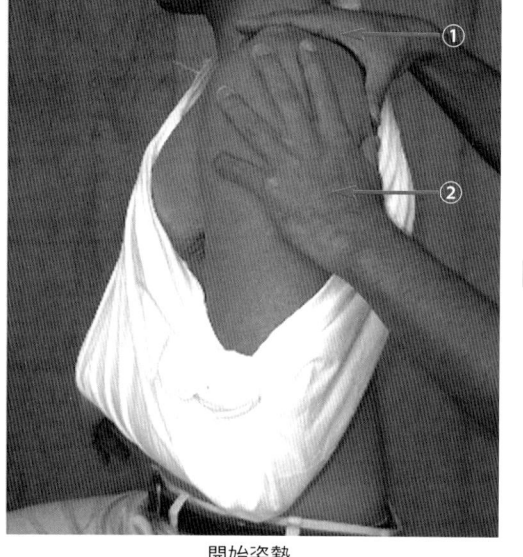

開始姿勢

45度屈曲位

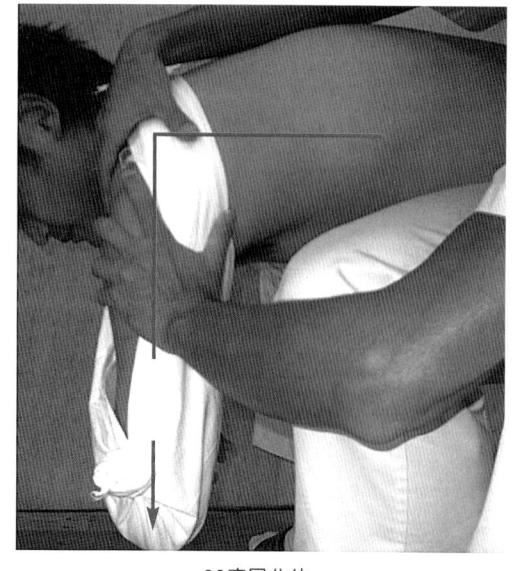

90度屈曲位

治療師用一手固定肩胛骨(①)，另一手把持骨折部(②)，傷患側上肢保持垂直方向的狀態使軀幹緩緩向前屈。這個動作一直重複到肩胛肱關節可動範圍最終部位，促進盂肱韌帶複合體(IGHLC)的伸張。

44

運動處方②：第2階段的彎身運動(圖4)

受傷6週後 肩胛肱關節的屈曲90度

〈骨折部穩定期〉

運動處方③：盂肱韌帶複合體(IGHLC)更加擴大

運動處方④：肩峰下滑液囊和棘上肌的活動改善以及上方支持組織的伸張性改善

運動處方⑤：斜方肌的肌力增強

受傷7週後 他動屈曲150度，主動屈曲40度，結帶動作為下位胸椎程度、第1肢位外旋60度。

受傷10週後 他動屈曲165度，主動屈曲150度，結帶動作為下位胸椎程度、第1肢位外旋60度。

受傷12週後 他動屈曲165度，主動屈曲160度，結帶動作為下位胸椎程度、第1肢位外旋60度。

受傷14週後 他動屈曲175度，主動屈曲170度，

結帶動作為中位胸椎程度、第1肢位外旋60度。

●

本病例會有良好結果的最大理由是初期治療的彎身運動確實使盂肱韌帶複合體(IGHLC)伸張，促使之後的肌力訓練順利進行。在X光片不穩定期實行彎身運動時是綁著三角巾進行，不過必須先考慮到：①受傷到固定期間，②X光片的狀況，③骨折型態，④疼痛，⑤年齡並和主治醫生商量後個別做判斷。不過綁著三角巾進行彎身運動會比一般的處方對骨折部造成回旋負荷，這點要注意。

**圖4 彎身運動(第2階段)**

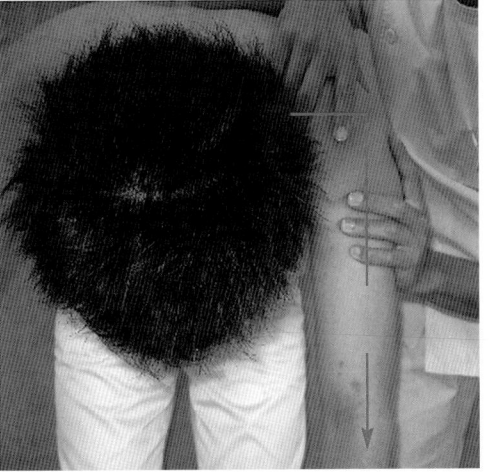

開始姿勢

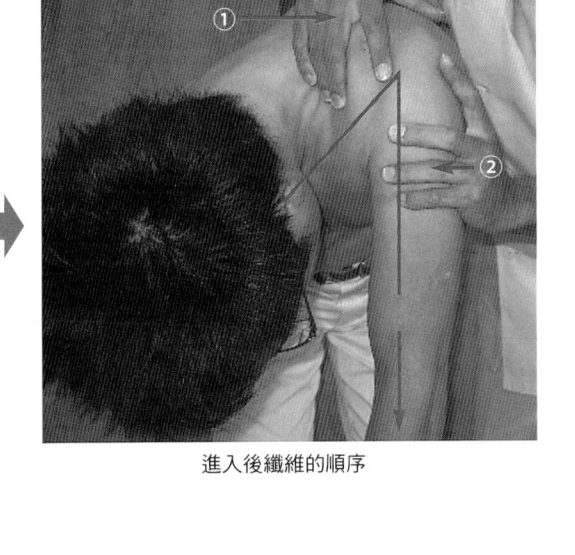

進入後纖維的順序

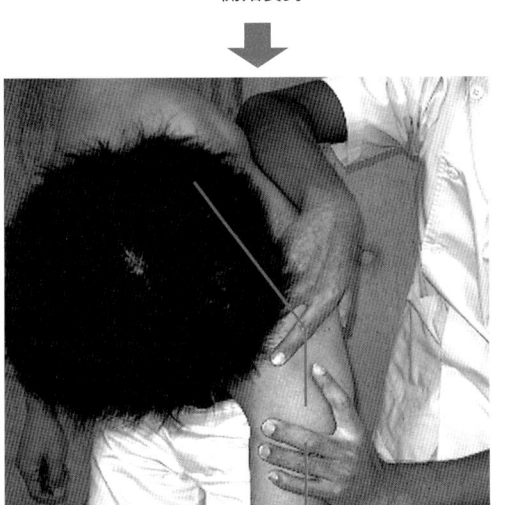

進入前纖維的順序

在肩胛骨固定下能夠屈曲90度的時點就移到第2階段。肩胛骨、肱骨持續固定下(①②)，軀幹緩緩向左右回旋。透過該動作對盂肱韌帶複合體(IGHLC)的前後方向增加伸張壓力。

## 12 對肱骨頸部骨折進行髓內釘固定手術後的運動治療

### Check it !

● 髓內釘固定術的手術侵襲的影響有①肩峰下滑液囊和棘上肌的沾黏帶來的滑動組織的缺陷，②術後的腱板炎帶來的腱板機能減退。

● 為了避免上述問題，要促進肩峰下滑液囊和棘上肌他動滑動進行彎身運動。

● 進行彎身運動時，術後疼痛帶來的骨排列不良或棘上肌的過度緊張是造成第2肩關節夾擊的原因，要注意。

### 關於肱骨頸部骨折後的髓內釘固定手術

　　肱骨頸部骨折後的髓內釘固定術，不需要切開骨折部進行手術，骨折部周圍的血流被保存，有利於骨的癒合。而且，手術後多半不需要固定，一開始就可以做肩關節可動範圍的訓練，很快可以發揮日常生活活動的功能。

　　手術依照①切皮～髓內釘插入部攤開，②髓內釘插入部開窗，③打洞，髓內釘插入，④插入螺釘固定，⑤插入螺帽，進行封傷口的順序。一般插入髓內釘時，滑液囊和棘上肌會小切開，所以擔心滑液囊和棘上肌的沾黏造成滑液組織的缺陷和術後腱板炎帶來的腱板機能減退(圖1)。

　　如果手術後就要進行關節可動範圍的訓練，要顧慮手術侵襲對軟組織的影響再著手進行。

圖1　術後問題

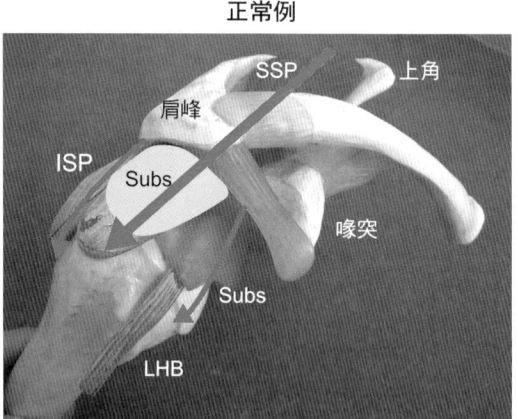
正常例

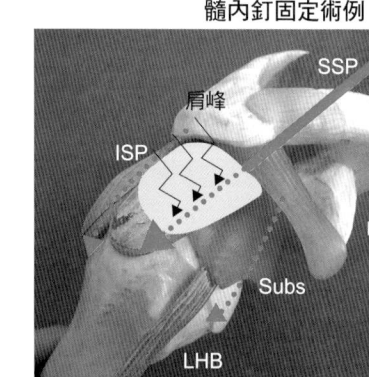
髓內釘固定術例

正常例：棘上肌和肩峰下滑液囊間的滑液組織，因為內肌和外肌的協調作用產生肩關節上舉。

棘上肌和肩峰下滑液囊間產生的沾黏，致使滑液組織產生缺陷。而且，腱板機能的減退使內肌和外肌的協調作用失衡產生肩關節上舉障礙。

SSP：棘上肌　　ISP：棘下肌　　Subs：肩胛下肌　　SAB：肩峰下滑液囊　　LHB：肱二頭肌長頭腱

### 關於髓內釘固定術後產生的問題和處理處方

　　髓內釘固定術，可使骨折部穩定，所以可以初期進行運動治療。但相反的，棘上肌和肩峰下滑液囊間的沾黏會使腱板機能減退，依照狀況，還可能產生嚴重的可動範圍限制或上舉不全。為了避免這

些問題並獲得圓滿的結果，從開始就必須依照時期做適當的治療。其中，滑液囊和棘上肌的滑液組織的引用得是初期就必須考慮的要素。

在思考滑液組織(圖2)時，重要的不是肩峰下滑液囊本身的滑走能力，而是存在下部的棘上肌機能的依存。存在棘上肌和肩峰下滑液囊的上面、下面的滑膜和脂肪組織使肩峰下滑液囊能夠滑動。手術的侵襲會給肩峰下滑液囊和棘上肌帶來損傷，一旦發生沾黏則帶來滑液組織的缺陷。

為了獲得良好的結果，手術後要即早讓肩峰下滑液囊和棘上肌進行他動滑動。為了要使大結節能通過肩峰下則進行彎身運動。但是，手術後疼痛帶來的骨排列不良或棘上肌的過渡緊張是造成第2肩關節夾擊的原因。彎身運動之前必須做包含肢位矯正的骨排列確認和指導，以確保肩峰肱骨頭間的距離。

・・・・・・・・・・・・・・・・・・・ 知識的重點 ・・・・・・・・・・・・・・・・・・・

### 圖2 關於滑動組織
靠存在滑液囊壁上面、下面的滑膜和脂肪組織像滾履帶一樣滑動。

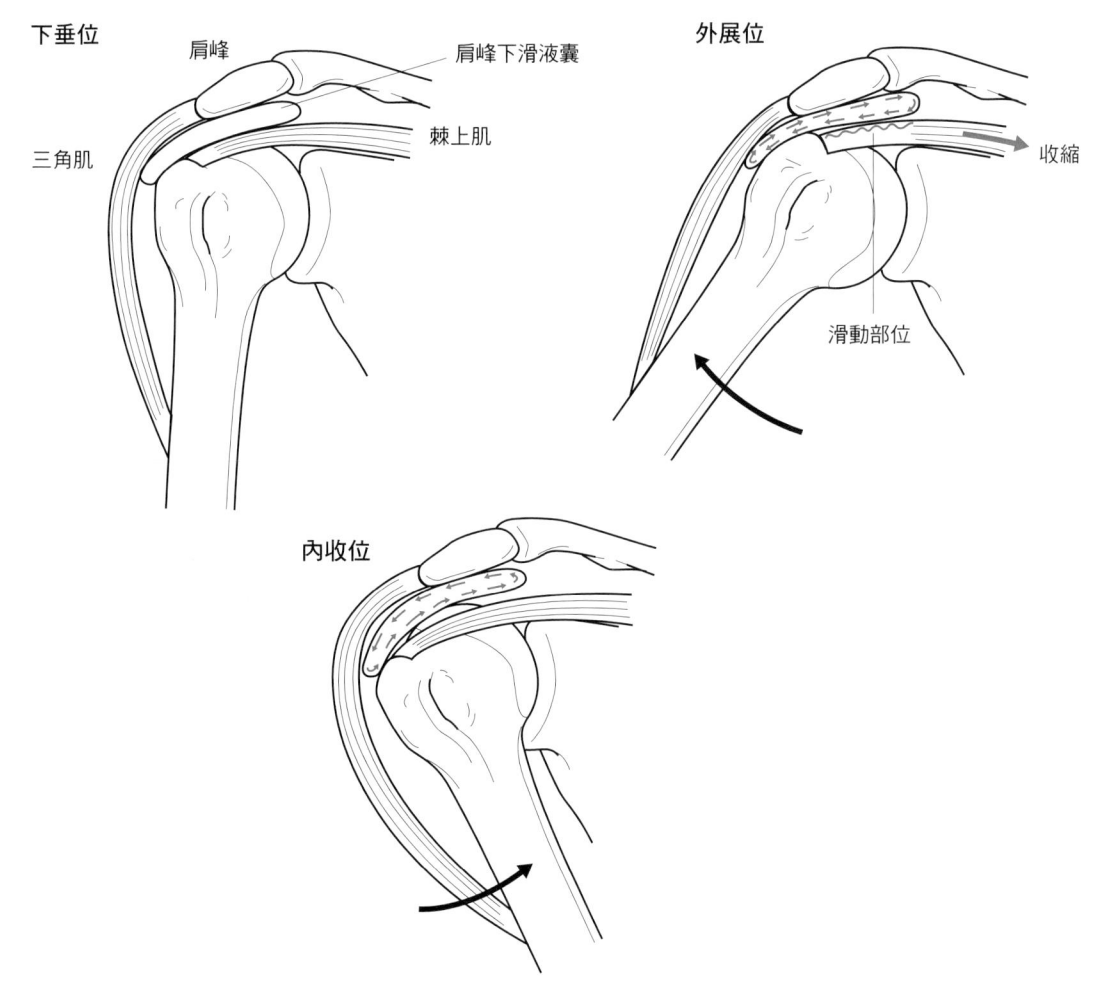

### Case Study　對肱骨頸部骨折進行髓內釘固定術後病例

這是肱骨頸部骨折(3處)後，施行髓內釘固定術病例。能獲得良好結果是因為因應時期進行適當的運動治療。因為手術侵襲常會使肩峰下滑液囊和棘上肌的損傷產生沾黏，造成脂肪組織的缺陷。為了

避免這些情況，從初期開始就進行彎身運動，但要注意是否有大結節通過肩峰下的空間。第2肩關節的狹小化除了因為骨刺的增殖帶來的原因外，很多是因為疼痛帶來的骨排列不良和腱板肌群的過度緊張的二次原因。

本病例在彎身運動開始時姿勢的排列良好，棘上肌的柔軟性也獲得確保。因此彎身運動順利進行，確保了柔軟的關節。柔軟的關節確保之後，再進行腱板訓練，以提高肩關節機能。本院進行的術後療程(圖3)裡，提示了使用三角巾定位的注意點(圖5)。

◆病例

40多歲。過往病史，家族病史中無特別註記。

◆診斷名

肱骨頸部骨折(3處)。

◆現在病程

因摩托車車禍受傷。受傷3天後施行髓內釘固定手術。手術3天後開始運動治療。

◆運動治療過程

手術3天後　開始肘關節遠位的運動治療。

【評估結果】靜態時、夜間時會疼痛。肘關節遠位的可動範圍無限制。X光片的gleno-humeral angle(GHA)為20度，acromion-humeral interval(AHI)為10mm(圖4)。

手術2週後　開始肩關節他動運動。

【評價結果】靜態時、夜間無疼痛。X光片的GHA為10度，AHI18mm。骨折部的穩定性良好，開始肩關節他動運動(可回旋運動)。

手術3週後　開始肩關節主動輔助運動。

【評價結果】他動屈曲160度(無左右差)，外展145度(左右比例90度)。

## 圖3　本院的療程

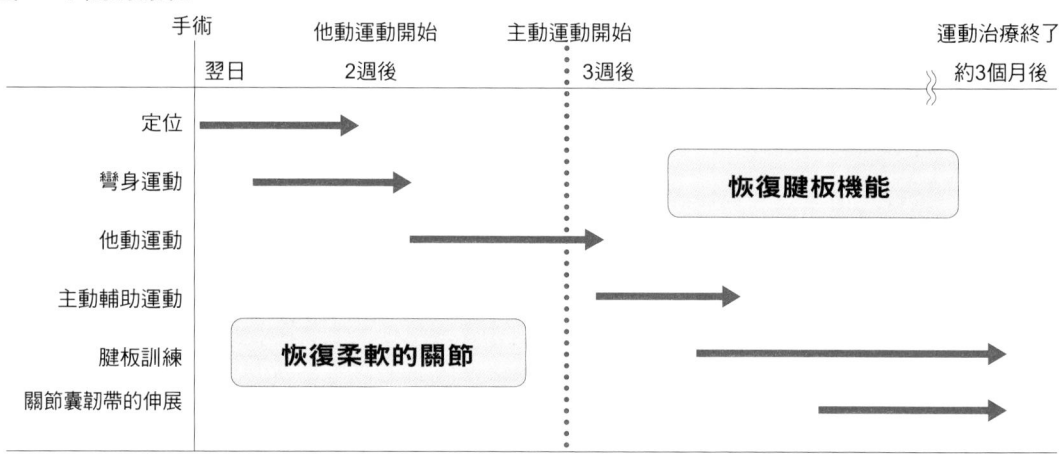

## 圖4　X光片的計測

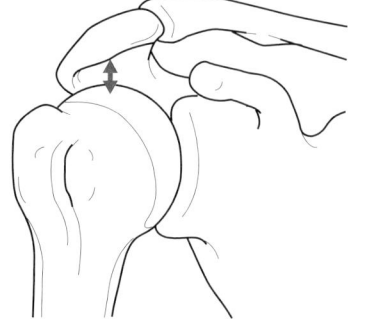

acromion-humeral interval(AHI)
肩峰到肱骨骨頭正上方的距離正常值為7～14mm

gleno-humeral angle(GHA)
關節窩和肱骨長軸形成的角度，有報告指出夜間痛的病例是因為GHA在擴大。

手術4週後　開始肩關節主動運動。

　臥位的主動屈曲160度(無左右差)。

手術3個月後　運動治療結束。

【最終評價】主動屈曲160度，可結髮，遲緩度為L3的程度。日常生活的活動可自理，主婦工作也無障礙，所以結束運動治療。

······ 技術的要點 ······

● 使用三角巾定位的注意點

　前額面的確認重點是①左右的肩盂高度是否一致，②肘關節的屈曲角度是否足夠，③前臂是否旋前，手關節是否被掌屈位固定。傷患側肩峰上舉除了可能使肩胛帶機能退化外，術後的腱板無法維持在靜態，是運動治療中疼痛的原因。如果肘關節的屈曲不夠又加上前臂在旋前位被固定，會因為腕橈骨肌的緊張，上臂要承受內旋力矩致使大胸肌的緊張加大。

　矢狀面的確認重點是確認④肩胛骨前傾向肘關節的程度，⑤肘關節是否向後傾。肩胛骨的前傾表示肩胛骨的下方回旋和外展，有時會因為鎖骨下動脈的壓迫或腕神經叢或腱板的牽引出現疼痛。而肘關節向後傾是造成肩胛骨位置異常或肩關節伸展內收肌痙攣的原因，將妨礙彎身運動。

圖5　使用三角巾定位

定位的注意點

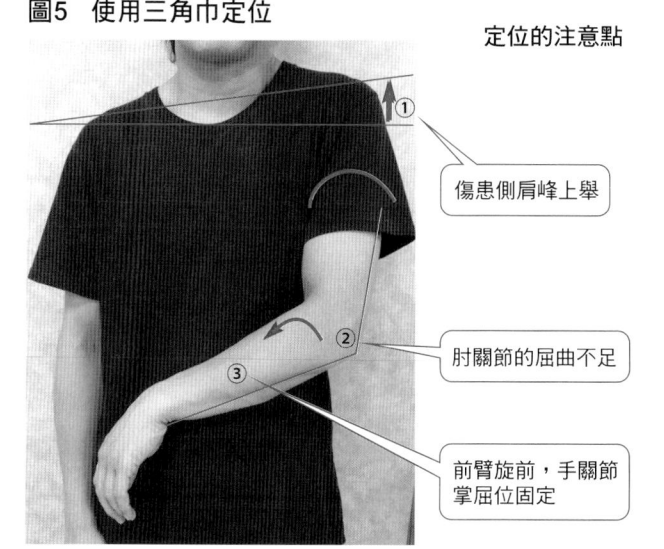

傷患側肩峰上舉

肘關節的屈曲不足

前臂旋前，手關節掌屈位固定

不良姿勢

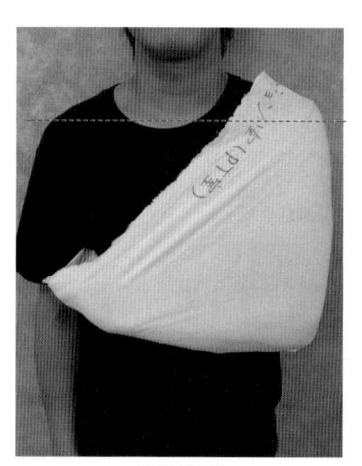

良好姿勢

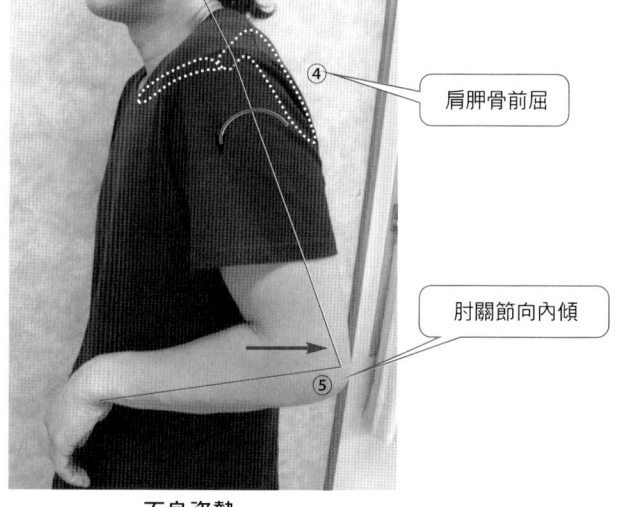

肩胛骨前屈

肘關節向內傾

不良姿勢

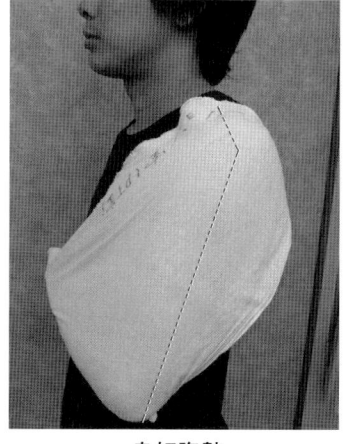

良好姿勢

# 13 對肌腱板損傷施行麥克勞林法(McLaughlin)後的運動治療

## Check it!

● 肌腱板損傷的產生有高齡、肌腱板病變、機械性的壓力等各種原因。
● 肌腱修復手術多半施行麥克勞林(McLaughlin)法，手術的初期會進行外展位固定。
● 手術後初期進行的運動治療是修復部為短縮位的他動上舉運動。再配合修復過程慢慢將內收範圍擴大。
● 本手術的目的在改善上肢上舉機能，要隨時確認是否能主動保持最大的上舉位，再擴大內收範圍。

## 肌腱板損傷的分類

　　肌腱斷裂如果是60歲以上的人，多半是因為隨著年齡的增加，肌腱板病變造成完全斷裂，而10～30歲的年輕人多半是因為運動關係造成不完全斷裂(部分斷裂)。肌腱斷裂的型態以肌腱厚度為基準，分成整層斷裂的完全斷裂和一部層斷裂的部分斷裂。完全斷裂是肩關節腔和肩峰下滑液囊交通在一起，關節片可看到雙方的交通狀況。完全斷裂是依照斷裂部位的擴大程度分為小斷裂、中斷裂、大斷裂、廣範圍斷裂。而不完全斷裂則分成滑液囊面斷裂、肌腱內斷裂以及關節面斷裂3種(圖1‧2)。

### 圖1　肌腱板的完全斷裂以及不完全斷裂

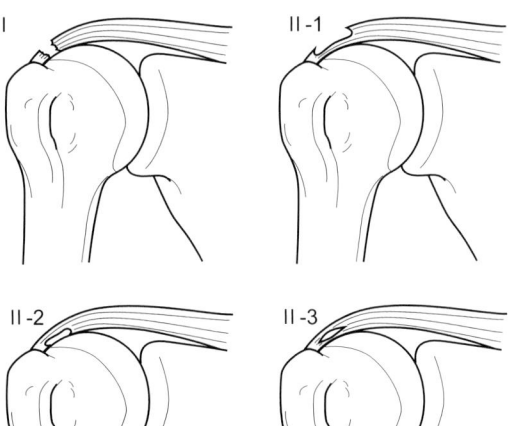

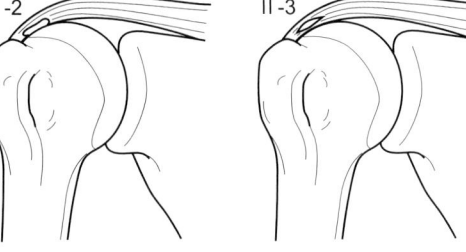

Ⅰ.完全斷裂
　1.小斷裂：直徑不到1cm
　2.中斷裂：直徑1cm以上3cm以下
　3.大斷裂：直徑3cm以上5cm以下
　4.廣範圍斷裂：直徑5cm以上
Ⅱ.不完全斷裂(部份斷裂)
　1.滑液囊面斷裂(表層斷裂)
　2.關節囊面斷裂(深層斷裂)
　3.肌腱內斷裂

## 技術的要點

　　有棘上肌腱斷裂時，邊觸摸大結節附近邊進行肩關節的伸展、內收或內外旋即可摸到斷裂部位的凹陷(delle)[1-3]。

### 圖2　肌腱板斷裂部位的觸感

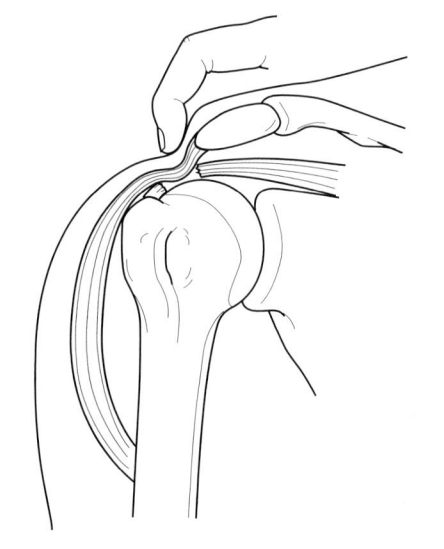

## 棘上肌和三角肌的共同作用

### ●棘上肌和三角肌的共同作

　　肌腱板是由①棘上肌，②棘下肌，③小圓肌，④肩胛下肌構成。①～③位於大結節的上方、後方、後下方。肩胛下肌各止於肱骨小結節。這些腱板肌群的的機能和靜態的穩定組織合力對肩胛骨關節窩產生向心力作用形成運動支點。肩關節下垂位的外展運動在棘上肌的支點構成力上，因有三角肌的強大回轉動量的加入而達成(圖3)[4-5]。

### ●只有三角肌收縮時

　　棘上肌沒有產生作用只有三角肌收縮時(相當於肌腱板損傷)，三角肌的肌作用合力分為回轉力(外展)和肱骨向上推的兩個合力。這時，因為肱骨沒有棘上肌的作用，沿著關節窩向上滑，會衝撞到喙突肩峰盂而無法做上舉動作。

### ●只有棘上肌收縮時

　　三角肌沒有產生作用只有棘上肌收縮時(相當於腋盂神經麻痺)，棘上肌的內分力，肱骨對肩胛骨關節窩產生向心力，使關節穩定。相對的，棘上肌的外分力非常弱，不產生外展運動的動量。

圖3　棘上肌和三角肌的共同作用

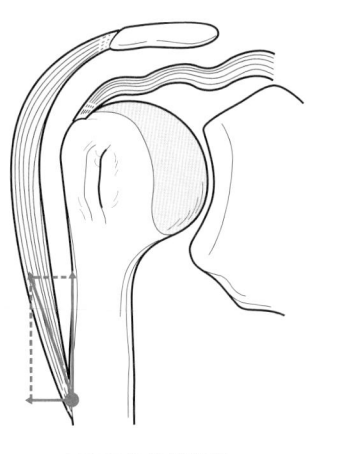 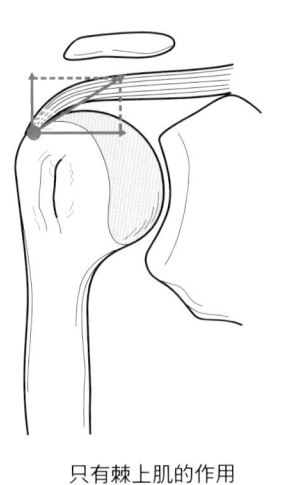 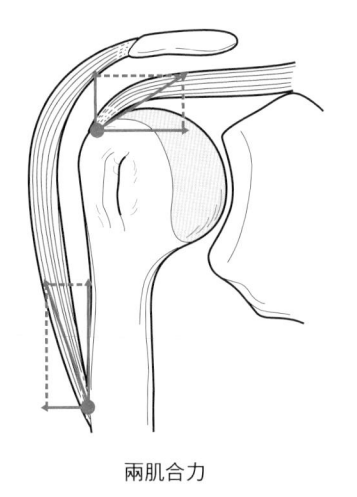

只有三角肌的作用　　　　　　只有棘上肌的作用　　　　　　兩肌合力

---

**Case Study** | **對肌腱板損傷施行麥克勞林法病例**

　　這是肌腱斷裂後以麥克勞林法進行修復手術的病例。

　　手術後3週為肌腱板修復各部位趨於穩定的期間，要注意疼痛即早擴大屈曲可動範圍。在縫合的棘上肌的短縮位之最大屈曲位附近進行輕微的內旋、外旋運動促使肩胛下肌、小圓肌、大圓肌收縮，以預防肩胛肱關節下組織的攣縮和伴隨肱骨上舉產生的夾擊。同時維持上斜方肌中、下纖維的肌力，改善肩胛骨的固定作用。3週以後的運動治療是提高修復肌腱板機能的時期。目的在改善第1肢位的外旋、肩胛肱關節內收範圍的擴大、結帶限制，需隨時確認主動上舉的可能性邊進行運動治療。本病例沒有併發症，手術12週後就能重返職場。

#### ◆病例

50多歲。過往病史，家族病史中無特別註記。

#### ◆現在病程

在訓練馬時勾到繩索而受傷。受傷時被診斷為肌腱板斷裂，4個月後開時進行麥克勞林法。

#### ◆運動治療開始時的檢查結果

- 手術前可動範圍是屈曲145度，外展110度，主動屈曲30度，外展25度，JAO37分

- 手術後肩胛骨面45度外展位固定(固定在手術後的3個星期)
- 手術運動治療時，拿掉外展墊以屈曲45度以上的範圍進行
- 他動運動時肩關節會痛

#### ◆運動治療過程

- 手術：肌腱板修復手術麥克勞林(McLaughlin)法
- 固定：手術後3個星期肩胛骨面45度外展位固定，3個星期後以三角巾固定1星期
- 手術後的運動治療：5天後開始(固定去除後)

**圖4　顧及腱板縫合部的初期運動治療**

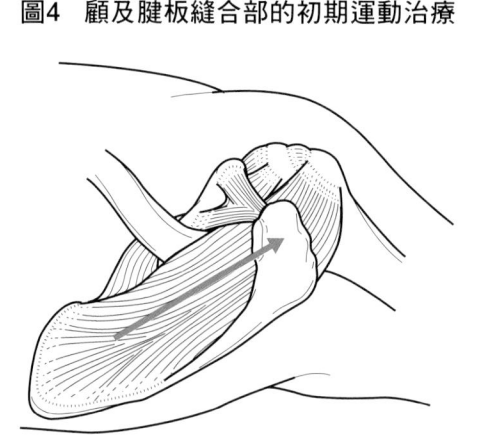

①棘上肌的伸展

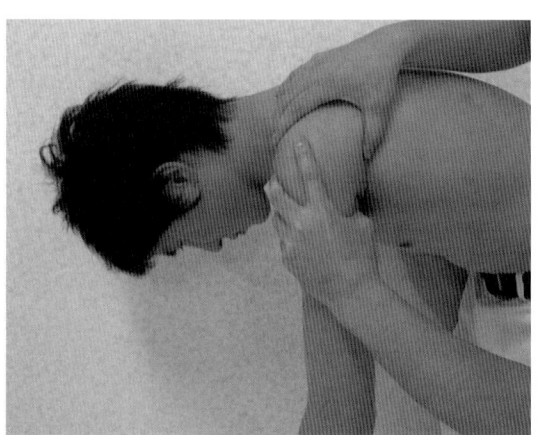

②彎身運動

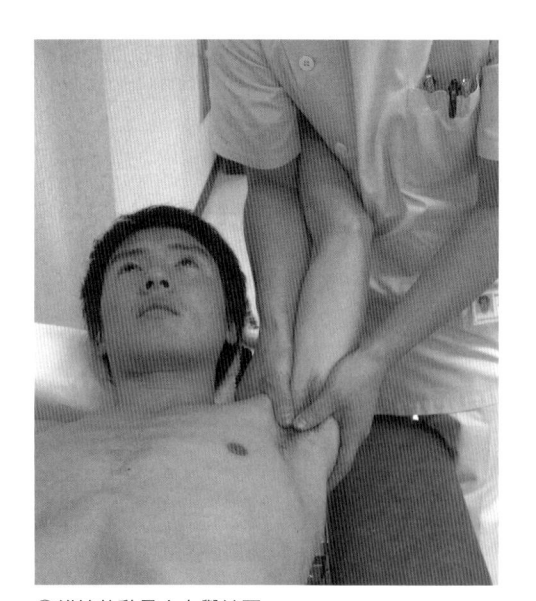

③維持他動最大上舉範圍

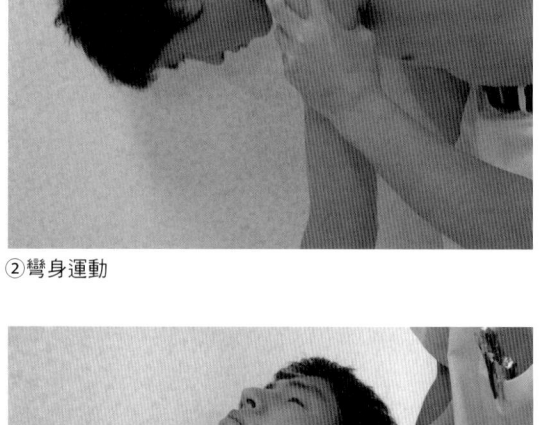

④肩胛胸廓關節運動

①棘上肌的伸展是從起始部到斷裂處近位部向停止方向直接維持伸張。
②彎身運動在維持90度以上的角度的同時，徒手支撐不要使上肢重量變成牽引力。
③維持他動性最大上舉範圍，加入輕微的內、外旋。
④肩胛胸廓關節運動，以上肢上舉狀態進行，提高上斜方肌中、下纖維的肌肉活動，促進肩胛帶的穩定。

◆**手術3週內的運動治療**（※依照病例的損傷程度可能延長療程）

可以在肩胛骨面45度外展位固定，屈曲45度以上的範圍進行運動治療。

運動處方：顧及肌腱板縫合處的初期運動治療

①棘上肌起始部到停止部方向的伸展(圖4①)

②屈曲90度前後的彎身運動(圖4②)

③維持他動最大上舉範圍(圖4③)

④最大上舉部位附近的輕微內、外旋運動(圖4③)

⑤肩胛胸廓關節運動(圖4④)

◆**手術3週後的運動治療**

上肢下垂，三角巾固定(一星期後去除)，主動運動許可(圖5)

運動處方:

以下的運動要隨時確認上舉位。

①使用立台訓練上舉

②使用彈力帶進行雙手支撐主動輔助運動

③摩擦閉合訓練

手術後4週　三角巾固定

手術後5週以後　除去三角巾固定

手術後7週以後　無限制

運動處方

①積極的肌腱板訓練

②肩胛肱關節內收範圍的擴大

③第1肢位的外旋範圍擴大

手術後8週　出院：可動範圍屈曲175度，外展165度，主動屈曲170度，外展160度，Ist外旋10度，內收0度，有動作遲緩、JOA score93分

手術後12週　復職

　　實施麥克勞林(McLaughlin)法後，顧慮到腱板縫合處的初期運動治療很重要，該時期若能事先保持上舉最終範圍，對之後的療程有很大的影響。在手術3週之後施行肩關節內收範圍擴大和以主動運動來改善上舉機能的肌力訓練(圖5)，可改善上舉機能和結帶動作。透過顧及修復過程的計畫性療程有可期待的效果。

## 技術的要點

**圖5　為改善上舉機能的肌力訓練之實例**

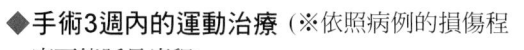

①使用立台訓練上舉。

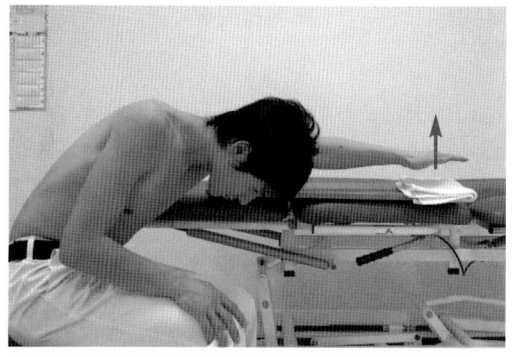

③使用摩擦閉合動作維持最終範圍和上斜方肌訓練

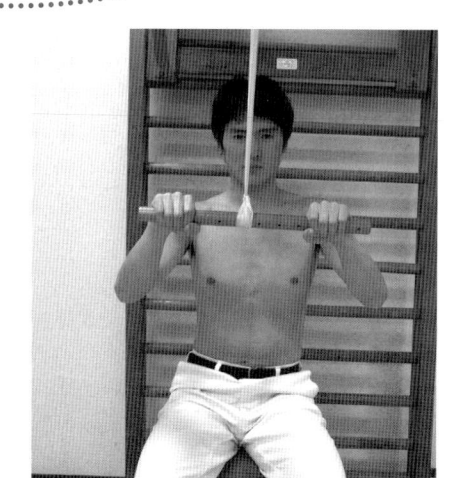

②使用彈力帶進行雙手支撐主動輔助運動

① 改變起立台角度，一邊控制上舉運動時產生對上肢的負荷，一邊反覆主動運動。剛開始肘關節從屈曲位開始上舉運動，從腱板肌群扭距較少的狀態開始。配合狀態將立位或肘關節做為伸展位，增加對腱板肌群的負荷量。

② 借助彈力帶張力的兩手支撐下進行上舉運動。在扭距大的範圍彈力帶的張力為輔助，在扭距變小的上舉位主動運動的機率變大。

③ 使用摩擦閉合動作維持最終可動範圍和透過上肢上舉運動進行肩胛帶的穩定化訓練。

# 14

# 對髖臼骨切除手術15年後造成腱板損傷的運動治療

## *Check it !*

- ●對腱板損傷施行麥克勞林(McLaughlin)法時,因為喙突肩峰韌帶被切離,有腱板機能障礙的隱憂。
- ●對五十肩等的合併病例,需要顧及手術前已存在的攣縮和手術後新的瘢痕和攣縮進行運動治療。
- ●腱板修復手術後的運動治療,必須確認有可主動上舉的腱板肌群的肌力、腱板肌群的肌腱滑動範圍下進行內收可動範圍的擴大。

## ▎McLaughlin(麥克勞林)法

　腱板修復手術有切開手術、微切開手術、下視鏡手術,但將腱板斷裂端縫合於大結節或骨頭的McLaughlin(麥克勞林)法最被廣為使用,且手術後的效果也很穩定。將前外側和經三角肌切皮將三角肌前方纖維大略分開到斷裂部位。有需要時可將三角肌的連接處從肩峰切除,但只限於最小限度。在腱板修復前先進行肩峰形成手術(acromioplasty)。這是藉由肩峰前下緣和骨刺的切除、喙突肩峰韌帶的切離預防手術後產生夾擊或再斷裂的處置。接著在腱板斷裂端多縫幾個縫合線,一面將腱板和周圍組織的沾黏徹底剝離,一面反覆將斷裂端拉出。具體上是將腱板和滑液囊的沾黏、棘上肌和棘下肌肌腱部關節囊切離,而且喙突肱骨韌帶的緊張如果太激烈也可將之從喙突端切離。用這個處方從距離大結節部或大結節連接處1～2cm的骨頭部將斷裂端拉出來後,用褥式縫合法將之縫合於大結節的骨溝裡。此時,肌腱的縫合要在外展30度以下進行,不可以使下垂部的縫合部位過度緊張。本法的重點在徹底剝離腱板的沾黏,由此可以修復比較大的斷裂, 同時也可獲得手術後肌腱的滑動性[2] (圖1)。

**圖1　McLaughlin(麥克勞林)法**

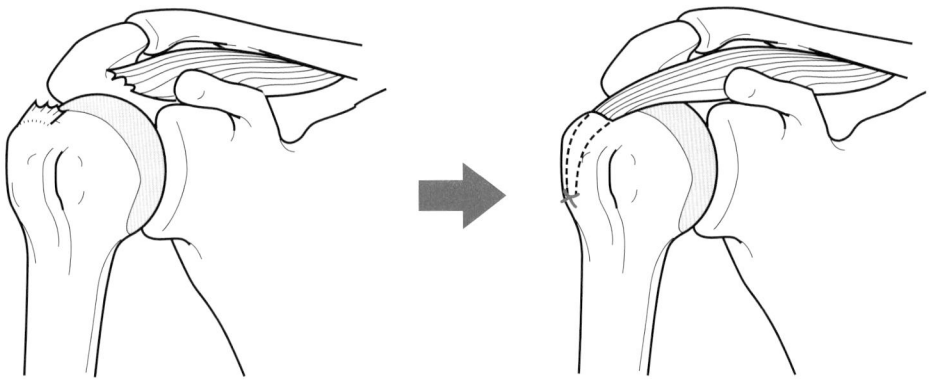

這是一邊直接將腱板和周圍組織的沾黏剝離一邊將斷裂端拉出,縫合於大結節做成的骨溝或骨頭的腱板修復手術。

引用改編自文獻6)

## ■ C-A肩弓和棘上肌的關係

　　肩峰和喙突或喙突肩峰韌帶構成的肩頂稱為喙突肩峰弓(coracoacromial arch；C-Aarch)，骨頭和關節窩的解剖學的關節是第1肩關節，而腱板(棘上肌)、大結節、肩峰下滑液囊和C-Aarch形成的空間是機能性關節，稱為第2肩關節。該關節將肩胛肱關節的機能綜合性效率化。第2肩關節的代表性機能有：①防止骨頭過度在上移動和抵擋衝擊保護腱板[3]，②交換腱板作用方向提高支點形成力[4]。①的機能重點除了保護腱板免於被外力損傷外，也要使腱板機能順利在肩峰下滑液囊間滑動(肩峰下滑動機構)。此外，棘上肌是從肩胛棘上盂產生，通過肩峰和喙突肩峰韌帶下方連結於肱骨大結節上部。喙突肩峰韌帶從上方控制肩峰使腱板的作用方向轉換為內下方，提高關節支點形成力。因此，要發揮②的功能，擔任棘上肌的滑車角色的喙突肩峰韌帶的存在很重要(圖2)。對腱板損傷的McLaughlin法，在展開操作上，因喙突肩峰韌帶要切離所以會擔心腱板機能的絕對性和相對性的弱化。肩峰形成手術雖然有穩定的效果，但是對大範圍的斷裂或投球競賽者的肩峰夾擊症候群並沒有滿意的成績，據生物力學的研究報告指出，這是因為喙突肩峰韌帶和肩胛肱關節的穩定有關[5]。在進行手術後的機能訓練時，對大結節施於手術前的作用，也會因為方向改變而降低穩定性，故需有正確的腱板訓練輔助喙突肩峰韌帶的作用。

### 圖2　喙突肩峰韌帶的滑車機能

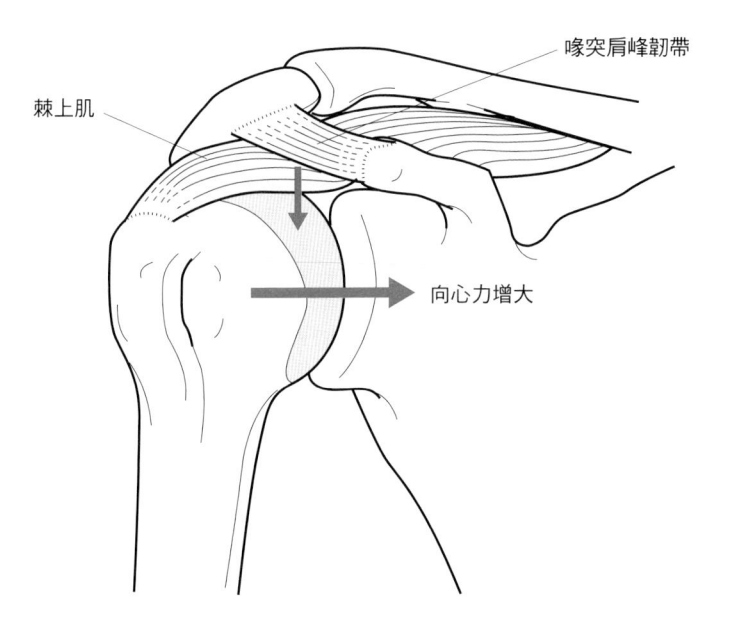

喙突肩峰韌帶的機能之一是增加向心力的滑車機能。這是從上方壓住棘上肌，使大結節的牽引力轉向關節窩的方向，增加骨頭支點形成力的作用。

引用自文獻4)

　　這是對動搖性肩關節症(loose shoulder)施於髖臼骨切除手術15年後造成的腱板損傷之病例。髖臼骨切除手術後約進行半年的運動治療，但關節可動範圍(ROM)只恢復8成，且有肌肉攣縮。腱板縫合術是在進入前外側治療後，將為因變性呈現部分斷裂的肱骨二頭肌縫合，棘上肌以McLaughlin法修復。手術前肩關節可動範圍是屈曲120度，外展90度，第1肢位(肩關節下垂位)的外旋10度，有明顯肌肉攣縮。手術後裝置外展矯具，手術5週後雖恢復完全下垂位，但有外展攣縮。結果，手術5個月後關節可動範圍和肌力都復原。本病例的腱板斷裂原因在於造成髖臼骨切除手術後肌肉攣縮的肩胛肱骨節拍混亂和肩峰下的夾擊。必須衡量原先存在的攣縮和新手術造成的瘢痕再施行運動治療。

◆ **病例**

40多歲。過往病史是到本院就診的15年前，因為動搖性肩關節症(loose shoulder)動過髖臼骨切除手術。經過問診得知，手術後曾經進行過約半年的運動治療，關節可動範圍達80%，之後以服藥和休養觀察其經過。

◆ **現在病程**

因為疼痛加劇，影響到日常生活的活動功能，到本院就診，因五十肩和肌腱斷裂隔年3月接受腱板縫合手術。

◆ **運動治療開始時的檢查結果**

- 手術前他動的可動範圍是屈曲120度，外展90度。

- 裝置外展矯具以外展60度，肘關節屈曲90度固定。
- 手術後他動的可動範圍是屈曲100度，外展80度，水平內收-10度。
- 靜態時無疼痛、知覺障礙。

◆ **運動治療過程**

手術　McLaughlin(麥克勞林)法。手術後，裝置外展矯具。

手術1週後　開始運動治療。

**運動處方①**：肩關節他動可動範圍訓練，肘關節屈伸和手指的掌握運動

**圖3　主動輔助運動**

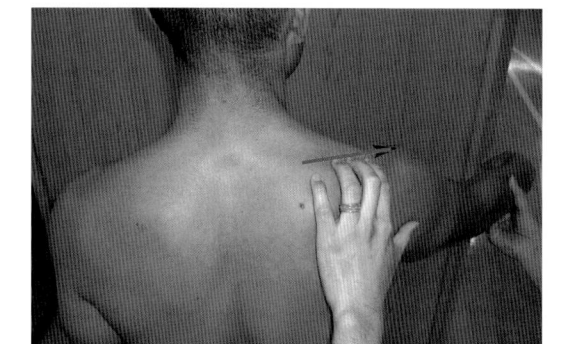

a. 邊觸診邊同時進行棘上肌的收縮和上舉運動。

b. 以上舉位確認上斜方肌的活動和肩胛骨的位置。圖①表示肩胛骨內收的程度，②表示下角位置，將肩胛骨的位置和健康側比較。③表示保持上舉位的上斜方肌下部纖維的重要活動。

手術3週後　外展矯具調到40度。擴大到手術前的可動範圍。

手術4週後　用臂座固定。

**運動處方②**：彎身運動和主動運動

**運動處方③**：主動輔助運動和最大上舉上位的上肢保持運動(圖3)

手術5週後　外表形成上下垂位，有外展攣縮。可動範圍是他動屈曲140度，外展90度，第1肢位的外旋40度。

**運動處方④**：他動上舉範圍擴大

**運動處方⑤**：以棘上肌、喙突肩峰韌帶為主的上軟組織的伸展運動(圖4)

**運動處方⑥**：強化腱板肌群和肩胛骨固定肌

手術後8週　他動可動範圍以及主動的上舉可動範圍無改善。

手術後4個月　主動、他動運動的可動範圍擴大。可動範圍是他動屈曲165度，外展150度，第1肢位的外旋70度。

手術5個月後　肌力減退有改善，運動治療結束。

●

本病例運動治療的延長原因是髖臼骨切除手術後15年的肌肉攣縮造成。最後結果雖然良好，但是，腱板修復手術時若沒有攣縮，治療時間應該可以縮短。攣縮的治療是對肩關節上軟組織的棘上肌、喙突肩峰韌帶、關節囊進行選擇性的伸展運動，隨著上舉可動範圍的擴大要促使內收可動範圍改善。顧及縫合的腱板肌群的伸展，進行主動運動時，需留意手術後的時期和處方，初期從上舉位的保持開始較為安全。

---

## 技術的要點

### 圖4　肩關節上方軟部組織的伸展運動

引用自文獻7)

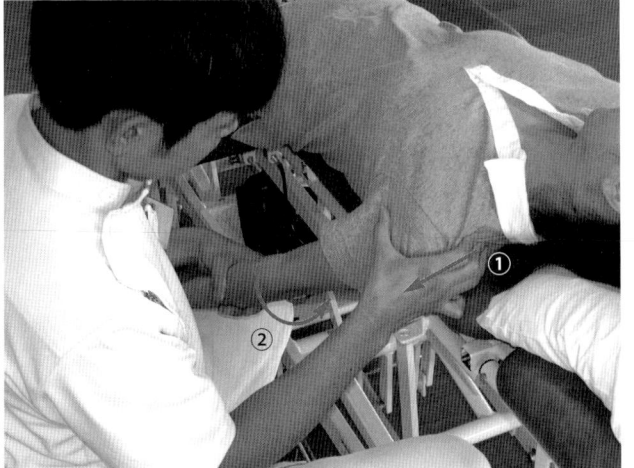

**a. 棘上肌前方部的伸展和滑動性的改善**
邊將棘上肌拉出末梢邊徒手加入①的肩關節伸展、內收、外旋運動②。

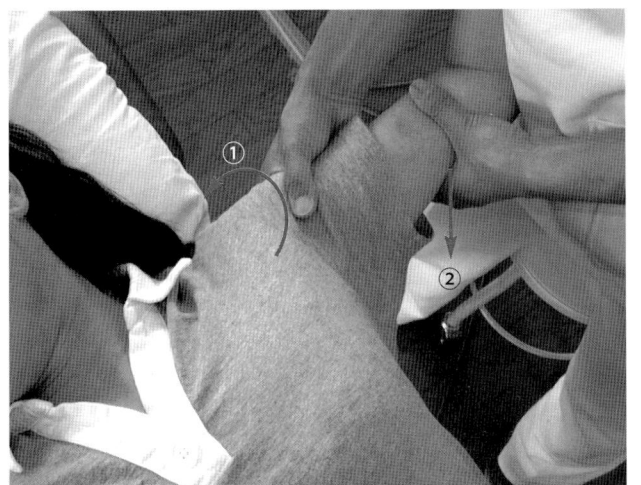

**b. 喙突肩峰韌帶的伸展**
從後方支撐肱骨頭，治療師的體幹側屈，膝關節伸屈，使肩關節外旋(①)，水平伸展(②)，增加伸張刺激。

# 15

# 對腱板斷裂保存例的運動治療

## Check it !

● 肩關節的運動關係到內肌、外肌、肩胛骨固定肌。其平衡會顯現在肩胛肱骨節拍上。

● 腱板損傷有下垂肩(drop arm sign)、痛弧(painful arc sign)、夜間痛、凹陷(delle)的觸知以及X光片中的骨頭上舉等特徵徵兆。

● 上肢上舉時所需的棘上肌的肌力，會受肩胛骨上方回旋角度影響，上方回旋較少時，需要更大的棘上肌肌力。

### 腱板損傷的理學看法

・下垂肩(drop arm sign)(圖1)：受驗者坐著。檢驗者抓起受驗者的手腕上舉到肩關節90度外展位後放手使之下放。或者保持90度，從手腕上方施力。

・陽性：腱板損修和上肢無法平穩地做下列動作或無法保持。在肩關節內旋位最為顯著。

・痛弧(painful arc sign)(圖2)：肩關節的主動運動時，上舉角度60～120度會產生疼痛。

・出現夜間痛

・凹陷(delle)的觸知(圖3)：陷凹(delle)是腱板損傷處有凹陷，在肩關節下垂位肱骨大結節近位處被觸知。

・X光片的特徵(圖4)：在腱板損傷的X光片裡，肩胛骨關節窩，肱骨頭的高位有脫位。

**圖1 下垂肩(drop arm sign)**

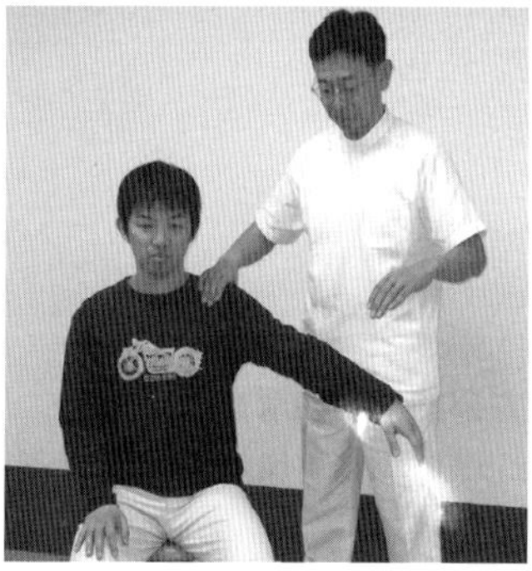

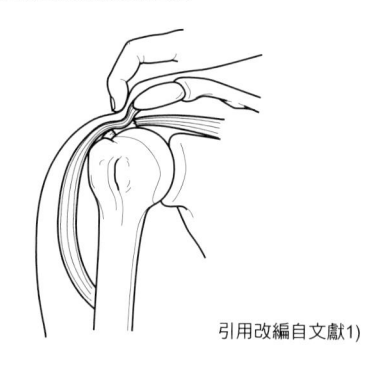

**圖2 痛弧(painful arc sign)**

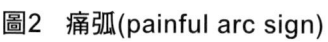
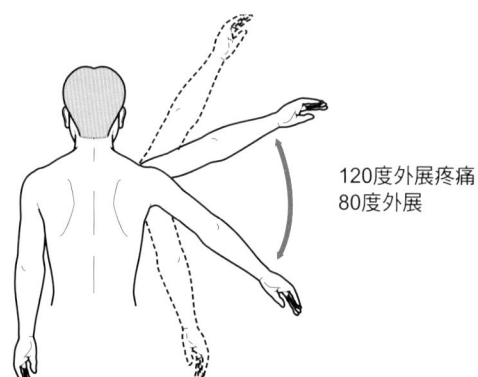

120度外展疼痛
80度外展

**圖3 陷凹(delle)**
觸知腱板損傷處有凹陷

引用改編自文獻1)

**圖4 腱板損傷的X光懾影的特徵**
肱骨頭有上舉現像

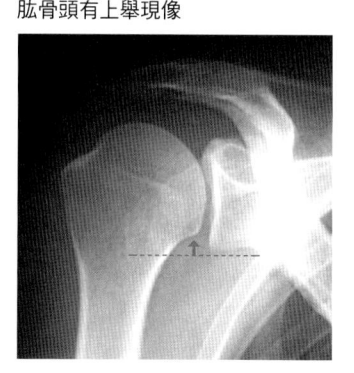

## 內肌、外肌和肩胛骨固定肌的協調

內肌的機能在於將肱骨頭壓進關節窩，形成肩胛肱骨關節的肱骨運動支點，但單獨的內肌就如「附錄2-1(P.268)」所述，是讓骨頭從關節窩向下脫落的作用。這是因為內肌的收縮向量主要是向下的關係。而外肌之一的三角肌是向上方產生向量，經過調節上下向量就會相抵，發揮將骨頭壓在關節窩的機能(圖5、6)。

保持上肢外展45度所需的棘上肌(內肌)和三角肌(外肌)的肌力，在肩胛骨上方回旋時，比下方回旋小。因為腱板損傷內肌力無法完全發揮時，可藉由肩胛骨固定肌的強化促使肩胛骨的上方回旋和上舉(圖7)。

### 圖5　內肌、外肌、肩胛骨固定肌的協調①

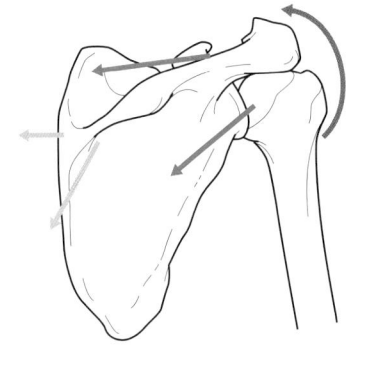

⟵　內肌：是指構成肌腱板的棘上肌、棘下肌、小圓肌、肩胛下肌的四肌。

⟵　外肌：指三角肌、大胸肌、闊背肌、大圓肌等內肌以外附著於肱骨的髖臼肱關節的動肌。

⟵　肩胛骨固定肌：位於肩胛骨固定肌、內肌、肩胛胸廓，是和肩胛骨的運動與固定相關的肌肉。

### 圖6　內肌、外肌、肩胛骨固定肌的協調②

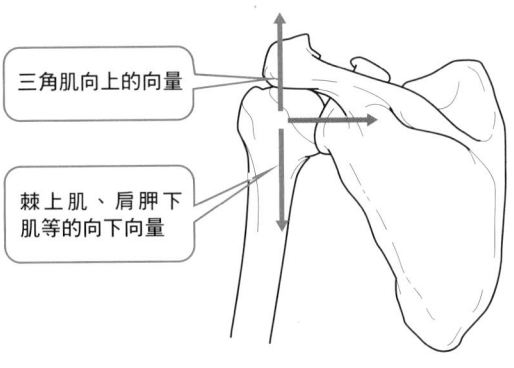

三角肌向上的向量

棘上肌、肩胛下肌等的向下向量

上下向量會相抵，發揮將骨頭壓在關節窩的機能。

### 圖7　內肌、外肌、肩胛骨固定肌的協調③

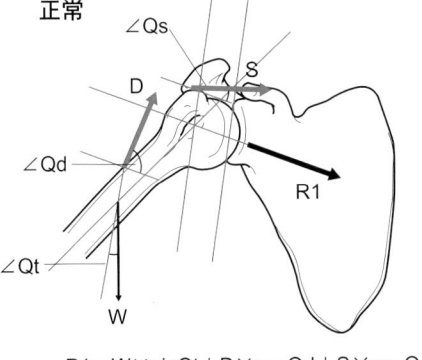

正常

$R1＝W×\sin Qt＋D×\cos Qd＋S×\cos Qs$

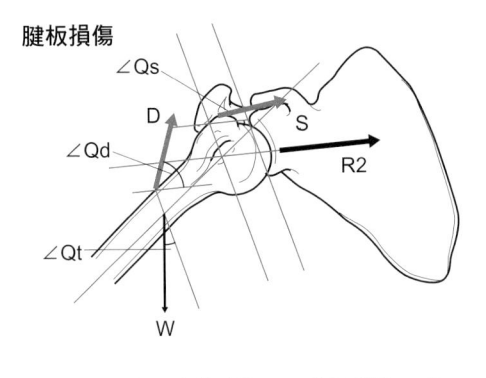

腱板損傷

$R2＝W×\sin Qt＋D×\cos Qd＋S×\cos Qs$

保持上肢外展45度所需的棘上肌(內肌)和三角肌(外肌)的張力，和肩胛骨下方回旋相比，上方回旋較小。

引用改編自文獻2)

## Case Study 關係肩胛胸廓關節機能的腱板損傷病例

提示2個病例。2例都是上肢上舉困難半年以上，其間為了改善機能，在醫院接受過運動治療和民間治療。這是在醫院被診斷為腱板斷裂而接受運動治療，但效果不彰而轉院的病例。前醫院的運動治療內容是藉由橡皮帶使他動運動維持可動範圍和強化內肌的低負荷抵抗運動以及電療(詳細不明)。2例雖然都是長期上舉困難，但是經過一次或數次的治療後已經獲得可動範圍的上舉機能。腱板斷裂治療的重點是：①獲得充分的可動範圍，②內肌的機能，③外肌的機能，④肩胛骨固定肌的機能，⑤內肌、外肌、肩胛骨固定肌的平衡。所提示的2例，①②沒問題，③④補充不足，⑤經過學習後已經獲得上肢上舉的機能。以下是各病例的評估和治療要點。

### 【病例1】

#### ◆病例

70多歲。右上肢無法上舉，經過8個月的針灸和推拿等治療都無改善，到附近醫院就診被診斷為肩腱板損傷。之後經過2個月仍然無法主動上舉，所以到本院就診。前醫院的運動治療內容是使用橡皮帶強化內肌、電療的他動運動，每週到院治療5次。

#### ◆初次評估

來院時主動屈曲80度，他動屈曲150度，上舉到最終範圍時肩峰前方會疼痛。有輕度的肌肉萎縮，但從10個月的上舉困難來看，內肌的萎縮算少。上肢上舉時肩胛骨形成上舉位，上方回旋不完全。有肩胛舉肌的收縮過度和上斜方肌的機能不全。

#### ◆運動治療

特別從促進上斜方肌中纖維和下纖維收縮的主動輔助運動開始，再進入徒手抵抗運動。(圖8)

#### ◆過程

在本院接受初次運動治療後，主動上舉角度為145度，幾乎是整個可動範圍，隔天後還是持續可以主動上舉的狀態。約一個星期就能夠上舉，於是將訓練的內容從徒手抵抗變更為借助桌子或牆壁的自主訓練(圖9)。經過約2個月的治療後，肌力增強，疼痛也減輕，日常生活也無障礙，所以沒有進行手術。

### 【病例2】

#### ◆病例

50多歲。右上肢無法上舉，到附近醫院就診被診斷為肩腱板損傷。之後經過6個月仍然無法主動上舉，所以到本院接受就診。前醫院的運動治療內容和前例相同。來院時主動屈曲40度，他動屈曲160度，有輕度的肌肉萎縮，上舉最終範圍時肩峰前方會疼痛。

#### ◆運動治療

為了促進上斜方肌中纖維和下纖維收縮，從主動輔助運動開始再進入徒手抵抗運動。

#### ◆過程

在本院接受初次理學治療後，主動上舉角度為90度，第5次治療後為160度，幾乎是整個可動範圍。之後還是持續可以主動上舉的狀態，約2個星期就能夠上舉。之後對日常生活的活動沒有太大的障礙，但是有痛弧(painful arc sign)，影響工作(農業：上肢上舉位的作業多)，在本院接受治療5個月後施行腱板修復手術(McLaughlin法)。

### 圖8　以徒手強化肩胛骨固定肌(主動輔助、抵抗)

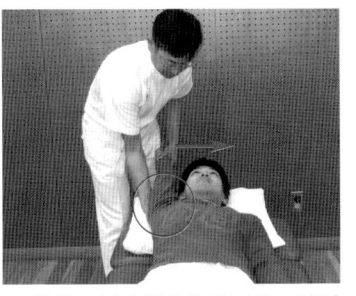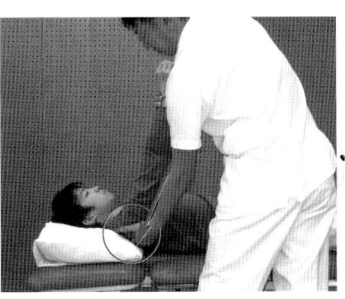

a. 仰臥，以肘關節作為伸展位。從上舉位向更上舉方向運動。感覺肩胛骨的上方回旋以及下放，輔助肩胛骨運動，或者施於抵抗(治療師的右手)。這是上斜方肌最下部纖維的療程。

b. 仰臥，以手肘作為伸展位。將肩關節外展使患者的肘盂部貼近耳朵。感覺肩胛骨的上方回旋以及內收，輔助肩胛骨運動，或者施於抵抗(治療師的右手)。這是上斜方肌下纖維療程。

c. 仰臥，以上肢90度為屈曲位。從上肢向天花板上拉的位置將肩胛骨向治療台下壓。意識肩胛骨的內收，輔助肩胛骨的運動，或者施於抵抗(治療師的左手)。這是上斜方肌中纖維療程。

### 圖9　使用桌子、牆壁、皮帶輪的肩胛骨固定肌訓練

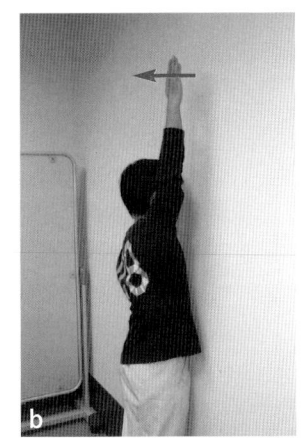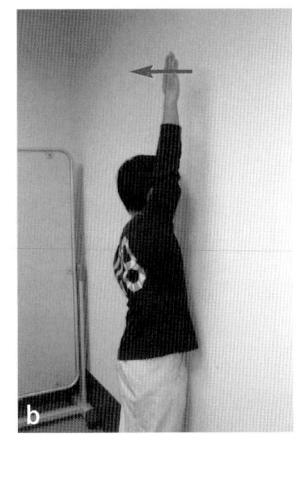

a.以皮帶輪保持上舉位後，屈曲肩關節使肩胛帶收縮，讓上斜方肌下纖維緊張。
b.同樣的訓練利用牆壁，將手掌放在牆壁向上浮起也可以進行。
c.在桌上將身體前屈，使上舉位的上肢從桌面浮起，讓上斜方肌下纖維更加緊張。

### 圖10　內肌、外肌、肩胛骨固定肌的協調訓練

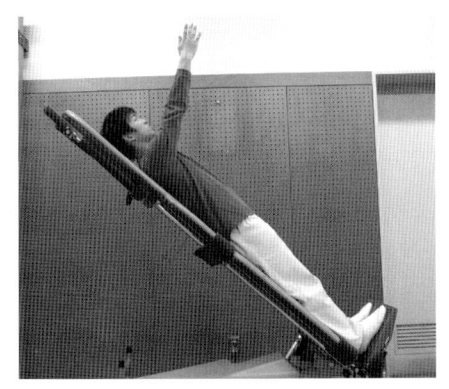

在抗重力位因無法引用得這些肌群的協調無法上舉時，可利用斜面台等輔助肩胛骨的動肌機能，使之學習協調運動。然後慢慢加強傾斜，接近抗重力位，進行坐位、立位的訓練。

## Check it !

- ● 肩關節周邊的絞扼性神經障礙(entrapment neuropathy)多發生在腋盂神經和肩胛上神經。手術後的病例必須及早發覺神經障礙徵兆，採引用適當的處置。
- ● 腱板損傷後在肩膀零位以石膏固定時要注意腋盂神經麻痺，施行運動治療。
- ● 腱板修復手術後外展肌力的恢復不理想時，要及早確認腋盂神經部(Quadrilateral space)的壓痛或上臂外側部的知覺障礙。

## Quadrilateral space syndrome (腋盂神經麻痺)

　　絞扼性神經障礙(entrapment neuropathy)是進行整形外科運動治療時，臨床上經常可見的疾患，因此除了瞭解其徵兆外，在臨床上要及早發現神經障礙並進行適當的處置。肩關節周邊的絞扼性神經障礙較為常見的是腋盂神經部的腋盂神經麻痺和肩胛切跡部的肩胛上神經障礙，這是治療師必備的常識。腋盂神經在肩關節後部，該部分是指大圓肌的上緣、肱三頭肌長頭的外側緣，由肩胛骨、肱骨所形成的空間，這個空間中有腋盂神經、後上臂回旋動脈等通過。腋盂神經麻痺是指在這部分發生的絞扼性神經障礙，受障礙的神經是腋盂神經(圖1)。臨床上的症狀有時是從肩關節後面擴散到外側的擴散痛、腋盂神經的壓痛、強制水平內收造成的上臂外側的擴散痛、上臂外側(腋盂神經的固有知覺範圍)的知覺障礙、肩關節外展肌力的減退、三角肌的萎縮等。手術後為了及早發現肌肉萎縮，腋盂神經的壓痛和上臂外側的知覺障礙的確認很重要。

### 知識的重點

#### 圖1　腋盂神經麻痺的臨床症狀

- · 肩後面的疼痛
- · 腋盂神經的壓痛
- · 腋盂神經壓迫造成的上臂擴散痛
- · 上臂外側知覺障礙
- · 外展肌力的減退
- · 三角肌的肌肉萎縮
- · 強制水平內收造成的疼痛加劇以及擴散痛等

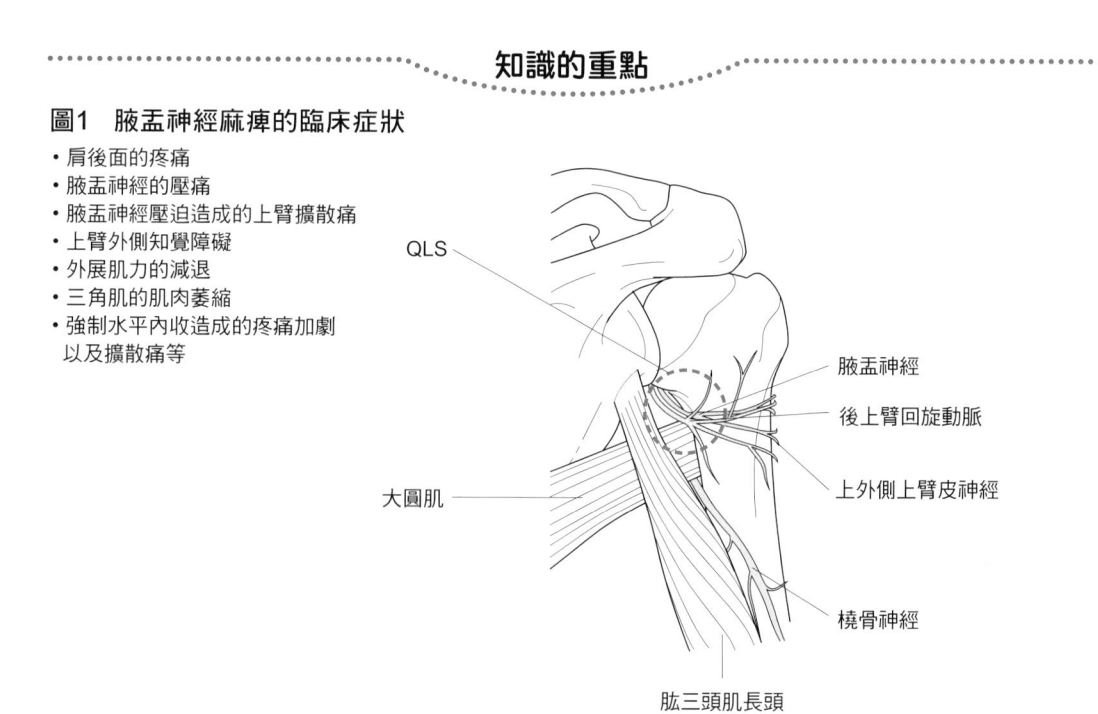

QLS

腋盂神經

後上臂回旋動脈

上外側上臂皮神經

大圓肌

橈骨神經

肱三頭肌長頭

## Quadrilateral space(QLS)的機能解剖學的特徵

　　QLS(腋盂神經部)只是腋盂神經和後上臂回旋動脈經過的空隙，這個空間本身並沒有特別的機能。重要的是必須瞭解，因為肩關節運動方向的不同，使構成腋盂神經部的肌肉方向變化造空隙擴大和狹小化。臨床上的腋盂神經部的問題病例，大部分除了大圓肌、肱三頭肌長頭外，都是小圓肌的痙攣，因此在思考本病例時，應該連小圓肌一起確認。在肩關節下垂位呈現較大空間的腋盂神經部，隨著肩關節的上舉，大圓肌由前方，肱三頭肌長頭由下方，小圓肌由後方，使腋盂神經部三次元的狹小化。在此增加肩關節的水平內收時，小圓肌更加從後方壓迫腋盂神經部，同時腋盂神經隨著水平內收被牽引到末梢(圖2)。這樣的操作伴隨著疼痛加劇或引發肱骨的擴散痛都是腋盂神經麻痺的臨床症狀。

### 圖2　肩關節運動方向和腋盂神經部機能的狹小化

與肩關節下垂位相較之下，上舉位的腋盂神經部有顯著的狹小化。在水平內收位，因為肱三頭肌長頭的上壓和小圓肌的下壓使之更加狹小化，同時腋盂神經也受到牽引的刺激。

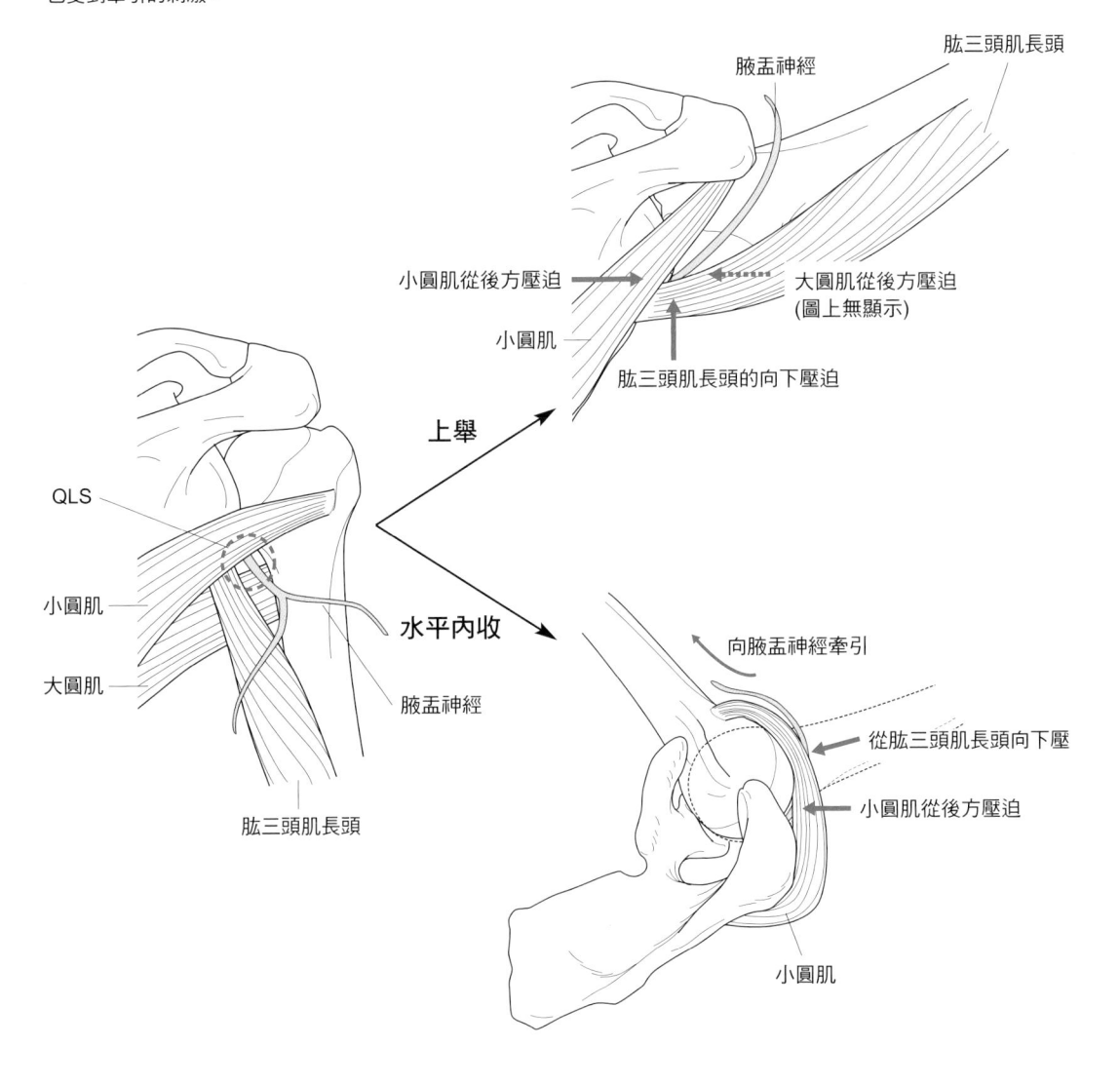

　　這是腱板縫合術後因腋盂神經麻痺造成肩關節機能改善困難的病例。手術由肩胸進入後，棘上肌以麥克勞林(McLaughlin)法修復，手術以石膏施行零位固定法，手術2週後開始運動治療。在手術2個月時發現有三角肌萎縮，以腋盂神經範圍的知覺障礙懷疑是腋盂神經麻痺。最後雖然麻痺也改善，機能也好轉，但是重回職場需要5個月以上。因手術前完全沒有腋盂神經症狀，所以可能是手術後的石膏零位固定法在固定中造成腋盂神經部的絞扼性神經障礙。最近多用外展矯具固定，因此直接壓迫造成的症狀較少，但對手術後，因為大圓肌、小圓肌、肱三頭肌長頭造成過度肌肉痙攣或石膏零位固定法的病例，要顧慮腋盂神經麻痺進行運動治療。此外，腱板縫合術後外展肌力恢復不佳的病例，要確認腋盂神經部的壓痛或上臂外側的知覺障礙。

◆病例
50歲多歲。過往病史，家族病史中無特別註記。
◆現在病程
在卸貨中受傷。經由附近醫院診斷為左肩關節脫臼，經過3星期的胸壁固定後，經過介紹轉院。
◆運動治療開始時的檢查結果
· 3個星期的固定除去後，肩關節無法主動上舉。
· 呈現典型的腱板損傷的上舉姿勢，要求再檢查。
· 關節圖像中有腱板損傷，於是住院準備手術。
· 手術前的可動範圍是他動屈曲95度、外展80度、主動屈曲40度、外展35度。
· 棘下肌、三角肌等無萎縮。無知覺障礙。

◆運動治療過程
手術　腱板修復手術　麥克勞林(McLaughlin)法
　　　手術後石膏零位固定法。
手術2週後　前臂部的石膏縮短一半。
運動處方①：肘關節伸屈運動以及手掌的掌握運動
手術3週後　上臂部的石膏固定縮短一半。
運動處方②：以肩關節他動外展運動確保上舉範圍
運動處方③：最大上舉位的上肢保持運動
手術4週後　除去石膏
運動處方④：使用三角枕擴大肩關節內收範圍。
運動處方⑤：維持他動的上舉範圍。

### 圖3　神經的滑行技術

頸部轉向傷患側，以緩和全體腕神經緊張的位置反覆水平內收

頸部轉向健康側，以加強全體腕神經緊張的位置反覆水平內收。

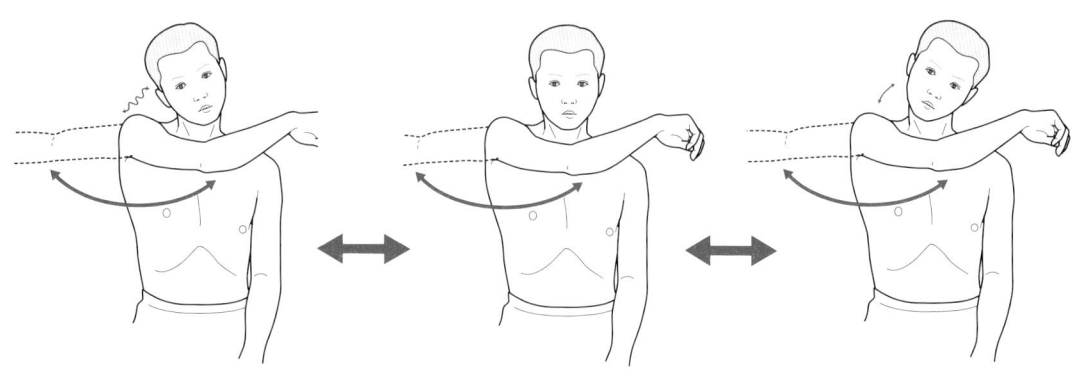

頸部運動搭配肩關節的水平內收運動、外展運動是其基本運動組合。
從各個上舉角度反覆水平內收。

運動處方⑥：肩關節外展運動從主動輔助變成主動運動，雖然確保了外展可動範圍，但是外展位的保持不完全

手術6週後　主動外展140度，之後完全無變化。

手術10週以後　有腋盂神經麻痺可能
　　有三角肌的肌萎縮
　　上臂外側的腋盂神經範圍有知覺障礙
　　腋盂神經部有壓痛

運動處方⑦：腋盂神經部的低週波通電

運動處方⑧：通電的同時進行三角肌的主動收縮運動

運動處方⑨：腋盂神經的滑行運動(圖3)

運動處方⑩：大圓肌、小圓肌反覆收縮去除肌痙攣

手15週後　腋盂神經部無壓痛，知覺障礙消失

手術22週後　三角肌的萎縮改善　，主動外展170度，完全重回職場。

　　本病例的運動治療之所以長期化是因為沒有及早發現腋盂神經麻痺的併發。腱板修復後併發腋盂神經麻痺的病例不多，但這是施行整形外科運動治療上必備的常識。手術後肩關節外展肌力的恢復較遲緩的病例或肩後部會疼痛的病例，治療師必須具備確實消除腋盂神經疼痛的觸診技術(圖4)。

## 技術的要點

### 圖4　腋盂神經部的腋盂神經觸診技術

a. 腋盂神經部的腋盂神經觸診在肩關節外展90度的肢位比較容易觸摸。

b. 向肱三頭肌長頭腱的起始部位觸摸的同時，其他手指沿著大圓肌下緣往遠位觸摸。

c. 兩肌重疊時沿著大圓肌的肌腹，手指向上移，觸診腋盂神經。

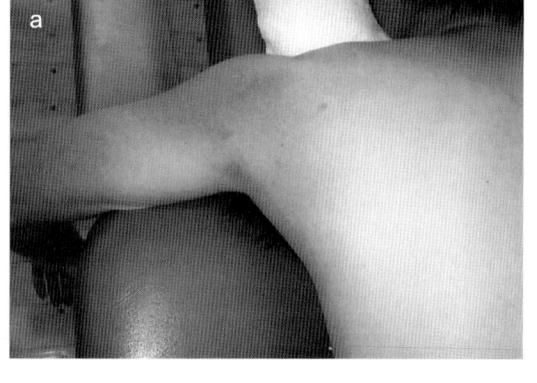

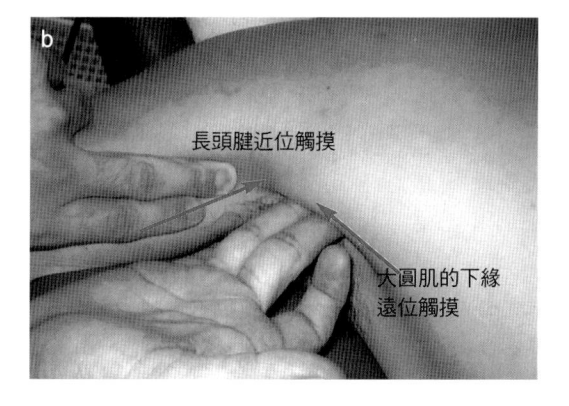

長頭腱近位觸摸

大圓肌的下緣遠位觸摸

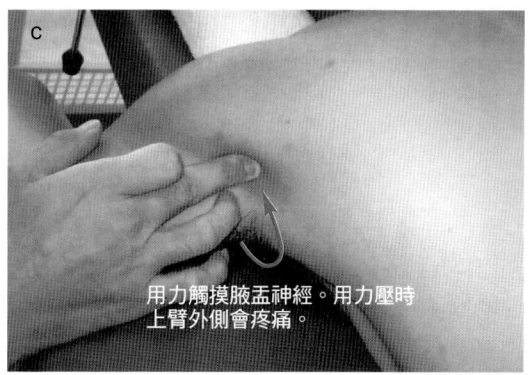

用力觸摸腋盂神經。用力壓時上臂外側會疼痛。

# 17 上斜方肌麻痺的肩關節運動觀察

**Check it !**

- 上斜方肌麻痺和前鋸肌麻痺都會呈現翼狀肩胛，但形狀不同，上斜方肌麻痺是上肢外展時肩胛骨內側緣整個上浮。
- 肌肉的共同作用(force couple)是2個以上的肌肉在一根骨頭上分別產生作用，使骨頭有回轉機能的功用。
- 上斜方肌麻痺時肌肉的共同作用的機能有缺陷，肩胛骨的上方無法完全回旋使上肢上舉困難。

## 上斜方肌麻痺和前鋸肌麻痺

上斜方肌的起始是外後頭隆起，第1～7頸椎棘突起，第1～12胸椎棘突起，連接於肩胛骨的棘上緣，肩峰鎖骨近位3分病處(圖1)。支配神經是副神經和C2～4頸神經。分為上、中、下纖維，每個牽引方向不同。上斜方肌麻痺會呈現異狀肩胛(Winging scapula)(圖2)，而前鋸肌麻痺也會產生異狀肩胛。前鋸肌起始於第1～9肋骨側面，止於肩胛骨肋骨面的內側全緣。支配神經是長胸神經(C5～7)。兩者的異狀肩胛的不同點是上斜方肌麻痺在上肢外展時很明顯，而前鋸肌麻痺在上肢屈曲時很明顯(圖3)。前鋸肌麻痺的外展時，因為上斜方肌的替代而能夠上舉。

**圖1　將肩胛骨外側緣壓向胸廓的上斜方肌**

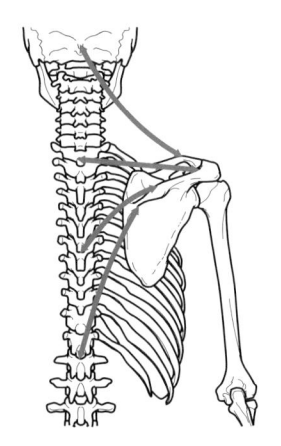

引用改編自文獻1)

**圖2　上斜方肌麻痺產成的翼狀肩胛**

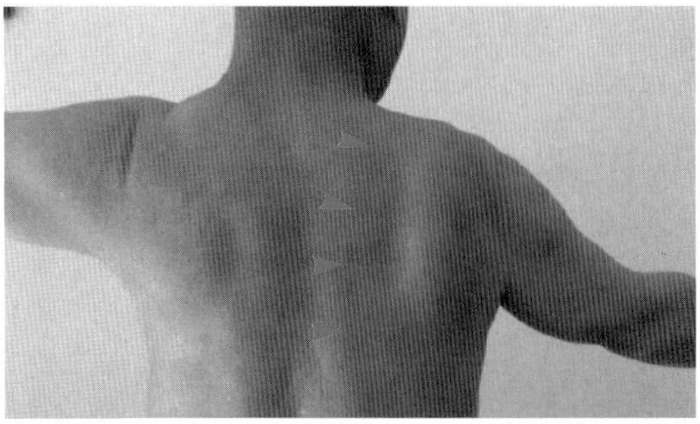

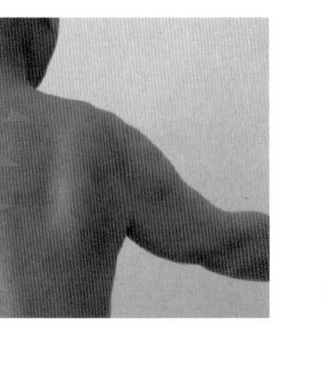

**圖3　將肩胛骨下角壓向胸廓的前鋸肌**

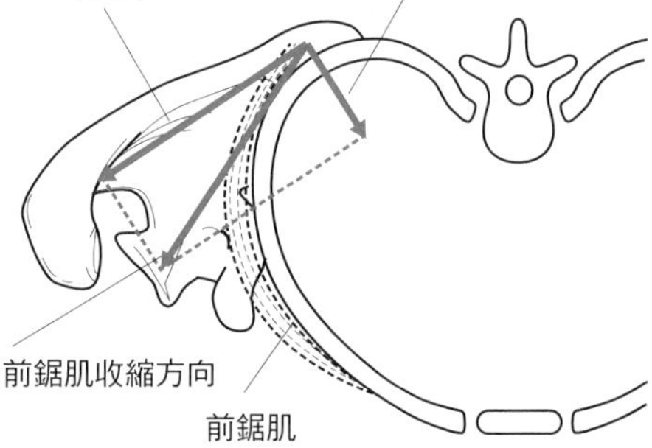

外展力
胸廓固定力
前鋸肌收縮方向
前鋸肌

引用改編自文獻1) P.171

## 肩胛骨上方回旋運動的肌肉共同作用

肩胛骨在肩胛胸廓間進行上方或下方回旋運動,肩胛胸廓關節為機能關節,無解剖學的運動支點。上斜方肌從上纖維到下纖維,具有整個讓肩胛骨內收的機能,而前鋸肌是肩胛骨唯一的外展肌。上斜方肌止於肩胛骨上部(肩胛棘～肩峰),而前鋸肌的停止中心(第3～7肋骨的纖維)是肩胛骨下角,兩個肌肉共同作用使肩胛骨上方回旋(圖4)。

### 知識的重點

**圖4　上斜方肌和前鋸肌的共同作用**

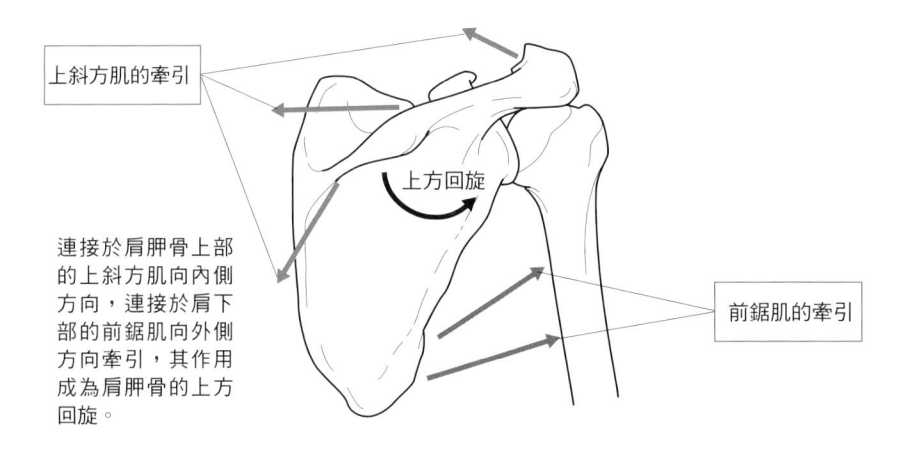

上斜方肌的牽引

上方回旋

連接於肩胛骨上部的上斜方肌向內側方向,連接於肩下部的前鋸肌向外側方向牽引,其作用成為肩胛骨的上方回旋。

前鋸肌的牽引

## 上斜方肌麻痺造成的二次障礙

發生斜方肌麻痺時,肩胛上臂的節奏的混亂和肩胛骨內方傾斜角就會增大(圖7)。隨之,肱骨就會變成相對性的水平外展位。

通常,上肢外展上舉時肱骨的大結節經由後外側路通過肩峰下,但上斜方肌麻痺時因為內方傾斜角增大,會經由後外側路不同的通道經過大結節。忽視上舉途徑的上肢外展運動會引起肩峰下的肩峰和大結節的夾擊(圖5)。

**圖5　上斜方肌麻痺造成的二次障礙**

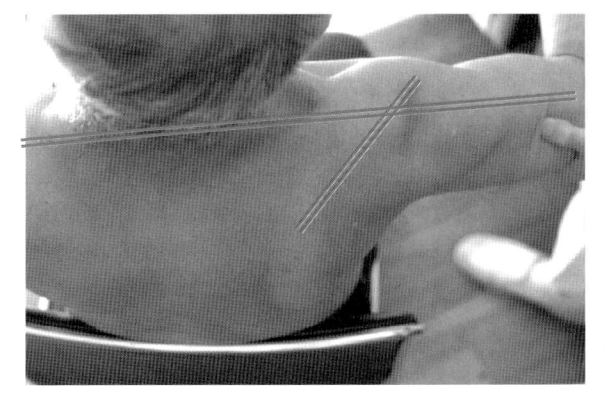

非生理性的肩胛骨內方傾斜角的上肢上舉會產生臼蓋和肱骨的節奏的混亂,成為夾擊症候群的原因。

　　肩胛骨運動，像肩胛肱骨節奏(scapulo-humeral rhythm)是肩胛骨和肱骨的連動，關係到很多肌肉的正常運動。本病例是呈現上斜方肌單獨麻痺的病例。上斜方肌是關係肩胛骨運動與固定的強力肌肉，其機能不全會引發嚴重的肩關節機能障礙。其代表症狀是伴隨異狀肩胛的上肢上舉困難，有肱骨角(spino- humeral angle)(圖6)，肩胛骨內方傾斜角等的異常值。此外，在異常列線下肌肉的出力也受到損害，雖然肩關節外旋肌沒有麻痺但肢位約只產生50%的扭距。

⸻⸻⸻⸻⸻⸻⸻⸻⸻⸻⸻⸻⸻⸻⸻⸻⸻⸻⸻⸻

### ◆病例
60多歲。過往病史，家族病史中無特別註記。

### ◆現在病程
因為右頸部的腫大和右肩隱隱作痛而就診，被診斷為右頸部有脂肪瘤。深部腱反射正常，上肢肌力正常。脂肪瘤摘除手術之後，出現副神經麻痺

引起的上斜方肌機能不全，造成右上肢上舉困難。

運動治療開始後兩個月時主動屈曲95度，主動外展75度，主動外旋40度，他動可動範圍無限制。上斜方肌的收縮無法觸知。

### 圖6 肱骨角(Spino- Humeral Angle)的計測

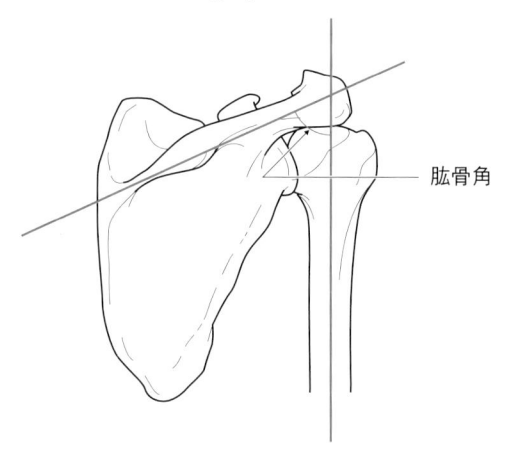

肱骨角

沿著肩胛棘，棘三角和肩峰的連結線和上臂長軸形成的角稱為肱骨角。在上肢肩胛關節面(scapulo plane)上運動時使用。從上肢上舉角和肱骨角可以得知肩胛骨的回旋角度，以複數的上舉角來計測即可得知肩胛肱骨節奏。而且，水平內收、外展運動時，從上方計測可以得知水平面上的肩胛肱骨節奏。

### 圖7 內方傾斜角

這是平面上的肩胛骨的長軸和前額軸(左右軸)形成的角。這個角度會因為上肢上舉的角度而變化，因此要用同樣的上肢上舉的角度來比較左右。可以用於肩胛骨固定肌的機能評估。

### 圖8 上方傾斜角

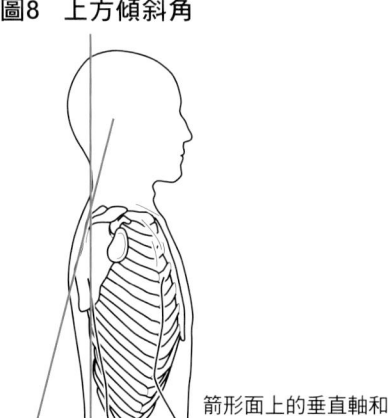

箭形面上的垂直軸和肩胛骨形成的角。

### ◆過程

進行肩關節運動相關的肩胛胸廓間的肌肉(肩胛骨固定肌)、內肌力、外肌力等整體的肌力訓練。

肩關節屈曲停滯於主動120度，外展80度。80度外展時內方傾斜角是健康側15度對傷患側35度，肱骨角如表1。外展上舉時，麻痺的患部出現翼狀肩胛，肱骨長軸面向肩胛骨關節窩位於後方(圖2)。

●

依照表1，肩胛肱骨節奏是，傷患側30度上舉，肩胛骨是−15度，60度上舉是−10度、90度上舉是−5度，由此可知肩胛骨不能脫離下方回旋範圍。

### 表1 隨上肢外展上舉的肱骨角變化

| 上肢外展上舉(度) | 肱骨角 | |
| --- | --- | --- |
| | 傷患側 | 健康側 |
| 0 | 95 | 90 |
| 30 | 140 | 110 |
| 60 | 165 | 130 |
| 90 | 190 | 150 |
| 120 | | 175 |
| 150 | | 205 |

### 圖9 上肢前舉

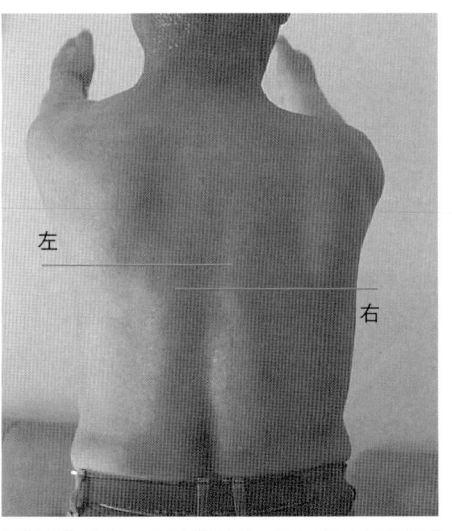

肩胛骨的外展、下制很明顯。線段表示下角高度的左右差。

### 圖10 第1肢位的外旋(抵抗運動)

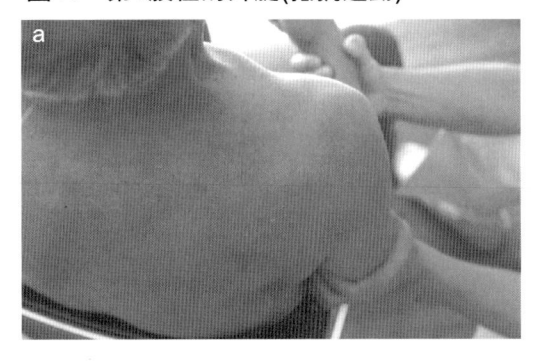

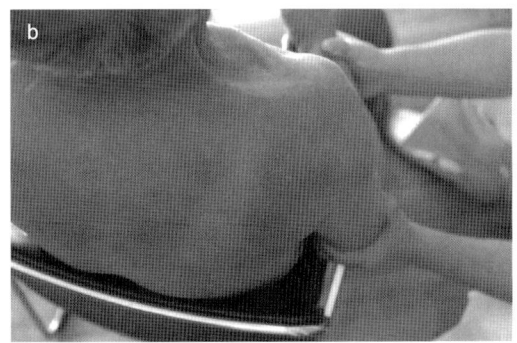

和靜態時(a)相較，外旋時(b)肩胛骨內側緣從胸廓浮起，翼狀肩胛明顯。

# 18 肩峰下夾擊症候群的運動治療

## Check it !

- ●肩峰下夾擊症候群有諸多不同定義，但可以當作是上肢在上舉時，由肩峰和喙突肩峰韌帶構成的肌腱(C-A arch)或肩鎖關節下面等的天蓋和肌腱板或肩峰下滑液囊的衝擊造成疼痛的病態之總稱。
- ●夾擊症候群的症狀只有一個，但原因很多，必須參考機能解剖學，推測其原因。
- ●隨著後方關節囊或後方盂肱骨韌帶(PIGHL)的伸張操作或棘上肌、棘下肌的滑走的改善所產生的肩峰下滑液囊的沾黏剝離的操作，是改善夾擊的重要操作。

### 肩峰下夾的分類

Neer稱肩峰下的衝擊現象為肩峰下夾擊[1]。圖1的空間被命名為棘上肌出口(supraspinatus outlet)[2]。夾擊是因為該空間狹小造成，衝擊部位就在於此，只要沒有去除原因，一定會有進行性變化，依照進行過程將夾擊病變(impingement lesions)分類為3期(表1)[3,4]。

Neer的分類對夾擊病變在進行度的瞭解上有幫助，不過步驟Ⅰ和步驟Ⅱ很難區別。就如相澤[5]和信原[6]等人批評的一般，在年齡和病態的進行度上有些非臨床性的部分。此外，在Matesn[7]等人的報告上也有記載，像胸椎的後彎或上斜方肌麻痺後方關節囊的柔軟度退化引發的狀況等也是必須考慮的要因。不管如何，臨床上的這些分類，是判斷夾擊原因的指標之一。

### 圖1 棘上肌出口 (supraspinatus outlet)

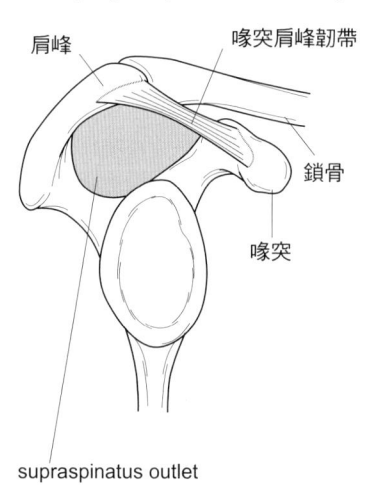

肩峰　　　喙突肩峰韌帶

鎖骨

喙突

supraspinatus outlet

### 表1 Neer的夾擊病變(impingement lesions)的分類

| 步驟 Ⅰ | 浮腫以及出血期<br>常見於25歲以下的運動選手，因為上肢上舉的反覆動作所造成。<br>鑑別診斷：肩關節半脫臼障礙或肩鎖關節障礙。<br>臨床經過：良好且在恢復。<br>治療處方：主要是使用保存療法。 |
|---|---|
| 步驟 Ⅱ | 纖維化或肌腱發炎時期<br>25歲到40多歲使用上肢上舉部位的運動愛好者或勞動者較多。<br>鑑別診斷：肩關節周圍炎、五十肩(frozen shoulder)、鈣化性肌腱炎。<br>臨床經過：因為反覆運動或工作時發作。<br>治療處方：可施行肩峰下滑液囊切除手術或喙突肩峰韌帶切除手術。 |
| 步驟 Ⅲ | 骨刺形成或肌腱板的部分或完全斷裂時期<br>常見於40歲以後。<br>鑑別診斷：例如頸椎症性神經根症或腫瘤。<br>臨床經過：有惡化傾向。<br>治療處方：施行前方肩鋒形成術或肌腱板修復術。 |

### 肩峰下夾擊的病態運動學

　　大結節在肩關節的屈曲或外展運動上，滑行旋轉(rotational glide)(80～120度)時肩峰到喙突肩峰韌帶附近最接近。腱板肌群在通過肌腱(C-A arch)下部時，喙突肩峰韌帶從上方壓擠腱板肌群使作用方向改變，提高關節窩的支點形成力。為了使運動順利進行，肩峰下滑液囊存在於兩者之間促進其滑行運動效率。因此這些構成體若有任何的異常，就會影響運動產生摩擦或被卡住，進而產生夾擊。Hawkins[8]等人所報告的痛弧(painful arc sign)也是其症狀之一。

　　肩峰下夾擊的成因：先天的骨的形態或角度、外傷後的變形或骨刺的形成、肩峰下滑液囊的肥厚等，適用於外科處置。但依照程度，肩峰下滑液囊的沾黏或肌腱板斷裂、肌腱板肌的肌力減退、上斜方肌的肌力降低或肢位等肩胛胸廓關節的問題、攣縮等軟組織的問題可以用運動治療改善。

　　肩峰下滑液囊的周圍有一些零星脂肪組織保持細胞壁和周圍組織間最大的可動性，當肩關節動時，滑液囊就會形成履帶式般的構造。(圖3a)。這部分的沾黏會妨礙履帶的活動造成夾擊的原因之一(圖3b)。肌腱板斷裂或腱板肌群的肌力降低會使對骨頭的支力降低，引發夾擊(圖3c)。

　　肩胛胸廓關節的問題：上斜方肌等的肩胛骨周圍肌的肌力降低或胸椎過度後彎、駝背等姿勢不良所造成的肩胛骨的上方回旋不足，是招致相對性腱板機能降低引發夾擊的原因[9,10]。肩胛胸廓關節或後方關節囊的問題常見於上肢使用率高的擊高球運動。

#### 圖2　夾擊的原因

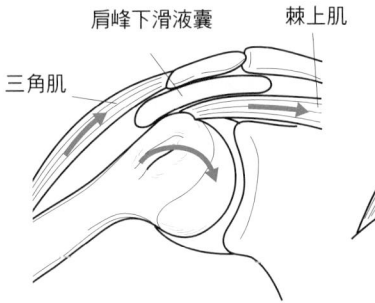

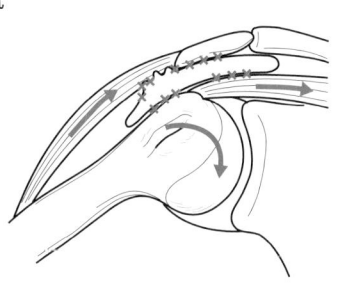

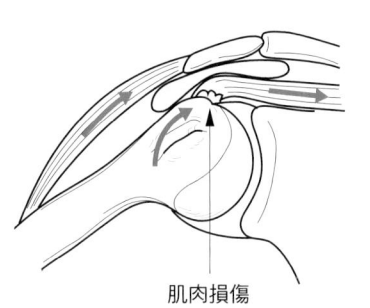

a. 肩峰下滑液囊有一些零星脂肪組織保持細胞壁和周圍組織間最大的可動性。

b. 肩峰下滑液囊的沾黏會妨礙履帶的活動造成夾擊的原因。

c. 肌腱板斷裂或腱板肌群的肌力降低會產生內外肌力的不均衡引發夾擊的原因。

### Case Study　肩峰下夾擊症候群運動治療的病例

　　這是對鎖骨骨折使用鎖骨繃帶的保存療法之病例。受傷4週後開始施行運動治療。期間因為害怕疼痛造成左上肢幾乎無法動，由於肌肉和韌帶等的短縮以及腱板肌群或肩胛胸廓關節的肌力減退造成夾擊的病例。後因施行肩胛肱骨關節後方組織的伸張和腱板肌群以及上斜方肌的肌力強化症狀獲得改善。特別是對後下方組織的評估和伸張的操作非常重要，是必須學會的技術之一。此外，肩峰下滑液囊的沾黏剝離操作是改善夾擊的重要技術。

### ◆病例

40歲前後。過往病史，家族病史中無特別註記。

### ◆現在病程

工作中跌倒受傷。兩天後到本院受診，被診斷為鎖骨骨折(Allman的分類：第Ⅰ類)，因為脫位較少所以採用鎖骨繃帶的保存療法。受傷後經過4週，為了改善左肩的可活動範圍和提高肌力施行運動治療。

### ◆運動治療開始時的檢查結果

• 受傷4週後，因為害怕疼痛造成左上肢幾乎無法動。

• 無運動障礙或感覺障礙。

• 從立位的診斷得知左肩下降，左肩胛骨也下方回旋。

• 為了確認肩胛骨可動範圍的限制，將肩胛骨固定在下制位，以他動測定的結果得知，屈曲為100度(健康側125度)，第1肢位外旋55度(80度)，第2肢位外旋65度(100度)，第2肢位內旋0度(40度)，第3肢位內旋-30度(10度)有限制。

### ◆運動治療的過程

初診時　在背臥位固定肩胛骨，一面確認鎖骨有無疼痛，一面開始肩胛肱骨關節的可動範圍訓練和腱板肌群的肌肉收縮練習。運動治療一週約進行3次。

受傷5週後　肩關節可以上舉160度，但是上舉時肌腱炎和Neer的夾擊徵兆(impingement sign)呈陽性。肩胛肱骨關節的第1肢位和第2肢位外旋受限已經消失，但第2肢位內旋5度，第3肢位內旋-20度限制還殘留。結果判斷是由肌性造成，雖然棘下肌或小圓肌沒有壓痛，但每個測定肢位的肌肉緊張升高。而且，深層部位的後方關節囊或韌帶(PIGHL)有短縮(圖4)。此外，左肩胛下方回旋的狀態也殘留，徒手肌力測驗(MMT)的肩關節屈曲和外展是3，但肩胛骨固定狀態的肌力是4。而上斜方肌的中、下纖維的MMT是2。因此對棘下肌或小圓肌施行反覆收縮後的肌肉的伸張以及對後下方關節囊和後下盂肱韌帶(PIGHL)施行攣縮的消除(圖5)。而對上斜方肌的中、下纖維進行肌力強化訓練。

受傷8週後　第2肢位內旋30度，第3肢位內旋0度和可動範圍限制也改善，上斜方肌肌力也恢復到3。肩關節內旋位屈曲時被認為有夾擊，

### 圖4　下後方關節囊和下盂肱韌帶(PIGHL)的評估法

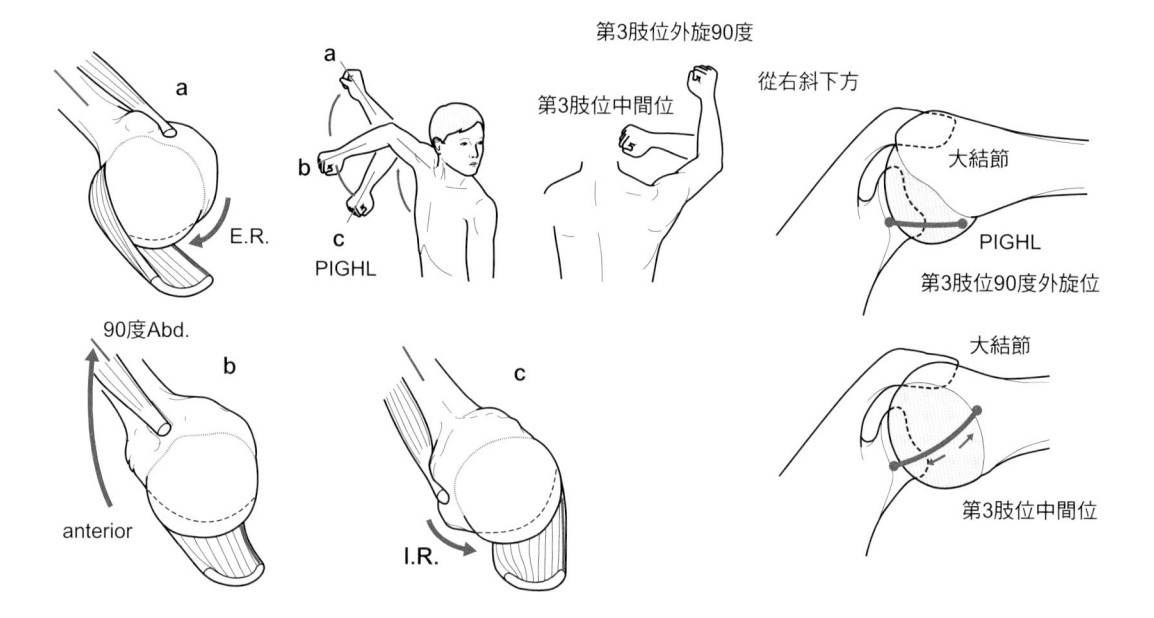

第2、3肢位的內旋可動範圍的限制是指棘下肌、小圓肌、後方關節囊、下盂肱韌帶(PIGHL)造成的限制。最終可動範圍或肌肉緊張、壓痛是造成肌肉限制的原因。肌肉緊張增加造成壓痛就會有痙攣，有緊張卻沒有壓痛就可能是肌肉短縮。如果肌肉緊張小且無壓痛就可以排除肌肉造成的限制。之後要觀察韌帶和關節囊的影響。如上所述韌帶是在第2肢位內旋的緊張造成限制。特別是在第3肢位內旋時的緊張是其限制的因子。

繼續進行可動範圍訓練和肌力強化訓練。從這時期開始因為工作的關係，一週只接受約一次的治療，對上斜方肌肌力訓練採自主訓練。

受傷10週後　可動範圍限制消失，也沒有夾擊的症狀。且上斜方肌肌力恢復到4。

受傷13週後　上斜方肌肌力恢復到5，運動治療結束。

　　本病例是肩關節的下後方組織和肩胛帶不全造成的夾擊症候群。常見於棒球、游泳或手球等擊高球的運動。肩峰下滑液囊沾黏的剝離操作是改善夾擊的必要技術之一。根據望月[13]和Clarck[14]對於棘上肌和棘下肌終止部的報告，兩個肌肉的纖維在停止部為相互連結，強化上方支持機能。因此，透過兩個肌肉的滑行進行肩峰下滑液囊沾黏的剝離操作是很重要(圖6‧7)。

### 圖5　對下後方關節囊和韌帶(PIGHL)的伸張操作

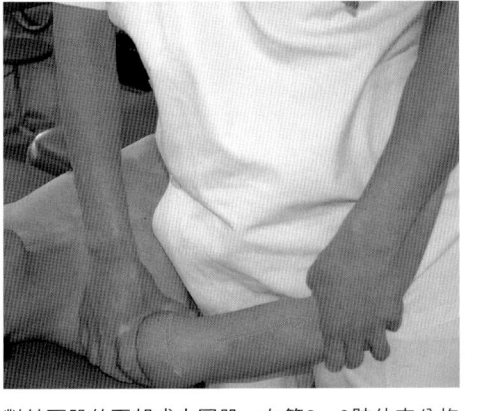

對棘下肌的下部或小圓肌，在第2、3肢位充分施行反覆的等尺性收縮的伸展後，移到關節囊、韌帶的伸展。下後方關節囊、韌帶的伸張是從肩關節外展、外旋位使之內旋，調節韌帶(PIGHL)的緊張，一面牽引肱骨注意骨頭不要撞擊到關節面，一面將骨頭向下後方壓做伸展。

### 圖6　從棘下肌進行肩峰下滑液囊沾黏的剝離操作

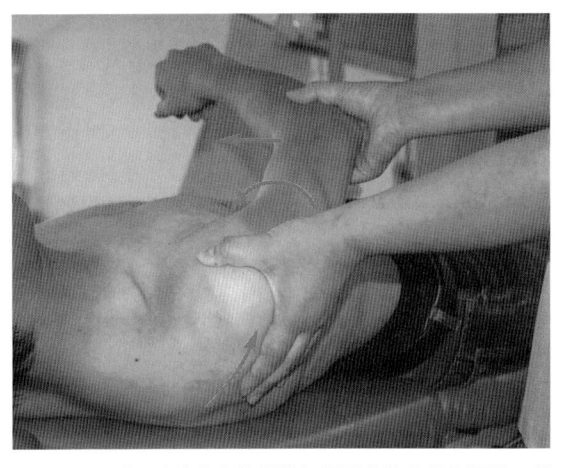

對棘下肌從第1肢位的內旋位進行反覆收縮的外旋運動，獲得肌肉收縮範圍後，經由肩關節的內收和內旋操作改善該肌肉的肌肉收縮範圍。圖片為棘下肌的伸張操作。肌肉伸張後，從後方抓住大結節進行將大結節向前外方拉出的動作。

### 圖7　從棘上肌進行肩峰下滑液囊沾黏的剝離操作

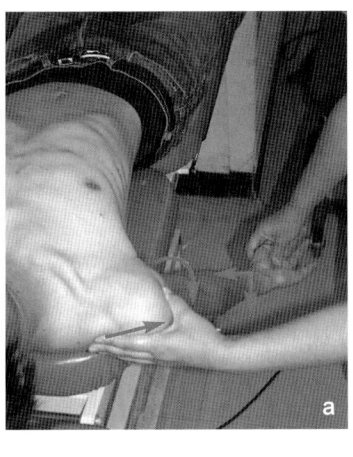
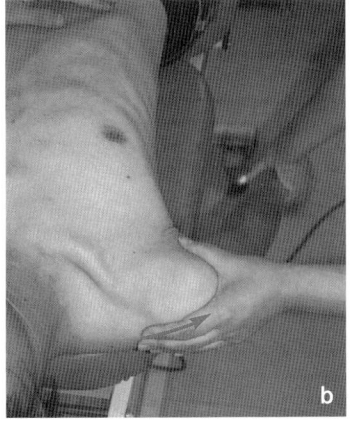
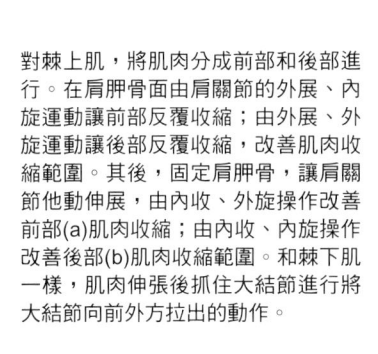

對棘上肌，將肌肉分成前部和後部進行。在肩胛骨面由肩關節的外展、內旋運動讓前部反覆收縮；由外展、外旋運動讓後部反覆收縮，改善肌肉收縮範圍。其後，固定肩胛骨，讓肩關節他動伸展，由內收、外旋操作改善前部(a)肌肉收縮；由內收、內旋操作改善後部(b)肌肉收縮範圍。和棘下肌一樣，肌肉伸張後抓住大結節進行將大結節向前外方拉出的動作。

# 對轉肌袖損傷的運動治療

## Check it !

- 投球造成的轉肌袖損傷是因為肩關節周圍的軟組織有不均衡現象，需依照部位別的評估確認問題點。
- 要理解轉肌袖的機能不全和肱二頭肌長頭腱炎症的相關。
- 對轉肌袖攣縮的治療，以構成轉肌袖的肩胛下肌上纖維和棘上肌的前纖維的選擇性滑走運動為最有效。對轉肌袖攣縮的處置有效。
- 投球障礙的肩關節障礙，需調整骨頭旋轉中心，照所有的投球姿勢進行治療。

### 轉肌袖損傷

　　轉肌袖(rotator interval)是指喙突外側的棘上肌腱和肩胛下肌腱的間隙，由附著在薄滑膜的關節囊和結合組織形成，在解剖學上是抵抗較弱的部位，也是由肱二頭肌長頭腱和喙突肱骨韌帶裡構造複雜的關節囊所構成。其上部的滑液囊面由喙突肱骨韌帶，關節面由上盂肱骨韌帶補強，下方有肱二頭肌長頭腱行走其間。轉肌袖損傷的原因多半是過度的高空動作造成。特別是像棒球選手等，突然從肩關節的外旋位轉變成內旋位時，作為緩衝棘上肌和肩胛下肌不同走向的調節組織之轉肌袖會產生壓力。臨床上的類型可分為，以肩關節周圍的酸痛和以內旋位鬆弛為主的不穩定型(型1)和上舉或外旋受限為主的攣縮型(型2)(圖1)。但這些病態和肩胛帶的機能不全、腱板的機能不全或損傷、肌力的不均衡等複雜病狀糾纏在一起。特別是包括肩關節的後方關節囊攣縮的後方構成體的硬度和前方的不穩定性相繼使關節適應不良。而這種關節的不適應性會引發棘上肌腱損傷(APIT)和肩盂唇剝離(SLAP lesion)等障礙。

## 知識的要點

### 圖1　轉肌袖損傷的臨床症狀

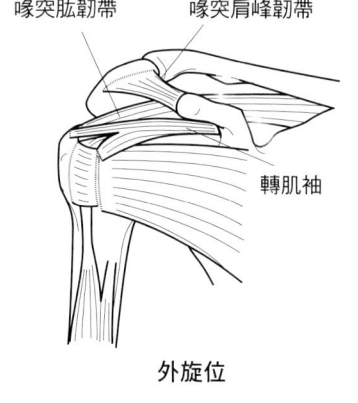

喙突肱韌帶　　喙突肩峰韌帶

轉肌袖

外旋位　　　　　　　　內旋位

**不穩定型(型1)**
- 運動時的疼痛(外展、外旋時的疼痛)
- 轉肌袖明顯的壓痛
- 酸痛
- 內旋位的鬆弛現象

**攣縮型(型2)**
- 攣縮(上舉、外旋受限)
- 疼痛
- 轉肌袖的壓痛等

轉肌袖在外旋位緊張，在內旋位鬆弛。

## 關於轉肌袖和肱二頭肌長頭腱的關係

　　轉肌袖是因棘上肌腱和肩胛下肌腱之間減少滑動，而且喙突肱骨韌帶產生攣縮帶來肩關節的外旋限制而來。反之，分開的話會增加關節不穩定性和關節可動範圍增大，轉肌袖會形成與攣縮和不穩定相反病態的特異部位。而且，轉肌袖損傷的病例，主要是攣縮或鬆弛，因前方關節囊的鬆弛造成結節間溝入口的肱二頭肌長頭腱(LHB)發炎是臨床上不可忽視的症狀之一。

　　肱骨二頭肌是從肩胛骨上結節產生，長頭腱穿過肩關節的關節囊內，經由肱骨近位前方的結節間溝，沿著肱骨幹前方往下延伸。在判斷肌腱的病理時必須要知道，它是貫穿回旋肌腱板的肩胛下肌和棘上肌的肌腱之間(圖2)。這個解剖學上的特徵表示轉肌袖周圍的炎症很容宜由滑液囊受到波及。此外，在運動學性的特徵上，包在結節間溝的肱二頭肌長頭腱(LHB)，具有肱骨的制動作用和防止肱骨偏上方的作用(圖3)。但是，在肱骨頭骨的肩胛骨關節窩的回轉中心的軌跡，如果有破損就會造成肱二頭肌長頭腱(LHB)的不穩定或半脫臼，也可能隨之造成發炎。像這樣轉肌袖機能不全和肱二頭肌長頭腱(LHB)的穩定性有密切關係。

### 圖2　肱二頭肌長頭腱解剖學的特徵

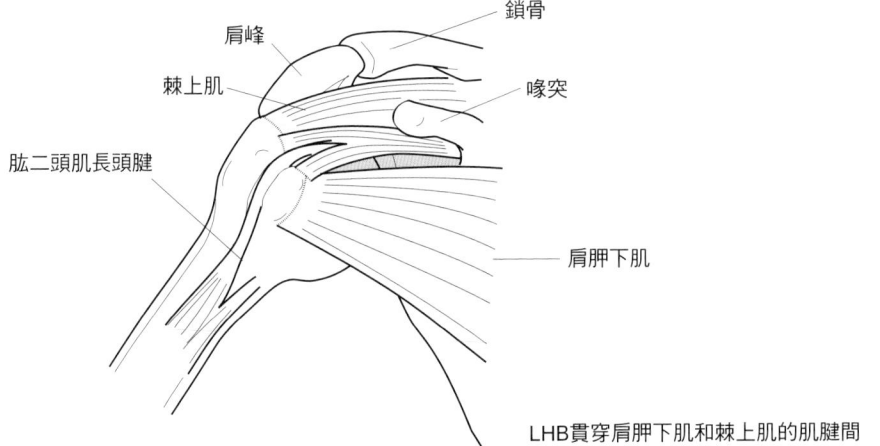

LHB貫穿肩胛下肌和棘上肌的肌腱間

### 圖3　肱二頭肌長頭腱的運動學特徵(各肢位的長頭肌腱的位置)

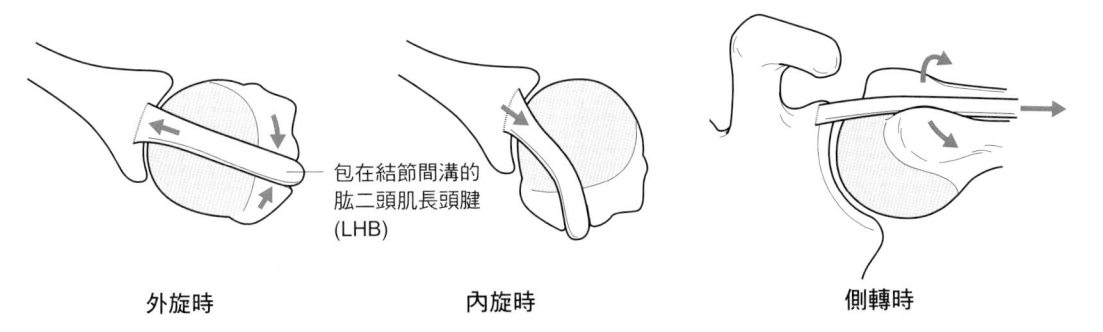

包在結節間溝的肱二頭肌長頭腱外旋、內旋時使肱骨頭穩定，上舉時也防止上方偏位。

引用自文獻1)

75

這是投球後逐漸感覺運動受限和肩關節周圍酸痛，投球中，從舉球到投完球肩關節後方有脫臼感的病例。初期的評估是有上肢運動痛，第1肢位有外旋限制，綜合評斷上觀察到他動外旋運動時有肱骨前方偏位(圖4a)。在關節不穩定性測試上，關節外旋位沒有肱骨向下的不穩定性，但內旋位有不穩定性(圖4b)。轉肌袖的病例多半是肩關節周圍軟組織的攣縮和鬆弛要素混合，需要做部位別的詳細評估。促進肩關節周圍軟組織的均衡和骨頭的適合性，調整骨頭回轉中心是開始轉肌袖損傷運動治療的第一階段。

◆ **病例**
23歲。左手投球。

◆ **現在病程**
投球後有上肢外展限制和肩關節的疼痛。投球時肩關節的後方比以前不穩定。

◆ **運動治療開始時的檢查結果**
· 肩關節可以屈曲但會疼痛。
· 肩關節外展時肩前上方疼痛加劇。
· 壓痛狀況：轉肌袖(棘上肌、肩胛下肌)、棘上肌、小圓肌、肱二頭肌長頭腱、胸小肌有壓痛。
· 夾擊徵兆：陽性，第1肢位外旋限制、第2肢位內旋限制
· 綜合評斷：肱骨前上方偏位。肩胛骨內側緣上凸。
· 關節不穩定測試：內旋位為陽性(圖4a)。

◆ **運動治療過程**
初診時 肩關節可動範圍：外展關節可動範圍

130度，外旋關節可動範圍50度(圖5)，內旋關節可動範圍10度

**運動處方①**：改善棘上肌、肩胛下肌的滑行性

**運動處方②**：小圓肌、小胸肌的等尺性反覆收縮訓練

**運動處方③**：肩胛帶的主動運動

1週 外展關節可動範圍160度，外旋關節可動範圍70度

**運動處方①**：肌腱板訓練

**運動處方②**：喙突肱韌帶的伸展運動

2週 外展關節可動範圍180度，外旋關節可動範圍60度

**運動處方①**：闊背肌、上斜方肌訓練

3週 肩關節周圍的肌肉痙攣消失

**運動處方①**：投球方式指導

4週 外旋關節可動範圍80度(圖6)

**運動處方①**：球場訓練

5週 投球的不安消失，重返球場。

**圖4 肩關節不穩定性測試**

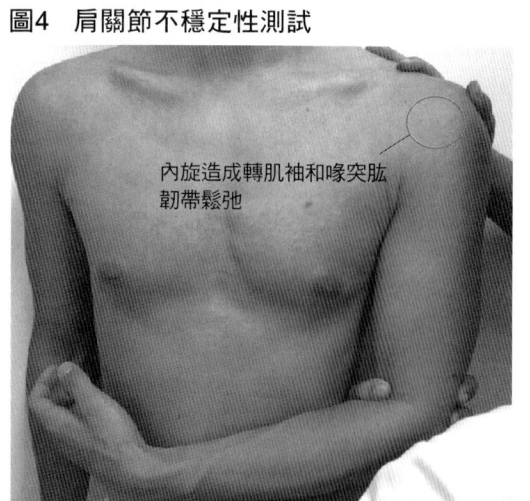

內旋造成轉肌袖和喙突肱韌帶鬆弛

外旋造成轉肌袖和喙突肱韌帶緊張

a. 肩關節內旋位　　　　　　　　b. 肩關節外旋位

肩關節內旋位因為向下牽引，出現骨頭向下的不穩定性。但外旋位喙突肱韌帶和轉肌袖緊張，下方無不穩定性。

本病例的轉肌袖有攣縮,且前關節囊鬆弛。除了轉肌袖之外,有保護功能的喙突肱韌帶也是限制的原因之一。轉肌袖的治療,對促進棘上肌的前纖維和肩胛下肌的上纖維的滑動性有效(圖7)。

如本病例有慢性症狀,表示肩關節周圍的肌腱板機能有缺陷,需要改善腱板肌和肩胛胸廓關節的機能。而投球的障礙方面要找出障礙的原因,顧慮所有的投球方式進行其療程。

### 圖5　初期評估時

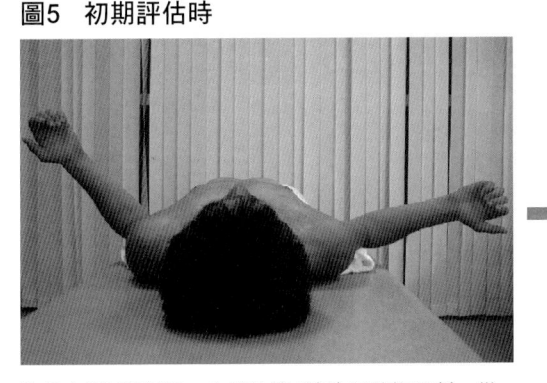

比起左側(投球側),右側的第1肢位有外旋限制。從他動的外旋運動可以觀察到肱骨頭的前方偏位。

### 圖6　最終評估時

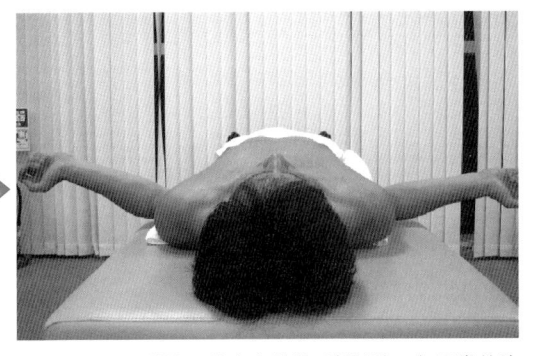

肩關節外旋可動範圍的左右差幾乎都消失。無異常的肱骨頭的前方偏位

## 技術的要點

### 圖7　轉肌袖攣縮的治療手段

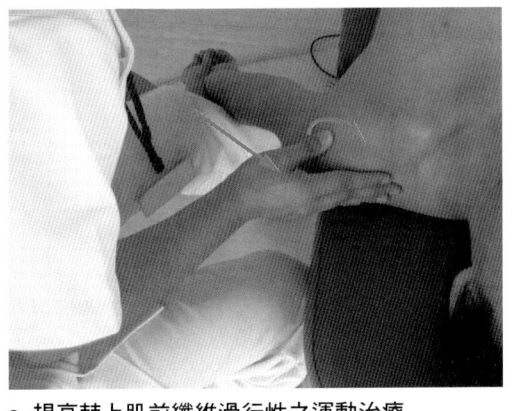

**a. 提高棘上肌前纖維滑行性之運動治療**
肩關節伸展、外旋,一面將肱骨頭稍微向下牽引,一面將棘上肌前纖維拉出,對準零位點反覆進行肩關節外展、內旋。

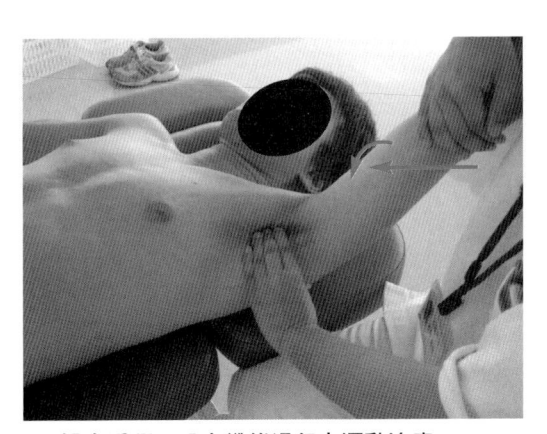

**b. 提高肩胛下肌上纖維滑行之運動治療**
對肩關節的零位點到肩胛下肌上纖維的走向,以胸大肌收縮代替肩關節的內收、內旋運動,反覆進行。

## Check it !

● 因投球障礙造成後肩外側痛在臨床上為常見病例，其背景多半是呈現上方斜肌為主的肩胛帶機能不全。

● 肩外側痛時不要先斷定是腋神經麻痺(QLSS)，首先要先從理學方面來確認其部位是否有壓痛等病變。

● 投球是有效發揮最大能量的連鎖運動，要確認肩胛肱關節、肩胛胸廓關節的部位是否有機能障礙。

### 肩胛機能障礙對投球方式的影響

對講求上舉位強而敏捷迅速的投球動作，上方斜肌的肩胛帶機能占重要的地位。臨床上有很多上方斜肌肌力減退的病例。其理由之一可能是從鰓弓肌分化而來的呼吸肌作為上肢動作肌還不成熟。上方斜肌，特別是中纖維和下纖維如果無法順利發揮功能，肩胛骨的內收、上方回旋、後傾作用就會不足(圖1)。根據鵜飼的報告，肩胛帶機能障礙是造成屈腕投球(cocking)階段到加速(acceleration)階段的肘下垂原因。肘下垂的狀態，在初發期容易發生肩胛的內收不足而造成肩胛肱關節過度水平伸展，在加速期容易發生肩胛骨的後傾不足而造成肩胛肱關節過度外旋。還有，在隨勢動作階段(follow through)會因為肩胛的內收、上回旋不足造成上肢的制動機能減退，使肱關節後方的壓力增大。因此，屈腕投球(cocking)階段和加速(acceleration)階段在腋盂神經部(QLS)因為腋盂神經的壓迫、造成腋盂神經麻痺引起肩外側痛，而加速階段容易因為轉肌袖損傷和肱二頭肌長頭腱炎等造成前上方部位痛。

圖1 肩胛機能障礙對投球姿勢的影響

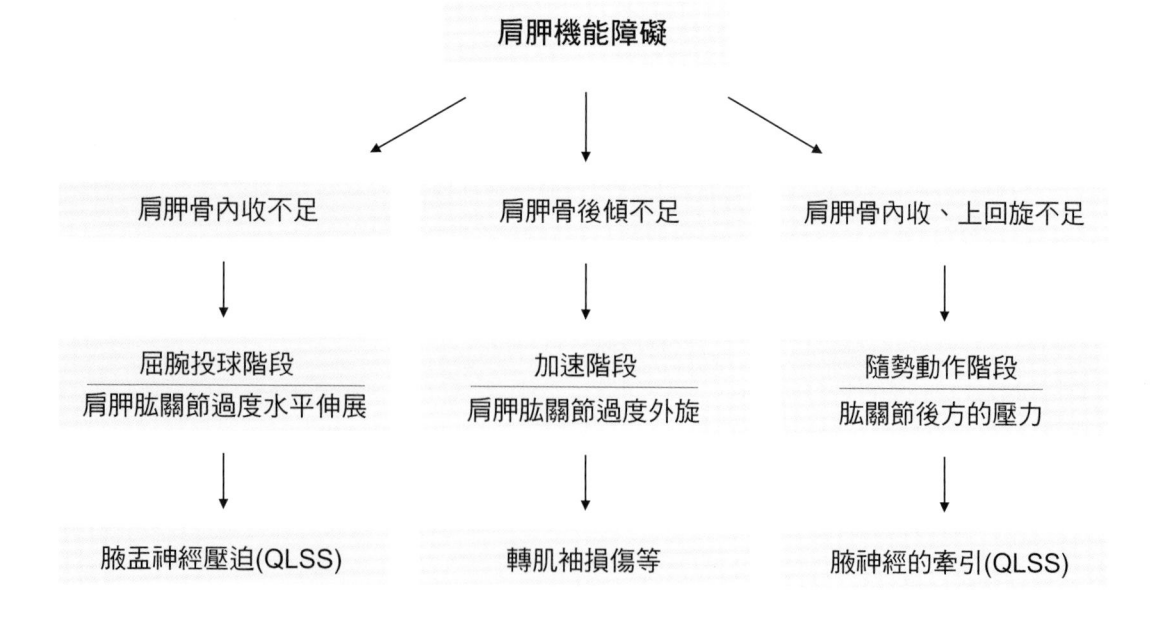

## 對活動肌的固定肌機能(圖2)

肩胛骨可以比喻為浮在水面的船，而決定船位的是和肩胛胸廓關節相關的肩胛帶周圍肌。因為和肱骨在肩胛肱關節連接，所以肩胛帶經常有向下回旋的強制力。因此，為了穩定肩胛骨，上回旋肌也就是上方斜肌發揮作用，作為肩關節複合體必須發揮平衡肌力。腱板肌群和肩胛固定肌評估處方是比較肩胛骨固定的狀態和非固定的狀態所發揮的肌力(圖2a～c)。外展是對棘上肌和肩胛骨固定肌，外旋是對棘下肌和肩胛骨固定肌的評估，但肩胛骨固定時的肌力如果比非固定時小，表示腱板肌群的肌力減退；相反的肩胛骨固定時的肌力如果比非固定時大，表示肩胛骨固定肌的肌力減退；如果固定和非固定沒有差，表示腱板肌群和肩胛固定肌引用得平衡(圖2d)。此外，以視診觀察棘下肌和上方斜肌的萎縮程度以及確認肩胛骨偏位也很重要，可以從肩胛骨的上浮或第1肢位進行等尺性外旋運動時，進行肩胛骨位置的變化觀察。如上述，肩胛骨的穩定性、運動性的評估很重要。因為主體是肌肉的機能，治療時得看治療師的能力。

### 圖2 肩胛骨的固定法以及對活動肌、固定肌肌力減退的評估基準

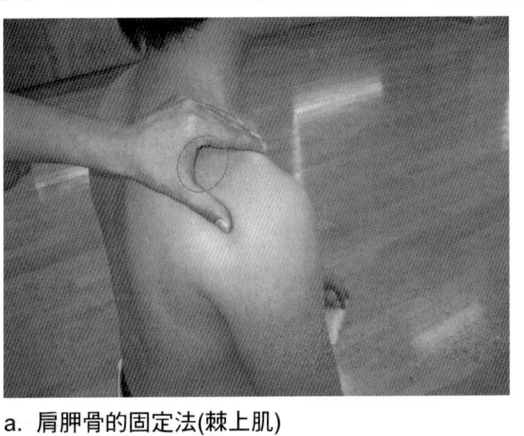

a. 肩胛骨的固定法(棘上肌)

　把持肩胛骨和鎖骨將肩胛骨帶固定在一塊。拇指沿著肩胛棘下緣，不要阻礙棘上肌的收縮，抓著蚓狀肌(留有空間)移動(○為棘上盂部)。如果棘上肌的肌力有減退，就以軀幹比較容易側彎的動作代替，一定要從上部把持。

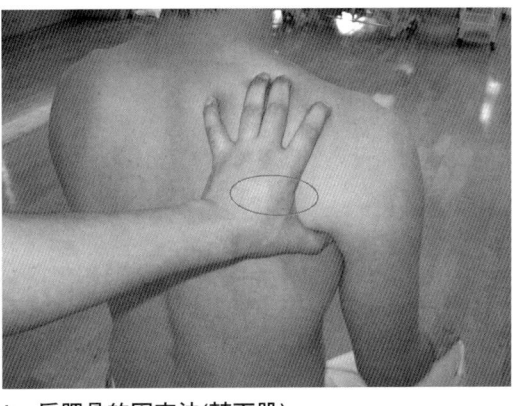

b. 肩胛骨的固定法(棘下肌)

　拇指放腋盂依照指示，小指配合肩胛棘上緣抓著蚓狀肌。不要阻礙棘下肌的收縮，要在棘下盂部(○棘下盂部)設空間。處方是用指尖輕輕的抓住肩胛棘。如果棘下肌的肌力有減退，就以軀幹比較容易回旋的動作代替，一定要從後方把持。

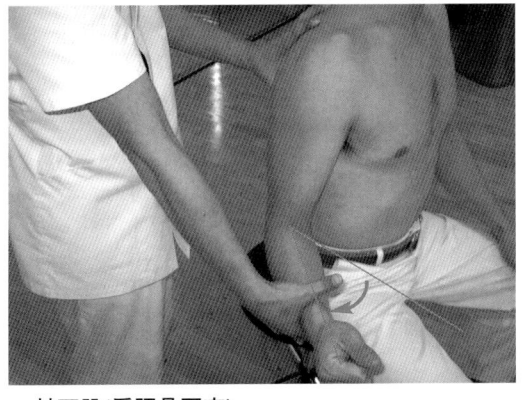

c. 棘下肌(肩胛骨固定)

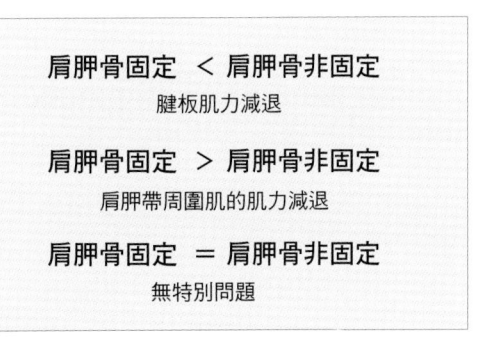

肩胛骨固定　＜　肩胛骨非固定
　　　腱板肌力減退

肩胛骨固定　＞　肩胛骨非固定
　　肩胛帶周圍肌的肌力減退

肩胛骨固定　＝　肩胛骨非固定
　　　無特別問題

d. 評估基準

　　這是呈現明顯的肩胛骨上浮和外偏差，肩外側痛的投球障礙肩的病例。從理學判斷腋神經部(QLS)有壓痛，上斜方肌中纖維、下纖維同時肌力減退到MMT2，第1肢位做等尺性外旋時，肩胛骨內側緣上浮，可能有肩胛帶機能不全。本病例的後肩外側痛是因為以上斜方肌為中心的肩胛帶機能不全造成投球動作中無法引用得正確的肩胛骨位置所致。也就是通過腋神經部(QLS)的腋神經在屈腕投球階段被壓迫，在加速階段被牽引而出現疼痛。像這種因為胛骨帶機能障礙呈現投球障礙肩的病例，很多是從實驗中發現，需要小心觀察。

◆ **病例**

15歲左右。

體育項目：棒球(右投投手)

◆ **現在病程**

初診時，從一週前開始有後肩外側出現投球痛，而且日漸嚴重，所以到本院就診，同日開始進行運動治療。

◆ **運動治療開始時的檢查結果**

· 屈腕投球階段和加速階段有疼痛。

· 小圓肌和腋神經部(QLS)有壓痛，因為腋

神經部的壓迫後肩外側有擴散痛。

· 腋神經的皮膚知覺範圍有輕度的知覺麻痺。

· 第3肢位內旋，健康側是10度，傷患側是－5度，有可動範圍限制。

· 上斜方肌中纖維、下纖維的徒手肌力測試(MMT)為2，是肩胛帶機能不全的狀態。

· 第1肢位進行等尺性外旋運動時肩胛骨內側緣上浮。

· 從投球姿勢來看，起始動作時左腳用交叉步。

### 圖3　上斜方肌訓練(第1階段)

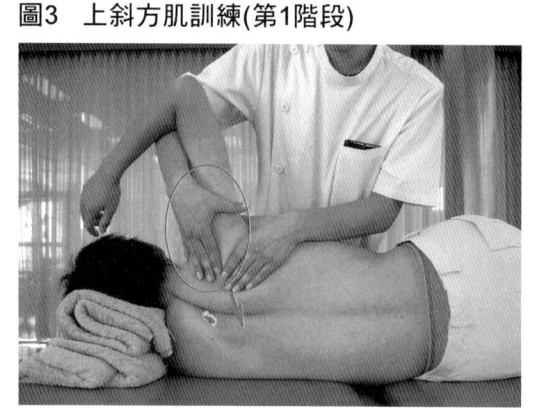
中纖維

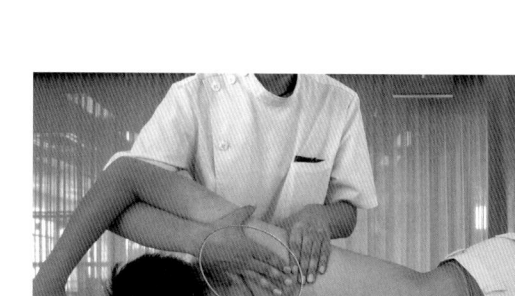
下纖維

對MMT未滿3的病例施行。以側臥位，中纖維在肩胛骨面上屈曲90度，下纖維屈曲130度為開始姿勢，向各纖維方向以主動輔助誘導收縮。

· 胛骨肱關節的移動以徒手固定，將肩胛骨誘導到肌纖維方向

· 上斜方肌上纖維和胛骨舉肌的收縮以徒手阻斷。(圖為右手)

　→：表示收縮方向。

　○：一邊固定肩胛肱關節，一面阻擋肩胛舉肌的收縮。

◆運動治療過程

運動治療開始當日　禁止投球練習

**運動處方①**：對構成腋神經部(QLS)的小圓肌、
　　大圓肌、肱三頭肌長頭利用反覆收縮緩和。

運動治療開始1週後　小圓肌的壓痛減輕。第3肢位
　　內旋5度，可動範圍有改善的傾向。

**運動處方②**：上斜方肌訓練(第1階段)(圖3)

運動治療開始2週後　小圓肌、QLS的壓痛消失。
　　第3肢位內旋10度和可動範圍有改善。上斜方
　　肌(中纖維、下纖維)的MMT為3，肌力提高。

運動治療開始3週後　允許接球之類的投球。

**運動處方③**：上斜方肌訓練(第2階段)(圖4)

**運動處方④**：修正投球方式(以交叉步為主)

運動治療開始4週後　上斜方肌(中纖維、下纖維)
　　的MMT為4⁺，肌力提高。

運動治療開始5週後　開始全力投球，也出場練習
　　比賽。

●

　好的投球方式是對球有效發揮最大能量的連鎖
運動。因此身體的任何一處有機能上的問題，從
下半身到軀幹，從軀幹到上肢的某一部分都會發
生困難。對腱板肌群和肩胛帶周圍肌機能性不均
衡的評估是解釋因不斷投球的刺激造成肩關節痛
的線索。

### 圖4　上斜方肌訓練(第2階段)

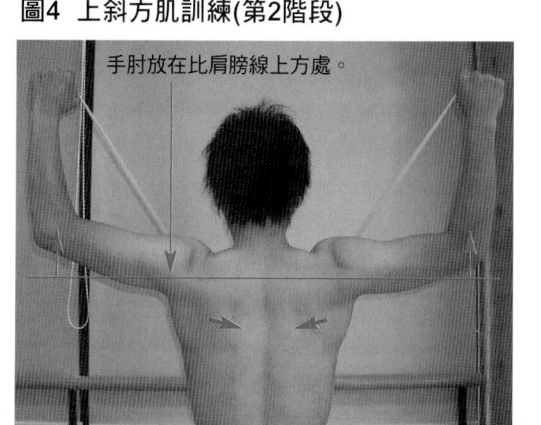

中纖維

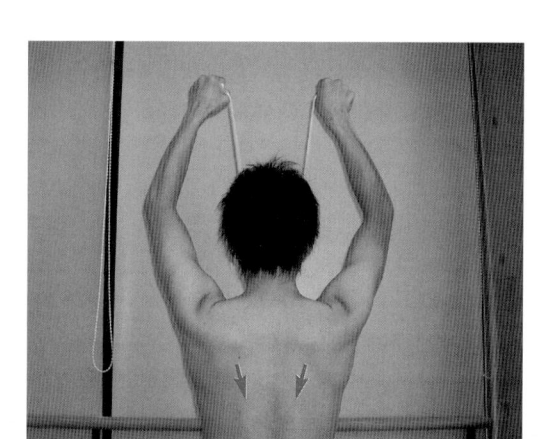

下纖維

MMT為3以上時就可以換成第2階段。繩子用兩隻上肢
把持著，向各纖維方向移動(中纖維：水平伸展，下纖
維：屈曲方向)，但這是和肩胛骨同步移動的結果。
・這不是胛骨肱關節的移動，而是在肩胛骨移動的意識
下進行。
・中纖維，手肘絕不可以比連結兩肩關節的線下降。
　→：表示收縮方向。

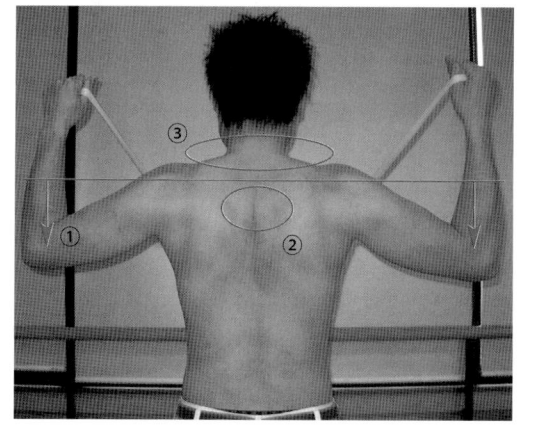

**上斜方肌訓練的錯誤例**

手肘放在比肩膀線下方位置(①)，下方回旋肌的菱形肌
(②)和肩胛骨舉肌(③)比較容易移動。這個狀態會引起肩
膀僵硬，無法長時間訓練。

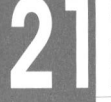

# 21 對少棒肩(Little leaguer's shoulder) 的運動治療

## Check it !

● 所謂少棒肩是成長期小孩的肱骨近位骨端線損傷,是疲勞骨折的一種。
● 很多病例是成長板閉鎖前(11～13歲)的棒球少年,治療時以保存療法為主。
● 骨端線損傷的原因主要是因為攣縮、肌力減退伴隨的機械性的反覆壓力。

## Salter-Harris分類和其他

少棒肩(肱骨近位骨端線損傷)是發生在成長期小孩的肱骨近位骨端線損傷,是疲勞骨折的一種類型。常見於成長板閉鎖前(11～13歲)的棒球青少年,原因據說是機械性的反覆壓力[1]。

一般的分類是用Salter-Harris分類(S-H分類)(圖1)[1,2]。第 I 類型多半是新生兒,隨著年齡的增長,第 II 類型的比例也增加,青春期的7～8成以及全體的3/4是第 II 類型,剩下的幾乎都是第 III 類型。第 II 類型裡連接在骨骺側的幹骺端的三角形骨頭片多半存在後內側。從解剖學上來看是因為這部分的骨膜很厚和外傷原因使外力對骨端線的外側方向產生作用所致。第 III 類型通常是車禍等造成的高能損傷(high energy injury),而第 IV 類型只有發生在開放性骨折。

第 I 類型的分類因為移位的程度分為4個階段,但是Neer-Horowitz分類(圖2),I 度是移位不到5mm,II 度是肱骨間部寬1/3的移位,III 度是2/3以下的移位,IV 度是超過2/3的移位。

### 圖1 Salter-Harris分類

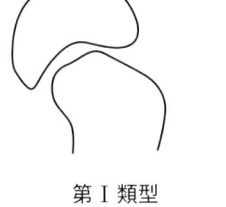

第 I 類型　　　　　第 II 類型　　　　　第 III 類型　　　　　第 IV 類型

### 圖2 Neer-Horowitz分類

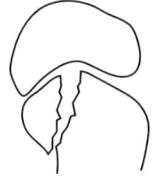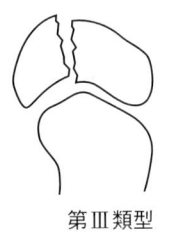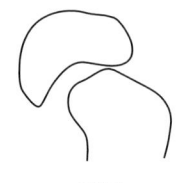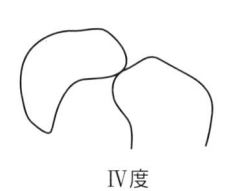

I 度　　　　　II 度　　　　　III 度　　　　　IV 度

I 度:移位不到5mm　　　II 度:肱骨間部寬1/3的移位
III 度:2/3以下的移位　　IV 度:超過2/3的移位

## 投球對骨端線造成負擔的機制

骨端線損傷的病例多半是第2肢位、第3肢位的內旋限制、肩胛帶肌力減退、肩關節後方組織僵硬。有報告指出這些機能障礙是受到肘下垂、肱骨頭凸出、夾擊和肩胛骨的異常運動造成肩胛骨近位回旋力矩的影響,因為反覆壓力的骨端線壓力而發病。

除了上述的機械性壓力外，對骨端本身還有拉、扭、折的負荷，所以在反覆的投球中會造成組織疲勞。一旦產生疼痛，就會又造成新的特徵性不良姿勢、肌力減退、可動範圍限制。在此狀態下，如果投球的話將帶給骨端線更大的負擔，就會產生更嚴重的惡性循環。(圖3)

**圖3 骨端線損傷的機制**

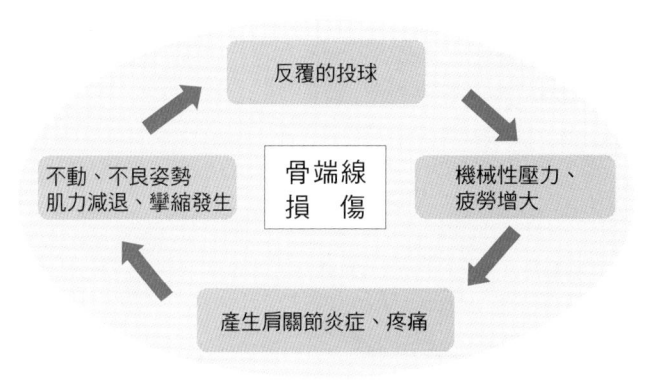

## 腱板機能的評估

少棒肩必須對連接在肱骨近位骨端線的外旋肌做評估。投出球時吸收負荷的是肩關節外旋肌、三角肌後纖維、後關節囊，所以肌肉的遠心性收縮負荷、肌肉疲勞會增加肌肉緊張，肌肉伸張性減退會使骨頭骨端被後上方牽引而壓力增大。

機能評估在以腱板為主的理學上是重要的。首先是大結節、小結節的壓痛狀況。大結節上面的棘上肌，後面的棘下肌，後下面的小圓肌在小結節反映肩胛下肌的狀態。而肌力方面，對棘上肌應從內外旋軸分為前纖維和後纖維詳細評估其狀態(圖4)。

**圖4 棘上肌的機能的評估**

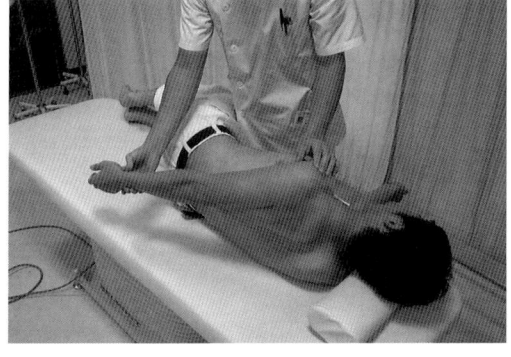
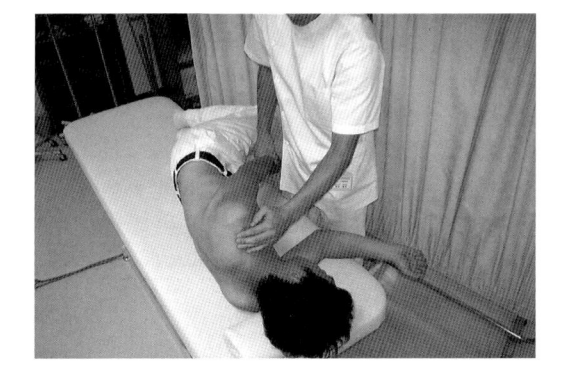

**a. 前纖維**
前纖維是從固定肩胛骨的上肢背面向前方上舉評估疼痛和肌力。

**b. 後纖維**
後纖維是從固定肩胛骨的上肢腹面向後方上舉評估疼痛和肌力。

## 姿勢的確認點

少年棒球因為投球姿勢未做完整、骨頭未成熟、肌力不足等原因和練習過度(投球過度)，都會造成肩膀和手肘的傷害。投球動作如圖5所示是使用全身，而不單只用腕力在投球。「②·③」是舉左腳增加位置能量，「④·⑤」是身體用右腳一面支撐一面變換前推能量，「⑥·⑦」是用左腳使前進運動突然停止，變換成回轉能量，再使軀幹和手腕像甩鞭子一般使球加速。但是身體如沒有有效率的使用，會因為球速不夠，只靠力道亂了姿勢引發損傷。特別是「⑥〜⑧」手腕的扭轉壓力會造成肩膀和手肘的過多負擔。姿勢的確認重點在於投球前的繞臂動作(wind up)後的屈腕投球(cocking)階段到加速(acceleration)階段產生的急速回轉力，球投出到隨勢動作(follow through)的急速減速會增加成長板的極大負荷。

### 圖5 投球姿勢的相貌(phase)

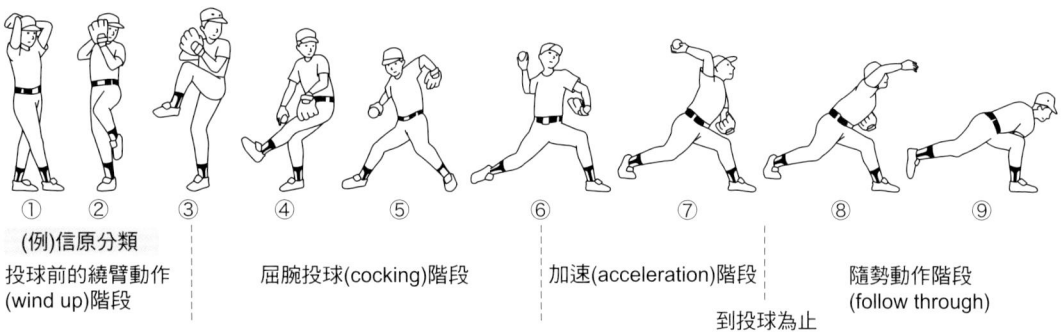

① ② ③ ④ ⑤ ⑥ ⑦ ⑧ ⑨

(例)信原分類
投球前的繞臂動作 屈腕投球(cocking)階段 加速(acceleration)階段 隨勢動作階段
(wind up)階段 (follow through)
到投球為止

## Case Study 少棒肩的運動治療病例

骨端線損傷的治療基本上是採保存療法。Neer-Horowitz分類的Ⅰ度和Ⅱ度，一般是使用三角巾簡單固定和維持靜態。但是如果骨端線損傷是因為反覆的機械性壓力，而原因在於肩關節第2.3肢位的內旋限制、肩胛帶肌力的減退、以及前傾不良的姿勢。這些會引起肩胛肱關節的穩定性減退、投球時的手肘下垂、肩關節後纖維的攣縮造成肱骨頭的上凸、夾擊等，引發關節炎症和疼痛，甚至還會衍生攣縮、肌力減退、不良姿勢的惡性循環。為了阻斷這個惡性循環，因而運用運動治療進行關節可動範圍的擴大和外肌、內肌的強化、姿勢的改善。結果，肩關節疼痛消失，可以繼續投手等體育運動。

◆病例
15歲左右。棒球歷4年的投手。

◆現在病程
投球練習中出現投球痛，3天後到整型外科就診，被診斷為右少棒肩。經X光片得知為：Salter-Harris分類的第1類型，Neer-Horowitz分類的2度，肱骨骨幹部1/3移位。

◆過去病程
小學6年級有相同的診斷。

◆運動治療開始時的檢查結果
視診：肩胛骨下角內側緣上浮、肱骨下垂。
　　關節不穩定性：肩溝測試(sulcus test)陽性，
　　關節溝現象測試(anterior apprehension test)
　　陽性。
疼痛：有夜間痛，肩關節屈曲80〜100度左右有
　　運動時痛。
夾擊測試(Impingement test)：陽性，壓痛：大
　　結節上部、結節間溝部。
疼痛姿勢：加速(acceleration)階段到投球有肩
　　關節痛，運動時痛的VAS為70分。
肩關節可動範圍：內收－15度，水平內收95
　　度，第2肢位55度，第3肢位0度，結帶動作T7
　　的程度，FFD－20.5cm。

MMT是cuff4，上斜方肌中纖維3$^+$，上斜方肌下纖維3$^-$。

### ◆運動治療過程

開始時　①保持良好姿勢(圖6a)，②去除攣縮，③強化外肌，④強化內肌，⑤強化肩胛骨周圍肌(圖6b)。運動治療1週一次(禁忌事項：投球)。

2個月後　開始接球

4個月後　無疼痛，ROM：無健康側，MMT肩關節周圍肌群5，投球強度從80%開始，運動治療，一個月1次觀察經過。

6個月後　投球強度從100%開始。運動治療結束。

對本病例的少棒肩的運動治療，包含可動範圍擴大和肩胛帶的穩定性，保持良好姿勢、去除攣縮、強化肌力很重要(圖6)。結果，肩關節疼痛消失，之後肱骨骨端線也沒有脫離、再發，認為骨端線損傷的要因是攣縮，肌力減退來自於伴隨的反覆性機械性壓力。

········· 技術的要點 ·········

### 圖6　運動治療

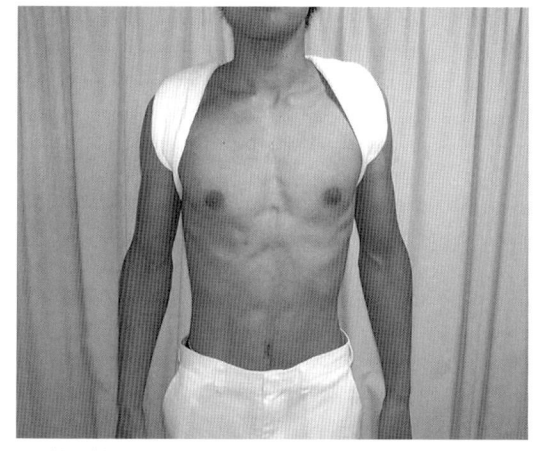
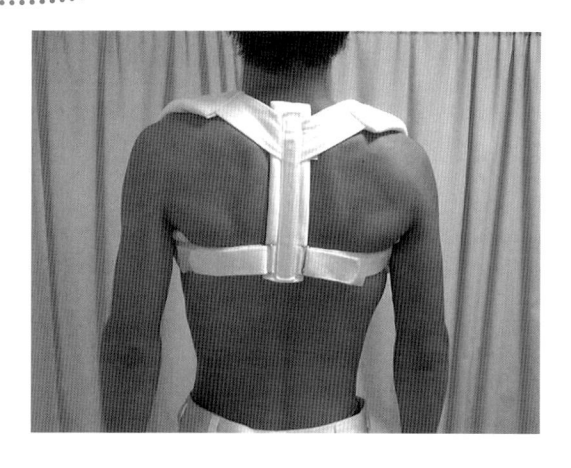

**a. 利用鎖骨帶(clavicle band)保持良好姿勢**
為了預防手肘下垂，白天利用鎖骨帶保持良好姿勢，維持肩胛骨內收、下制的可動範圍，認識肩胛骨的正常位置。

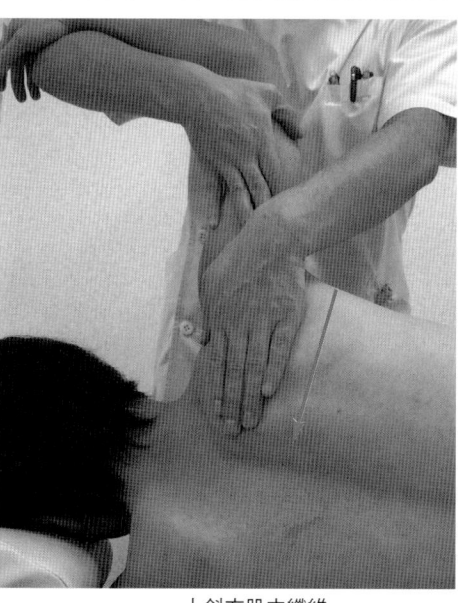
上斜方肌中纖維

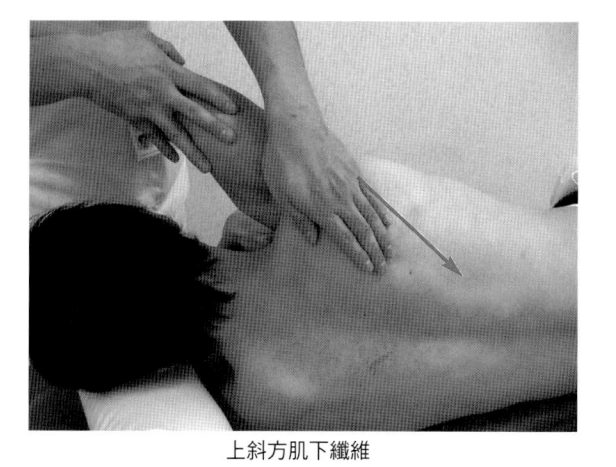
上斜方肌下纖維

**b. 強化上斜方肌**
肩胛骨固定穩定後骨頭上凸，夾擊，骨端線的壓力減輕。

# 投球造成闊背肌痛的運動治療

## Check it !

● 在加速(acceleration)階段如果肩胛骨下角部周邊會疼痛即可能是闊背肌挫傷。
● 闊背肌最上方纖維會在肩胛骨下角部突然改變走向。這在上肢上舉肩胛骨上方回旋時更明顯。
● 如果上斜方肌中纖維、下纖維的肌力減退、肩胛肱關節的後下方的伸張性減退時，闊背肌挫傷的可能性很大。

### 關於闊背肌和肩胛骨下角的解剖學關係

　　闊背肌始於下位6個胸椎棘突起、腰薦椎棘突起、腸骨脊外唇、下肋骨、肩胛骨下角，止於肱骨小結節稜。肩胛骨正常時，上角在第1～2胸椎棘突起間，下角在第7～8胸椎棘突起高位。肩胛從胸椎棘突開始向外。之後，肩胛骨下角就如滑車一般突然變更角度，走向外上方。上肢上舉時肩胛骨上方回旋的走向變化更加明顯(圖1)。

······· 知識的重點 ·······

#### 圖1　闊背肌最上方纖維在肩胛骨下角的走向變化

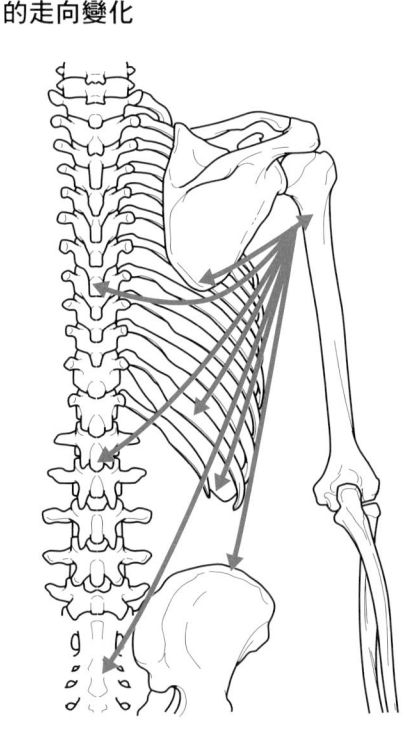

闊背肌的走向

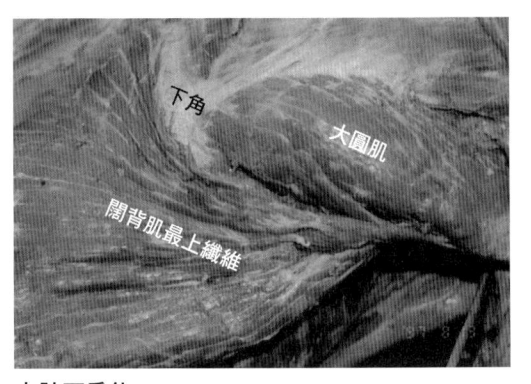

**上肢下垂位**
肩胛骨下角就如滑車一般突然變更角度，在外上方變更走向的闊背肌最上方纖維。

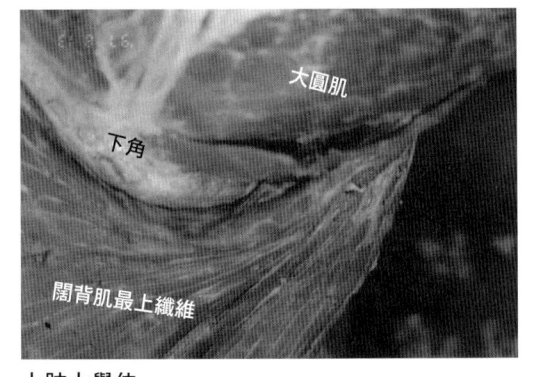

**上肢上舉位**
因肩胛骨上方回旋，闊背肌最上方纖維在肩胛骨下角的走向變化更加明顯。

### 肌肉挫傷的發病機制

　　投球障礙依照症狀大致分為，前方部痛(轉肌袖損傷(rotator interval)和肱二頭肌長頭腱炎)、肩峰下部痛(肩峰夾擊症候群)，後外側痛(quadrilateral space syndrome)、肩胛骨下角部痛(闊背肌挫傷)。其中肩胛骨下角部痛的頻率為7.5％，不算多，但是加速(acceleration)階段的疼痛會加劇，使投球無法繼續。這個部位有投球時，痛的原因是因為闊背肌最上方纖維卡到肩胛骨下角部，造成摩擦壓力。如前述，闊背肌最上方纖維在肩胛骨下角部突然變化走向，在上肢上舉時更加明顯。在加速階段為了要獲得上肢上舉位，肩胛骨在上方回旋時肩胛骨下角部摩擦到闊背肌最上方纖維，造成肌肉挫傷。這類型的投球障礙肩幾乎都是上斜方肌中纖維、上斜方肌下纖維的肌力明顯減退，肩胛肱關節後下方纖維的伸張性變差。從起始動作(foot plant)到加速階段保持肩胛骨上方回旋位，通常是上斜方肌和前鋸肌的共同作用，但因上斜方肌中纖維、下纖維的肌力明顯減退，使前鋸肌優位成為上方回旋，肩胛骨變成過度外展(protraction)。此外，肩胛肱關節後下方纖維的伸張性減退，使肩胛骨上方回旋增大造成初期化。因為這些影響，肩胛骨的外展和上方回旋比平常過度，對闊背肌最上方纖維的摩擦壓力增強，促使肌肉挫傷發病(圖2)。

### 圖2　闊背肌最上方纖維的摩擦壓力和其增強的機制

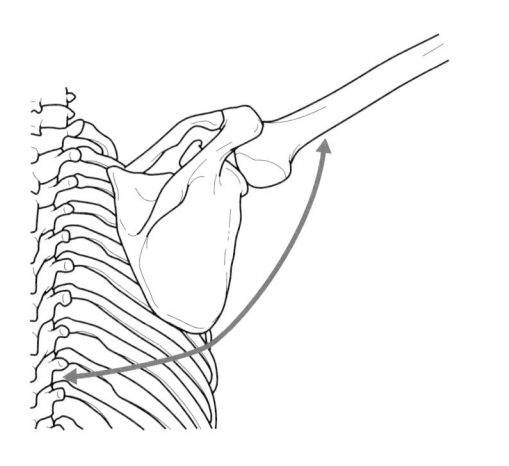

a. 通常上肢上舉伴隨肩胛骨下角和闊背肌最上方纖維產生摩擦。

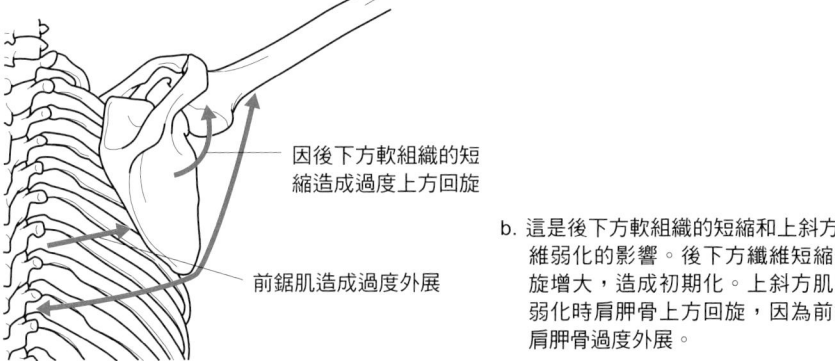

因後下方軟組織的短縮造成過度上方回旋

前鋸肌造成過度外展

b. 這是後下方軟組織的短縮和上斜方肌中纖維、下纖維弱化的影響。後下方纖維短縮使肩胛骨上方回旋增大，造成初期化。上斜方肌中纖維、下纖維弱化時肩胛骨上方回旋，因為前鋸肌的替代變成肩胛骨過度外展。

●闊背肌症候群的鑑別技術與觸診技術

　　這是因為投球造成肩胛骨下角周邊痛的病例。疼痛是發生在加速階段，剛開始投球時可以忍耐，在投了幾球之後，隨著無力變成激烈疼痛無法投球。壓痛的鑑別有困難，但經過仔細的鑑別後判斷壓痛在闊背肌上方纖維的下角部周邊(圖3)。其他的壓痛在小圓肌。肩膀的第3肢位(肩關節屈曲位)的內旋可動範圍有明顯受限，肩胛肱關節後下方纖維的柔軟性減退。上斜方肌中纖維、下纖維的肌力明顯減退，因為上斜方肌中、下纖維和肩舉肌過度代替，肩胛骨變成上舉位。姿勢的特徵是手肘太過向前。治療方式是將闊背肌上方纖維從下角部分為遠位和近位，進行伸展運動時不要增加挫傷部的壓力。為了防止復發，進行上斜方肌中、下纖維的肌肉機能改善訓練，小圓肌的紓解運動等來改善肩胛肱關節後下方纖維的柔軟性。在加速階段如果有肩胛骨下角周邊痛有可能是本疾患。要小心處置。

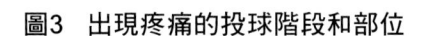

◆病例

高中硬式棒球的投手，右投右打，側投。過往病史，家族病史中無特別註記。

◆現在病程

約3週前，投球時發覺肩胛骨周邊有異狀，一星期前開始惡化。疼痛剛開始投球時可以忍耐，在投了幾球之後，隨著無力變成激烈疼痛，無法投球。

◆運動治療開始時的檢查結果

・各種壓力檢測為陰性。
・闊背肌上纖維的肩胛骨下角周邊有輕微的收縮痛、壓痛和痙攣。
・肩膀周邊的可動範圍的第3肢位內旋明顯減退。其他沒問題。小圓肌有壓痛和痙攣。
・上斜方肌中纖維、下纖維的肌力明顯減退。轉

肌袖和前鋸肌等無異常。
・加速(acceleration)階段，手肘過於向前。

◆運動治療過程

運動治療開始時　開始闊背肌選擇性的伸展運動後壓痛減輕。小圓肌的伸張運動、上斜方肌中纖維、下纖維的機能改善訓練開始。

運動治療開始1週後　闊背肌的壓痛消失，肩後下方的柔軟性改善。上斜方肌中纖維、下纖維的MMT變成4以上，指導自主訓練。可以做壘間的接球。

運動治療開始2週後　症狀無惡化，60～70%可以壘間投球。

運動治療開始3週後　症狀無惡化，80～90%可以壘間投球。

**圖3　出現疼痛的投球階段和部位**

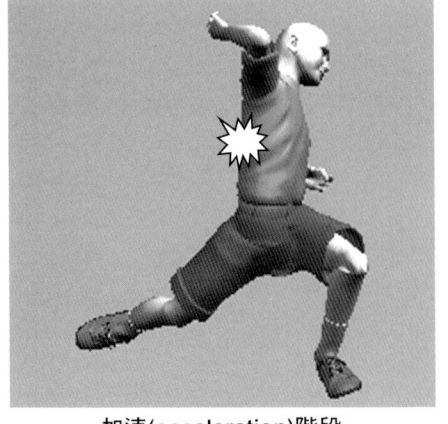

加速(acceleration)階段

a. 肩胛骨下角周邊有激烈刺痛而無力。之後多半會恐懼投球。

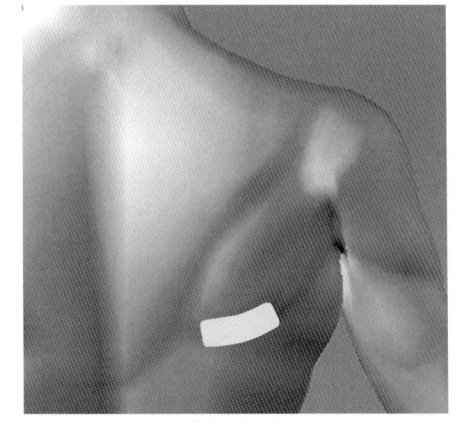

壓痛部位

b. 除了肩胛骨下角周邊的闊背肌最上方纖維以外，還有前鋸肌、大菱形肌、大圓肌、肋骨等，需要確實的觸診技術。

運動治療開始4週後　症狀無惡化，100%可以壘間投球、接球。運動治療結束。

●

3週後，為了預防症狀再復發，繼續和第1～2週一樣的治療。對闊背肌上纖維挫傷部進行無負擔的伸展運動是初期改善症狀的關鍵(圖4)。

信原認為闊背肌的投球障礙是因為闊背肌攣縮造成的手肘下垂引起轉肌袖損傷和夾擊症候群等的二次障礙，這就是闊背肌症候群[2]。也就是說，沒將闊背肌疼痛分類為投球障礙肩的一種類型。因此，闊背肌症候群和闊背肌挫傷造成的投球障礙肩要區分，闊背肌挫傷應該當作是獨立的投球障礙肩的一種類型。疼痛部位仔細觸診時，闊背肌最上方纖維的肩胛骨下角周邊會痙攣和壓痛。有時候有闊背肌的收縮時痛和伸張時痛，有時候沒有，目前壓痛以外的鑑別測試還沒確立。

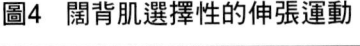

## 技術的要點

### 圖4　闊背肌選擇性的伸張運動

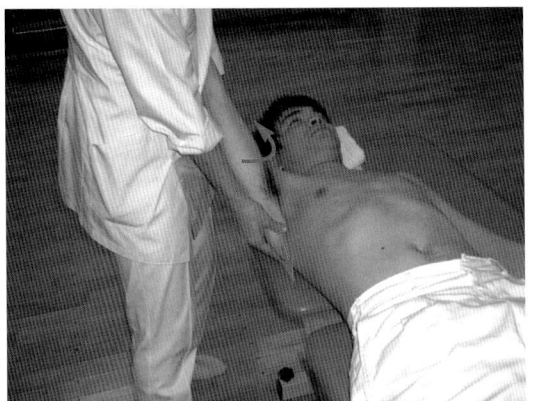

**a. 從下角到遠位的伸展運動**

以背臥位進行。從肩胛骨下角部遠位用拇指向稍微近位方向壓闊背肌最上方纖維，緩和下角部周邊。另一隻手把持患者的上肢從肩關節外旋、屈曲的壓迫部位到遠位進行伸展運動。

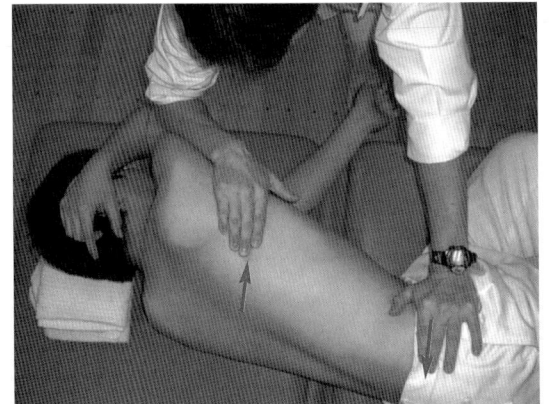

**b. 從下角到近位的伸張運動**

以側臥位進行。以下側的下肢為屈曲位，上側的下肢為輕度屈曲位。保持肩關節屈曲、外展、外旋的闊背肌診療肢位，用另一手肘、前臂固定。此時，從肩胛骨下角部的近位用徒手向稍微遠位方向壓闊背肌最上方纖維，緩和下角部周邊。另一隻手抓住上側的上前腸骨棘，使骨盤後傾、同側回旋，進行壓迫部位到近位的伸展運動。

## *Check it !*

- 上肩盂唇剝離(SLAP lesion)是肱二頭肌長頭肌腱－關節盂唇複合體(biceps tendon/labrum complex；BLC)的損傷，必須掌握肱二頭肌長頭肌腱以及BLC的機能解剖。
- 對投球障礙的SLAP lesion(上肩盂唇剝離)原則上是施行上保存療法，但如果對保存療法有抗拒就選擇手術治療。
- 關節盂唇修復手術後的初期運動治療重點在肱二頭肌長頭腱不增加BLC張力負擔，保持上關節盂唇的柔軟性，且預防滑車神經組織(Pulley system)的沾黏。

### 何謂上肩盂唇剝離(SLAP lesion)

SLAP lesion是 1990年Snyder將包含肱二頭肌長頭腱連接部的關節盂唇前上方到後上方的損傷，命名為"superior labrum anterior and posterior"開始並將損傷型態分為4種型態(圖1)。而發生的原因是手外展時，肱骨頭向上方突起造成的關節窩壓力。不過，在更早的1984年Andrews認為投球障礙肩的上肩盂唇損傷的發生原因是投球動作時肱二頭肌長頭腱的牽引力。兩者的發生原因完全不同，但現在不論發生的原因，將上肩盂唇損傷當作上肩盂唇剝離(SLAP lesion)被廣泛使用。

有關投球障礙肩的SLAP lesion原則上適用保存療法，從2006年10月～2007年3月為止在本院治療的97個病例的實績來看，平均大約施行1.5個月的保存療法後可以回到球場。因此，在本院如果對2～3月的保存療法有排斥則適合手術，手術率為8.2%。

圖1 SLAP的分類(Snyder)

| 第Ⅰ類型 | 第Ⅱ類型 | 第Ⅲ類型 | 第Ⅳ類型 |
|---|---|---|---|
| 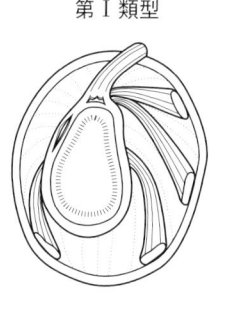 | 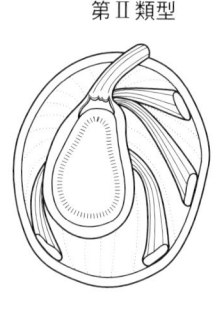 | 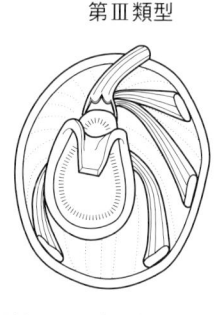 | 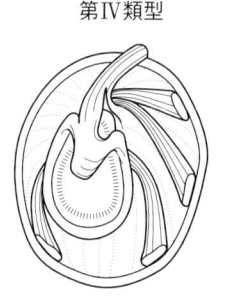 |
| 關節盂唇的病變 | 關節盂唇剝離 | 關節盂唇的半月板斷裂 | 包括肱二頭肌長頭腱的損傷 |

引用自文獻3)

### 肱二頭肌長頭腱以及肱二頭肌長頭腱－關節盂唇複合體的機能解剖

肱二頭肌長頭腱通過結節間溝後，約90度改向，從喙突肱韌帶(CHL)以及棘上肌前緣和肩胛下肌上緣間際構成的轉肌袖直下，骨頭直上向關節窩延伸。這個部分稱為滑車神經組織，從上方有CHL，從前方、下方有上盂肱韌帶(SGHL)宛如包住肱二頭肌長頭腱一般使之穩定(圖2a)。通過滑車神經組織後，肱二頭肌長頭腱40～60%的纖維與關節上結節連接，剩下的纖維連接於上關節盂唇到後上關節盂

唇[6-9]。後者稱為BLC，和下關節盂唇不同，由纖維性組織構成，讓關節盂唇和肱二頭肌長頭腱自由移動[6-10]。

　肱二頭肌長頭腱的肩關節機能有穩定骨頭下垂的作用，而井樋等人則認為肱二頭肌長頭腱是下垂位骨頭前後以及下方的穩定器，在投球動作相關的外展外旋位前方的穩定器。作為BLC的機能，從其型態特性上除了分散於上關節盂唇的肱二頭肌長頭腱的傳達力外，因為使骨頭的覆蓋增加，所以被認為是骨頭前方的穩定器作用。而且BLC也有SGHL和中盂肱韌帶(MGHL)連接，發揮前方穩定器的功能(圖2b)。

### 圖2　肱二頭肌長頭腱的走向和周邊組織

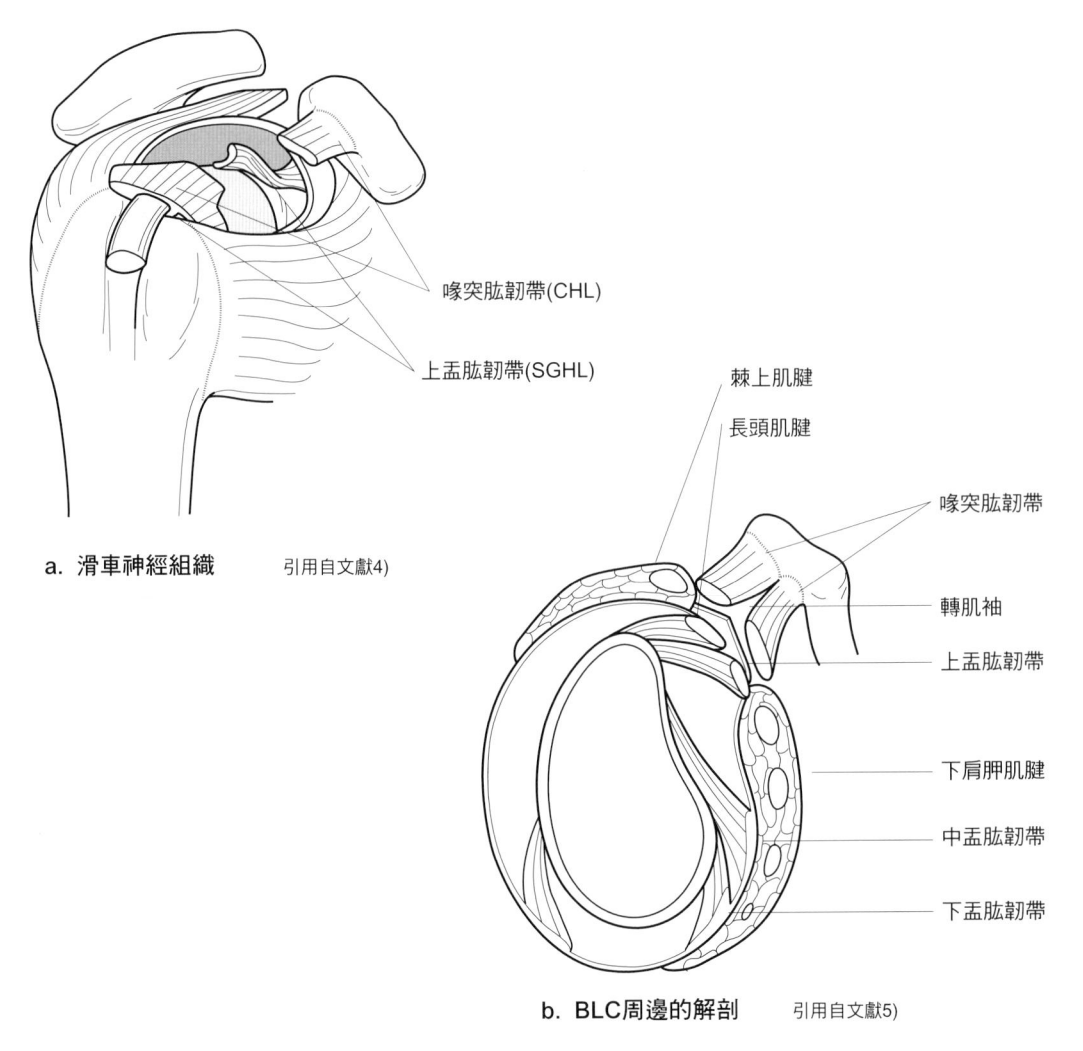

a.　滑車神經組織　　引用自文獻4)

喙突肱韌帶(CHL)

上盂肱韌帶(SGHL)

棘上肌腱

長頭肌腱

喙突肱韌帶

轉肌袖

上盂肱韌帶

下肩胛肌腱

中盂肱韌帶

下盂肱韌帶

b.　BLC周邊的解剖　　引用自文獻5)

---

**Case Study**　呈現上肩盂唇剝離(SLAP lesion)的投球障礙肩病例

　這是在投球動作出現SLAP lesion，經過保存療法治療後症狀仍然沒有改善，因而施行關節內視鏡手術的病例。手術為了不影響關節盂唇、肱二頭肌長頭腱的自由度，因此在縫合上需特別注意。手術後2週以三角巾和胸巾固定，之後開始運動治療。

本院大致的運動治療是，手術8週後開始揮棒，手術12週左右開始握球，逐漸進入投球，但本病例是手術6週開始揮棒，8週開始接球，結果，約手術15週後完全重返球場。

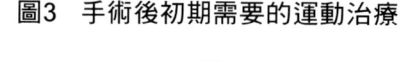

### ◆病例

硬式棒球隊的10多歲少年。是右投左打的外野手。

### ◆現在病程

投球動作時(屈腕投球(late cocking)階段)，右肩前上方到後上方出現疼痛，3個月後到本院就診。被診斷為SLAP的第Ⅱ類型～第Ⅲ類型，開始運動治療，但症狀沒改善，所以施行關節內視鏡修補手術。

### ◆手術前檢查結果和手術前過程

- O'Brien測試：陽性，Crank測試：陽性
- 夾擊反應(Impingement sign，Neer-Hawkins)：陽性
- 關節可動範圍：屈曲 170度，第2肢位外旋105度，第2肢位內旋45度，第3肢位內旋10度，水平屈曲100度，各有前上方和後上方的疼痛。
- 肌力：下斜方肌中纖維、下纖維：2的程度，其他無特別註記事項。
- 投球姿勢：屈腕投球時為肩外旋、水平伸展位。

手術前的療程主要著重於改善肩後方到後下方的伸張性和強化下斜方肌中纖維、下纖維，與伸縮帶並用，但經過4次的療程還是沒改善投球時痛，故施行手術。

### ◆手術後運動治療過程

手術　關節鏡下關節盂唇縫合手術。手術後以三角巾和胸巾固定。

手術2週後　除去三角巾和胸巾，開始運動治療。

**運動處方①：**彎身運動和肌腱板滑動訓練(圖3a)

手術3週後

**運動處方②：**主、他動可動範圍訓練(圖3b)，以及強化下斜方肌中纖維、下纖維。

手術4週後　屈曲170度，第1肢位外旋45度，第2肢位外旋80度，第2肢位內旋45度，第3肢位內旋5度，水平屈曲125度。

**運動處方③：**可進行對肱二頭肌輕負擔的訓練

手術6週後　屈曲175度，第1肢位外旋55度，第2肢位外旋95度，第2肢位內旋55度，第3肢位內旋15度，水平屈曲135度。

**運動處方④：**慢慢開始投球。

手術8週後　屈曲180度，第1肢位外旋70度，第2肢位外旋110度，第2肢位內旋55度，第3肢位內旋15度，水平屈曲135度。

**運動處方⑤：**慢慢開始接球。

手術10～11週後　可以擊球。可在壘間接球。

手術15週後　可遠投，完全重返球場。

### 圖3　手術後初期需要的運動治療

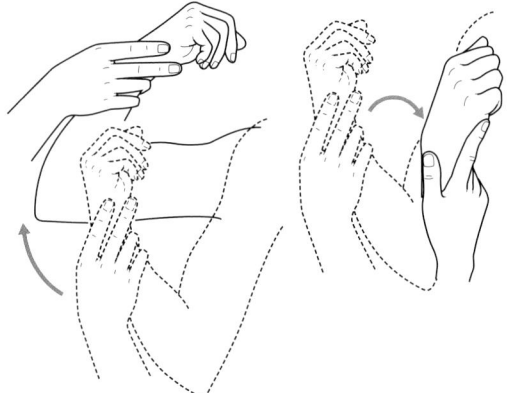
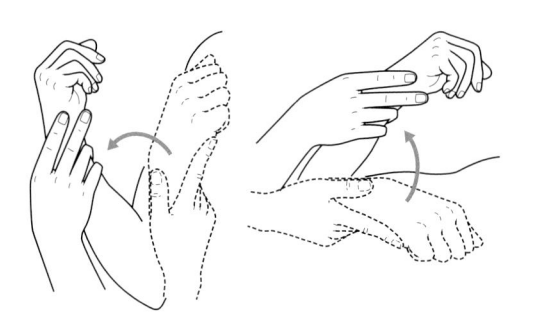

a. 進行肘深屈曲位的棘上肌前緣、下肩胛肌上緣的滑動運動訓練。從第1肢位外旋位各進行外展、內旋運動。

b. 肘深屈曲位的上盂肱韌帶(SGHL)、中盂肱韌帶(MGHL)伸張訓練。在第1肢位外旋和第2肢位外旋各進行SGHL、MGHL的伸張。

本病例是以完全回到球場為大前提，必須獲得良好的可活動範圍，因此，一面保護縫合部位一面進行手術後初期的運動治療是其重點。具體上，肱二頭肌長頭肌腱的張力不能加壓於BLC，要保持上關節盂唇的柔軟性。而且，必須特別預防滑車神經組織的沾黏。實際的處方是透過肘深屈曲位的棘上肌前緣、肩胛下肌上緣的滑動刺激和肘深屈曲位的第1、第2肢位的外旋操作，給予上盂肱韌帶(SGHL)、中盂肱韌帶(MGHL)適度的刺激以獲得良好的可動範圍(圖3)。

## 知識的要點

### 圖4　對SLAP lesion的各種誘發測試
有關對SLAP lesion的各種誘發測試的處方和效果。

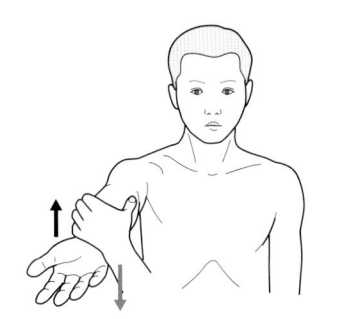

**a. 二頭肌牽扯測試(Biceps tension test)**
手技上和Speed test一樣，疼痛誘發部位是肩深部。
感度：60％　特異度：100％　精確度：90％

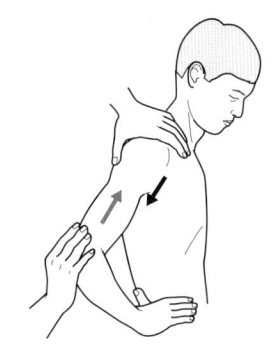

**b. 前滑測試(Anterior slide test)(Kibler測試)**
患者手插腰，將手肘向上推，診斷疼痛和疼痛性痙攣的有無。
感度：0％　特異度：95％　精確度：72％

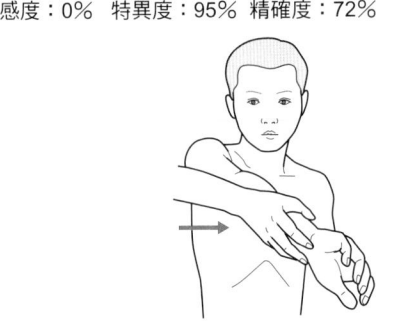

**c. Crank測試(Liu測試)**
在肩胛骨面160度的上舉位沿著肱骨軸壓和旋前旋後診斷疼痛和疼痛性痙攣的有無。
感度：71％　特異度：76％　精確度：75％

**d. SLAP prehension測試(水平內收測試)**
上肢以他動水平內收，肩內旋位有誘發性疼痛和疼痛性痙攣，而肩外旋位無誘發性疼痛時為陽性。
感度：80％　特異度：67％　精確度：70％

**e. O'Brien測試(Active compression測試)**
肩90度屈曲，10～15度水平內收、內旋位因為下方的負荷有誘發性疼痛和疼痛性痙攣，外旋位症狀減少或消失時為陽性。
感度：67％　特異度：43％　精確度：48％

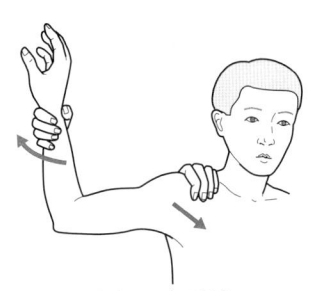

**f. Pain provocation測試(三森測試)**
在90度外展位強制進行外旋，強制增加前臂旋前、旋後，如果疼痛加劇則為陽性。
感度：100％　特異度：71％　精確度：78％

引用自文獻14)

# 24 外傷性肩關節前方脫臼的運動治療

**Check it !**

● 要依照脫臼來判斷損傷的組織，在損傷部位無壓力的情況下，即早開始運動治療預防攣縮很重要。

● 運動治療的時期分為初、中、後期，要注意每個時期的動作限制和療程。

## 外傷性肩關節脫臼的種類和損傷組織

肩關節脫臼分為前方脫臼、後方脫臼、上方脫臼、下方(垂直)脫臼，前方脫臼為90％，最多。

前方脫臼的損傷組織有關節囊、盂肱韌帶、關節盂唇、下肩胛肌、肱骨頭、以及關節窩骨折等。關節囊的損傷有關節囊破裂和關節囊無破裂，但關節窩的連接處受到損傷或伴隨關節盂唇剝離，關節囊鬆弛造成脫臼的情形。這個關節盂唇剝離稱為班卡比病變(Bankart lesion)。關節囊以前下盂肱韌帶(ALGHL)和後下盂肱韌帶(PLGHL)構成盂肱韌帶複合體(IGHLC)(圖1)。而且下盂肱韌帶連接在關節盂唇。像這樣，對前方的壓力使得這些複合體，尤其是下盂肱韌帶受到損傷。

此外，在上、中盂肱韌帶之間有叫做肩關節囊孔(Weitbrecht孔)的下肩胛肌黏液的開口部，在臨床上作為脫臼時的骨頭的通路。這個開口部如果閉塞，關節囊就無法擴大，產生嚴重的可動範圍限制。

### 圖1 肱韌帶複合體(IGHLC)的解剖

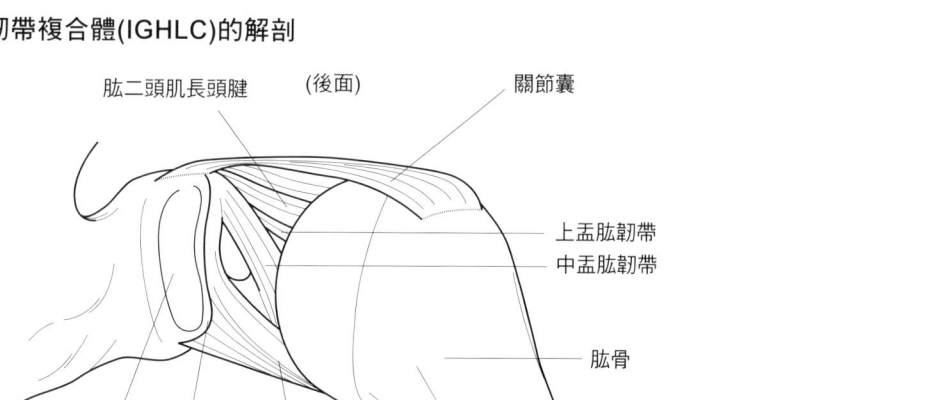
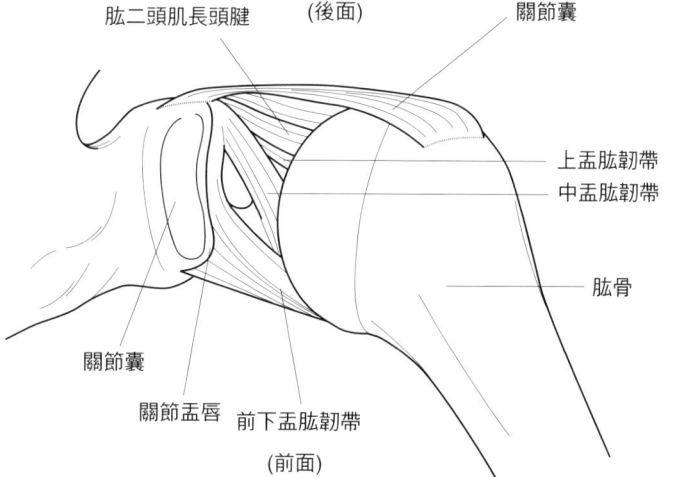

下盂肱韌帶複合體(IGHLC)的前方有中盂肱韌帶(MGHL)和前下盂肱韌帶(ALGHL)，控制骨頭前下方的不穩定性。後方有後下盂肱韌帶(PLGHL)，控制骨頭後下方的不穩定性。ALGHL和PLGHL間稱為腋下隱窩(axillary recess)，手腕上舉時從下方支持骨頭。

## 髖臼肱骨節律(gleno-humeral rhythm)

肩胛肱關節由肩胛骨關節窩和肱骨構成，關節窩的長徑約肱骨的一半，短徑約1/3，是小而淺不穩定的關節，因此靠關節盂唇擴大關節面。此外，為了要使關節穩定而有肌肉(特別是肌腱)、韌帶、關節囊。關節囊的後面是從關節盂唇，前面是從黏液腔開始。另外，為了加強關節囊，有前方的穩定組織前下盂肱韌帶(ALGHL)，後方的穩定組織後下盂肱韌帶(PIGHL)。這些綜合起來保持關節的低壓增加穩定性，再加上腱板機能性確保全面的穩定。前方脫臼是因為其中的前方支持組織有損傷而引發。肩膀的動作有肩胛骨和肱骨相對性移動的肩胛肱節律(scapulo-humeral rhythm)以及關節窩和肱骨頭相對性移動的髖臼肱骨節律(gleno-humeral rhythm)。這是關節窩的關節面和肱骨頭關節面的接觸面進行各種動作的軌跡。一般，隨肩關節的屈曲，肱骨頭會向後方軸回旋。此時，肱骨頭的關節軸心微傾，同時肱骨頭從關節盂的上部向下滑，肱骨頭會一點內旋(伸展時相反)[3]。外展時肱骨頭從關節窩的上部向下滑，此時，肱骨頭會一點外旋(內收時相反)[3]。在上肢下垂位隨著外旋，肱骨頭對關節窩向前滑(內旋時相反)[3]。實際上，這些都是綜合性的作用，其前進的軌跡更為複雜。脫臼是因為肩關節有損傷，所以骨頭會嚴重脫離，反之，因柔軟性減退骨頭的動作受限，致使疼痛等機能障礙產生的情況也有。不管哪種情況，必須注意關節窩和骨頭間的動性位置關係的變化來處置。

### 表1　肩胛窩肱關節的骨運動和關節內運動的關係

| shoulder | bone movement | | intra-articular movement |
|---|---|---|---|
| g-h jt. | Flex. | 0°→90° | spin |
| | | 90°→180° | inf.＋post.sliding |
| | Ext. | −180°→−90° | sup.＋ant. sliding |
| | | −90°→0°→60° | spin |
| | Abd. | | inf.＋ant. sliding |
| | Add. | | sup.＋post.sliding. |
| | Ext. rot. | | ant. sliding |
| | Int. rot. | | post. sliding |

宇都宮初夫：2000-2004年關節協會，第1,2,3,4,5版用

### 圖2　肩胛窩肱關節的關節內運動

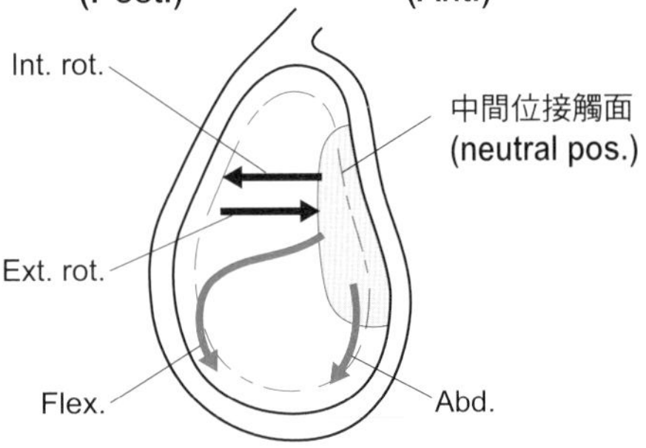

(Post.)　　　　　(Ant.)

Int. rot.

中間位接觸面
(neutral pos.)

Ext. rot.

Flex.　　　　　　Abd.

宇都宮初夫：引用自2000-2004年
關節協會，第1,2,3,4,5版

### 圖3　髖臼肱骨節律的損傷(外展)

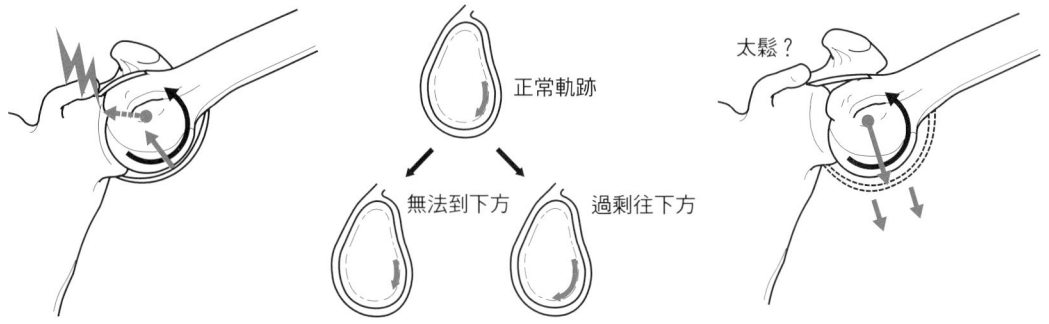

正常軌跡

無法到下方　　　過剩往下方

太鬆？

支持組織的損傷，不管是柔軟性降低或過多都會引起機能障礙。柔軟性降低就會如左所示向下的動作受限。結果會產生肩峰下的夾擊。反之，柔軟性過多就無法控制向下的動作而產生滑動。

## Case Study　外傷性肩關節前方脫臼的運動治療病例

這是對外傷性肩關節前方脫臼在胸壁固定一週後開始進行運動治療的病例。顧及到脫臼造成的損傷部位和修復期間，以治療為目的進行初、中、後期訓練。因本病例為高齡者所以預防攣縮為第一目的，將肩關節的固定期間縮短為1個星期。但是，一般韌帶的修復期間是6週，故禁止肩關節外旋20天，施行運動治療。

初期治療的2～4週，以維持肩關節後方支持組織的伸張性為目的。4～6週為中期治療，施行腱板訓練。到第6週肩關節的可動範圍已經改善，但肩胛骨固定肌的肌力有明顯退化。故第6週以後以加強肩胛骨固定肌肌力訓練為主。肩膀運動除了肩胛肱關節之外，也和肩胛胸廓關節有關，因此肩胛骨固定肌的肌力加強訓練很重要。

經過以上的治療，受傷8週後，可動範圍、肌力都好轉，脫臼不穩定感測試(anterior apprehension test)轉為陰性。從這些結果可再度確認到維持後方支持組織伸張性的重要性。

### ◆病例

70多歲。過往病史，家族病史中無特別註記。

### ◆現在病程

跌倒時，左肩關節輕度伸展、外展、外旋，左手肘著地受傷。在他院進行徒手整復。2天後到本院就診，在肩關節下垂內旋位以胸巾固定胸廓1週，第2週開始進行運動治療。

### ◆運動治療開始時的檢查結果

- 運動治療開始時的右肩關節(健康側)可動範圍為主動屈曲160度，伸展30度。
- 片上無關節盂唇剝離(Bankart lesion)。

### ◆理學治療過程

**受傷1週**　用胸巾固定胸廓

**受傷2～4週**　為了避免反覆性脫臼禁止肩關節前方伸張

**運動處方①**：以預防肩關節後方和下後方的關節囊短縮為目的。以坐姿屈曲軀幹、左回旋，以肩關節屈曲、內收、內旋的狀態進行彎身(stooping ex)運動(圖4)

**受傷4～6週**　不要加重肩關節前方的離解壓力使前方組織慢慢伸張

**運動處方②**：肩胛骨固定肌和動肌肌力訓練。

**運動處方③**：腱板訓練

棘下肌從肩胛下垂內旋位到中間位肩關節外旋運動。棘上肌從上肢下垂位到肩關節輕度屈曲，外展運動(0～30度)。下肩胛肌不進行外旋範圍的運動而進行肩關節輕度內旋位開始的內旋運動(圖5)。

**手術6週後**　屈曲160度，伸展15度，外旋70度。

**運動處方④**：進行增強上斜方肌中纖維、下纖維為主的肩胛骨上方旋轉肌肌力的訓練(圖6)。

**受傷8週**　屈曲165度，伸展30度，外旋80度，可保持上肢上舉位。

●

雖比一般提早進行運動治療，但初期維持後方的柔軟性和階段性進行前方組織的伸張，所以沒有造成反覆性肩關節脫臼，順利改善了肩關節機能。而且，限定動範圍的腱板訓練也對肩關節的穩定有效。

**圖4　彎身(Stooping ex)**

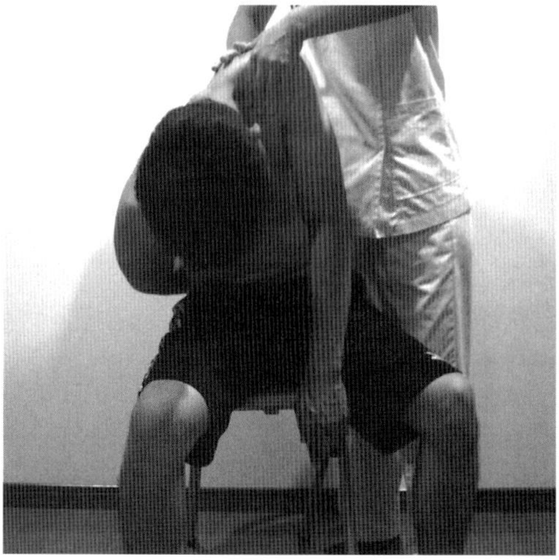

治療師將肩胛骨固定在內收、下回旋方向，然後讓患者體幹前屈，左回旋。這樣在不增加肩關節前方壓力的狀態，肩胛骨上關節屈曲，內收，內旋使肩關節向後下方伸張，在體幹挺直前不可鬆開固定。

圖5 腱板訓練(肩胛骨下)

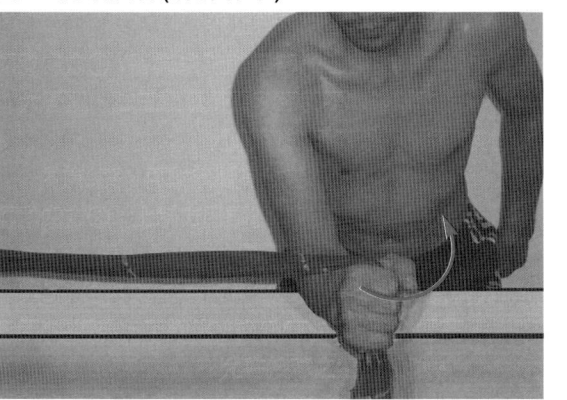

將肩關節內外旋中間位當作起始位，從這裡開始進行內旋運動和下肩胛肌的外旋運動。

圖6 肩胛骨上方旋轉肌肌力的增強訓練

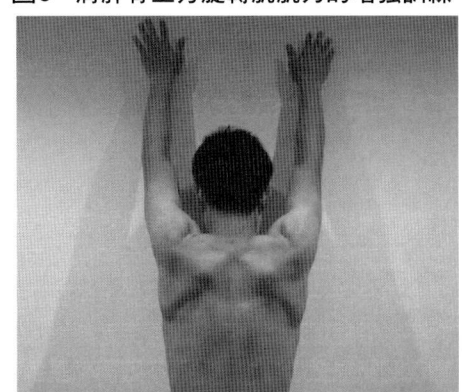

面向牆壁，手撐肩關節上舉位，從這裡保持手微微上浮的狀態。要注意上斜方肌上纖維的過度收縮。

## 知識的重點

### ●對肩關節前方脫臼的外旋位固定

井樋醫生認為脫臼整復後的血腫可能是外旋位固定時因為下肩胛肌鬆弛而集中在前方。因此可將Bankart損傷(關節窩緣撕脫)部壓開，採用外旋位固定將關節囊和剝離關節盂唇整復[2]。

圖7 外旋位固定

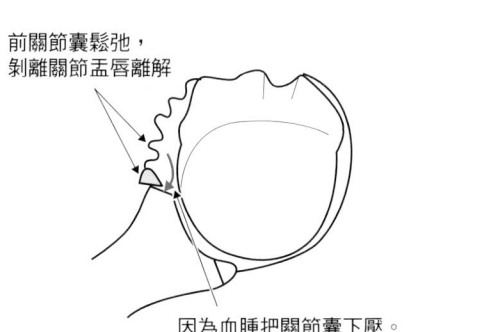

內旋位固定

前關節囊鬆弛，
剝離關節盂唇離解

因為血腫把關節囊下壓。

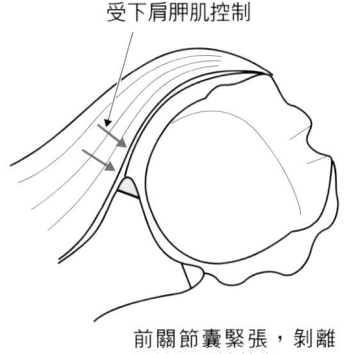

外旋位固定
受下肩胛肌控制

前關節囊緊張，剝離
關節盂唇被整復。

圖8 外旋位固定矯具

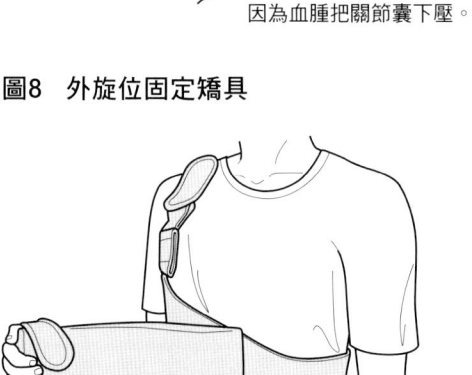

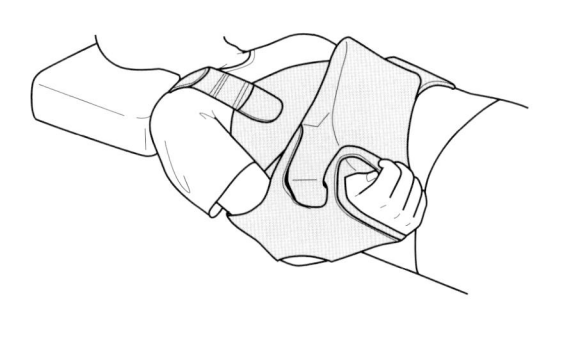

# 25 對反覆性肩關節脫臼施行Bristow變法後的運動治療

## *Check it!*

- ●反覆性肩關節脫臼病例使用的手術之一有Bristow變法。
- ●本法將連接於喙突前端的喙突腕肌、肱二頭肌短頭腱直接移位到肩胛頸前面防止肱骨頭向前下方部位脫落。
- ●這是再脫臼率極低，可獲得穩定肩關節的手術，但是手術後若初期就過度要求肩關節外旋角度的話，有可能會產生肩關節不穩定。

## Bristow變法的手術和再脫臼率

　　Bristow變法是反覆性肩關節脫臼使用的手術之一，在補強因為反覆產生的肩關節前方脫臼造成脆弱化的肩關節前方的軟組織。

　　本法是沿著喙突內側到三角肌胸大肌間溝向下方呈S字形切開7～8cm，之後將三角肌和胸大肌間、喙突腕肌和小胸肌間、還有下肩胛肌壓開，露出喙突和肩胛頸部。將附著在喙突前端約15mm處的喙突腕肌、肱二頭肌短頭腱剪斷，移位到肩胛頸前面，用螺釘固定(圖1)。最後在麻醉下確認肩關節脫臼肢位的(外展、外旋位)喙突腕肌等並無緊張以及肱骨頭也沒有向前下方脫落之後結束治療。本法是將喙突前端的連接部直接移行，所以可以防止肩關節在強制外展、外旋的脫臼肢位肱骨頭向前下方脫臼。

　　根據報告，本法的再脫臼率為1～3％或0，只要手術確實加上適當的治療就可以獲得穩定的肩關節。

圖1　喙突移植部(Bristow變法)

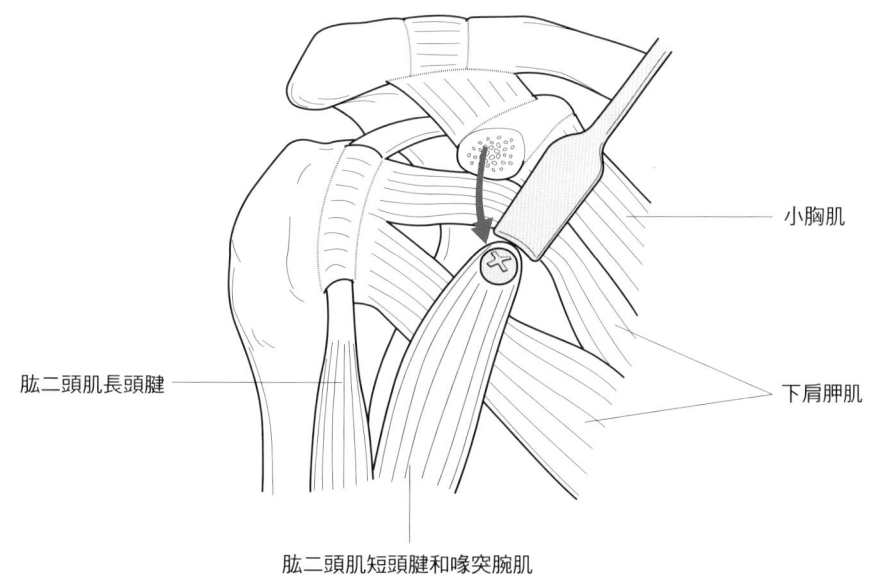

小胸肌

肱二頭肌長頭腱

下肩胛肌

肱二頭肌短頭腱和喙突腕肌

在喙突尖端將喙突腕肌和肱二頭肌短頭腱切斷，在肩胛頸前面用螺釘固定

## Bristow變法的穩定化理論

為了防止反覆肩關節前方脫臼造成關節囊等前方軟組織脆弱化以及肱骨頭向前方脫落，作為穩定器的機能要進行肌腱移位恢復其機能。

Bristow法是將連接在的喙突前端的喙突腕肌和肱二頭肌短頭腱移位到肩胛頸前面。移位的喙突作為骨塊作用的同時，在肩關節外展、外旋位因為移行肌腱的緊張，形成肌性防禦，防止肱骨頭向前方脫落。又在喙突移位時，是將下肩胛肌的中央部剝開，將骨頭片固定在肩胛骨，因此在肩關節外展、外旋位移行肌腱可控制下肩胛下部上升，更加強化肩關節前下方肌性防禦(圖2)。

另外，喙突腕肌、肱二頭肌短頭腱的走向，除了肩關節外展、外旋位外，在肩關節伸展位也會增加緊張，從肩胛股面後方部產生制動作用。

本法手術後幾週間會以胸巾或三角巾固定胸壁。關節囊的前方部，特別是前下方部，在鬆弛的狀態下靜態數週後會產生沾黏和瘢痕。這和其他疾患受傷或手術後產生機能障礙形成的沾黏和瘢痕的意義不同，這是為了穩定肩關節前下方需要的沾黏，某程度的外旋限制的殘存對本法施行後有需要。如果和其他疾患的術後初期一樣，著重在肩關節可動範圍(ROM)的改善，反而會造成肩關節的不穩定，需要注意。

### 圖2 利用移位骨頭片以及移位肌腱制動(Bristow變法)

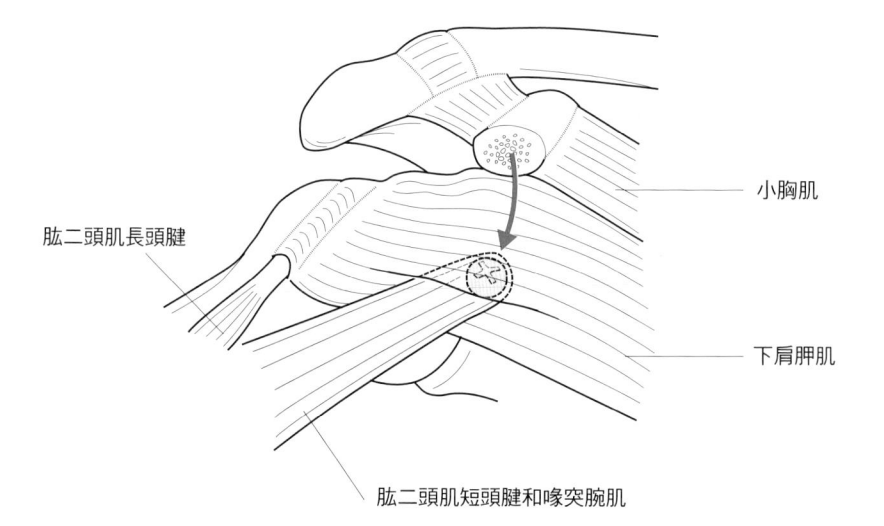

肱二頭肌長頭腱

小胸肌

下肩胛肌

肱二頭肌短頭腱和喙突腕肌

在肩關節外展、外旋位的移植骨片以及移行腱阻止骨頭脫落。

## Case Study　對反覆性肩關節脫臼施行Bristow變法病例

　　這是對反覆性肩關節脫臼施行Bristow法的病例。本法是在加強喪失肩關節前方支持性的肌骨，在施行手術的運動治療時，直到移植骨頭片穩定為止要注意喙突腕肌、肱二頭肌的肌收縮和靜止張力的發生，同時也要注意肩關節外旋造成的下肩胛肌的伸張。但肩關節內收、內旋位的彎身運動對移植骨頭片的壓力少，作為手術後初期的運動為安全。在移植骨片穩定為止的手術後6週前後，運動治療的目的需從關節可動範圍的維持轉為擴大，進行術後的運動治療。

◆病例

20多歲。男性。第一次肩關節前方脫臼後沒有完全固定，10多歲開始重覆數次肩關節脫臼。

◆現在病程

要撿拾身體側方的東西而上肢上舉，外展時，因咳嗽造成肩關節為強制外展、外旋位而受傷。被診斷為反覆性肩關節脫臼，接受手術治療。手術後，經過2週的胸壁固定，開始運動治療，但手術部位附近疼痛無法進行完全的彎身運動。經過X光照射得知所移植的骨頭片不穩定，又再度手術，經過1星期再固定後，開始運動治療。

◆運動治療過程

手術1週後　開始運動治療

**運動處方①**：綁三角巾(肩關節內收、內旋位)做彎身運動

**運動處方②**：肩關節內收、內旋位的肘關節到90度的他動伸展運動，肘關節90度屈曲位的他動屈曲運動

**運動處方③**：前臂的他動旋後，主動旋前運動，手指的掌握運動

手術3週後　除去三角巾

**運動處方④**：三角巾除去，繼續彎身運動

**運動處方⑤**：改善肘關節屈曲攣縮，肩關節內收、內旋位肘關節到0度的主動伸展運動

**運動處方⑥**：肘完全屈曲位的前臂自動旋後

手術5週後

**運動處方⑦**：確實引用得肩關節90度屈曲的屈曲範圍。

**運動處方⑧**：開始肘關節主動屈曲

手術6週後　骨頭片穩定期

**運動治療目的**：引用得肩關節屈曲120度，下垂位到外旋5度的可動範圍，強化內肌

**運動處方⑨**：肩關節外旋可動範圍訓練開始

**運動處方⑩**：去除肩關節攣縮
外旋限制明顯，施行喙突肱韌帶、關節囊(前、後、後下方)的伸張。

**運動處方⑪**：改善肩胛帶機能強化內肌

手術12週後

**運動處方⑫**：第2肢位外旋可動範圍的擴大

**運動處方⑬**：肱二頭肌的強烈抵抗運動

約經過1年時　雖然健康側還留約10%的外旋限制，但肩關節的不穩定已消失，獲得圓滿結果，運動治療結束。

　　本病例是對移植骨頭片不穩定而再施行手術的病例，雖然，最後外旋限制的健康側比還有10%，但不穩定性已完全消失。手術後初期顧慮移植骨頭片的不穩定，施行的肩關節水平內收、內旋位彎身運動維持了關節囊後方的柔軟性，有效初期改善肩關節屈曲範圍。骨頭片穩定後需要依順序擴大外旋範圍，但是太早擴大外旋範圍可能因為瘢痕而無法十分穩定，有需要延後時間。

**圖3 治療經過**

| 手術後 | 1週(綁三角巾) | 3週(除去三角巾) | 5週 |
|---|---|---|---|
| 肩關節 | **Stooping ex①**<br>★綁著三角巾<br>　在肩內收、內旋位進行<br><br><br>★考慮肱二頭肌、<br>　喙突腕肌的影響，<br>　在肩內旋肘屈曲位<br>　進行 | **Stooping ex④**<br>★除去三角巾<br>　在肘伸展位進行<br>　肩水平內收，<br>　和①相比，實行時<br>　會擴大後方關節囊 | **Stooping ex⑦**<br>★屈曲位擴大的<br>　鐘擺運動<br><br>★減少肩伸展運動 |
| 肘關節 | 90度開始的他動屈曲②<br>到90度為止的伸展<br><br>主動旋前運動③<br>他動旋後運動<br>★進行時要考慮對<br>　肱二頭肌的影響 | 到0度為止的主動伸展⑤<br>★最好在肩關節內收、<br>　內旋位進行<br><br>在肘完全位屈曲<br>的前臂主動旋後運動⑥ | 允許強力抵抗<br>肘屈曲下的⑧ |

需注意不要過早改善
外旋角度

| 手術後 | 6週(骨片穩定期) | 12週 | 24週 |
|---|---|---|---|
| 肩關節 | 屈曲範圍的擴大<br>第1肢位旋運動開始<br>外旋範圍的改善⑨<br><br>★對象組織<br>　下肩胛肌(特別是上方)<br>　棘上肌(特別是前方)<br>　喙突肱韌帶的瘢痕<br><br>肩胛帶機能的改善⑪<br>★強化內肌<br>特別是強化下肩胛肌 | → 外旋可動範圍擴大<br>　第2肢位外旋運動的開始⑫<br><br>★對象組織<br>　前下方支持組織<br>　下肩胛肌(特別是下方)<br>　前下方瘢痕組織 | 肩、肘關節機能的改善計劃，運動治療完成的目標（時期） |
| 肘關節 | 屈ADL上肘的使用<br>可無限制<br>★但，禁止拿重物 | 開始肱二頭肌的強力<br>抵抗運動⑬ | |

101

## Check it!

● 班卡氏病變(Bankart lesion)是指肩胛骨關節窩前下方的關節囊、關節盂唇複合體的剝離。

● 和關節囊結合的關節盂唇的作用在保持連接於關節緣的肱骨頭關節窩上的重心。

● 手術後的運動治療以組織修復為最優先，防止初期治療的炎症復發，抑制肌腱板的過度緊張為其重點。

## 關節鏡手術Bankart 法

班卡氏病變(Bankart lesion)是指關節窩前下方的關節囊、關節盂唇複合體的剝離，是反覆性肩關節前方脫臼的常見病例。因為剝離造成下盂肱韌帶的鬆弛，喪失脫臼肢位主要的穩定器功能。

關節鏡手術Bankart法是要將產生機能性缺損的前下盂肱韌帶-關節盂唇複合體做解剖學性的重建。損傷後很多關節盂唇有某程度的新血管和細胞浸潤，可望重建修復。本院手術是使用關節盂唇的縫合術式(MITEK)(圖1)。

前下方關節盂唇[2)]有很大的游離緣和纖維軟骨組織，關節囊的連接範圍也很大。因此，前下方關節盂唇有很大的強度，可接受前下方的壓力，具有制動肱骨頭的能力。為了增加修復組織的縫合面，擴大肩胛骨關節窩，可想辦法插入多重的固定釘等。固定器一支的拉拔強度是23kg，手術後不會有固定器和縫合線的破損。

對於因為關節囊嚴重鬆弛而下垂或中盂肱韌帶和前下盂肱韌帶之間有細縫時要增加關節囊、韌帶的縫縮。

### 圖1 關節鏡手術Bankart修復術

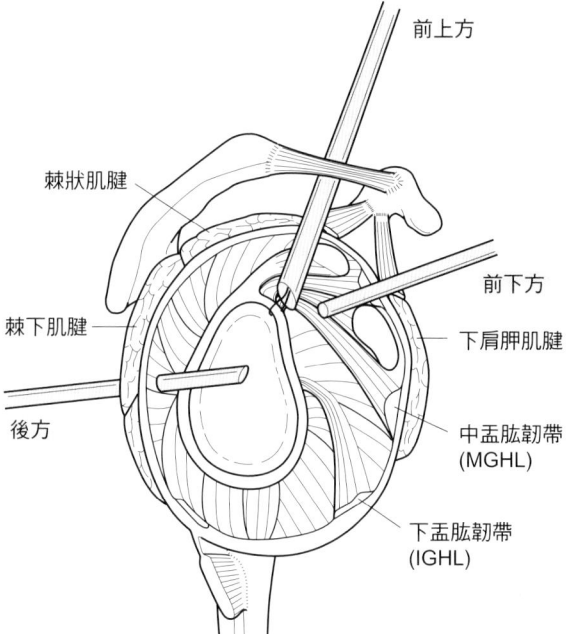

前上方

棘狀肌腱

前下方

棘下肌腱

下肩胛肌腱

後方

中盂肱韌帶 (MGHL)

下盂肱韌帶 (IGHL)

**穿刺：**
以下3處穿刺為原則
· 後方(肩峰後側角2～3cm內側下方。從棘下肌和關節囊刺入)
· 前上方(從肱二頭肌長頭腱和棘上肌間的轉肌袖 (RI)刺入)
· 前下方(從喙突外側緣貫穿轉肌袖(RI)，通過肩胛下肌刺入關節內：約4～5點)

**基本操作：**
① 內視鏡診斷(掌握詳細病態)
② 關節內清創(去除不要的滑膜，游離體)
③ 關節囊-關節盂唇複合體的關節治療(為了重建複合體適當的緊張狀態)
④ 肩胛骨頸部的新鮮化(為了修補建立血行豐富的環境)
⑤ 關節囊-韌帶複合體的的縫縮、固定(用縫合術式固定)

## 關節盂唇的穩定組織-包括和關節囊的結合強度關係

　　關節盂唇是存在於關節囊和關節緣間的細長纖維軟骨帶。關節盂唇連接於關節緣，補強關節窩凹面構造，擴大和骨頭的接觸面(增加附著力)。關節盂唇使凹面深度擴大5～9㎜，如果沒有這部分關節囊-關節盂唇的連接就會少50％[4]。實驗證實將關節盂唇切除時，因為平均少了20％的附著力會產生骨頭脫臼[5]。

　　骨頭一旦從關節窩上的重心位脫落，關節囊會增加抵抗脫落方向的張力，是修正骨頭運動向量方向的穩定組織[6]。再加上腱板肌群，形成機能性的關節囊補助

　　以下是有關關節盂唇的穩定組織和弱點。

①關節盂唇的細微纖維有3層構造，由網狀構造和層狀構造形成，分為可以伸縮的最表層、表層、和沿著關節盂唇呈輪狀走向的深層[3]。深部纖維和關節囊為直向貫穿纖維與關節軟骨相連，但因和關節緣相連的纖維較少，一部分受到外力加壓就容易損傷[1]。

②肩胛骨關節窩和關節盂唇的連接方式是[7]，最上方的關節盂唇(10點半～1點半的位置)會脫離76％，但下方幾乎無脫離。下關節盂唇很牢固的連接在關節窩加強關節的穩定性。但關節盂唇和關節囊(3點～9點位置)之中，前下方的強度比其他部位弱。

③從組織學來探索猴子的肩關節囊的神經末梢得知[9]，關節囊的型態學上有自由神經末梢、巴齊尼氏型神經末梢、洛弗尼型神經末梢存在，自由神經末梢分佈於關節囊的各處，巴齊尼氏型神經末梢、洛弗尼型神經末梢大多存在於關節囊和關節盂唇的移動部位，關節盂唇本身只存在於自由神經末梢。關節囊的功能是反饋的動態支持組織的感應器(圖2)。

④關節盂唇的作用是嵌入肱骨頭的表層緩衝器，對外力有深層軟墊作用，靠肱關節韌帶承受強大纖維，故較可承受外力[3]。

### 圖2　關節囊的機械感受器反應結構

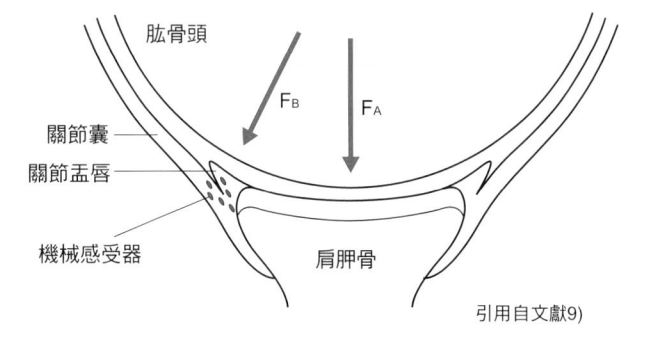

肱骨頭
$F_B$　$F_A$
關節囊
關節盂唇
機械感受器
肩胛骨

引用自文獻9)

骨頭力量往關節窩中央($F_A$)時，關節囊和關節盂唇沒有負荷，呈穩定的狀態。但相反的，脫離關節窩($F_B$)，也就是脫臼時，機械感受器會受刺激而反應。

這是足球賽中出現右肩反覆性脫臼，施行關節鏡手術Bankart法之病例。根據關節鏡觀察得知11點～4點半間位置的關節盂唇有剝離(Bankart lesion＋SLAP lesion)和2～4點半位置的前方關節囊有損傷。手術用吸收性縫合材將1點、3點、4點位置的關節盂唇固定，也將前方關節囊縫合。

進行運動治療時的問題多半是手術後的攣縮。從手術約第3週後開始發生攣縮，所以從這個時期開始進行肩胛肱關節的可動範圍訓練。並不是所有的病例在這個時期都減輕疼痛有順利的過程。勉強進行可動範圍訓練反而會使炎症復發，造成軟組織在治療過程產生瘢痕、組織肥厚，拖延了可動範圍的恢復。手術後，前上方、前方組織在骨頭向上前方偏位的狀態下進行積極性的上舉訓練，等於忽視骨頭的生理位置，多半會造成治療的盲點。手術後3週開始的運動治療要以炎症不復發和減輕腱板肌群袖的緊張為前題，來決定是否能夠按照預定表進行高空運動。而且，這也關係重返球場後肩膀的適應與否。

◆**病例**

10多歲。

◆**現在病程**

足球賽中搶球時，因球被踢走，造成右肩因為被迫水平伸展前方脫臼。傷後在其他醫院進行運動治療，同時仍繼續在球場比賽，結果3個月裡脫臼4次，變成反覆性脫臼。受傷5個月後被介紹到本院進行手術，受傷6個月時施行手術。

◆**運動治療開始時的檢查結果**

• 在本院沒有施行手術前的運動治療。

◆**運動治療過程**

手術　關節鏡手術Bankart 法。到第3週以三角巾固定(胸巾2天就拿掉)。為了預防夜間痛、靜態時痛，所以採不造成肌肉過度緊張的靜態肢位運動治療。

**運動處方①**：肩胛肱關節施行不造成疼痛的肩胛骨周圍肌、體幹肌的伸張，肘伸屈運動、緊握運動。

手術3週後　上舉150度，第1肢位外旋15度。

上舉以能順利進行彎身運動為第一考量，不進行強迫性上舉訓練。第1肢位外旋施行下肩胛肌、棘上肌、肱二頭肌和小胸肌的伸張運動，小心緩和前方關節囊的緊張。

**運動處方②**：右肩可動範圍訓練在疼痛下開始(彎身運動、肩胛帶的主動運動)。

手術10週後　上舉175度，第1肢位外旋70度，第2肢位外旋80度，第2肢位內旋60度，第3肢位內旋15度。

開始守門員以外的高空運動。

手術12週後　右肩腱板肌力：5，上斜方肌下纖維：右3，前鋸肌：右4

手術14週後　上舉180度，第1肢位外旋70度，第2肢位外旋85度，第2肢位內旋70度，第3肢位內旋20度。

以塑膠球從輕負荷的投球動坐開始(可能不會有問題無疼痛)。

手術16週後　重返球場

進行關節鏡手術Bankart 法的病例多半有手術後攣縮的問題。本病例到手術後1個半月，被限制的可動範圍是右肩上舉150度，第1肢位外旋到30度。手術後太早使用患肢會增加炎症，加重疼痛，造成可動範圍不良。在開始可動範圍訓練時一定要在日常生活活動不會疼痛的範圍內使用，依病例有時候會使用三角巾。禁止外旋、水平伸展動作不是為了防止再脫臼而是不增加前方組織機械性的刺激。運動治療是一邊以組織修復為優先一邊施行降低轉肌袖和肩胛骨周圍肌負荷的反覆收縮(伸張)或穩定肩胛胸廓關節為主的運動。

手術後因前方組織縫縮一定會造成組織前方硬化和原來柔軟的喙突肱韌帶和前上方部的瘢痕使骨頭向上。這個狀態下積極的上舉運動會影響骨頭生理性的位置造成前方、前上方組織的壓力，常是治療上的盲點。初期的治療以流程圖來示之(圖3)。

此外，雖然都以調整肩胛骨排列異常(前胸部柔軟性、上斜方肌下纖維等)或進行競技動作等指導為運動治療重點，但其實問題往往是在妨礙初期組織修復治療的壓力上。

圖3　治療流程

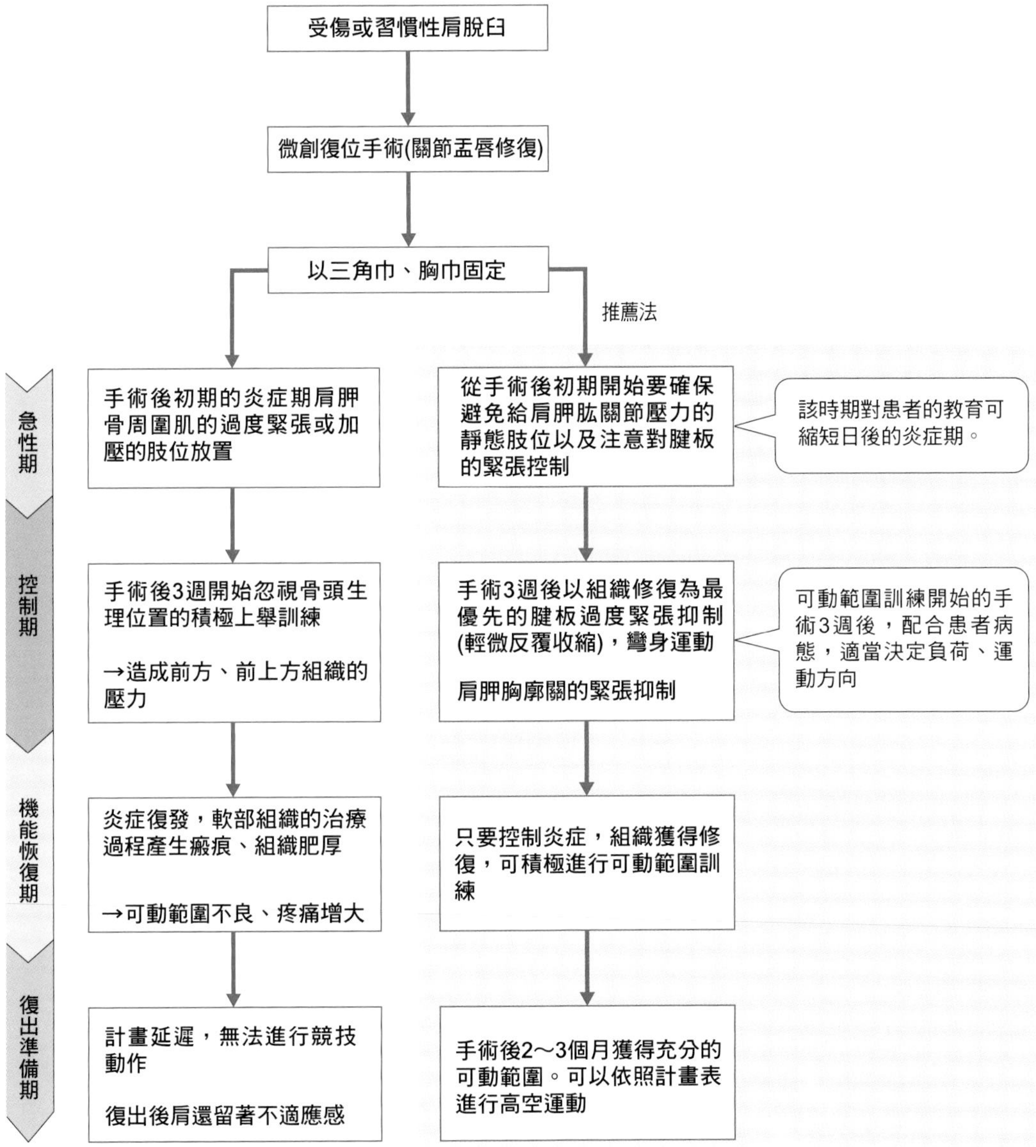

受傷或習慣性肩脫臼

↓

微創復位手術(關節盂唇修復)

↓

以三角巾、胸巾固定

推薦法

**急性期**

手術後初期的炎症期肩胛骨周圍肌的過度緊張或加壓的肢位放置

從手術後初期開始要確保避免給予肩胛肱關節壓力的靜態肢位以及注意對腱板的緊張控制

> 該時期對患者的教育可縮短日後的炎症期。

↓

**控制期**

手術後3週開始忽視骨頭生理位置的積極上舉訓練

→造成前方、前上方組織的壓力

手術3週後以組織修復為最優先的腱板過度緊張抑制(輕微反覆收縮)，彎身運動

肩胛胸廓關的緊張抑制

> 可動範圍訓練開始的手術3週後，配合患者病態，適當決定負荷、運動方向

↓

**機能恢復期**

炎症復發，軟部組織的治療過程產生瘢痕、組織肥厚

→可動範圍不良、疼痛增大

只要控制炎症，組織獲得修復，可積極進行可動範圍訓練

↓

**復出準備期**

計畫延遲，無法進行競技動作

復出後肩還留著不適應感

手術後2～3個月獲得充分的可動範圍。可以依照計畫表進行高空運動

# 27 對肩鎖關節脫臼施行Phemister變法後的運動治療

## Check it !

- ●對肩鎖關節脫臼要確認程度，找出損傷的軟組織。
- ●肩鎖關節在肩胛骨運動開始時也會同時移動，反之只要肩胛骨不動，其他部位動也沒問題。
- ●不管是保存療法或微創復位手術，初期進行運動治療時要控制不要讓肩鎖關節產生關節運動。

## 肩鎖關節脫臼的病態和分類

肩鎖關節脫臼是用X光片比較容易診斷出來的外傷性疾患。肩鎖關節(acromio-clavicular joint；A-Cjoint)位於鎖骨的外側和肩峰之間，隔著關節圓板(約20％損傷)相連接，而且周圍靠肩鎖韌帶補強。肩峰外側端的鎖骨關節面稍微向上，而鎖骨外側端的肩峰關節面像是與之對應般稍微向外下方，其結構很容易斷裂。

外力的受傷多半是跌落或跌倒造成肩膀直接強烈著地。肩鎖關節脫臼有數種分類，一般都用Tossy等的分類(其他還有Allman分類， Depalma分類，小孩的Damen-Rockwood-Cartis分類)。Tossy等的分類以3階段的等級來分(圖1)。

· · · · · · · · · · · · **知識的要點** · · · · · · · · · · · ·

圖1　Tossy的分類

等級Ⅰ　肩鎖韌帶的損傷

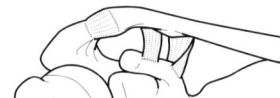

等級Ⅱ　肩鎖韌帶斷裂　　　　　　　　等級Ⅲ　喙突鎖骨韌帶斷裂

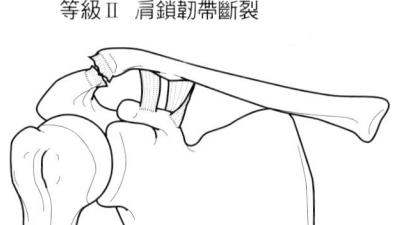

等級Ⅰ：　肩鎖關節的挫傷造成關節局部的疼痛、腫脹、壓痛。X光片裡只是關節脫臼。

等級Ⅱ：　關節局部的疼痛、腫脹、壓痛，手腕無法上舉。鎖骨外側端有突出。前後面負荷的X光片中，鎖骨和健康側相較得知，在關節的上下寬約1/2頭側有脫位。鎖骨下方骨皮質和喙突上端的距離也比健康側寬。從X光片的狀況來看圓錐韌帶和菱形韌帶都有不全斷裂。

等級Ⅲ：　鎖骨外側端有明顯變形，外側端向上後方皮下脫位。比較嚴重的障礙和健康側相較，約從關節寬的1/2重向頭側脫位。喙突鎖骨間距離也嚴重脫離。從X光片的狀況來看鎖骨喙突韌帶(圓錐韌帶和菱形韌帶)都完全斷裂。

## 鎖骨喙突韌帶的機能解剖學(C-C組織)

　　2個鎖骨喙突韌帶(coraco-clavicular ligament；C-C ligament)和鎖骨的機能解剖學的關係的總稱叫C-C組織。比例很小，但是有時候和圓錐韌帶結節之間會形成關節，總之是肩關節複合體的一個重要角色。鎖骨喙突韌帶分為從喙突的上面向鎖骨菱形韌帶線上外側的菱形韌帶(trapezoid ligament)和從喙突基部的底部向鎖骨圓錐韌帶結節稍微垂直走向的圓錐韌帶(conoid ligament)。這些韌帶分為3個組織。第1個組織是肩胛骨的支持，經由這些韌帶將肩胛骨提高。透過鎖骨將上肢和體幹連結的只有肩鎖韌帶和鎖骨喙突韌帶。可見是非常強韌的韌帶。第2個組織是防止肩胛骨滑向下內側的功能。如前述肩鎖關節從構造來看肩胛骨是容易向下內側滑的構造。從走向也可以理解其對抗斷力的功能。第3個組織是鎖骨和肩胛骨運動的牽引、緩衝。這是個別作用，棘鎖角(spino-humeral angle)減少時(相當於肩關節伸展。肩胛骨內收、下回旋)菱形韌帶，增加時(相當於肩關節屈曲。肩胛骨外展、上回旋)圓錐韌帶會緊張。

### 圖2　肩鎖關節周邊的解剖

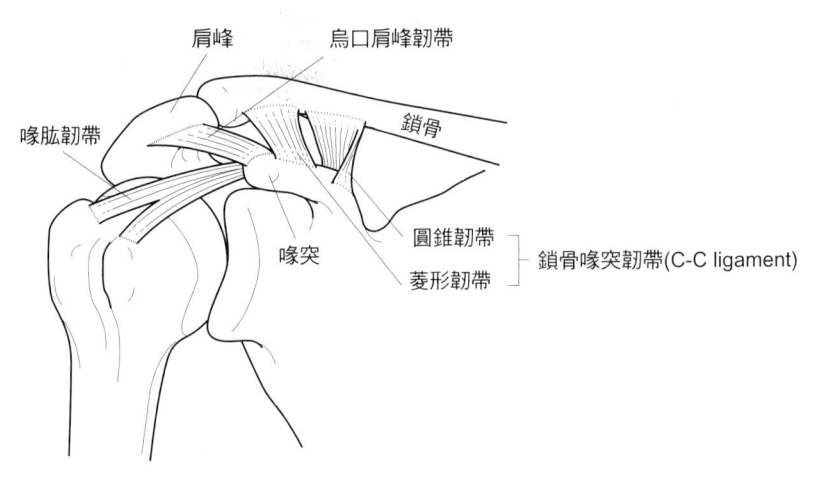

### 圖3　喙突周邊的解剖

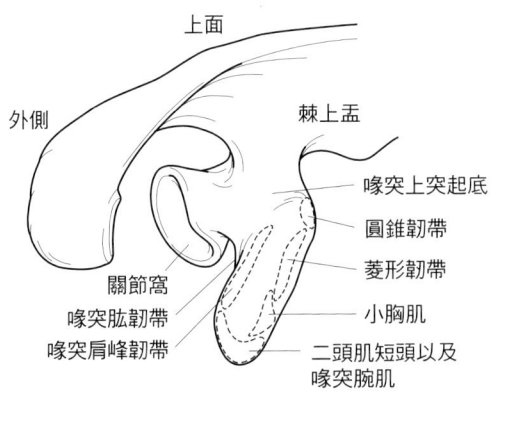

### 表1　制動肩鎖關節的相關韌帶(%)

| 轉位方向 | 圓錐韌帶 | 菱形韌帶 | 肩鎖韌帶 |
|---|---|---|---|
| 前方移動 | 70±11 | 18±9 | 12±11 |
| 後方移動 | 9±6 | 1 | 90±11 |
| 前方回旋 | 72±16 | 20±17 | 8±2 |
| 後方回旋 | 47±39 | 38±29 | 15±7 |
| 上方回旋 | 82±11 | 5 | 13±8 |
| 上方移動 | 62±14 | 15±18 | 22±9 |
| 伸張軸移動 | 8±8 | 1 | 91±10 |
| 壓縮軸移動 | 9±7 | 75±2 | 16±6 |
| 後方軸旋 | 2 | 15±15 | 83±12 |

(Fukuda.et at.1986)

　　脫臼從機能的觀點來看是關節機能出現缺陷，而從解剖學的觀點來看是關節囊的損傷綻，韌帶機能的損傷是其主因。肩鎖關節脫臼多半是因為運動外傷或跌倒等造成的受傷。本病例是足球賽中跌倒受傷的例子。其症狀為Tossy III型，肩鎖韌帶以及喙突鎖骨韌帶斷裂，4天後施行Phemister法。手術後以管狀繃帶固定，直到醫生拔釘為止的6星期進行90度屈曲的運動治療。顧及韌帶的修復，經過6星期的局部靜態，確保了關節可動範圍。雖然醫生允許到90度屈曲，其實還是對縫合韌帶有負荷，為了要維持肩胛肱關節的運動，仍確實固定肩胛骨進行6星期的彎身運動。在各部組織的柔軟性有限的環境中，以水平內收方向在肩關節內旋位移動，增加後下方的組織柔軟性是其重點。

◆ **病例**

20多歲，過往病史，家族病史中無特別註記。

◆ **現在病程**

足球賽中，跌倒受傷。疼痛沒有退，3天後就診。被診斷為左肩鎖關節脫臼(Tossy III型)，住院隔天施行手術。

◆ **運動治療過程**

手術　Phemister法。以管狀繃帶固定。

手術2週後　開始運動治療。拿掉管狀繃帶，以肩胛骨固定的狀態施行彎身運動。同時進行關節第1肢位的內外旋。運動治療之外以管狀繃帶固定。

手術6週後　拔釘。同時允許肩關節運動。主動進行一般的肩關節可動運動。最後評估限制原因，進行改善的同時以恢復肌力為目的。不止內外肌必需改善肩胛骨固定肌的活動性，並進行肌力增強訓練，使肩胛胸廓關節正確運動。

手術8週後　已復原到左右無差別狀態，治療結束。

●

　　手術後6週中需要保持局部靜態的是肩鎖關節、C-C組織，應該維持可動範圍的是肩胛肱關節。根據經驗，縫合非常堅固的韌帶最後還是會有鬆弛，這表示運動造成的負荷很大。為了長期的效果需十分注意不要增加阻礙韌帶修復的刺激。

**表2　韌帶損傷的組織學的修復狀態**

| 第1～3天 | 損傷後馬上在損傷部位形成血腫。之後出現細胞浸潤、毛細血管充血、皮下、肌膜下水腫。 |
| --- | --- |
| 1週後 | 關節腫脹，皮下組織，粗結合織有出血痕跡，毛細血管充血，細胞浸潤增加，變成肉芽組織，滑膜肥厚呈現浮腫狀，關節液增加。 |
| 2～3週 | 細胞浸潤，纖維芽細胞的增殖明顯，有鐵血黃素沈澱。 |
| 4週 | 膠質纖維增加但細胞浸潤減少。 |
| 6週 | 受傷部位幾乎痊癒，結合組織收縮纖維化。如果沒治療放置不管，8週後組織還是沒辦法復原。 |

※有關韌帶組織的機能性修復有各種實驗，多半是膝韌帶。

引用自文獻5)

## 表3　有關膝韌帶機能性的修復

| 武重 | 異常側的動搖性如果有固定6～8週大概可以恢復正常，若放置不管8週後還是沒改善。 |
| --- | --- |
| Clayton | 將狗的內側副韌帶切斷後縫合進行抗張力實驗時，6週可以恢復機能正常。 |
| 福林 | 家兔的實驗中在有張力的負荷下8週恢復5成。20週恢復7成左右。 |
| Noyes | 將猿猴關節固定8週時，前十字韌帶破裂強度降低到平均正常值的60％，再建前十字韌帶器質性需費時較長，經過一年韌帶還是比正常的弱。 |

引用自文獻5)

## 圖4　治療流程

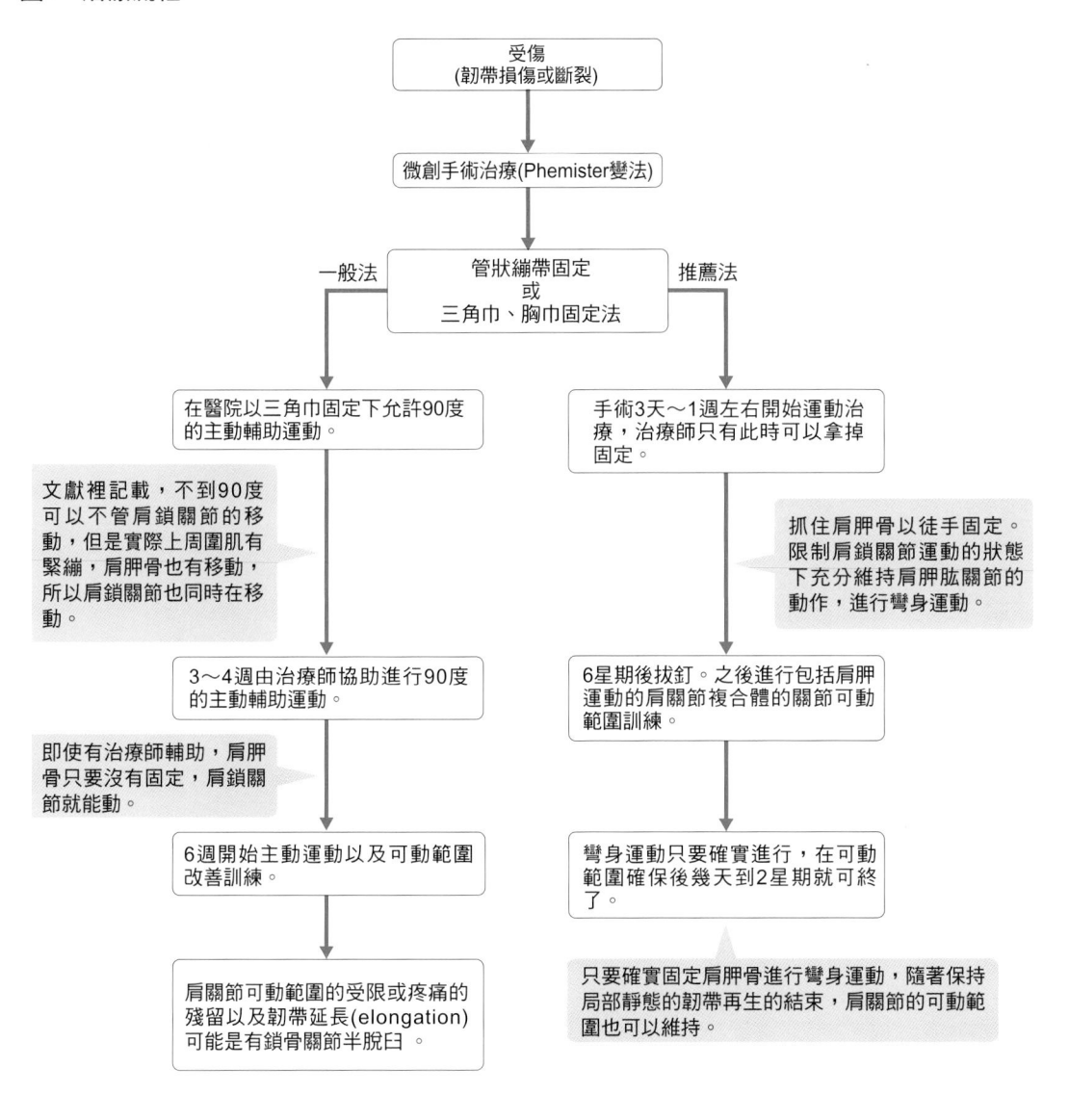

## Check it！

- 肩鎖關節脫臼以及鎖骨遠位端骨折後使用的Wolter plate內固定術，因有強大的固定力，多用於初期運動治療。
- 運動治療著重於手術後的初期到拔釘時為止，持續維持肩胛肱關節的可動範圍。
- 太過於依賴強大的固定力，過度持續強力運動的話肩峰和Wolter plate的鉤間可能產生問題。

### 對肩鎖關節脫臼的各種手術

- **Phemister法**(圖1a)　是用Kirschner鋼線從肩峰外緣穿過肩鎖關節面、鎖骨遠位端到鎖骨內，再刺穿鎖骨骨皮質固定的處方。原來的處方沒有縫合喙突鎖骨韌帶，但現在的Phemister變法多半有縫合。
- **Bosworth法**(圖1b)　將肩鎖關節保持在整復位，從鎖骨上面向喙突以一根Bosworth screw固定的處方。原來的處方沒有縫合烏口鎖骨韌帶，Bosworth變法有追加縫合。
- **Neviaser法**(圖1c)　將喙突肩峰韌帶在喙突側將連接的骨頭切離並使之上下反轉在鎖骨遠位端上面做移位縫合，重建肩鎖韌帶的處方。
- **Cadenat法**(圖1d)　將喙突肩峰韌帶在喙突側切離，將之在鎖骨下面做移位縫合，重建喙突鎖骨韌帶的處方。本法在肩峰側用螺絲釘將附著小骨頭片的鎖骨固定以Kirschner鋼線將肩鎖關節暫時固定的變法。
- **Dewar法**(圖1e)　這是將肱二頭肌、喙突腕肌、小胸肌的一部分移位到喙突前端也就是鎖骨下面，利用移位的肌肉下拉力整復鎖骨遠位端的處方。本法以Kirschner鋼線將肩鎖關節暫時固定的變法。
- **Weaver法**(圖1f )將脫臼的鎖骨遠位端切除約2cm，將從肩峰側切離的喙突肩峰韌帶移位到斷端的處方。這只有鎖骨遠位端殘留疼痛的舊病例才選擇的處方。

圖1　各種治療處方

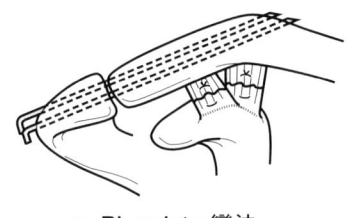 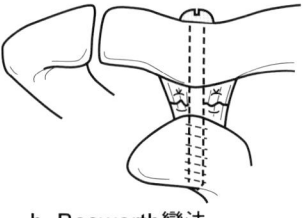 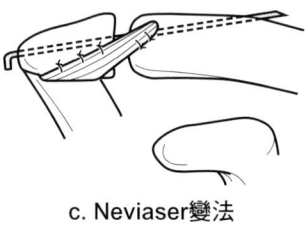

a. Phemister變法　　　b. Bosworth變法　　　c. Neviaser變法

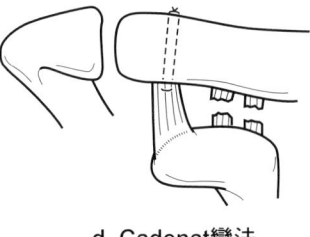 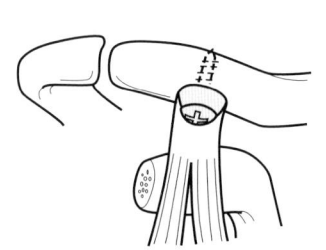 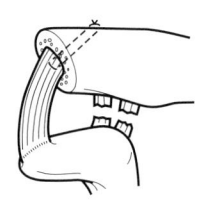

d. Cadenat變法　　　e. Dewar變法　　　f. Weaver變法

## Wolter plate固定術的特徵

Wolter plate固定術是在肩峰下面固定掛鉤，將金屬板用螺絲釘固定在鎖骨，將肩鎖關節脫臼固定的處方(圖2)。

Wolter plate固定術的優點是固定力強不需要外固定，因不直接影響肩鎖關節，所以從手術後初期就可以積極的進行肩關節的可動範圍訓練。而缺點是切皮和手術範圍大，鎖骨形狀很難配合金屬板、螺絲釘的位置、遠位骨頭片無法直接以金屬板固定，因掛鉤前端的刺激會產生疼痛而使鉤洞容易擴大等。

圖2　Wolter plate法

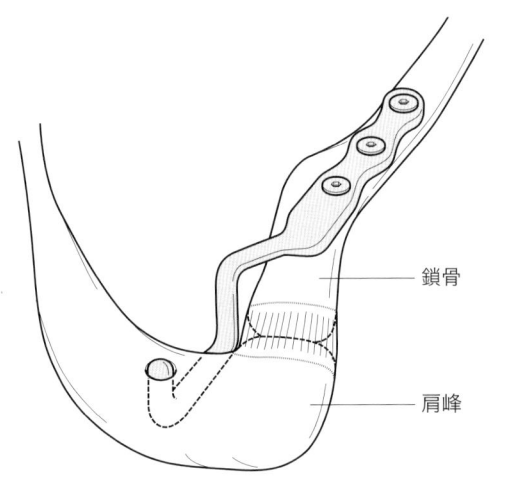

鎖骨

肩峰

Wolter plate的內固定力強，所以手術後初期就可以進行穩定的肩關節治療。Wolter plate的問題點是有時會因為金屬板前端的掛鉤前端的刺激或鉤洞的擴大(箭頭)，產生肩關節疼痛。

## Case Study　對Tossy Ⅲ型肩鎖關節脫臼施行Wolter plate固定術病例

這是騎腳踏車跌倒，造成肩鎖關節脫臼，以Wolter plate將肩鎖關節內固定的病例。手術一週後以三角巾做簡單的外固定，手術後馬上進行彎身運動預防肩胛肱關節攣縮。手術一週後追加輕微的腱板訓練。而以彎身運動維持肩胛肱關節可動範圍的實施直到手術後12週Wolter plat拔釘為止。拔釘後肩鎖關節有些攣縮。因此，手術12週後配合肩胛肱關節可動範圍的維持，也一併實施消除肩鎖關節的攣縮。肩關節機能順利改善，手術後15週運動治療結束。對肩鎖關節脫臼用Wolter plate的內固定可以利用強大的固定力積極進行彎身運動，直到拔釘為止做好肩胛肱關節可動範圍的維持，將獲得良好的治療成績。

### ◆病例
40多歲。無過去病例，沒有特別的家族病史。

### ◆現在病程
騎腳踏車撞倒障礙物跌倒受傷。到本院就診，被診斷出肩鎖關節脫臼。

### ◆運動治療開始時的狀態
・Tossy分類為Ⅲ型，肩關節因疼痛無法主動上舉。
・Piano Key sign為陽性。

### ◆運動治療過程
手術　以Wolter plate實施肩鎖關節內固定。
手術後

運動處方①：開始彎身運動(圖3)
手術1週後　維持肩胛肱關節的可動範圍

111

運動處方①：繼續彎身運動

運動處方②：在肩胛骨固定下維持第1、第2、第3
肢位的內、外旋可動範圍(圖4)

運動處方③：用健康側徒手在肩鎖關節固定下開
始腱板訓練

運動處方④：肩關節主動上舉在肩胛骨固定下允
許90度以下

手術4週後

運動處方①：繼續彎身運動

運動處方②：在肩胛骨固定下維持第1、第2、第3
肢位的內、外旋可動範圍

運動處方③：用健康側徒手在肩鎖關節固定下開
始腱板訓練。

運動處方④：在治療師的肩鎖關節固定下進行肩
關節上舉90度以下的三角肌、胸大肌的強化訓
練

手術12週後　拔釘，自、他動上舉160度。

運動處方①：從彎身運動變更為肩胛肱關節的他
動運動

運動處方②：去除肩鎖關節的攣縮

運動處方③：上斜方肌的中、下纖維的強化訓練。

手術15週後　肩關節的可動範圍限制消失，JOA
score為100分，運動治療結束。

## 圖3　Wolter plate固定術對彎身運動的實際情況

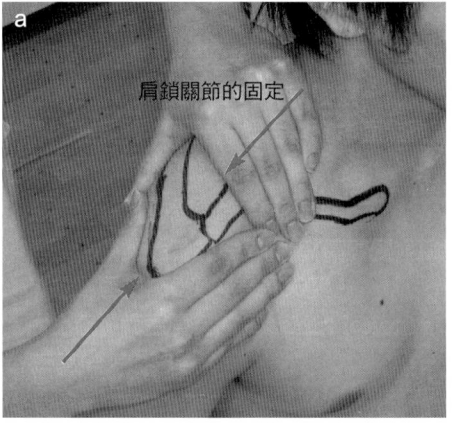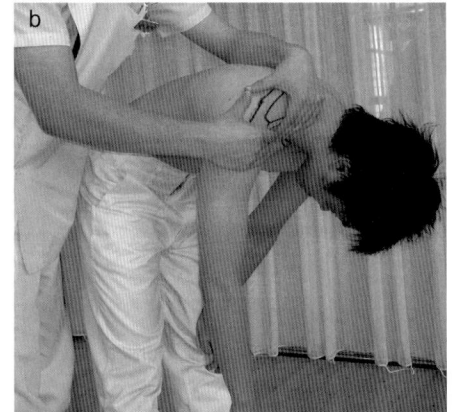

a. 肩鎖關節以徒手固定。
b. 患者將傷患側上肢放鬆，直接下垂緩緩將身體向前彎。目的在維持肩胛肱關節的可動範圍。
　因固定力強，可以進行穩定的治療。

## 圖4　Wolter plate固定術對各肢位的可動範圍維持訓練實際情況

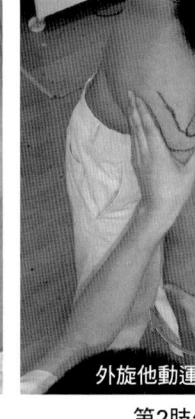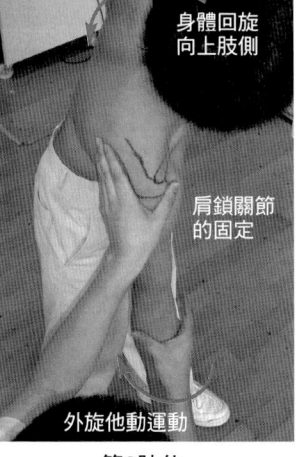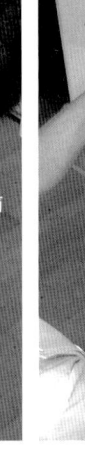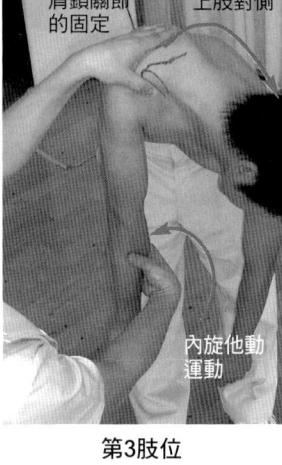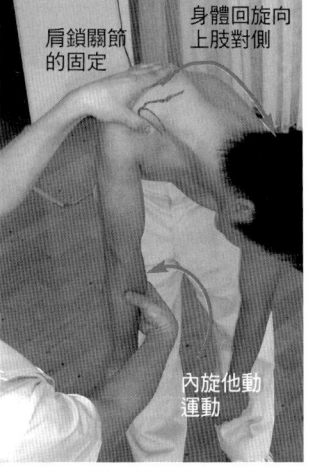

第1肢位　　　　　　　　第2肢位　　　　　　　　第3肢位

患者將傷患側上肢放鬆，治療師用一手固定肩胛骨，另一隻手操作上肢。

●講求高固定性的Wolter plate固定術和Phemister變法的術後運動治療的不同

　　Wolter plate的固定力高，可活用其強度積極進行初期運動治療。但是Phemister變法顧及鎖骨韌帶修復過程的初期運動治療比較重要。Phemister變法和Wolter plate固定術不同，其固定力較差，所以必須實施使肩鎖關節確實固定的初期運動治療。因此，彎身運動由兩位治療師進行，一位治療師確實將肩鎖關節固定，另一位則誘導上肢運動(圖5‧6)。

### 圖5　Phemister變法的彎身運動的實際情況

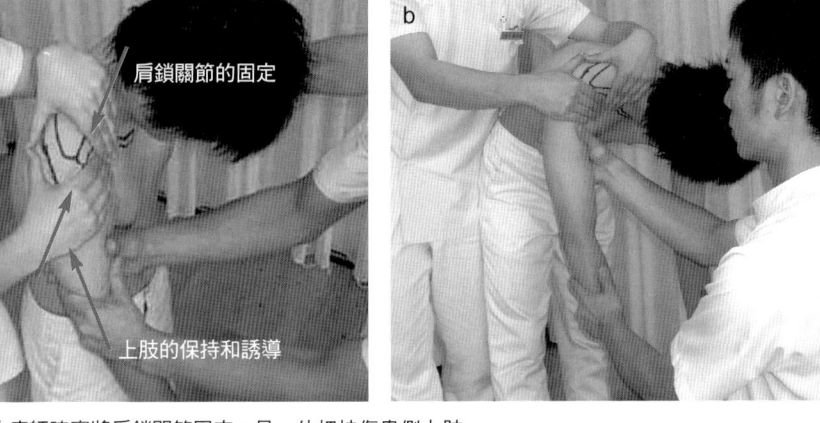
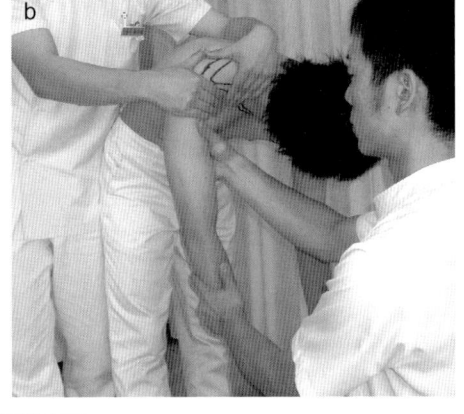

a. 一位治療師確實將肩鎖關節固定，另一位把持傷患側上肢。
b. 患者將傷患側上肢直接下垂緩緩將身體向前屈，把持傷患側上肢的治療師隨著前屈，小心誘導肩胛骨不要外展。

### 圖6　Phemister變法對各肢位的可動範圍維持訓練的實際情況

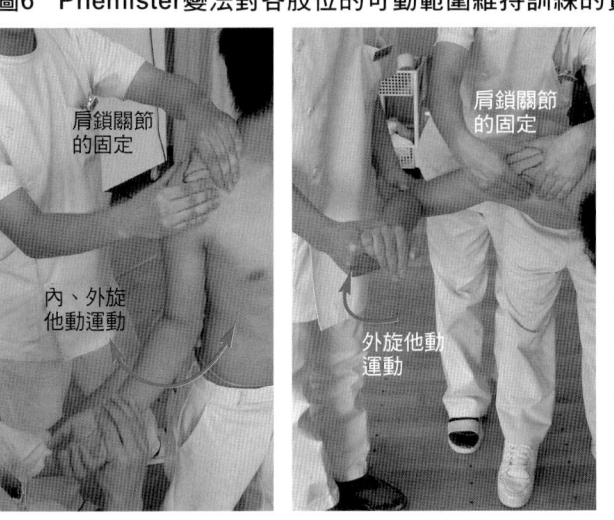
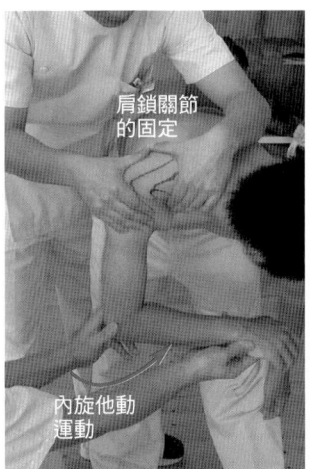

第1肢位　　　　　　　　　第2肢位　　　　　　　　　第3肢位

患者將傷患側上肢放鬆，一位治療師確實將肩鎖關節固定，另一位把持傷患側上肢操作。

# 肘關節

# 對肱骨外上髁骨折的運動治療

## Check it !

● 肱骨外上髁骨折從X光片分類，掌握遠位骨頭片的移位進行運動治療很重要。

● 肱骨外上髁骨折有時候會併發神經、血管損傷，必須確認手指的運動、感覺障礙。

● 肱骨外上髁骨折後的運動治療要理解上臂肌、上臂三頭肌內側頭的解剖學特徵，從初期開始促進其收縮，有助於肘關節可動範圍的改善。

## 肱骨外上髁骨折

比起小孩，成人的肱骨外上髁骨折頻率較少。但這是四肢的骨折中比較難治療的骨折，治療師也感到困難，多半無法獲得滿意治療的成效。關於可動範圍，Jupiter[1]認為肘關節伸展－15度以上，屈曲130度以上為Excellent(表1)。但得知在該報告中獲得Excellent的34人中有13人在治療之後的結果並不好。

骨折型的分類一般使用AO分類[2](圖1)。該分類中的完全關節內骨折類型C和外上髁部多骨片化類型A3的治療結果多半不理想[3]。運動治療開始時期的延遲、高齡、異所性骨化的存在等，都是癒後不良的原因，在進行運動治療時要留意骨化性肌炎的發生，手術後初期的運動可能拖延骨癒合，要注意不要演變成骨變形。

併發性損傷有血管、神經損傷。上臂動脈的損傷若造成Volkmann攣縮就會引發肱骨外上髁骨折最嚴重的併發症。而且，連帶尺骨、正中、橈骨神經都有可能受損，因此進行運動治療時要進行手指運動、感覺確認、神經的有無。

表1　Jupiter的評定

| 成績 | 關節可動範圍(度) | 運動痛 |
|------|------------------|--------|
| Excellent | －15～130 | 無 |
| Good | －30～120 | 無 |
| Fair | －40～90-120 | 有或無 |
| Poor | －40～90 | 有 |

圖1　肱骨遠位端骨折的分類(AO分類)

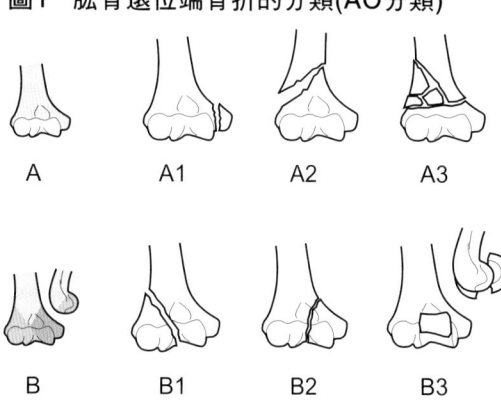

A　　　A1　　　A2　　　A3

B　　　B1　　　B2　　　B3

C　　　C1　　　C2　　　C3

## 肘關節的型態特徵和骨運動學

　　肱骨的遠位端向肱骨體的前方傾斜45度。而尺骨滑車切跡關節面面向尺骨體45度前方。理論上鉤狀突起和肱骨屈曲180度時會相撞(圖2)。

　　肱骨屈曲外上髁骨折的遠位骨頭片移位是限制可動範圍的重要因素。屈曲移位時因肘頭很容易碰撞到肘頭盂而限制伸展，反之伸展移位因為鉤狀突起容易碰撞到鉤突盂而限制屈曲(圖3)。

　　此外，橫行於滑車中央的中心溝分為3大類，規定屈曲時的運動面(參照p.121圖4)。涉及到滑車部位的骨折，若沒正確的解剖學整復，可動範圍一定受限。

肘
關
節

### 圖2　腕尺關節的箭狀面的移動

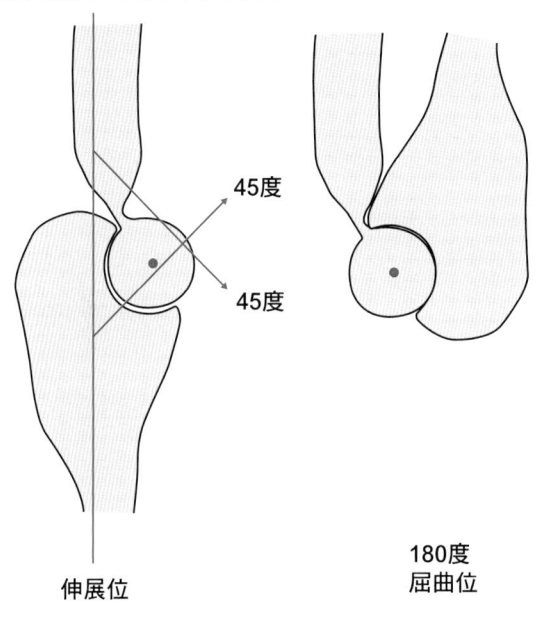

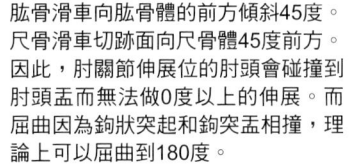

肱骨滑車向肱骨體的前方傾斜45度。尺骨滑車切跡面向尺骨體45度前方。因此，肘關節伸展位的肘頭會碰撞到肘頭盂而無法做0度以上的伸展。而屈曲因為鉤狀突起和鉤突盂相撞，理論上可以屈曲到180度。

45度

45度

180度
屈曲位

伸展位

### 圖3　遠位骨頭片移位對可動範圍的影響

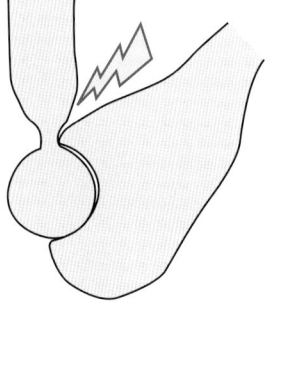

屈曲移位因肘頭很容易碰撞到肘頭盂而限制伸展，而伸展移位因為鉤狀突起容易碰撞到鉤突盂而限制屈曲。

屈曲移位造成的伸展限制　　　伸展移位造成的屈曲限制

　　這是從3m的高處跌落造成肱骨外上髁骨折，手術後遲遲無法改善肘關節機能的病例。有尺骨神經麻痺的併發症。手術是將內側側副韌帶(medial collateral ligament；MCL)切離，將肘頭切骨後再以Zuggurtung法整復術進行接骨。手術後以固定板固定，手術20天後內側支持組織有鬆弛，為了防止外反壓力，使用兩側付有支柱的單軸矯具，並開始運動治療。從運動治療開始時，著重於上臂肌、肱三頭肌內側頭的收縮。最後的評估，根據Jupiter的評估為肘屈曲130度，伸展－25度，有可動範圍限制，評估為good，骨折型依照AO分類為類型C3-3，可說獲得良好結果。促進上臂肌、肱三頭肌內側頭的收縮除了改善肌肉本身的伸張性，也可以維持關節囊的伸張性。為此，理解上臂肌、肱三頭肌內側頭的機能解剖，從早期即選擇使之收縮，有助於改善可動範圍(圖4)。

◆**病例**

20多歲。過往病史，家族病史中無特別註記。

◆**現在病程**

從3m的高處跌落，在肘伸展位處碰到地面受傷。2天後手術。之後尺骨神經部位出現麻痺，手術14天後施行尺骨神經剝離手術，以固定板固定。手術20天後去除固定板，從手術後的狀況得知內側支持組織有鬆弛，為了防止外反壓力，使用兩側附有支柱的單軸矯具，開始運動治療。

◆**運動治療開始時的檢查結果**

· 使用兩側附有支柱的單軸矯具。

· 可動範圍為他動左肘屈曲80度，伸展－30度，旋前0度，旋後85度。

· 尺骨神經部位的有感覺障礙，運動麻痺。

◆**運動治療過程**

手術　切離MCL，將肘頭切骨再進行接骨。之後，MCL縫合，肘頭以Zuggurtung法整復固定。手術後以固定板固定。

手術20天後　固定板除去，裝置兩側附有支柱的單軸矯具。

**運動處方①**：肘關節的主、他運動。

**運動處方②**：手指的伸曲運動以及使用毛線、彈性繃帶消除浮腫。

手術24天後　兩側附有支柱的單軸矯具只有在進行運動治療時可以引用下(為了不增加外反壓力)。他動可動範圍是肘屈曲90度，伸展－30度，旋前65度，旋後85度。上臂肌的收縮可觸知，但肱三頭肌內側頭的收縮觸知困難。

**圖4　誘發上臂肌、肱三頭肌內側頭收縮的方法**

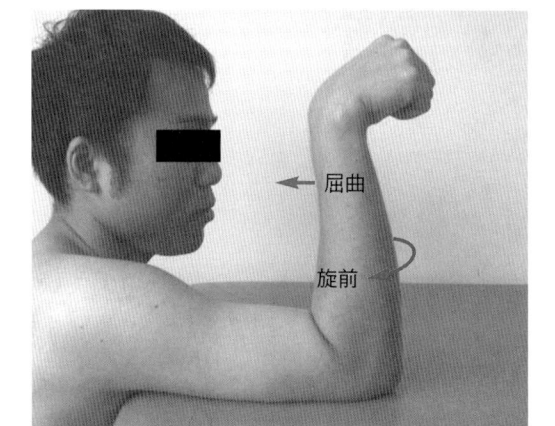

a. 上臂肌的收縮是在肩關節屈曲位使前臂旋前和使肘關節屈曲。

b. 肱三頭肌內側頭的收縮是以肩關節伸展、輕度內旋使肘關節伸展為主。

運動處方③：前臂旋前旋後運動

運動處方④：上臂肌、肱三頭肌內側頭做選擇性的肌收縮訓練。

手術4週後　肱三頭肌內側頭的收縮可觸知。

手術6週後　從透視確認到無外反不穩定。

運動處方⑤：MCL的伸展運動。

手術10週後　從X光透視可知肘頭的骨切部的分離。一面要注意不要帶給肘頭分離的壓力一面進行運動治療。

手術16週後　肘屈曲130度，伸展－25度，內旋後90度。

●

本病例有良好結果是因為從初期上臂肌、肱三頭肌內側頭就獲得收縮(圖4)，因應時期實施適切的治療。

施行肱骨外上髁骨折運動治療時要確實掌握上臂肌、肱三頭肌的解剖學特徵(圖5)。

## 知識的重點

### 圖5　上臂肌、肱三頭肌的解剖學特徵(上臂中央部的斷面)

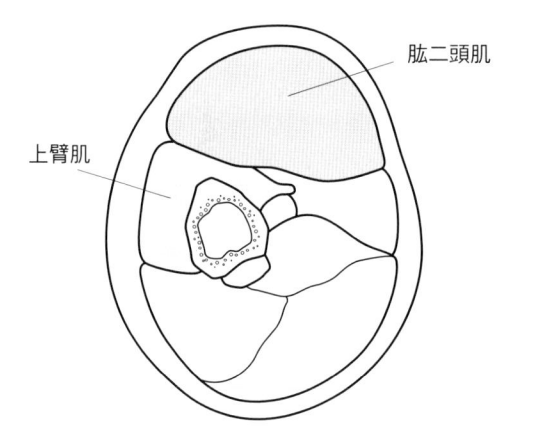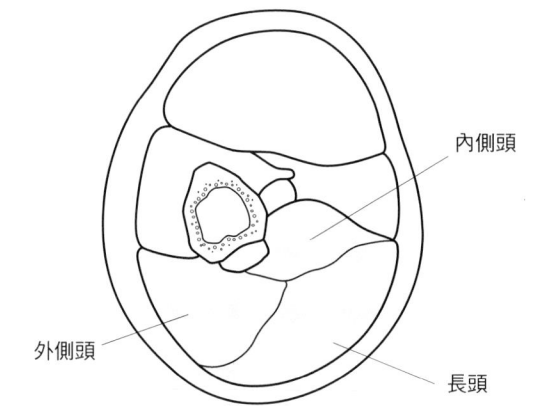

a. 上臂肌位於肱二頭肌深層，覆蓋著肱骨的整個前面部位。

b. 肱三頭肌的深層處有內側頭，好像被覆蓋一般，內側有長頭，外側有外側頭。

### 圖6　具有關節肌機能的上臂肌、肱三頭肌內側頭

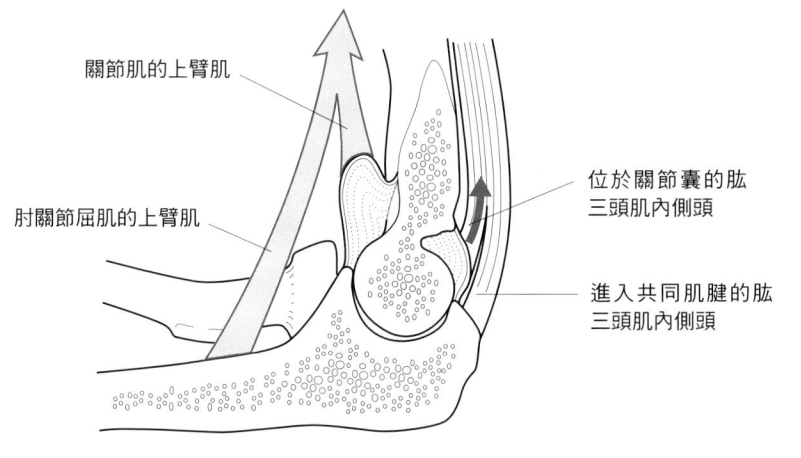

上臂肌、肱三頭肌內側頭是位於直接關節囊的纖維，隨著收縮會將關節囊拉出。

●對肘頭骨折的術後運動治療必須理解Zuggurtung法(tension band wiring)後再進行。
●為了避免產生異所性骨化必須配合關節面的形狀運動。
●肘頭骨折時肘關節後方的皮膚以及皮下組織是限制屈曲的因素，應該盡量避免造成皮膚性攣縮。

## 肘頭骨折

　　肘頭骨折發生的機率很高，不正確的治療容易產生偽關節或關節攣縮。肘頭骨折的受傷原因有，肘關節屈曲位因肘頭部強烈撞擊的直接外力和肘關節屈曲位因為手著地跌倒時被肱三頭肌牽引的牽引外力。很多關節內骨折會有骨膜或關節囊破裂，骨頭片從肱三頭肌向後上方移位。肘頭骨折的分類通常使用Colton分類(圖1)。治療方法是，剝離程度在2mm以下且沒有移位時使用保存療法，除此之外使用手術治療。內固定方法一般使用Zuggurtung法，手術是從後方進入。方法是在骨折部修復後用兩條克氏(Kirschner)鋼線平行插入骨折部遠位孔和克氏鋼線頭之間以鋼絲穿過，打成8字結。其原理是在肘頭的背側綁上鋼線，經由三頭肌張力將肘關節屈曲時朝向骨頭片的離心力轉換成骨癒合的壓力保持關節面的合適性(圖2)。進行手術後的運動治療必須理解該原理(圖3)。此外，要配合關節面形狀，進行關節可動範圍訓練，避免造成異所性骨化。

### 圖1　Colton分類

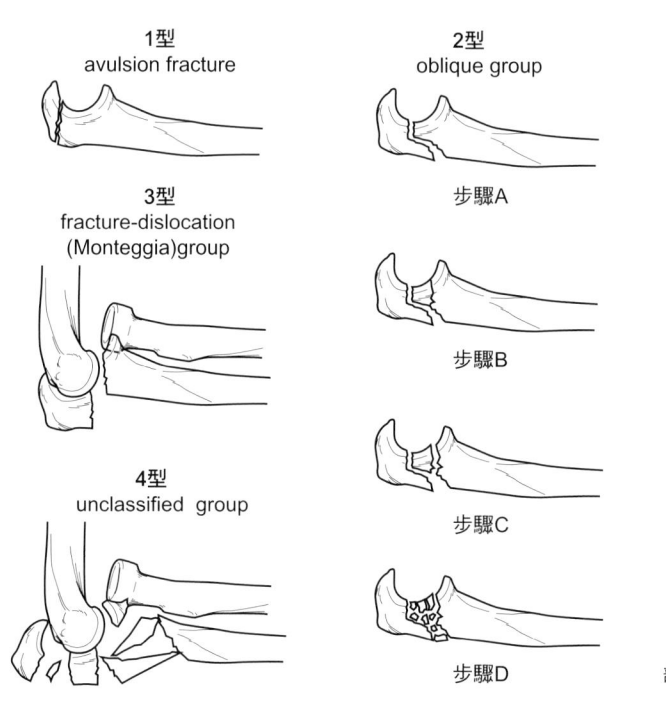

1型
avulsion fracture

2型
oblique group

3型
fracture-dislocation
(Monteggia)group

4型
unclassified group

步驟A

步驟B

步驟C

步驟D

部分引用改編自文獻1)

## 圖2 Zuggurtung法的原理

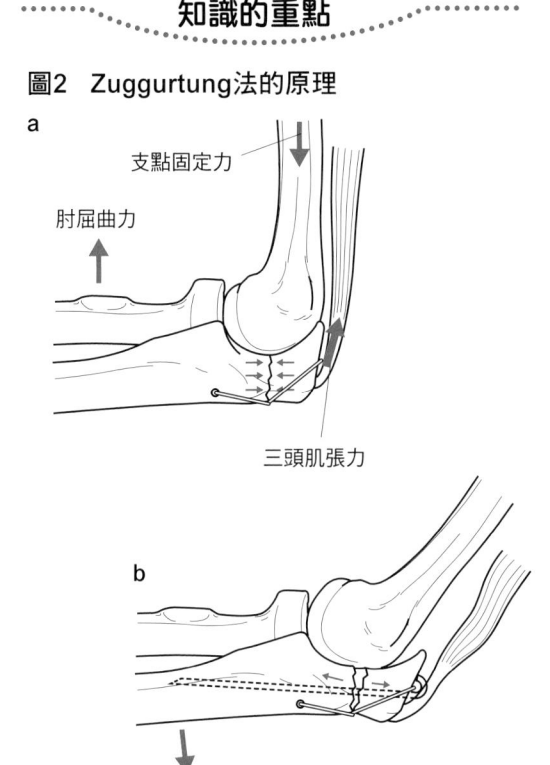

a

支點固定力

肘屈曲力

三頭肌張力

b

Zuggurtung法的原理是肘關節屈曲時，產生的骨頭片分離會固定在肘頭背側，肱骨外上髁骨造成的支點固定和肱三頭肌的張力以及肘關節屈曲力會轉換成骨頭片的壓力(a)。這個機制在伸展時沒有作用，骨折部位不穩定時期的伸展運動會產生骨頭片脫離或偽關節。必須充分了解本法的原理(b)。本法的缺點是肘頭的克氏鋼線的突出，所以要橫切過三頭肌腱膜再縫合避免突出。

## 圖3 Zuggurtung法後的運動治療

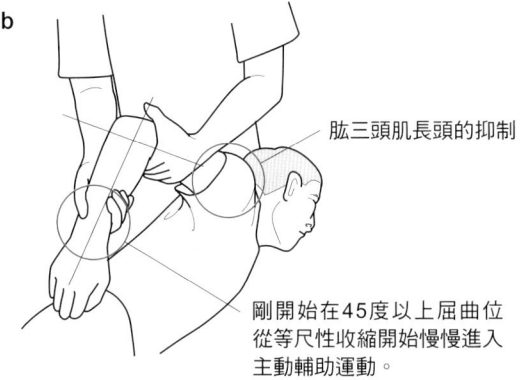

a

治療師輕微抵抗

以主動運動屈曲

肱三頭肌長頭的張力維持和肱二頭肌的抑制

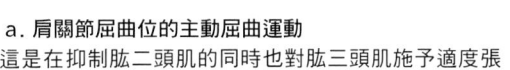

b

肱三頭肌長頭的抑制

剛開始在45度以上屈曲位從等尺性收縮開始慢慢進入主動輔助運動。

a. 肩關節屈曲位的主動屈曲運動
這是在抑制肱二頭肌的同時也對肱三頭肌施予適度張力，使Zuggurtung法充分發揮效果。

b. 抗重力位的肘關節伸展運動
從手術第3週開始邊確認骨折的穩定性邊開始運動，剛開始肘關節屈曲45度以上，在這個位置從輕微的等尺性收縮開始比較安全。從X光片觀察骨頭片的穩定後再從主動輔助～主動運動變更為等尺性收縮。

## 關節機能解剖學的特徵

　　肘關節雖呈現複雜的形狀，但為活動性的一軸性螺旋關節，動作本身很單純。勉強的他動運動是引發異所性骨化或肌肉發炎等細微損傷的起因，也是造成肘關節攣縮的最大原因。手術後要留意異所性骨化，謹慎地開始關節可動範圍訓練，且必須配合關節面形狀的運動。腕尺關節從直行滑車中央的中心溝方向大致分為3種類型(圖4)。類型Ⅰ是和肱骨長軸一致的中心溝，前臂屈曲和上臂骨一致。類型Ⅱ是中心溝朝外翻方向，前臂屈曲和上臂偏向外方。類型Ⅲ是相反，上臂偏向內方。肘角是肘關節前額面的上臂長軸和前臂長軸形成的角度。正常的男性為5度，女性為10～15度呈外。依照這個角度稱為內反翻肘、外翻肘，但有個人差異，評定時要作健康側和傷患側的比較。

## 圖4 中心溝和運動方向

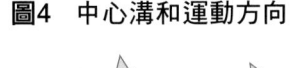

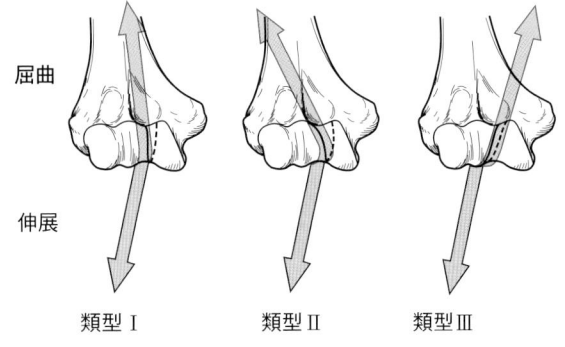

屈曲

伸展

類型Ⅰ　　類型Ⅱ　　類型Ⅲ

引用文獻4)

肘頭位於皮膚下方，常有直接外力造成皮膚挫傷。再加上手術是後方進入法，手術的傷口是限制屈曲的原因。外傷或手術受傷的皮膚治療過程會有瘢痕形成期，降低皮膚伸張性，妨礙和周邊組織的滑動性。而且，損傷皮膚修補後的上皮只接受自由神經末梢。因此，加諸於創傷的張力和離力除了可能造成治療延遲或肥厚性瘢痕外，也會因為疼痛造成反射性肌肉痙攣。因此，創傷保持靜態，引用得皮膚或皮下的伸張性、可動性很重要。

## Case Study　對肘頭骨折施行運動治療病例

　　這是直接的外力受傷，由後方侵入實施Zuggurtung法，以石膏固定17天後開始進行運動治療的病例。肘關節後面的撞擊傷處和手術傷處已經瘢痕化，因為皮膚以及皮下的伸張性減退和皮下內壓的亢進在進行肘關節屈曲運動時，產生過敏伸張痛呈現屈曲限制。治療時，首先要避免增加手術傷口的張力，以改善皮膚以及皮下軟組織的伸張和可動範圍。而且要促進肱三頭肌肌膜和肌滑行性的改善，邊留意疼痛邊開始進行屈曲運動。手術3週後開始伸展主動輔助運動。運動治療開始約1個月時，肘關節屈曲的可動範圍由85度擴大到145度，日常生活機能獲得改善，疼痛也消失了。

◆**病例**

60多歲。有關節風濕的舊疾，兩股關節有進行人工骨頭的更換手術。

◆**現在病程**

在自家門口跌倒。經由他院診斷出右肘頭骨折。(Colton2型C階段)。3天後進行Zuggurtung法，以石膏固定17天後拆線。隔日開始運動治療。

◆**運動治療開始時的檢查結果**

・撞擊傷處：從上臂後面到前臂整體瘢痕化。

・手術傷處：因為從後方進入的手術造成手術傷處有10cm瘢痕。

・疼痛：手術傷處周圍有表皮過敏。因為肘關節屈曲運動產生肘關節後面的伸張痛。

・關節可動範圍(他動)：肘關節屈曲85度(健康側150度)，伸展－15度(健康側－10度)。

◆**運動治療過程**

手術　Zuggurtung法，手術後以石膏固定

手術17天後　除去石膏，拆線

手術18天後　開始運動治療

**運動處方①**：瘢痕化的皮膚伸張和皮下組織的滑動(圖5)

**運動處方②**：肱三頭肌的肌膜和肌滑行性的改善

**運動處方③**：重力姿勢的肘關節屈曲的主動輔助運動(圖3a)。

**運動處方④**：前臂旋前、旋後運動。

手術3週　屈曲120度，可以做飲食動作。

**運動處方⑤**：確認骨癒合的穩定性，進行抗重力位的肘關節伸展主動輔助運動(圖3b)。

手術4週後　屈曲125度，伸展－10度，可做洗頭動作。屈曲最終範圍有伸張感。

**運動處方⑥**：開始肘關節伸展主動運動。

**運動處方⑦**：後方關節囊的伸張。

手術5週後　屈曲135度，可做洗臉、扣前胸扣子動作。

手術6週後　屈曲140度，伸展－5度，X光片中的骨癒合良好。日常生活無障礙。屈曲最終範圍的運動痛，伸張感消失。

手術7週後　屈曲145度。

●

　　本病例可以提早獲得可動範圍是因為注意皮膚性疼痛的運動治療有效。手術傷處在受傷2～4週的成熟期時有形成瘢痕，但因在3星期以內進行運動治療，因此皮膚和皮下的伸張性和滑行性快速恢復，順利進入之後的主動關節運動。受直接外力產生的外傷和手術造成傷害

的皮膚比其他組織先復原。因為這些修復過程，有
顧及皮膚所抑制的不必要的疼痛，使之能反覆進行

適當的運動治療。

## 技術的重點

**圖5　手術後初期的皮膚的伸張和皮下的滑行**

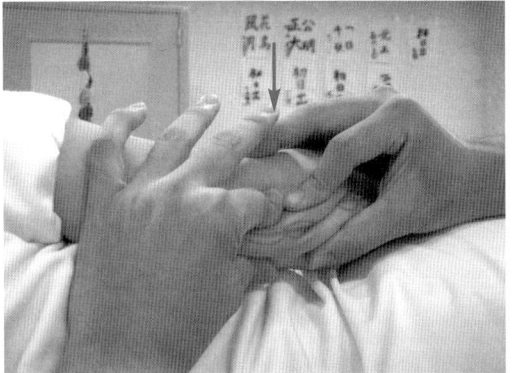

a. 為了不增加手術傷處的伸張，捏住周圍橫向滑行。

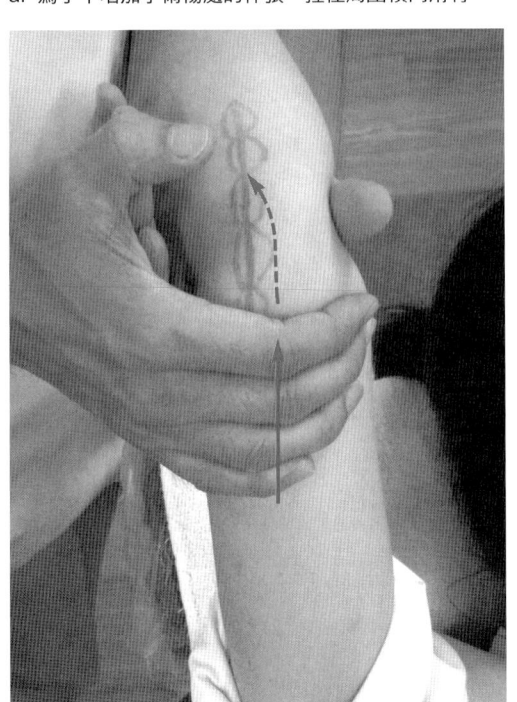

b. 固定手術傷處周圍，向遠位方向拉開，進行一般伸張
(此時利用皮膚伸張使肘關節屈曲)

## Check it !

- 肘關節攣縮的原因有上臂肌或肱三頭肌內側頭的伸張性或滑行性減退、內側側副韌帶的後斜行纖維或外側側副韌帶的後部纖維的沾黏・伸張性或滑行性減退、關節囊的伸張性減退、關節囊的的肉芽組織造成的肥厚、異所性骨化等。
- 內側側副韌帶裡，特別是後斜行纖維，從滑行到屈曲明顯增加的緊張，是限制肘關節屈曲的重要因素。
- 保存療法是以骨癒合為最優先，故需因應運動治療開始時期掌握病況、進行浮腫的管理、選擇性的肌收縮和伸展運動、充分的韌帶、關節囊的伸張，若需長期治療時，可因應需要使用持續伸張性矯具。

### 關節攣縮的病狀

　　肘關節攣縮的病因可列舉出上臂肌或肱三頭肌內側頭的伸張性或滑行性減退、內側側副韌帶的後斜行纖維或外側側副韌帶的後部纖維的沾黏、伸張性或滑行性減退、關節囊的伸張性減退、關節盂肉芽組織造成的肥厚、異所性骨化等(圖1)。因為上臂肌、肱三頭肌內側頭位於最深部位，骨折的血腫容易引發沾黏。內側側副韌帶的後斜行纖維和外側側副韌帶的後部纖維從機能解剖學的特徵來看都成為限制的因子。而關節囊和韌帶一樣成為限制原因，與其從韌帶或關節囊的伸張性減退來看，不如從其周圍沾黏造成的滑行性降低較能理解其原因。此外，關節窩的肉芽組織的浸潤或異所性骨化也要注意。伊藤等人[1]舉出了29個手術例的關節攣縮，其原因以後內側、後方的異所性骨化為最多，其次是關節囊的肥厚、瘢痕化。但是，其中的23例是使用徒手矯正，期望能進行適當的運動治療。

### 圖1　攣縮肘的病狀

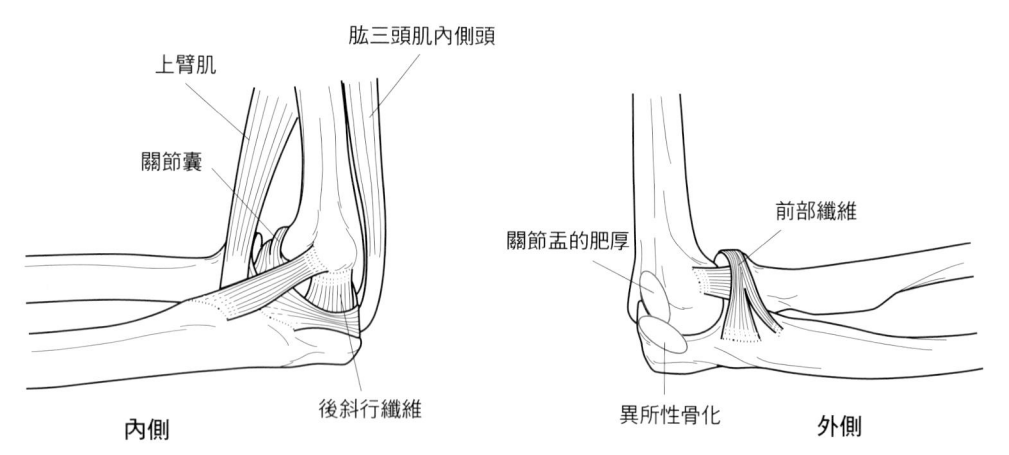

關節攣縮的病狀有上臂肌或肱三頭肌內側頭的伸張性或滑行性減退，內側側副韌帶的後斜行纖維或外側側副韌帶的後部纖維的沾黏、伸張性或滑行性減退，關節囊的伸張性減退，關節盂肉芽組織造成的肥厚，異所性骨化等。

## 韌帶的機能解剖學

內側側副韌帶(medial collateral ligament；MCL)分為前斜行纖維(anterior oblique ligament；AOL)、後斜行纖維(posterior oblique ligament；POL)、橫行纖維(transverse ligament)。前斜行纖維始於內側上髁前方，後斜行纖維始於內側上髁後方。AOL在屈身運動中的距離不太改變，是外翻制動的第一個穩定器。反之，POL因為起始於運動軸後方，因為肘關節屈曲這兩點的距離會產生約2倍的變化(圖2)。從此得知POL的瘢痕化是肘關節屈曲的限制原因。

外側側副韌帶(lateral collateral ligament；LCL)雖然起始於外側上髁，但有一定寬度，前部纖維因為肘伸展而緊張，後部纖維因為屈曲而緊張(圖3)。此外，內翻制動的同時會使輪狀韌帶停止，關係內旋後的穩定性。肘關節屈曲伸展是從運動軸上開始，所以依照角度會產生一定的緊張。

外側尺骨側副韌帶(lateral ulnar collateral ligament)是外側側副韌帶中唯一關係腕骨關節穩定化的關節，是內翻制動造成尺骨後外側回旋不穩定(posterolateral rotatory instability；PLRI)的第一穩定劑。

### 圖2 伴隨MCL屈曲的緊張變化

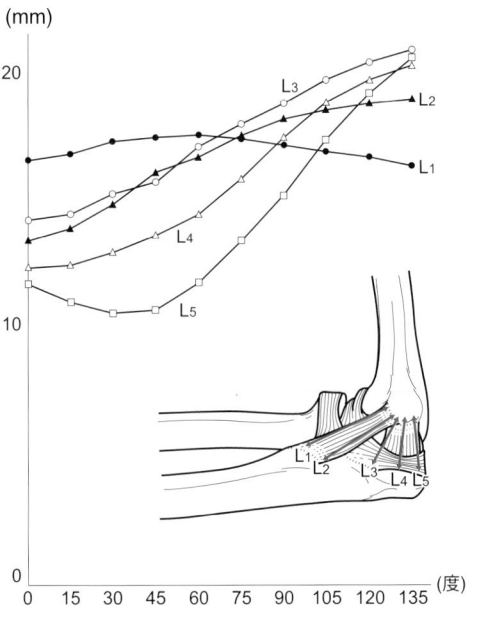

AOL因為靠近運動軸，所以伴隨肘屈曲產生的變化比較少。POL位於運動軸後方伴隨肘屈曲產生的緊張會加倍。

### 圖3 伴隨LCL屈曲的緊張變化

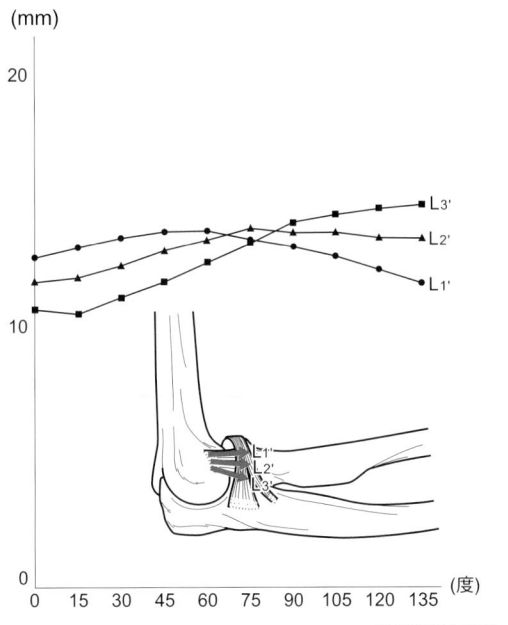

前纖維因位於運動軸前方，所以肘伸展範圍的緊張較大。後纖維因位於運動軸後方，肘屈曲範圍的緊張較大。

引用改編文獻2)

## 運動治療技術

攣縮原因除了骨折不全的缺陷、尺骨切跡屈曲率減少等骨形異常外，還有軟組織的沾黏、伸張性的減退等。在此針對以下的韌帶造成的限制因子簡單說明。POL因位於運動軸後方，所以伴隨肘關節屈曲產生的緊張會增加。

運動治療是在完全去除防禦收縮之後改善肘關節屈曲，外翻造成的POL沾黏和滑行性、周圍的伸張以及進行持續伸張。這時要對屈曲伴隨的POL的緊張進行觸診確認。利用外翻時控制屈曲角度，在POL某程度的緊張狀態下進行最後的外翻操作，使POL伸張。

持續伸張的矯具(圖4)，可以徒手使困難的軟組織長時間持續的伸張。但是如果伴隨疼痛產生肌防禦收縮就無效，所以要配合病例進行角度調整、時間及疼痛的控制。角度調整到可以裝矯具15～20分鐘的角度。此外，若無矯具使用彈性繃帶、胸巾、重錘、牽引裝置等也有效果，但不管使用哪一種矯具，角度、時間是持續伸張的重點。

### 圖4　持續伸張矯具

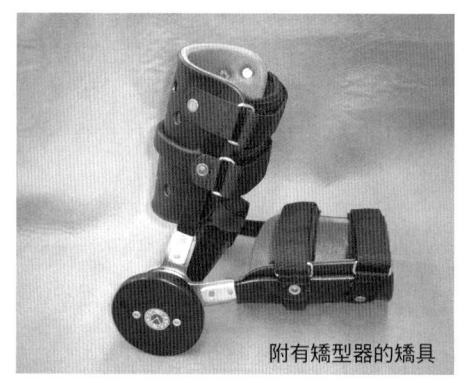
附有矯型器的矯具

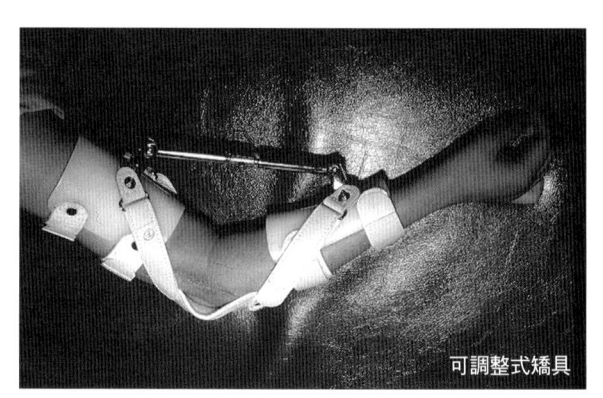
可調整式矯具

其優點是兩個矯具都是用撥轉方式，可以任意調整鬆緊以及對攣縮可以徒手使之持續伸張。不過，沒有防禦收縮的效果，需要配合病期和病例調整角度、時間、自制內的疼痛。(影片提供：東名BRACE)

## Case Study　對肘頭骨折進行保存療法病例

　　這是對肘頭骨折無法施行內固定，而選擇保存療法的病例。

　　受傷後固定8週後開始運動治療。對浮腫使用彈性繃帶壓迫，並在上肢上舉位進行主動運動以及合併上臂肌，肱三頭肌(內側頭)的選擇性收縮，內側側副韌帶，特別是後斜行纖維的伸張、滑行訓練。如果超過100度屈曲，應主動進行20分鐘的持續伸張，並在沒有防禦收縮疼痛的範圍進行調整追加。重錘最重加到2kg，伸展的擴大是不增加肩負擔的條件下，在肩關節屈曲位進行。此外，在獲得的可動範圍下也要小心的花時間進行主動運動。在經過6個月左右已經獲得130度以上的可動範圍，所以開始進行POL療程。伸展時可以感覺到AOL的伸張性，確實引用得可動範圍。運動治療開始後7個月已獲得屈曲135度，伸展0度的可動範圍。

#### ◆病例
30多歲，過往病史，家族病史中無特別註記。

#### ◆現在病程
步行中向前倒，手肘受到重擊。當天照射X光得知肘頭骨折(Wilkins分類：屈曲損傷，Morrey分類：移位型橫骨折)(圖5)。因無法進行骨接合手術而選擇保存療法。

受傷5天後開始以石膏固定約7週，以固定板固定1週後在醫院開始運動治療。

#### ◆運動治療開始時的檢查結果
・受傷約8週後除去固定板，以三角巾固定。
・關節可動範圍：屈曲 80度，伸展－60度。

- 前臂到手指有明顯的浮腫。肩膀、手指有攣縮。
- 無知覺障礙。

### ◆運動治療過程

受傷約8週後開始運動治療(約6天)。

**運動處方①**：肩膀、手指的攣縮消失，對浮腫使用彈性繃帶壓迫和上肢上舉位的主動運動。

**運動處方②**：上臂肌，肱三頭肌(內側頭)的選擇性收縮

**運動治療開始4週後**　隨著屈曲範圍的增加，小指到無名指出現麻痺和疼痛。

內側側副韌帶，特別是後斜行纖維的伸張、周圍組織的改善。

**運動治療開始9週後**　屈曲105度，伸展−25度，超過100度時開始使用矯具的持續伸張。

**運動治療開始15週後**　麻痺減輕，持續伸張，重錘為1.5kg。

**運動治療開始5個月後**　屈曲120度，伸展−5度

**運動治療開始7個月後**　屈曲135度，伸展0度(圖6)。

●

一般都使用張力性鋼絲(tension band wiring)進行內固定。這次無法內固定，而進行所謂「針對攣縮」的運動治療。像這樣的病例，攣縮的原因很多，必須一個一個小心判斷並選擇治療。

### 圖5　受傷時的X光攝影

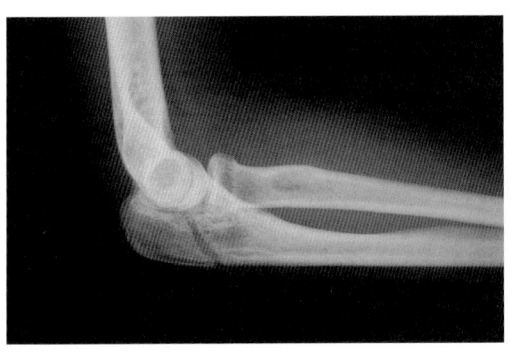

肘頭骨折
(Wilkins分類：屈曲損傷，Morrey分類：移位型橫骨折)

### 圖6　運動治療結束時的屈曲、伸展的可動範圍

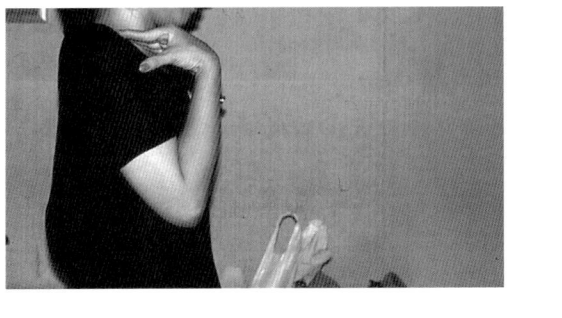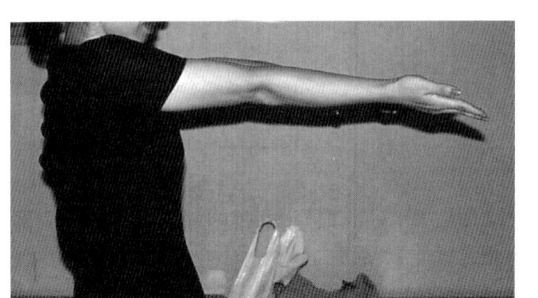

# 4 對孟氏(Monteggia)骨折的運動治療

## *Check it !*

● 孟氏(Monteggia)骨折是尺骨骨折的合併橈骨頭脫臼,骨折的分類大都使用Bado分類。

● 孟氏(Monteggia)骨折有時會併發(低位)橈骨神經麻痺,故在進行手術運動治療時一定要確認。

● 有合併橈骨頭脫臼骨折表示周邊的韌帶有損傷。這個時候,為了避免橈骨頭再脫臼或殘留關節的不穩定性,要考慮韌帶的修復期間進行運動治療。

## 孟氏(Monteggia)骨折

　　孟氏(Monteggia)骨折是尺骨骨折合併橈骨頭脫臼骨折,從1814年Monteggia的研究報告之後採用該名稱。骨折的分類採Bado分類,依照損傷型態分為4種(圖1)。類型1是橈骨頭前方脫臼伴隨的尺骨骨幹部前凸移位骨折,占該骨折的大部分。類型2是橈骨頭後方或者後外側脫臼伴隨的尺骨骨幹部後凸移位骨折,為成人較多的骨折。類型3是橈骨頭外側或者後前外側脫臼伴隨的尺骨骨幹端部骨折,為孩童較多的骨折。類型4是橈骨頭前方脫臼和近位1/3骨折伴隨橈骨的同等性尺骨骨折。

　　孟氏(Monteggia)骨折有時候有低位橈骨神經麻痺。這是因為橈骨頭脫臼使橈骨神經受到壓迫或伸展所致。橈骨神經麻痺痊癒後多半狀況良好,多數報告指出通常會自然復原。

### 圖1　Bado分類

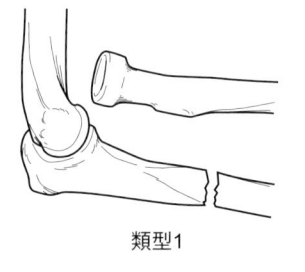

類型1

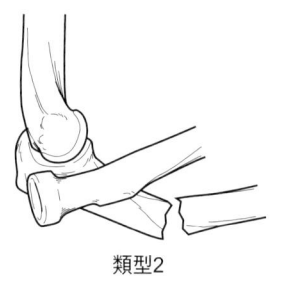

類型2

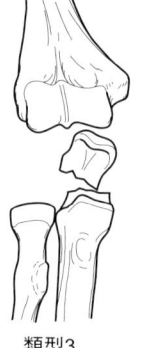

類型3

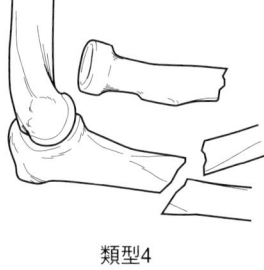

類型4

## 近位橈尺關節的機能解剖和旋前限制

孟氏(Monteggia)骨折因為橈骨頭脫臼產生近位橈尺關節的不穩定。手術後因為近位橈尺關節的關係，容易造成可動範圍的限制，所以需瞭解近位橈尺關節的機能，解剖後加入適當的運動治療。

近位橈尺關節由橈骨頭和尺骨的橈骨切跡所構成，是進行回旋運動的關節之一，經由橈骨輪狀韌帶、方形韌帶、外側側副韌帶誘導或限制關節運動(圖2)。橈骨輪狀韌帶是連接於尺骨橈骨盂前緣到後緣的韌帶，好像包住橈骨頭一樣覆蓋其上。以橈骨切跡和橈骨輪狀韌帶形成fibro-osseous ring，橈骨在其中進行回旋運動。此外fibro-osseous ring之中的橈骨頭回旋是連接橈骨切跡和橈骨頸間的方形韌帶。外側側副韌帶和橈骨輪狀韌帶結為一體後終止，會影響橈骨輪狀韌帶的緊張。

Kapandji認為前臂旋後位到旋前位的運動，是在近位橈尺關節橈骨頭外側向遠位方向傾斜，而且，橈骨頭的回轉中心在旋前時會向外側移位約2mm(圖3)。因此，在fibro-osseous ring之中能完全進行，橈骨頭的回旋、傾斜運動，橈骨輪狀韌帶、外側側副韌帶或方形韌帶若沒有能使橈骨頭移動的柔軟性的話，會產生旋前限制。

孟氏(Monteggia)骨折是因為橈骨頭脫臼造成周邊韌帶損傷。手術後受損的韌帶等的柔軟性減退的話，可能限制橈骨頭運動，並引發前臂的回旋限制。

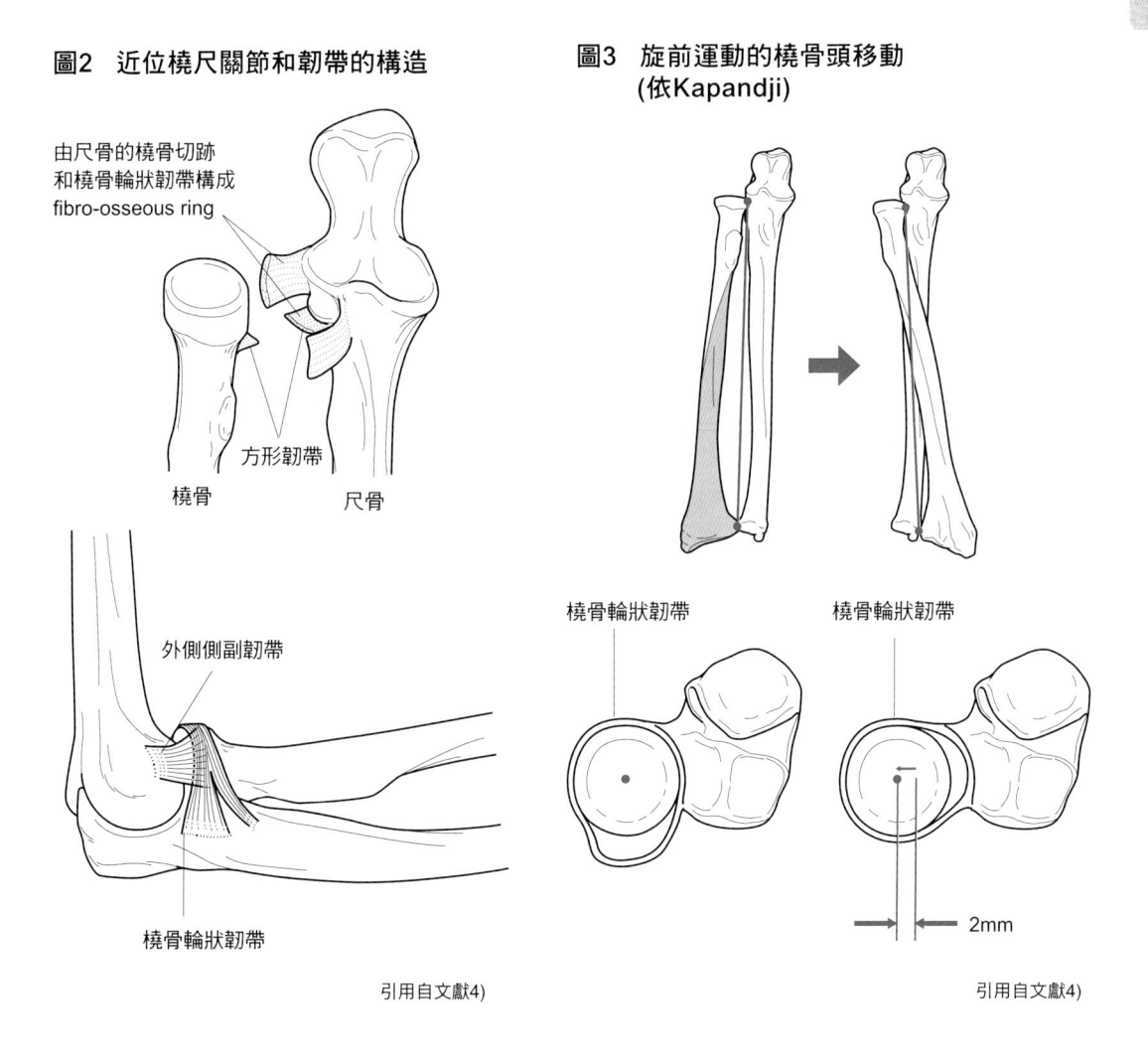

**圖2　近位橈尺關節和韌帶的構造**

由尺骨的橈骨切跡
和橈骨輪狀韌帶構成
fibro-osseous ring

方形韌帶

橈骨　　　尺骨

外側側副韌帶

橈骨輪狀韌帶

引用自文獻4)

**圖3　旋前運動的橈骨頭移動 (依Kapandji)**

橈骨輪狀韌帶　　　橈骨輪狀韌帶

2mm

引用自文獻4)

129

　　這是機車跌倒事故造成左孟氏(Monteggia)骨折(Bado分類類型1)受傷，併發低位橈骨神經麻痺的病例。尺骨骨幹骨折施行微創修復手術後以骨板進行內固定。而橈骨頭脫臼進行微創手術將受損的韌帶、關節囊縫合。之後進行石膏固定，手術3週後開始運動治療。施行運動治療的要點是要留意因橈骨頭脫臼損傷而縫合的韌帶修復，並進行可動範圍的改善。因此運動治療，以韌帶修復的6週為目標，到6週為止要預防受損韌帶以外組織的二次攣縮、短縮，並且要預防手關節、手指肌力的減退。手術6週後，除了要改善瘢痕化造成伸張性降低的橈骨輪狀韌帶、外側側副韌帶的柔軟性外，也要施行肘關節的可動範圍訓練。結果，關節沒有產生不穩定，獲得良好的結果(Wheeler的評估標準)。

### 圖4　肌鬆弛和肌收縮時的回波片上的變化

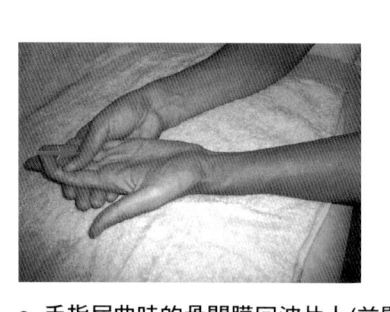
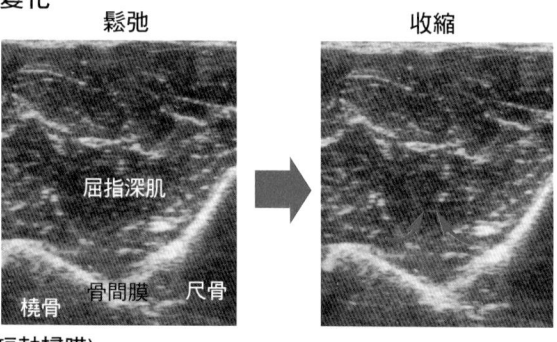

**a. 手指屈曲時的骨間膜回波片上(前臂中央短軸掃瞄)**
靠屈指深肌的收縮，將骨間膜像是拉筋一般鼓起。

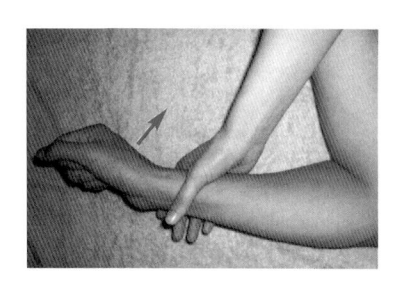
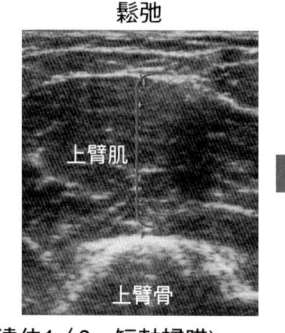
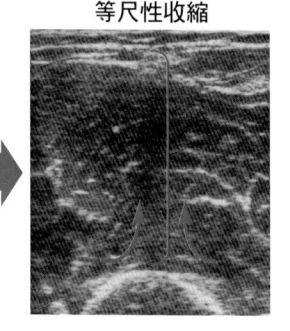

**b. 上臂肌的等尺性收縮的回波片上(肱骨遠位1／3，短軸掃瞄)**
觀察屈曲100度時的肘關節屈曲等尺性收縮的回波片上可以得知上臂近內側，外側的纖維一邊向中央集中一邊有向掌側鼓起的現象。需要施行石膏固定的等尺性屈曲運動。

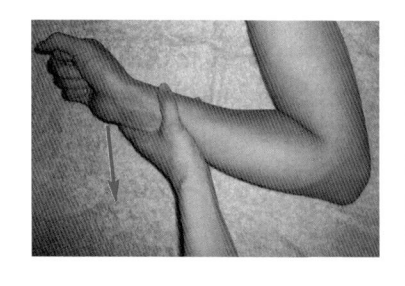
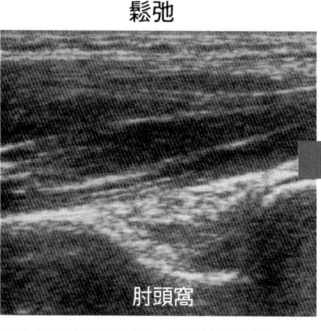
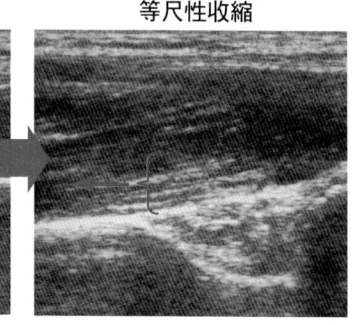

**c. 肱三頭肌的等尺性收縮的回波片上(肱骨肘頭盂部，長軸掃瞄)**
觀察屈曲100度時的肘關節收縮等尺性收縮的回波片上，可以得知後方的關節囊有被肱三頭肌內側頭拉向近位的現象。需要施行石膏固定的等尺性伸展運動。

### ◆病例

20多歲，左孟氏(Monteggia)骨折(Bado分類類型1)，有低位橈骨神經麻痺，頭部外傷。

### ◆現在病程

騎機車時因為方向盤操作錯誤撞上護欄受傷。被送往醫治的醫院，從上臂到前臂以石膏固定，全身狀態已經穩定後轉院到本院。

### ◆手術

受傷到手術期間為11天。尺骨骨幹骨折施行微創修復手術後以骨板進行內固定。橈骨頭脫臼進行微創手術將受損的韌帶縫合，之後在肘關節100度屈曲位、輕度旋前位施行固定。

### ◆運動治療開始時的檢查結果

有橈骨神經麻痺伸指總肌，伸拇指肌MMTO，手關節背屈肌群MMT2。

### ◆運動治療過程

手術3週後　開始手關節以及手指的運動治療

**運動處方①**：連接骨間膜的肌肉選擇性收縮(屈指深肌、屈拇長肌)(圖4a)

**運動處方②**：上臂肌或肱三頭肌的石膏固定下的等尺性收縮(圖4bc)

**運動處方③**：防止橈骨神經以外的肌肉萎縮

手術6週後　除去石膏，增加肘關節運動治療肘關節屈曲110度，伸展－50度，前臂旋前35度，旋後40度，繼續運動處方②

**運動處方④**：改善肘關節屈曲可動範圍(肱三頭肌的hold-relax)

**運動處方⑤**：改善肘關節伸展可動範圍(上臂肌的hold-relax)

**運動處方⑥**：肘關節主動運動(屈曲、伸展)

**運動處方⑦**：橈骨輪狀韌帶(圖5)，外側側副韌帶(圖6)的伸展運動

手術7週後　手指可伸展，橈骨神經麻痺有復原傾向。

手術9週後　肘關節屈曲135度

手術11週後　肘關節伸展－5度　前臂旋後90度

手術16週後　前臂旋前85度

治療成績　優(Wheeler等的評價基準)

●

　像本次的韌帶損傷病例，如果因為過度利用運動治療改善初期的可動範圍，反而在韌帶恢復時期增加伸張會造成韌帶延長(elongation)，使關節不穩定，增加再脫臼的可能性。因此本次的韌帶修復以6週為基準，手術後6週和手術6週以後進行不同效果的運動治療，結果防止了橈骨頭再脫臼和近位橈尺關節的不穩定性，獲得良好的結果。

### 圖5　橈骨輪狀韌帶的伸展運動

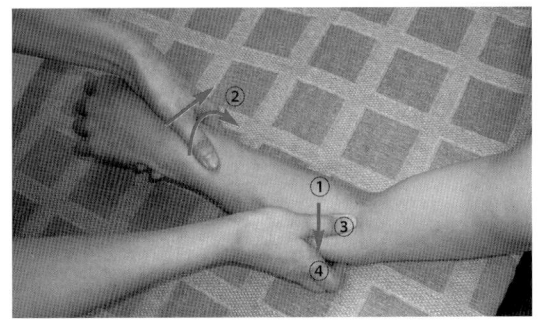

開始姿勢：肘關節輕度屈曲位、前臂旋後位。
用手指按住橈側(①)，隨著旋前和內翻(②)維持向前移動的橈骨頭位置(③)。這時要抓住緊張狀態的橈骨輪狀韌帶(④)，反覆增加旋前、內翻的壓力，促使橈骨輪狀韌帶緊張。一面觸診韌帶的緊張和鬆弛，一面緩緩進行伸展運動。

### 圖6　外側側副韌帶的伸展運動

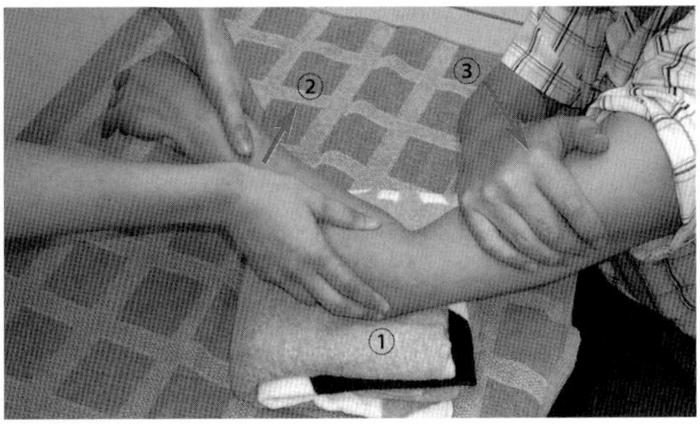

開始姿勢：肘關節輕度屈曲位、前臂可能範圍的旋前位。
手指按住外側上髁遠位，抓住緊張狀態的外側側副韌帶(①)。增加肘關節的內翻，促使外側側副韌帶緊張(②)。一面觸診韌帶的緊張和鬆弛，一面緩緩進行伸展運動。要注意在肘關節內翻時，不要使肩關節內旋(③)。

# 對難治性前臂旋前攣縮的矯具治療

## Check it !

● 遠位橈骨骨折的一部分病例，都有明顯的旋後限制。骨的排列修復可能造成肌肉、韌帶等的軟組織的柔軟性減退，故回旋矯具的選擇時機很重要。

● 除了預測損傷部位的攣縮要因外，前臂的回旋運動是以近位和遠位橈尺關節為中心的四個關節的複合運動，要觀察近位以及遠位軟組織的狀態來因應。

● 一旦完成的外旋限制很難改善，適切的配合運動治療和回旋矯具才有良好的治療結果。

## 旋後限制的要因

前臂的回旋運動是在連結橈骨、尺骨和等尺軟組織施行複合運動。回旋障礙可大概分為骨性要素和軟組織性要素(表1)。骨性要素包含骨折外傷後變形造成的症狀或橈尺骨癒合症等先天性因素造成的症狀，改善機能需要微創修復手術。軟組織性要素有肌肉、三角纖維軟骨複合體(triangular fibrocartilage complex；TFCC)、骨間膜、輪狀韌帶、皮膚等帶矯具的保存療法是第一選擇。具體的軟組織肌肉除了旋前圓肌、旋前方肌外，還有從前臂近位內側到遠位外側走向的所有肌肉(橈側手根屈肌、長掌肌、尺側手根屈肌、屈拇長肌、屈指淺肌和屈指深肌的一部份)。而韌帶除了橈骨輪狀韌帶外，支持遠位橈尺關節的三角韌帶(特別是掌側部)為重要的限制因子。骨間膜本身伴隨回旋的緊張變化較少，是平衡緊張的組織，所以，在理論上不會產生大的回旋限制。但是，連接在骨間膜掌側的肌肉若有損傷，問題可能是肌肉和骨間膜的連接處部的纖維化。而皮膚方面，前臂掌側大範圍的瘢痕瘤是回旋的限制因子。受瘢痕瘤限制運動範圍的話，運動治療無效，多半適合手術。

**表1　回旋限制的要因**

| 要素 | | 對應方法 |
|---|---|---|
| 骨性要素 | 受傷後骨變形 | 微創手術 |
| | 掌、背屈曲變形15～20度以上時 | |
| | 異所性骨化 | 微創手術 |
| 軟組織性要素 | 肌肉 | 保存療法 |
| | 韌帶：輪狀韌帶、肘LCL・MCL | 保存療法 |
| | TFCC：特別是掌側三角韌帶 | 保存療法 |
| | 關節囊 | 保存療法 |
| | 骨間膜：腱樣部、腱膜部 | 保存療法 |
| | 皮膚：肥厚性瘢痕 | 保存療法 |
| | 伸肌支帶，尤其是屈肌支帶 | 保存療法 |

注意：對保存療法沒有反應時，適合採微創手術。

## 前臂回旋的機能解剖學

前臂回旋是旋前、旋後運動的總稱。前臂回旋是在近位橈尺關節、遠位橈尺關節、腕橈關節、腕尺關節進行的複合運動。回旋可動範圍是橈尺骨間130～140度，腕尺間約6度，手根骨遠位的角度約25度。為了穩定回旋軸，近位、遠位橈尺關節有支持組織。近位橈尺關節，以軸關節為中心的橈骨頭支持輪狀韌帶、方形韌帶並與橈尺骨間連結。橈骨頭的形狀為非圓形的蛋形，所以旋前時會向外側移動。回旋時也同時移動而拉開橈尺骨間的距離，使橈骨粗面和肱二頭肌腱保持不干涉尺骨的空間。遠位回旋軸中心位於尺骨莖狀突起。遠位橈尺關節由TFCC結合的橈骨遠位循著圓垂體進行前臂的旋前、旋後運動。遠位回旋軸並非不動點，從旋後到旋前45度回旋，剩餘角度靠肘肌的尺骨作用進行並行運動引用得旋前角度(圖1)。也就說遠位的軸中心並非固定，而是在移動著(圖2)。骨間膜的腱樣部和膜樣部、Weitbrecht韌帶位於變化性近位軸、遠位軸間，因此經常保持回旋軸的一定狀態。而且因骨間膜作為起始部的屈肌(屈指淺肌和屈指深肌)的牽引力而緊張，也具有提高橈尺骨間的橫適性的功能。

關係旋後運動的肌肉以旋後肌、肱二頭肌為主，但是腕橈骨肌、伸拇長肌、外展拇長肌、伸拇短肌、伸食指肌等會因為其走向的作用，回旋角度發生旋後作用。旋前運動主要與旋前圓肌、旋前方肌相關，但橈側手根屈肌、長掌肌等也同樣有輔助性的旋前作用(圖2)。

肘

關

節

### 圖1　回旋軸的移動

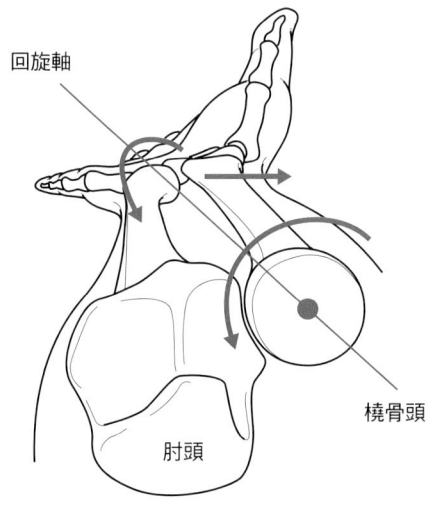

回旋軸

橈骨頭

肘頭

### 圖2　對回旋軸的內旋後位的肌肉作用

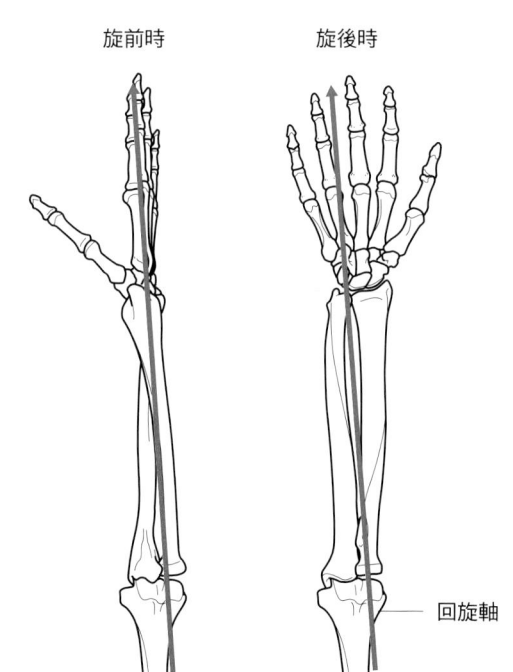

旋前時　　　　　旋後時

回旋軸

前臂回旋軸並非固定，而是經常在移動中。旋前運動時，橈骨頭的近位軸中心稍微向外側移動，遠位軸中心和回旋同時運動所以尺骨會外展移動。

旋前時，回旋軸外側為肌肉起始，橫跨回旋軸朝向遠位的肌肉成為旋後的輔助肌。旋後時，回旋軸內側為肌肉起始，橫跨回旋軸朝向遠位的肌肉成為旋前的輔助肌。

注意：手動肌以外的輔助肌因為旋前旋後角度變化其作用方向也會改變。

　　這是橈尺遠位端骨折後旋後限制較難改善的病例。進行微創接骨手術(ORIF)在掌側使用金屬板固定。骨排列整復後，背側面的骨損傷部以人工骨填補，從前臂部到手部MP前以固定板固定。手術隔天開始運動治療，手術4週後開始前臂旋前旋後運動。經過2週迴旋可動範圍仍然無改善，故從手術6週後開始使用大型迴旋矯具。裝矯具24週後機能獲得充分改善。

　　近來對於骨折部有移位病例時，積極採引用掌側金屬板固定或背側金屬板固定的手術，但是有時候遠位橈尺關節會出現損傷，嚴重限制迴旋運動範圍。因為迴旋矯具可以增加一定的穩定力量(圖4)，推薦在內旋後運動許可後採用。

**圖3　前臂大型迴旋矯具(已引用得實用許可)的裝置法**

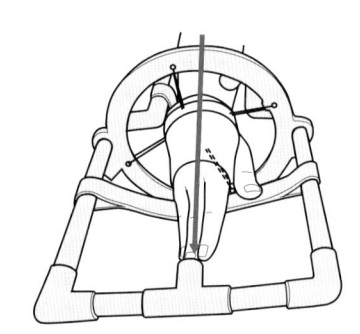

a. 前臂迴旋軸在旋前旋後中間位從橈骨頭穿過第3指裝置。
・此時近位要比遠位裝低一點。
・為全塑膠製，故可照射X光、CT、MRI等。
・有成品(雙圈，有大、小)，可當場裝置。

b. 在大約遠位橈尺關節的中心部套上雙重迴旋圈。
・將手背屈位矯具的4個部位橡圈，繞過內圈掛鉤使之產生迴旋力。
・用兩處拴鎖來固定必要的角度。
・有疼痛時手關節遠位不要勉強拉近。

**圖4　迴旋矯具的的理論(以4個支點使迴旋力穩定)**

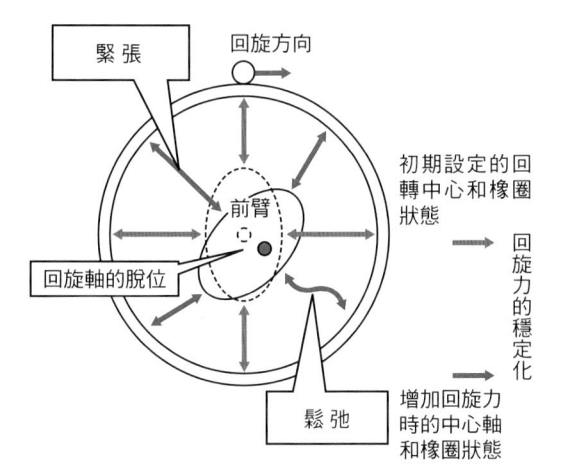

c. 將肩、上臂的重量完全放在肘頭，穩定近位橈尺關節最為重要。
・裝置體幹固定皮帶，所以需防止肩關節外展運動造成的負擔。

以解剖學的前臂迴旋軸為中心給予軟組織持續的伸張性‧等尺性收縮‧等張性收縮。

引用自文獻3)

134

### ◆病例

70多歲。左橈骨遠位端骨折(粉碎關節內骨折，Frykman分類為類型Ⅶ)。

### ◆現在病程

跌倒受傷。出現左手關節痛，馬上到醫院就診。

### ◆運動治療開始時的檢查結果

照X光、CT診斷上記病狀。

### ◆手術方法

傳達性麻醉，ORIF。

掌側以金屬板固定，背側以人工骨移植。

### ◆運動治療過程　固定期間，固定期間中的運動治療(手、手指、肘)

手術後～手術1週　掌側金屬板固定。

運動處方①：從手術隔天開始手指、肘、肩的主動和他動可動範圍訓練

手術1週後

運動處方②：手關節的主動以及他動可動範圍訓練開始(掌背屈)。

手術4週後

運動處方③：前臂旋前旋後訓練開始

手術後6週時，旋前70度，旋後40度。

### ◆裝置矯具時期和矯具使用時的訓練內容

手術6週後　前臂裝置大型回旋矯具

裝置矯具4週後　旋前85度，旋後55度。

裝置矯具8週後　旋前85度，旋後70度。

裝置矯具12週後　旋前90度，旋後80度。

裝置矯具半年後　旋前旋後90度。

(以上的資料來自日本岐阜中央病院整形外科 野野村秀彥醫師)

本矯具由治療師徒手操作在一定的條件下重現，其優點是次數、負荷時間可以調整。掌握回旋限制要因和有效配合靠徒手操作的運動治療為重點。

---

### 知識的要點

#### 圖5　各種旋後矯具

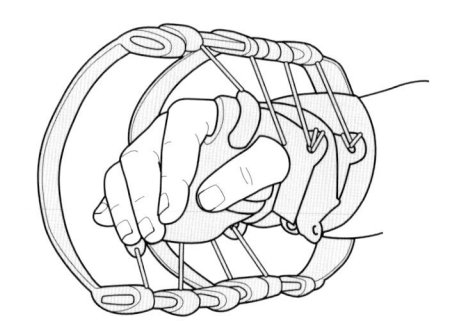

**Colello-Abraham矯具　持續性伸張**
- 構造：由支柱部，前臂護腕構成。
- 目的：靠支柱部和前臂護腕之間的橡皮張力使旋前旋後持續伸張
- 訂製

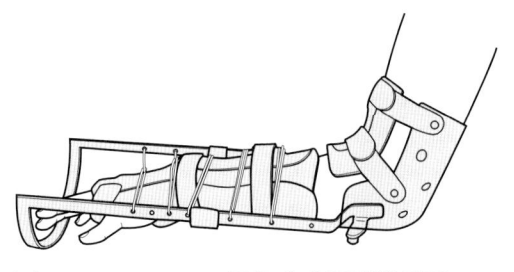

**改良Colello-Abraham矯具(名古屋掖濟公司)**
- 構造：由支柱部，上臂護腕，前臂護腕構成。
- 目的：靠支柱部和前臂護腕之間的張力使旋前旋後持續伸張。在上臂護腕和支柱部的接續部可以調整具有調整機能的橡皮張力。
- 訂製

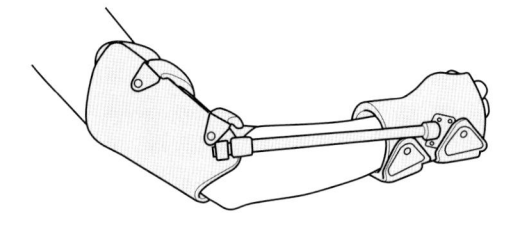

**扭軸式回轉矯具**(商品名：ultrahurekkusu)
- 構造：使用爪輪和扭軸。
- 目的：連結上臂部和手關節部。靠扭軸的黏著力和齒輪的角度調整使之持續伸張。
- 部分訂製(上臂護腕和手關節護腕)

# 6 對橈骨頭骨折施行Judet人工橈骨頭更換手術後的運動治療

## Check it !

- ●在橈骨頭粉碎骨折中若骨片太小無法施行骨接合手術時，就選擇人工橈骨頭更換手術。
- ●橈骨頭骨折必須考慮到尺骨鉤狀突起骨折和內側側副韌帶(MCL)損傷等併發症，進行關節可動範圍訓練的運動操作時，要避免產生不穩定。
- ●Judet人工橈骨頭具有雙向構造，可期待手術後的肘關節的可動性，支持性的良好結果，但要注意可動範圍訓練引發骨化性肌炎。

### 橈骨頭骨折的分類

橈骨頭骨折廣泛使用Morrey分類(圖1)。這是橈骨頭骨折和頸部骨折合併的分類法，依照移位程度分3類型，之外還有加入脫臼骨折和韌帶損傷合併症的第IV類型。

類型 I ：幾乎沒移位或者只有稍微移位(2mm以內或10度以下)的橈骨頭邊緣骨折或橈骨頸部骨折。

類型 II ：橈骨頭的30％以上骨折以及橈骨頸部有2mm或10度以上移位，但不是粉碎骨折。

類型 III ：橈骨頭的粉碎骨折或橈骨頸部骨折的粉碎或高度移位骨折。

類型IV：肘關節脫臼合併骨折。

圖1　Morrey分類

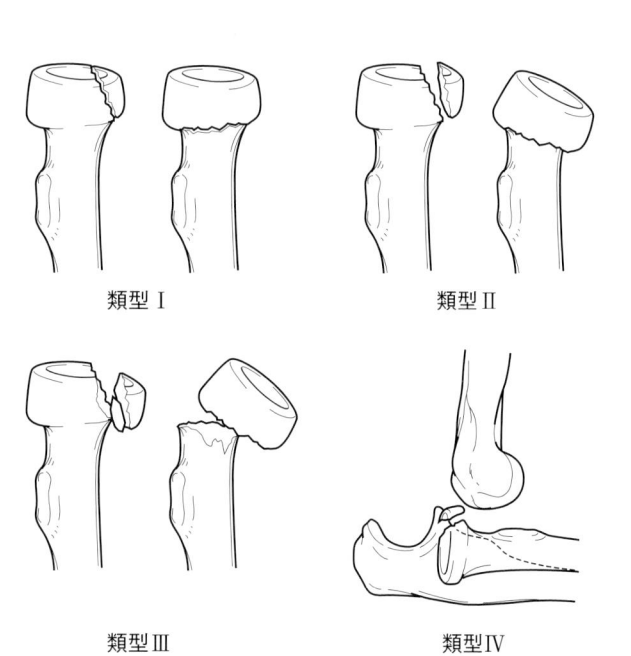

類型 I　　　　　　　類型 II

類型 III　　　　　　　類型IV

## 對橈骨頭粉碎骨折的手術治療

對橈骨頭粉碎骨折和其他的粉碎骨骨折一樣，原則上都選擇骨接合手術。但骨片太小，修復、固定極為困難的病例或關節內骨折預測可能因骨癒合的延遲造成偽關節或關節攣縮的病例等，則不適合骨接合手術。

不適合骨接合手術時，過去都是施行橈骨頭切除手術，但因為肘外側的間隔消失會產生外翻不穩定或遠位橈尺關節障礙的危險性，故不施行單獨橈骨切除手術。為了解決這些問題，作為肘關節的外側支持組織會施行人工橈骨頭更換手術。

人工橈骨頭多半使用矽膠裝置，但從20年前就開始有因為矽膠裝置磨耗引發嚴重關節滑膜炎的報告，因此該裝置的適合性被否定。

Judet人工橈骨頭為外頭和內頭的雙向構造，在頸部為全方位35度可動性，因此腕橈關節被設計成以肘的屈伸、旋前、旋後的所有角度都能保持最合適的排列(圖2)。短期間都有良好的手術後結果，但現階段只有兩種骨頭的大小且試驗系統未完成，所以橈骨頭和肱骨小頭很難獲得良好的合適性，期待今後的改善。

### 圖2　Judet人工橈骨頭的雙向構造

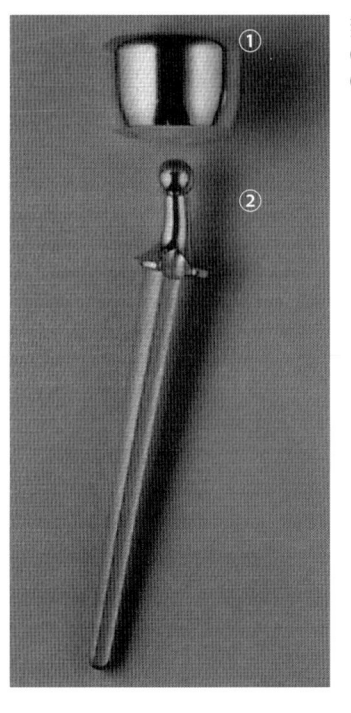

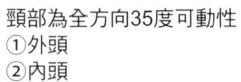

頸部為全方向35度可動性
①外頭
②內頭

販賣公司：TORNIER來自
東機貿的產品目錄

## Case Study　對橈骨頭骨折施行Judet人工橈骨頭更換手術病例

這是對橈骨粉碎骨折施行Judet人工橈骨頭更換手術的病例。從手術2週後開始運動治療。上臂以及前臂肌群的防禦性肌收縮和手、肘關節的疼痛造成可動範圍受限。手術16週後，肘屈曲135度，伸展−15度，旋前50度，旋後95度，運動治療結束。Judet人工橈骨頭可獲得良好的手術結果，但是有MCL損傷或尺骨鉤狀突起骨折等合併症時，需考慮到肘關節的不穩定性。在韌帶的修復期不要給予韌帶或軟部組織過度的壓力，在防禦性肌收縮減輕的狀態下進行關節運動。而且在韌帶成熟6週

以後也要邊留意骨化性肌炎邊小心進行可動範圍訓練(圖3)。此外，本病例因為手關節的疼痛阻礙了旋前運動，但一般從橈骨頭骨折的受傷開始到遠位橈尺關節的評定都必須同時進行。要向醫師確認的事項有：手術中人工橈骨頭和肱骨小頭的適性、肘關節不穩定性的狀態、進行運動治療上的骨化性肌炎的危險性等。

◆**病例**

40多歲

◆**現在病程**

從樓梯跌倒受傷。詳細的受傷情況不明。出現右肘腫脹、疼痛，被診斷為右橈骨粉碎骨折(Morrey分類，類型Ⅲ)，尺骨鉤狀突起骨折。受傷12天後施行Judet人工橈骨頭更換手術，切除尺骨鉤狀突起。經過2週的金屬板固定後開始運動治療。主治醫師叮嚀，有尺骨鉤狀突起切除故禁止過度的肘伸展運動。

◆**運動治療開始時的檢查結果**

· 肘關節屈曲90度，伸展－65度，前臂旋前－15度，旋後85度。防禦性肌收縮在上臂肌、肱二頭肌、前臂肌群較明顯。

· 肘關節有明顯腫脹，前臂到手只有輕度的浮腫。

· MCL有壓痛。

· X光片裡肘關節前面和內側有石灰化，可能有骨化性肌炎。手關節尺側有動態痛。

◆**運動治療過程**

手術2週後　開始運動治療。

運動處方①：浮腫管理(從手肘到前臂、手指以彈性繃帶進行壓迫、上舉、手指掌握運動)

運動處方②：肘關節主動輔助運動

運動處方③：以減輕防禦性肌收縮，以維持關節囊的伸張性為目的，進行選擇性肌反覆收縮(上臂肌、肱二頭肌、肱三頭肌、手指屈肌群)。

運動處方④：肩、手關節可動範圍訓練

手術4週後　肘關節屈曲105度，伸展－45度，旋前－5度，旋後85度。MCL的壓痛減輕，X光片的石灰化無增殖。繼續③④的運動處方。

運動處方⑤：以擴大屈曲可動範圍為目的的MCL後斜行纖維的徒手伸張。

手術6週後　肘關節屈曲120度，伸展－40度，旋前10度，旋後85度。旋前運動時手關節尺骨側殘留疼痛。

運動處方⑥：以重錘持續伸張(可以拿30分以上的重量)

運動處方⑦：用圈輪進行旋前運動

手術12週後　肘關節屈曲125度，伸展－20度，旋前25度，旋後85度。對肘關節攣縮的運動治療是積極進行伸展、旋前運動。手關節疼痛消失。

**圖3　損傷組織修復過程和運動治療**

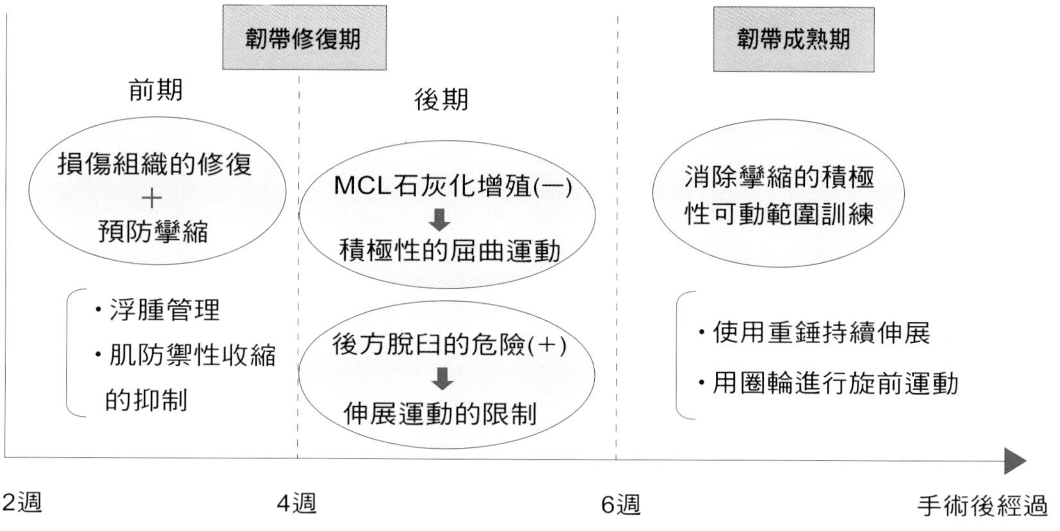

手術16週後　肘關節屈曲135度，伸展－15度，旋前50度，旋後95度，運動治療結束。

●

對Judet人工橈骨頭更換手術的運動治療也和其他肘關節術後病例一樣，消除防禦性肌收縮初期施行運動治療，所以獲得良好的可動範圍。本病例在開始運動治療時必須注意韌帶損傷和尺骨鉤狀突起切除合併造成的手肘不穩定和骨化性肌炎

。因施行韌帶修復過程的運動治療，而獲得肘關節的可動性和支持性。

今後仍需要做定期的追蹤觀察，不過在手術後3年的時點，肘關節屈曲135度，伸展－20度，旋前50度，旋後95度，除了伸展限制稍微大一些外，可動範圍幾乎已經維持，X光片也沒有裝置凹陷，患者本人深感滿意。

## 知識的要點

有關橈骨頭骨折的手術適應方面，中山認為①有頸部連續的骨頭分節骨折，②無頸部連續的骨折、粉碎性骨折的適應(圖4)[6]。對於①多半用小型的Herbert 螺釘固定。Herbert 螺釘的優點是隨著骨折部的壓迫效果，螺釘頭可以埋藏不會妨礙關節運動。而對②多半是以金屬板固定或人工橈骨頭更換。在裝金屬板時要將之貼在不阻礙旋前旋後運動的安全部位(圖5)。

### 圖4　橈骨頭骨折的骨折型和手術治療的選擇(根據山中)

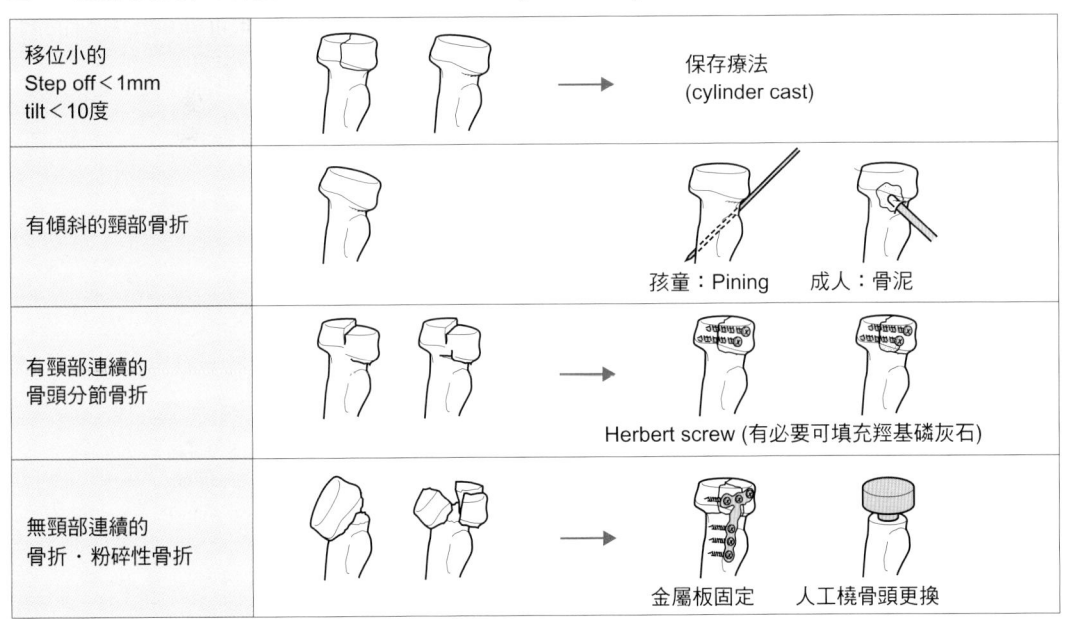

| | | |
|---|---|---|
| 移位小的<br>Step off＜1mm<br>tilt＜10度 | | 保存療法<br>(cylinder cast) |
| 有傾斜的頸部骨折 | | 孩童：Pining　　成人：骨泥 |
| 有頸部連續的骨頭分節骨折 | | Herbert screw (有必要可填充羥基磷灰石) |
| 無頸部連續的骨折・粉碎性骨折 | | 金屬板固定　　人工橈骨頭更換 |

引用自文獻6)

### 圖5　金屬板裝置時的安全部位

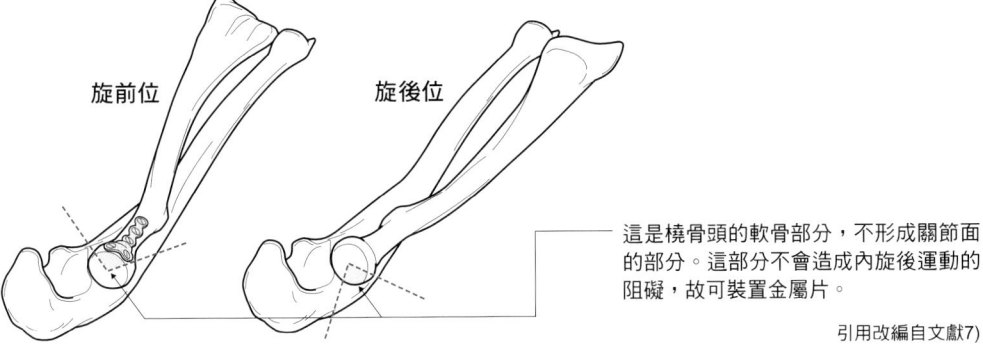

旋前位　　　旋後位

這是橈骨頭的軟骨部分，不形成關節面的部分。這部分不會造成內旋後運動的阻礙，故可裝置金屬片。

引用改編自文獻7)

# 對變形性肘關節症的津下式關節形成術後的運動治療

## Check it !

● 變形性肘關節症的津下式關節形成手術後的運動治療，不僅是手術方法，如何維持手術中獲得的可動範圍是最大重點。

● 經由手術已經將可動範圍的限制要因-軟骨因素、關節囊、韌帶因素去除，故初期運動治療的目標是以肌性要素為主體。

● 要特別留意關係日常生活的屈曲可動範圍，治療以肱三頭肌長頭、外側頭、內側頭的選擇性肌收縮訓練為有效。

## 對變形性肘關節症的津下式關節形成術的概要

對變形性肘關節症的各種手術方法中，近年來使用的方法分為Outerbridge-柏木法(從肘盂頭切開切除周圍的骨刺)、關節鏡骨刺切除術、直視下骨刺切除術、人工肘關節更換手術。津下式關節形成術是適用於肘關節攣縮的範圍大且嚴重的病例，對包含骨刺的關節內的所有可動範圍限制的原因組織以切皮(從後外側進入)方式處理。手術的詳細情形可參考書籍或文獻，對於手術後運動治療施行等只做重點說明。關節內展開時是將肱三頭肌和肘肌當成一塊，從帶有肌膜、骨膜的肘頭切開向內側剝離。讓肱三頭肌向尺骨側反轉，將內側側副韌帶後斜向纖維從肘頭切除，再合併外側側副韌帶做Z狀切離，因肘關節的開放而能夠進行關節內外的處置(圖1)。可動範圍限制原因的骨刺、沾黏切除、剝離後將外側側副韌帶縫合，讓肱三頭肌穿過肘頭骨孔保持適當的緊張後結束固定。手術後初期的運動治療要特別注意因應本法的弱點：肱三頭肌連接處脆弱化造成伸展力減退、外側側副韌帶切離造成不穩定。

### 圖1　津下式關節形成術的概要

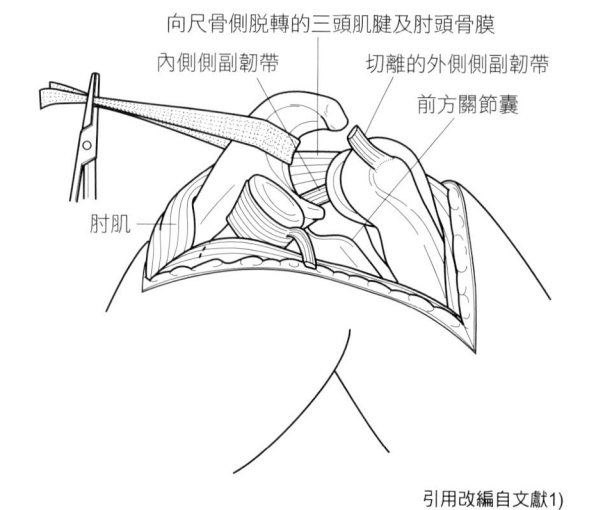

向尺骨側脫轉的三頭肌腱及肘頭骨膜

內側側副韌帶

切離的外側側副韌帶

前方關節囊

肘肌

引用改編自文獻1)

## 變形性肘關節症的發病原因

變形性肘關節症是經過長期的機械性壓力的負荷慢慢形成的變性疾患，所以必須去瞭解其發病原因。在這方面的研究，主張以外翻壓力伴隨的牽引是其原因的宮野等人的研究和認為肘關節的骨刺形成造成腕橈關節的不合適是其原因的村田等人的研究為最有名。宮野等人透過53個肘關節的解剖標本的觀察，認為初期且經常發現的關節症的變化以鉤狀突起內側邊緣和肘頭的內側緣最多，而且這些骨刺造成相關的肱骨滑車面的軟骨變性和骨刺的形成，以及腕橈關節部的軟骨變性頻繁，但是這些不影響骨頭的變化(圖2)。肘關節在伸展時呈現外翻肘(一般的carrying angle)，表示伸展運動時肘關節尺骨側的牽引力對橈側有壓迫作用。鉤狀突起或肘頭內側的骨刺為牽引力造成的牽引型骨刺，小頭的障礙壓迫力造成了軟骨變性。而村田等人觀察131個肘關節將橈骨頭的軟骨變性分為4種類型(圖3)。類

型1為正常，類型2為尺側緣肥大和粗糙化，類型3為尺側1／2以下的變性，類型4為1／2以上的軟骨變性，透過骨刺形成的程度和關係的調查結果發現，隨著橈骨頭的軟骨變性的惡化，腕尺關節骨部位的骨刺會變大。外翻壓力的原因似乎和軟骨變性部位有矛盾，因此參考前臂旋前造成腕橈關節的接觸負荷增大等狀況，提出變形性肘關節症的病因之一是腕橈關節的軟骨變性，腕尺關節的骨刺是因腕橈關節的不合適產生應力對抗二次性生體反應的看法。運動治療必須考慮兩者的可能性來對應。

### 圖2 根據宮野等人透過解剖標本的關節症變化的出現頻率(%)

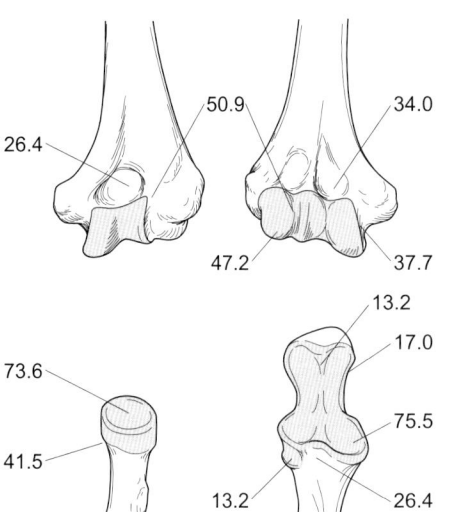

引用自文獻3)

### 圖3 村田等人依橈骨頭的軟骨變性度分類

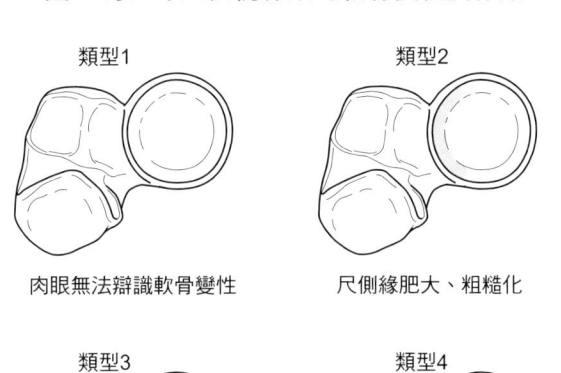

類型1　肉眼無法辯識軟骨變性

類型2　尺側緣肥大、粗糙化

類型3　關節面1／2以下的變性

類型4　關節面1／2以上的變性

引用自文獻5)

---

## Case Study　對變形性肘關節症施行津下式關節形成術病例

　　這是對伴隨變形性肘關節症的疼痛和嚴重的可動範圍限制施行津下式關節形成手術的病例。手術前的肘關節可動範圍為屈曲90度，伸展－45度。手術從後外側展開後，切除尺骨鉤狀突起、肘頭盂、肘頭部的骨刺以及游離體，獲得屈曲125度，伸展－25度手術肘關節可動範圍。手術後在90度屈曲位以固定板固定。手術1週後開始運動治療。手術後8週的時點獲得屈曲125度，伸展－25度的主動可動範圍，運動治療結束。對變形性肘關節症的關節形成手術後的運動治療，目的是希望能夠維持手術中獲得的可動範圍，但像本法這樣在直視下關節形成手術，可能因為二次沾黏產生可動範圍限制難改善的情況。運動治療的重點是要考慮外側側副韌帶切離的影響對肱三頭肌長頭、內側頭、肱二頭肌、上臂肌進行選擇性肌收縮的同時，配合收縮機能進行主動輔助運動為主體的初期性可動範圍訓練。此外，要以擴大日常生活的屈曲範圍為優先，並與屈曲範圍內可以收縮的屈肌肌收縮幅(amplitude)同時獲得可動範圍。依照情況為了維持運動治療獲得的可動範圍，可以考慮固定板的併用。

◆病例
45歲左右。從事重物的搬運。過往病史，家族病史中無特別註記。

◆現在病程
約1年前開始發現肘關節的伸展無預警受限。之

後，工作後的疼痛加劇，可動範圍的限制逐漸嚴重。隨著屈肌可動範圍的限制，日常生活也受到影響，而且疼痛更加劇烈，因而住院開刀。

## ◆手術前狀況

- 肘關節運動時會疼痛，工作後更加劇烈。工作後尺骨神經範圍有輕微麻痺，但無感覺障礙，骨間肌的肌力也正常。肘關節可動範圍為屈曲90度，伸展－45度。
- 因為屈曲限制造成刷牙、洗臉、扣襯衫、飲食等障礙。

## ◆運動治療過程

手術　津下式關節形成手術

手術狀況　切除尺骨鉤狀突起的骨刺以及游離體、切除肘頭盂增加的骨刺，並且削除肥大的肘頭防止進入肘頭盂。切除瘢痕化的外側側副韌帶斜行纖維，由於初期切除瘢痕組織，因而手術中的肘關節可動範圍為屈曲125度，伸展－25度。手術後在90度屈曲位以固定板固定。

受術1週後　開始運動治療。肘關節可動範圍為屈曲90度，伸展－70度。

**運動處方①**：浮腫對策(從上臂到前臂用彈性繃帶壓迫並進行手掌的掌握運動)

**運動處方②**：選擇性肌收縮運動(圖4)

- 肱二頭肌：肩關節伸展位，伴隨前臂旋後的屈曲運動
- 上臂肌：肩關節伸展位，伴隨前臂旋前的屈曲運動
- 肱三頭肌長頭：肩關節屈曲位的肘關節伸展運動
- 肱三頭肌外側頭：在肩關節伸展位使用徒手使肘頭偏橫向，以稍外翻的感覺進行肘關節伸展
- 肱三頭肌內側頭：在肩關節伸展位使用徒手使肘頭偏橫向，以稍內翻的感覺進行肘關節伸展

### 圖4　選擇性肌收縮運動的實際情形

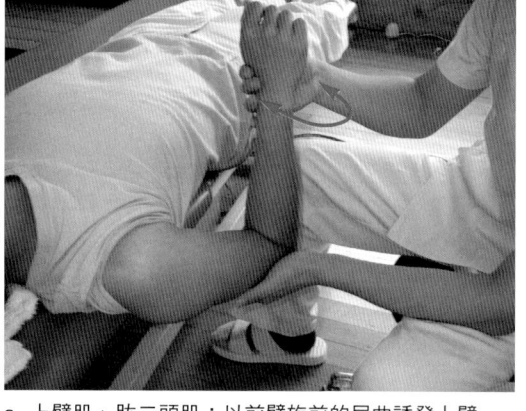

a. 上臂肌、肱二頭肌：以前臂旋前的屈曲誘發上臂肌，旋後屈曲誘發肱二頭肌。

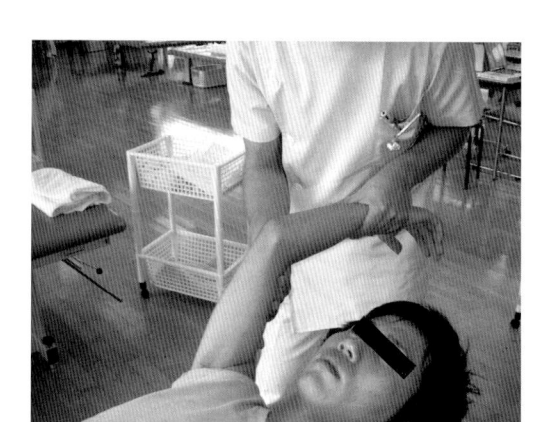

b. 肱三頭肌長頭：以肩關節屈曲位的肘關節伸展運動誘發肱三頭肌長頭。

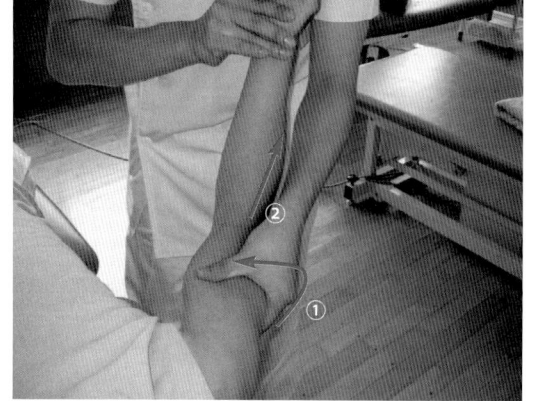

c. 肱三頭肌外側頭：在肩關節伸展位使用徒手使肘頭偏橫向(①)，以稍外翻的感覺進行肘關節伸展運動(②)。

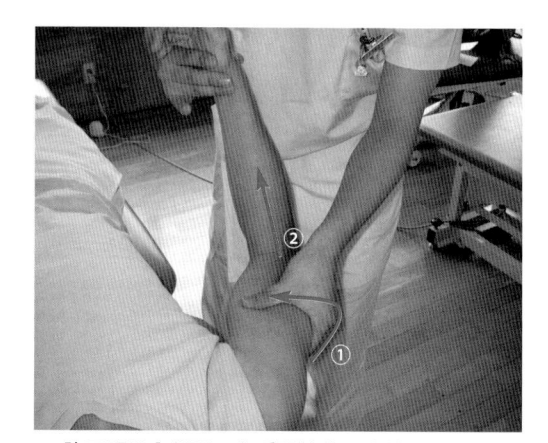

d. 肱三頭肌內側頭：在肩關節伸展位使用徒手使肘頭偏橫向(①)，以稍內翻的感覺進行肘關節伸展(②)。

運動處方③： 主動輔助運動和主動運動(圖5)。

屈曲運動：伴隨肩關節伸展進行肘關節屈曲(分為前臂的旋前旋後)。

伸展運動：在肩關節屈曲和水平屈曲進行肘關節的伸展。

運動處方④： 利用前臂的自重持續伸張

運動處方⑤： 在擴大的屈曲以固定板固定

手術2週後　拆線，去除固定板後出院。肘關節可動範圍為屈曲120度，伸展－55度。

繼續運動處方①～④。

主動運動：利用滑輪更加擴大(圖6)

手術3週後　肘關節可動範圍屈曲125度，伸展－40度。

繼續運動處方②③。

對伸展限制進行上臂的橫向伸展運動(圖7)和追加

手術4週後　肘關節可動範圍為屈曲125度，伸展－25度。主動屈曲為110度，肌收縮有點減退。開始恢復簡單工作。

手術8週後　主動運動的可動範圍也可屈曲125度，伸展－25度，運動治療結束。

●

對津下式關節形成手術後病例的運動治療，首先是對浮腫徹底管理，然後對肘關節周圍肌群從初期即實施肌收縮訓練。隨著時間的經過，會開始沾黏使攣縮的病態複雜化，到手術3週後為止，最好維持某程度的可動範圍。為此，對各肌肉誘導選擇性肌收縮(圖4)非常有效，隨著適當的肌收縮將可動範圍自然擴大。之後，希望從主動運動下功夫將擴大的可動範圍與自然收縮移動的機能併行並改善。

### 圖5　肘關節屈曲的主動輔助運動

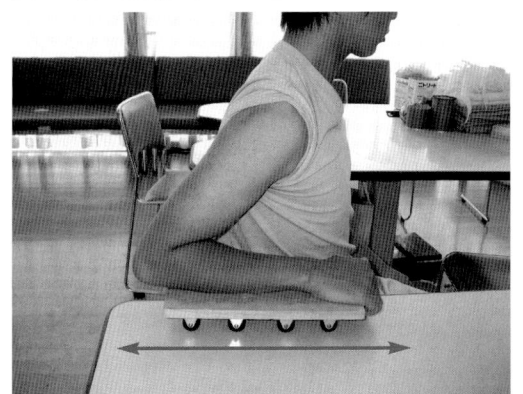

a. 前臂長軸保持水平，進行肩關節的伸展運動(箭頭)，獲得肘關節的屈曲範圍。

b. 將肩關節當作屈曲位或水平屈曲位，有效利用肱三頭肌長頭(箭頭)反覆肘關節伸展運動。

### 圖6　使用滑輪的主動運動

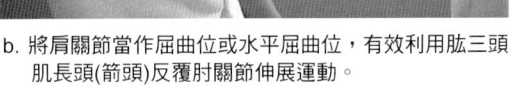

使用帶輪子的滑輪前後滑動，反覆低負荷高頻率的肘關節屈伸運動。

### 圖7　上臂肌的橫向伸展運動

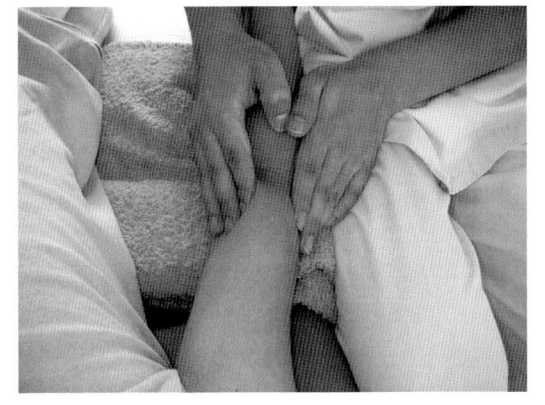

為改善上臂肌的橫向柔軟性以及滑行性，直接增加上臂肌的橫向伸展運動。

# 8 人工肘關節變換手術後的運動治療

## Check it!

● 要施行人工肘關節變換手術後的運動治療，必須充分瞭解術式的特徵。
● 固定期間可能為長期，必須誘發肘關節周圍肌的黏彈性並維持之。
● 關節風濕症(RA)的患者被應用於臨床的例症很多，日常生活機能多半受到嚴重阻礙，隨著可動範圍擴大，日常生活機能也連帶擴大。

## 關於肘關節的人工關節

肘關節的人工關節的關節形成術是從1940年開始試驗。人工關節(TEA)的臨床運用是以RA這種嚴重被破壞的肘關節為對象，而真正被使用是在1970年左右。當時是以金屬蝶狀形的人工肘關節為主流，但因沒有考慮到肘關節的生體力學，雖然止痛、且可動範圍、安全性都有相當良好的短期效果，但是手術2～3月後就會鬆弛，無法維持長期，必須再變換。

**表1　目前經常使用的TEA種類與其特徵**

| 手術方式 | 石突式<br>(non-constrained，non linked type) | 工藤式(type-5)<br>(non-constrained，non linked type) | GSB-III<br>(semiconstrained，linked type) |
|---|---|---|---|
| 特徵 | • 上臂側金屬製組合物，尺骨側移植物為聚乙稀製<br>• 關節風濕症或變形性關節症、肱骨遠位端粉碎性骨折的臨床應用<br>• 接近正常關節的型態 | • RA患者有骨損傷時與腸骨移植併用<br>• 雖沒有進行內外側側副韌帶的修復但可獲得穩定的可動範圍<br>• 對肱骨組合物的圓柱狀關節面尺骨組合物以內外廣、前後深的關節面銜接，人工關節本身具有穩定性 | • 將尺骨側組合物插入肱骨組合物內成為一體<br>• 手術後初期可進行他動伸展<br>• 不穩定性高、骨損傷少的手肘、有高伸展機能的病例適用 |
| 手術法 | • 將肱三頭肌呈舌狀留在肘頭伸展關節<br>• 切除橈骨頭<br>• 將伸肌群的起始部一部分剝離<br>• 切除內側側副韌帶<br>• 上臂組合物以骨泥固定<br>• 將肱三頭肌再縫合，手術後用固定板固定於肘關節屈曲90度位 | • 將肱三頭肌呈V字切開<br>• 從肱三等肌腱膜修復前臂伸側的肌膜<br>• 切除橈骨頭<br>• 切除內外側側副韌帶<br>• 上臂組合物不以骨泥固定，而尺骨側組合物以骨泥固定<br>• 手術後用固定板固定於肘關節屈曲90度位 | • 肱三頭肌橫向切開<br>• 骨頭切除量少<br>• 切除橈骨頭<br>• 切除內側側副韌帶<br>• 手術後用固定板固定於肘關節屈曲40度位 |
| 運動治療 | • 手術14日後裝置固定板矯具<br>• 手術5日後開始運動治療<br>• 開始肘關節主動屈曲、前臂回旋運動<br>• 手術5週後開始他動運動 | • 手術10～14日後裝置固定板矯具<br>• 從肘關節主動屈曲開始，之後順著力進行伸展 | • 手術10～14日後裝置固定板矯具<br>• 初期開始肘關節他動伸展，屈曲只有主動運動，緩緩將可動範圍擴大 |

因此1970年代後期研究出Gschenwend的GSB-Ⅲ，Coonrad-Morrey代表性的半制動性結合型(semiconstrained，linked type)、工藤式type-5和石突式人工關節(圖1)代表性的非制動性非結合型(non-constrained，non linked type)引用代了金屬蝶狀形。現在使用的人工肘關節幾乎都是這兩種類型。

## 石突式人工肘關節變換手術的特徵和手術方法

石突式人工肘關節被應用於RA和變形性關節症、肱骨遠位端粉碎性骨折的臨床。為1975年設計的非制動性非結合型人工關節，到2004年為止施行了22個病例的24個關節(包含日本土浦協同病院為主和其他醫院的病例)的人工肘關節變換手術。其中的4例只有變換上臂側的單側。初期的設計是上臂側為非骨泥固定的形式。也許是這個因素，4例都有弛緩，1989年開始變更一部分設計，上臂側也以水泥固定。舊式的人工關節的術後平均10年的成績，根據Ewald的判定法為，優：4，良：9，不可：5個關節。在被判定為不可鬆弛的4個關節感染1個關節。感染的1例去除人工關節。除去表面變換型的人工關節後進行類似的關節形成術，結果無嚴重的機能障礙。新型人工關節中經過3年以上的8個關節手術後，平均6年的成績為優：6，良：2，不可：0，獲得改善。

手術方法從後方開始展開療程。將尺骨神經剝離固定之後，將肱三頭肌呈舌狀留在肘頭伸展關節。切除橈骨頭，除去滑膜，將伸肌群的起始部一部分剝離，切除內側側副韌帶使肘關節側方脫臼。使用鑽模製作上臂側和滑車切跡。確認關節的合適性，人工關節用骨泥固定。將肱三頭肌再縫合，將尺骨神經移位到前方後縫合傷口。手術後用固定板固定於肘關節屈曲約90度位。解除固定板後容易因為肘關節伸展運動造成脫臼，需注意。

### 圖1　石突式人工肘關節

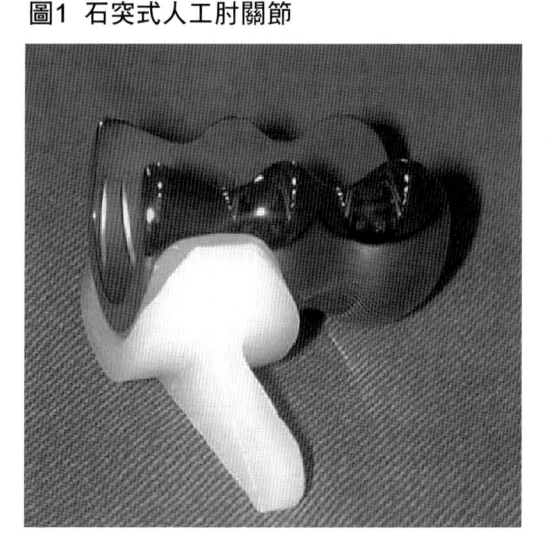

上臂側為金屬組合物，而尺骨側移植物為聚乙稀纖維製。是非制動性人工關節。上臂側為無套管型。

### 圖2　X光攝影

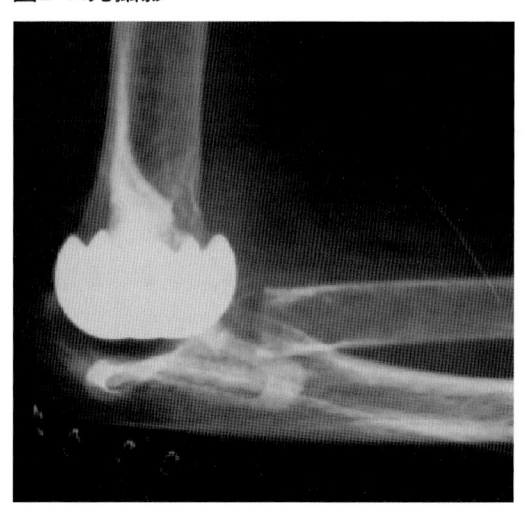

這是手術後的矢狀面X光影像。切除橈骨頭，插入石突式人工肘關節。

　　這是為了改善飲食動作的機能施行石突式人工肘關節變換手術的病例。手術方法如前所述。該病例的回旋受限嚴重，因此也同時進行尺側頭切除(Darrach法)。

　　手術後在肘關節屈曲90度位用固定板固定，手術5天後開始運動治療。初期考慮到手術對肱三頭肌的侵襲避免強烈的伸張和收縮，並且一邊留意肘關節造成的脫臼一邊進行可動範圍訓練。人工肘關節為非制動和非結合性，手術後的穩定性可以制動軟組織的脫臼。因此需考量肘關節伸展的可動範圍限制。開始施行運動治療的手術5週後，熱度、浮腫，肘關節屈曲獲得明顯的改善。飲食動作可以自理。

　　除去固定板後，不需要長時間就獲得肘關節屈曲可動範圍120度，主要在於本手術有非制動、非結合性的特徵，但對固定期間容易造成可動範圍限制原因的腫脹、浮腫徹底管理和反覆肘關節周圍肌的收縮以及誘發弛緩肌肉的黏彈性也是其效果之一。

◆病例

50多歲。Steinbrocker分類為階段Ⅳ，3級。約30年前罹患關節風濕症，有右人工股關節變換手術、左人工膝關節變換手術的經驗。為了改善飲食動作機能施行人工肘關節變換手術。

◆手術前狀況

- 右肩關節、肘關節、前臂、手關節有明顯的可動範圍限制。肘關節屈曲85度。
- 肘關節有動態時痛。
- 肩關節、肘關節、前臂肌的MMT為4。
- JOA score為42分。
- ADL的FIM為99／126分。飲食以左手進行。僵直嚴重時要輔助，自我照顧需要全面協助。

◆運動治療過程

手術　肘關節：ＴＥＡ(石突式)，手關節：
　　　Darrach法，手術後用固定板固定於肘關節
　　　屈曲約90度位。

**到手術後2週**　固定板固定。

**運動處方①**：固定板固定內的肘關節屈伸運動(圖3)

**運動處方②**：固定部以外的可動範圍練習

**從手術3週後**　只用三角巾固定

**運動處方③**：肘關節周圍的浮腫管理(圖4)

**運動處方④**：肘關節、前臂的主動可動範圍訓練。

**手術5週後**

**運動處方⑤**：增加肘關節、前臂、手關節的他動可動範圍訓練

**運動處方⑥**：飲食動作練習。

**圖3　固定期間的運動治療**

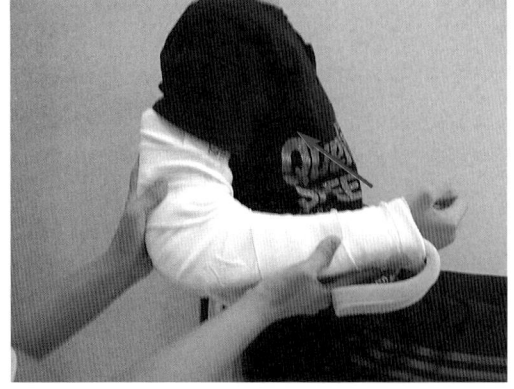

在肩關節中間位進行肘關節屈曲位的等尺性運動。

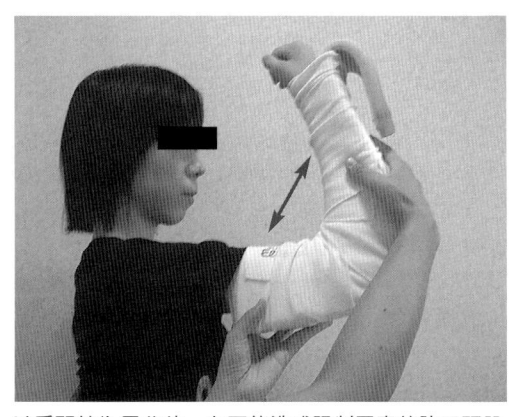

以肩關節為屈曲位，在可能造成限制因素的肱三頭肌長頭的張力施力位進行肘關節屈曲伸展的等尺性運動。

手術7週後　手術後的熱度、浮腫獲得改善。
肘關節屈曲(135度)可動範圍獲得明顯改善。
JOA score恢復到66分。ADL的FIM為105／
126分，飲食幾乎全程可用右手拿湯匙飲用。
出院　之後到外科回診。

對固定期間造成可動範圍限制原因的腫脹、浮腫徹底管理和反覆肘關節周圍肌的收縮以及弛緩誘發肌肉的黏彈性。故初期就獲得肘關節的屈曲可動範圍，手術後6週可以進行飲食動作。人工肘關節變換手術後從初期進行腫脹、浮腫管理、等尺性運動，誘發肌的黏彈性很重要。

## 技術的要點

　　讓肘關節具有145度的可動範圍，最大屈曲位呈緊張狀態的肘頭部皮膚在伸展位鬆弛。受到人工肘關節變換手術嚴重侵襲的肘周邊組織因為浮腫產生屈曲限制。若持續浮腫，在屈曲受限狀態下纖維會下沈，皮下滑行因受限而形成攣縮。而且，浮腫會增加皮下組織的緊張，伴隨屈曲運動，內壓更加上升而產生疼痛，這個也是屈曲限制的原因。浮腫對策在消除一時阻礙關節運動的部份腫脹，降低內壓，擴大可動範圍，預防纖維下沈造成滑行障礙。關節附近凹陷部分使用襯墊，以彈性繃帶消除壓迫，同時進行患肢上舉位的肌肉反覆收縮，促進組織間的淋巴管流通，提高減輕浮腫效果。使用繃帶的壓迫並非在促進組織液的產生而是淋巴管的流通，因此不需纏繞太緊。時間帶約為20～30分鐘，在這之前如果有阻血痛則是因為纏繞太緊。

### 圖4　浮腫管理

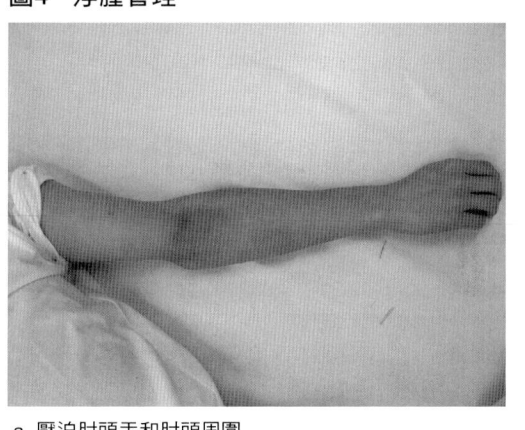

a. 壓迫肘頭盂和肘頭周圍

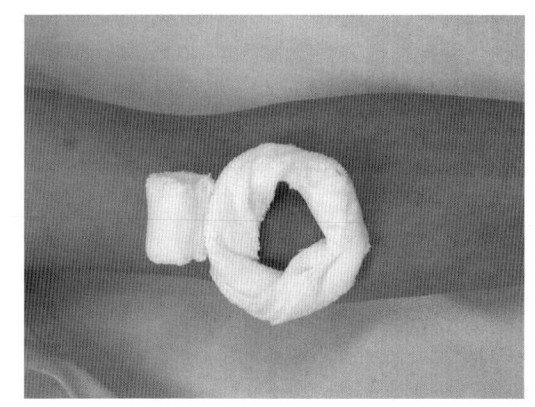

b. 將布條做成甜甜圈狀環繞肘頭放置。在肘頭盂放置襯墊。

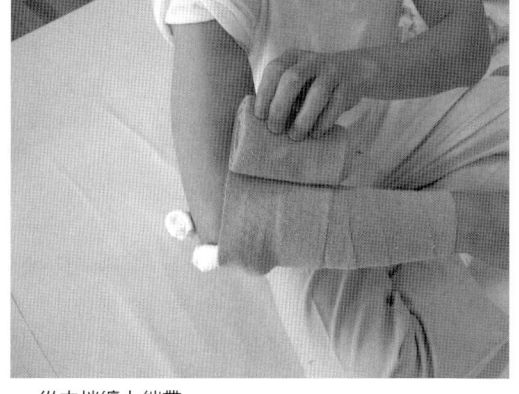

c. 從末梢纏繞上繃帶。

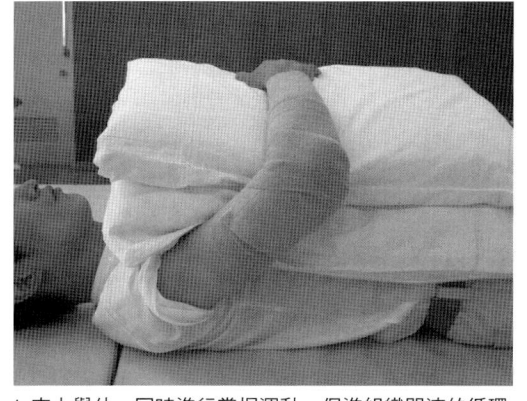

d. 定上舉位，同時進行掌握運動，促進組織間液的循環。

# 9 對肘關節後外側夾擊的運動治療

## *Check it !*

● 肘關節後外側部若會疼痛可能是肘肌的機能不全造成的後外側夾擊。
● 和所謂肱骨外側上髁炎或後方夾擊造成的症狀不同，伴隨前臂旋內轉的肘伸展動作時會疼痛。
● 其特徵有①肘關節後外側部會疼痛，②肘肌有壓痛，③前臂旋前位的肘伸展壓力測試為陽性，④以第2掌骨為軸的前臂回旋軸測試為陽性。

## 關於肘關節後外側部的疼痛

肘關節後外側部是肱骨小頭和橈骨頭構成的腕橈關節，和前臂回旋動作有很大的關係。前方有上臂肌，後方有肱三頭肌和肘肌，外側有手關節伸肌群和旋後肌，為了防止內翻方向的動搖，外側側副韌帶支持外側部。

日常的診療中以肘關節外側部和後方疼痛較多，原因有肱骨外側上髁炎、橈骨頭骨折、或肱三頭肌的後方夾擊等，要因應這些原因進行治療。但是有時也有肘關節後側部疼痛的症狀，有些很難說明其臨床症狀或情況。後外側部疼痛的研究報告很少，根據Steimann報告，對腔室症候群造成的後側部疼痛有切開肌膜獲得改善的病例。

筆者認為肘關節後外側部疼痛的原因在於肘肌機能不全造成的後外側夾擊。因此掌握肘肌機能解剖學的特性，正確判斷機能不全造成的臨床症狀和情況很重要。

## 關於肘肌的機能解剖學特性

肘肌是從尺骨後緣向肱骨外上髁、後外側關節囊走向的單關節肌。有關肌肉的作用根據過去的記載(圖1)還沒有一定的見解。

筆者認為肘肌的肌肉對旋前伴隨的尺骨外展，具有保持肘頭的向心力，維持左右關節囊均等緊張的作用(圖2)。

尺骨外展產生於前臂旋前運動時，後外側關節囊最弛緩的狀態是在前臂旋前、肘伸展位。因此，若肘肌機能不全，前臂旋前的肘伸展動作時，肘關節外側會產生夾擊的疼痛。其他的臨床症狀有，①肘關節後外側部痛，②肘肌壓痛，③前臂旋前位的壓力測試為陽性，④以第2掌骨為軸的前臂回轉軸測試為陽性(圖3)。

**圖1 關於肘肌作用的過去報告歸納**

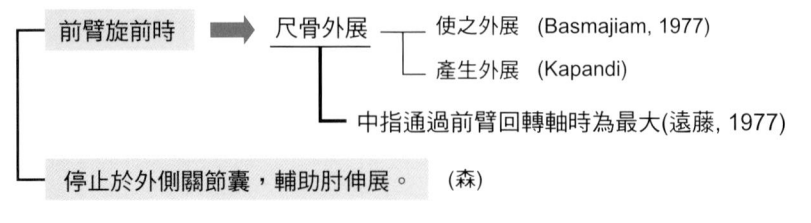

前臂旋前時 ➡ 尺骨外展 —— 使之外展 (Basmajiam, 1977)
　　　　　　　　　　　　 —— 產生外展 (Kapandi)
　　　　　　　　　　 —— 中指通過前臂回轉軸時為最大(遠藤, 1977)
停止於外側關節囊，輔助肘伸展。 (森)

## 圖2 肘肌的肌肉作用

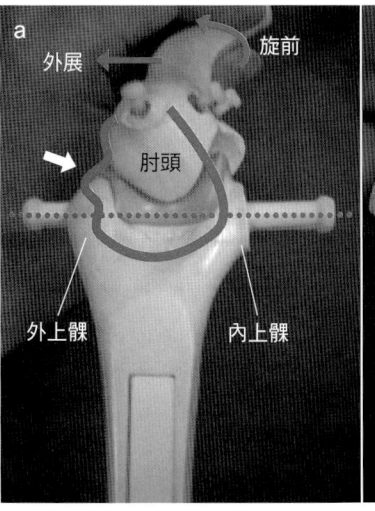

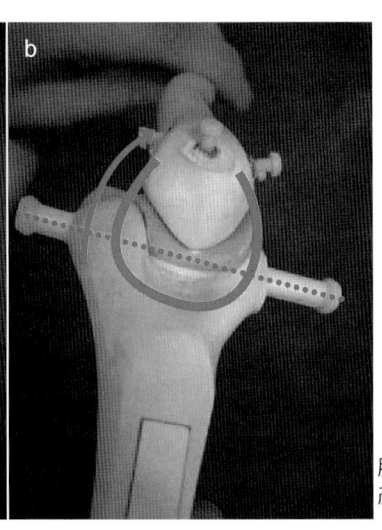

肘肌使肱骨外上髁上舉以制動旋前產生的尺骨外展(白箭頭)

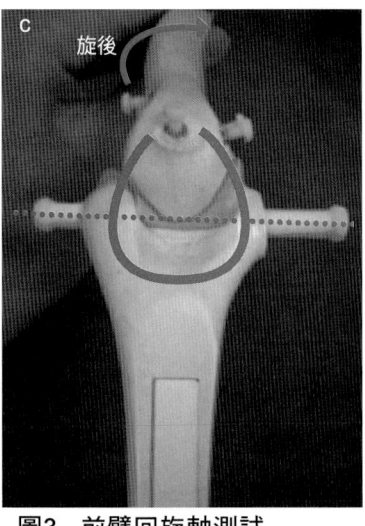

**a. 肘肌無作用狀態**

前臂旋前會產生尺骨外展造成後外側關節囊弛緩。這種狀態進行肘伸展運動是造成後外側部產生夾擊(白箭頭)的原因。

**b. 肘肌有作用狀態**

肘肌對外側關節囊的弛緩不直接促使緊張，對旋前伴隨的尺骨外展，具有保持肘頭的向心力，維持左右關節囊均等緊張的作用。

**c. 肘屈曲、前臂旋後位**

前臂旋後位不會產生尺骨外展，左右關節囊的緊張為均等狀態。

## 圖3 前臂回旋軸測試

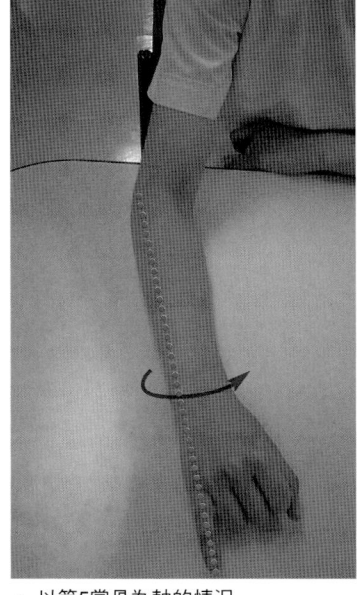

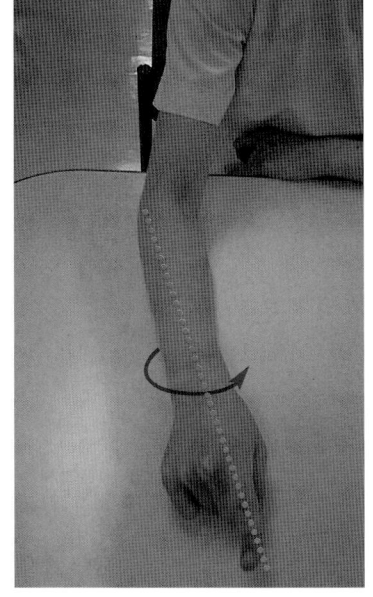

軸通過第2掌骨時尺骨的外方偏位量變大。可從中尋找軸回旋時會誘發疼痛的掌骨。

a. 以第5掌骨為軸的情況　　　b. 以第2掌骨為軸的情況

這是肘關節撞傷後，出現後外側部疼痛的病例。經過3週的觀察發現症狀沒有緩和，於是開始運動治療。

本症狀能獲得順利的治療經過在於對初期的臨床症狀做了適當的原因鑑定。本症狀的肱骨外上髁炎，後方夾擊的鑑定最為重要。和外上髁炎的不同主要在於壓痛部位(外上髁、手關節伸肌群為陰性)的不同(圖4)以及外上髁炎的疼痛誘發測試為陰性。和後方夾擊的關鍵性不同在於前臂旋前位肘伸展測試為陽性，旋後位為陰性。需要對不同的臨床症狀做適當的判斷以及技術的治療。

◆病例
20多歲。過往病史，家族病史中無特別註記。

◆診斷名
右肘關節撞傷

◆現在病程
手腕被門夾傷。被診斷無骨折，塗消炎鎮痛藥觀察經過。經過3週右肘關節的後外側部疼痛仍無消失，故開始施行運動治療。

◆疼痛狀態
「吃飯時手肘會痛」「無法引用高速公路的繳費單」等，這都是在需要肘伸展，前臂旋前動作時出現的症狀。

◆動治療開始時的檢查結果
· 有前臂旋前位肘伸展時的痛。
· 視診發現肘關節後外側部有輕度萎縮。
· 動態時會疼痛，部位限於肘後外側部。

## 技術的要點

圖4　壓痛的特徵

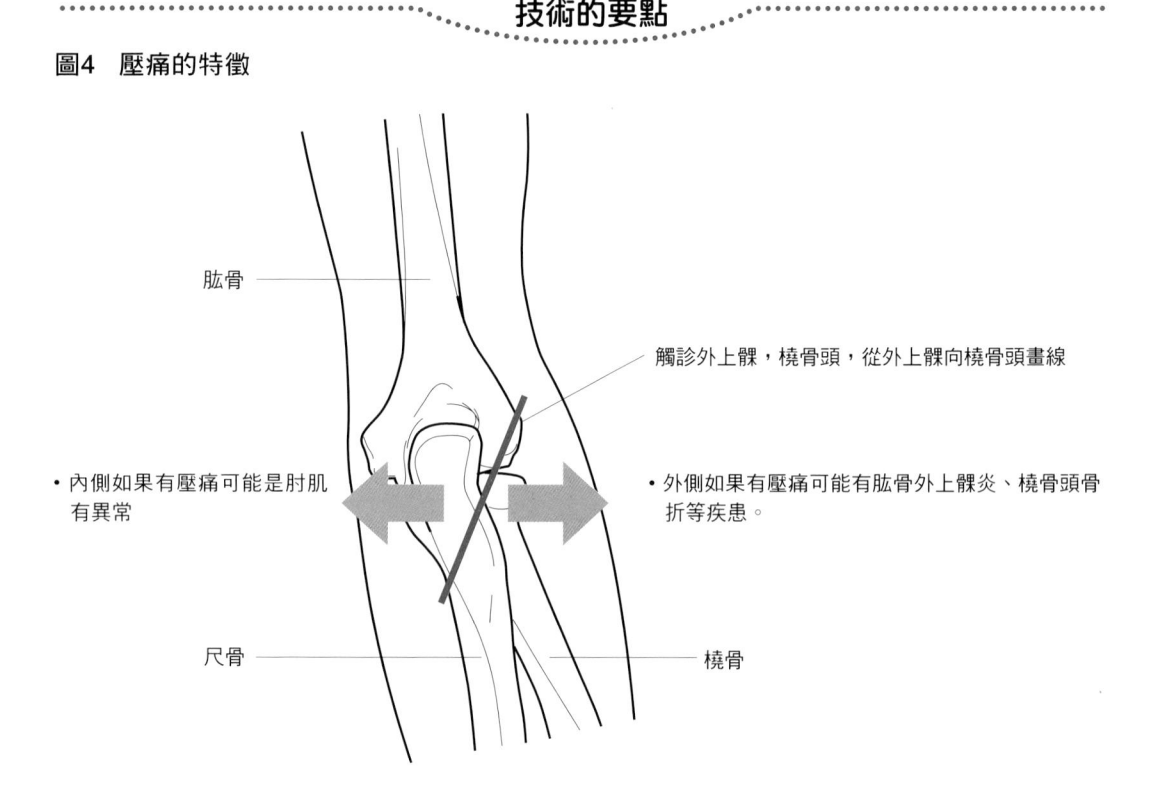

肱骨

尺骨

橈骨

觸診外上髁，橈骨頭，從外上髁向橈骨頭畫線

· 內側如果有壓痛可能是肘肌有異常

· 外側如果有壓痛可能有肱骨外上髁炎、橈骨頭骨折等疾患。

- 主動的可動範圍肩關節無異常，肘關節屈曲120度，伸展-20度，前臂旋前85度，旋後75度。
- 肘肌和外轉肌的壓痛為陽性。手關節伸肌群，肱骨外上髁，橈骨頭為陰性。
- 肱骨外上髁炎的疼痛誘發測試(Chair測試、Thomsen測試、中指伸展測試)為陰性。肘伸展測試中，前臂旋前位為陽性，前臂回轉軸測試中，第2掌骨為軸時為陽性。

◆運動治療過程

**運動處方①：固定**

- 施行肘肌的固定治療(圖5)。固定使用arukea公司的彈力繃帶(5.0cm×5m伸張)，利用前臂旋前方向的關節制動效果和擴大肌活動防止夾擊。
- 進行外科治療(3週)，1週時可動範圍限制改善，3週時疼痛誘發測試轉為陰性。日常生活活動，工作上無障礙，運動治療結束。

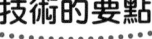
技術的要點

### 圖5　肘肌的固定

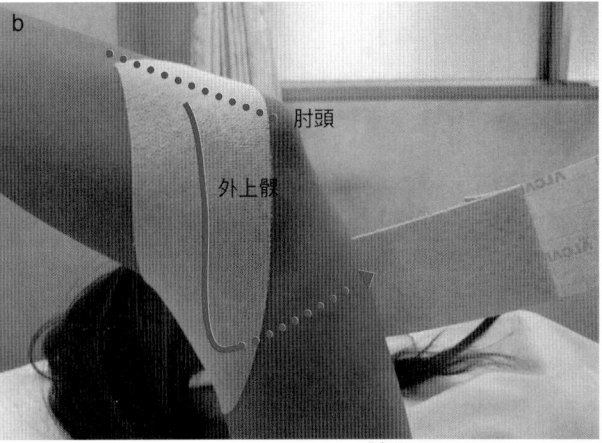

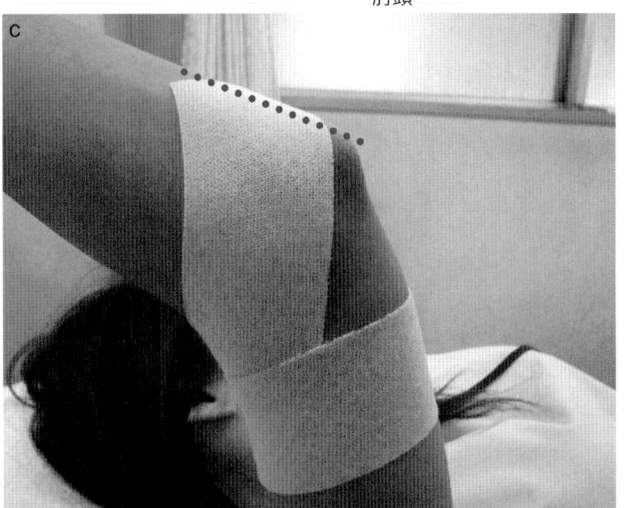

a. 從尺骨後緣配合肘頭走向往肱骨外上髁貼。
b. 肱骨外上髁向肱骨後面捲。
c. 從肱骨內側～前面捲，捲到後面。

# 10 對肱骨外上髁炎的運動治療

## Check it !

● 選擇性的伸展運動在於減輕各組織的壓力和肌肉緊張(肌內壓亢奮狀態)，以降低疼痛。
● 肌肉的伸展運動有配合肌肉走向的平行方法和與肌肉交叉方向操作的方法，需一邊留意肌肉伸張幅(excrusion)一邊進行操作。
● 所有的操作都要溫和進行不要增加過多的刺激。

## 肱骨外上髁炎的連接部損傷(enthesopathy)以及病態

　　肱骨外上髁炎(外上髁炎)的病態，最主要是橈側屈腕短肌(ECRB)為主的肱骨外上髁(外上髁)的肌腱連接部(enthesis)的連接部損傷(enthesopathy)。肌腱連接、插入骨頭的要點在enthesis。enthesis為肌腱成分、非鈣化纖維軟骨層、鈣化軟骨層、骨的4層構造，其中的非鈣化軟骨層有各種退化性變化(囊胞、裂痕的形成，鈣沈澱化，肌瘢痕混亂)，其程度隨著年齡增加。從病理上也可能因膠原纖維的變性斷裂和炎症細胞浸潤造成纖維芽細胞毛血管的增生，有報告呈現angiofibro-blastic hyperplasia*，表示原因可能是enthesopathy。

　　在運動學上，從網球的反手擊球或作業時的上肢姿勢來看，多半是肘關節輕度屈曲、前臂旋前位的肘關節內翻、手關節掌屈動力的持續性強制或反覆刺激造成。這些肘關節內翻動力作為肘關節外側支持組織的共同機能(圖1)。靜態支持組織的外側側副韌帶(LCL)，外側尺骨側副韌帶(LUCL)，輪狀韌帶(AL)，關節囊外側的外側側副韌帶複合體(LCL complex)被強迫緊張，從外上髁起始的前臂旋後伸肌群的活動作為動態支持組織的作用。解剖學的特徵是ECRB和伸指總肌(ED)以及尺骨屈腕肌(ECU)的肌腱形成共同肌腱附著於AL。除了對韌帶的直接壓力外，因為對ECRB、ED、ECU的負荷使LCL更加緊張，增加疼痛。

* 「angiofibro-blastic hyperplasia」是指外上髁腱連接部的增殖性變化，Nischl將之定義為「肱骨外上髁的血管纖維性慢性肌腱症」。病理症狀為膠原纖維的變性斷裂和炎症細胞浸潤造成纖維芽細胞毛血管的增生。

## 圖1　肱骨外上髁的解剖

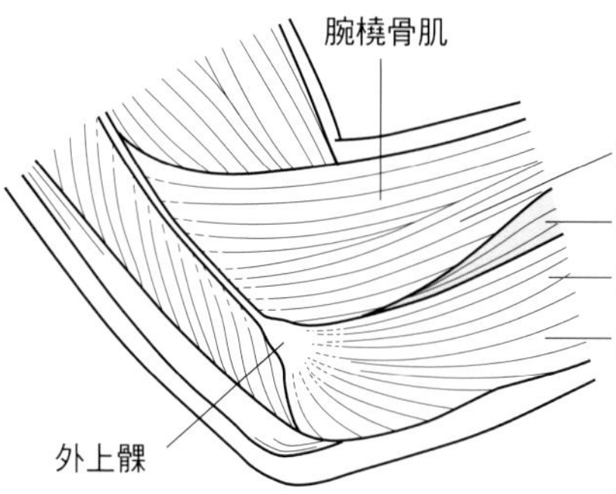

a. 前臂旋後伸肌群的解剖
引用自文獻4)

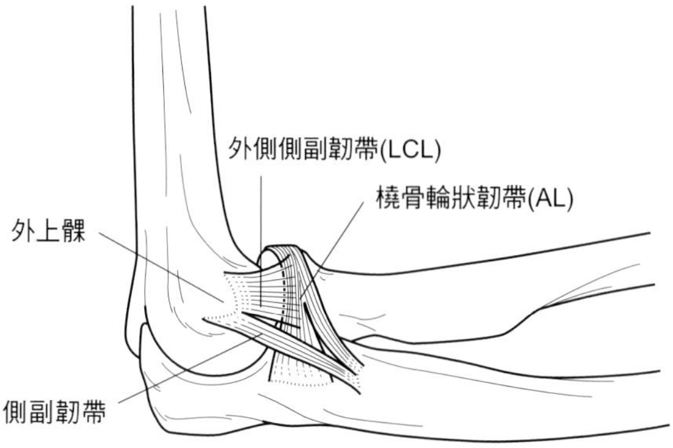

b. LCL complex
引用自文獻1)

## 診斷與理學症狀

日常的診療上多半因肘關節外側疼痛來院，其中肱骨外上髁炎是常見的疾患之一。其特徵是很難從X光片中發現異常，發症原因和理學症狀的問診是最有效的資訊。日本整形外科學會「肱骨外上髁炎診療專線」(2006)有「抵抗性手關節背屈運動使手肘外側產生疼痛、外上髁的伸肌腱起始部壓痛最強烈、腕橈關節障礙等伸肌群起始部引發的症狀除外」的診斷基準。理學症狀以疼痛誘發測試和外上髁為主的壓痛為障礙部位、組織的最大反應。

以下為疼痛誘發測試

①Chair測試：前臂旋前、手關節背屈位拿椅子時疼痛增強。反之，前臂旋後、手關節掌屈位拿椅子時疼痛減輕或消失。

②Thomsem測試：也稱Wrist extension test(肘關節伸展位)對手關節背屈抵抗疼痛會增強。(圖2a)

③Middle finger extension test(MFET)：(肘關節伸展位)對中指伸展抵抗會疼痛增強。(圖2b)

壓痛症狀需要詳細的相同部位、組織、肌肉。特別是伸指總肌需要確認每一個手指的走向。

### 圖2 肱骨外上髁炎的誘發測試

a. Thomsem測試

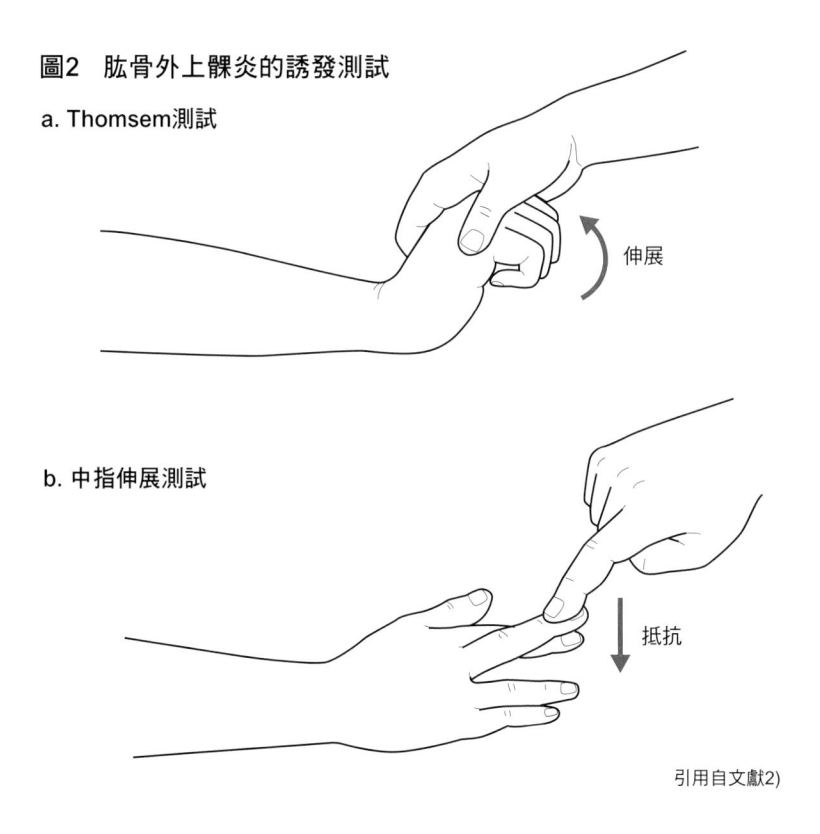

伸展

b. 中指伸展測試

抵抗

引用自文獻2)

## Case Study 對肱骨外上髁炎施行運動治療病例

初診時從單純的X光片上無異常發現，根據理學症狀診斷為肱骨外上髁炎，開始運動治療。外上髁附近有觸痛(疼痛誘發測試與運動時痛為Visual analog scale(VAS)10cm)。對有壓痛的橈側屈腕短肌(ECRB)、橈側屈腕長肌(ECRL)，伸指總肌(ED)、旋後肌施行選擇性伸展運動，觸痛消失，壓痛

以及運動痛大幅減輕(ＶＡＳ3cm)的同時，操作外的肱二頭肌以及肱二頭肌長頭腱(long head of the biceps；LHB)，肱三頭肌內側頭，喙突、喙突鎖骨韌帶(coraco-clavicular ligament；CCL)的壓痛消失。此外，為了減輕日常的壓力，以肘關節內翻、前臂旋前抑制(誘發肘關節外翻、前臂旋後)為目的進行固定後變成1～2cm，施行固定板和生活指導的同時，每週進行2次運動治療。第12週時疼痛完全消失，運動治療結束。

初期為了降低肌內壓，避免不必要的疼痛再起或助長，需細心的操作。而且為了避免日常的壓力而使用固定板。從疼痛減輕之後開始加入外側側副韌帶複合體的伸展運動。治療的療程固然重要，但是減輕日常的壓力是緩和疼痛的要點；使用固定、支撐和日常生活指導也同樣重要。

◆病例

50多歲。15年前開始因為工作，上肢進行反覆動作以及重物搬運。

◆現在病程

大約4個月前進行產品檢查和擰濕毛巾動作時，感覺到肘關節外側部痛，且疼痛逐漸加劇。初診時從單純的X光片上無異常發現，但理學症狀被診斷為肱骨外上髁炎，開始運動治療。

◆運動治療開始時的檢查結果

・無ROM限制。

・肘關節伸屈、前臂旋前旋後最終可動範圍有肘關節外側部痛、靜態時疼痛。

・各種疼痛誘發測試為陽性。

・肘關節內翻壓力和肘關節伸展位有前臂旋前疼痛。

・壓痛症狀遍及外上髁和其周圍、ＥＣＲＢ、ＥＣＲＬ、 ＥＤ(橈側＞尺側)、ＥＣＵ、旋後肌、肱二頭肌以及肱二頭肌長頭腱(LHB)、肱三頭肌內側頭、喙突突起、喙突鎖骨韌帶(CCL)，幾乎都有觸痛。

◆運動治療過程

初回　以外上髁為主有嚴重觸痛

運動處方①：對有壓痛的ＥＣＲＢ、ＥＣＲＬ、 ＥＤ、旋後肌施行選擇性的伸展運動。

**圖3　對橈側屈腕短肌、伸指總肌的選擇性伸展運動**

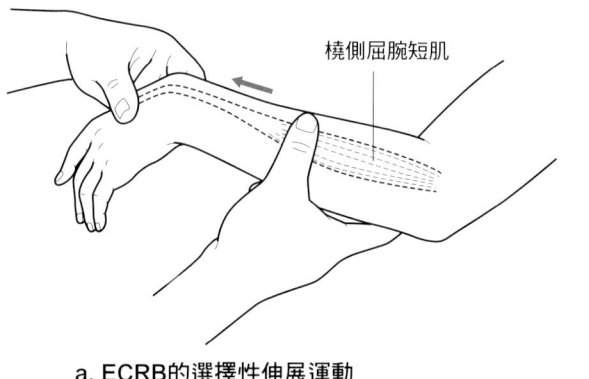

橈側屈腕短肌

遠位操作的手抓住ECRB連接處的中指骨底將手抬起，近位操作的手配合ECRB的走向將拇指放置在壓痛部位的遠位，避免ECRB遠位的伸張影響近位，用拇指按緊，從移動部位到全肌腱，逐漸移動拇指。

a. ECRB的選擇性伸展運動

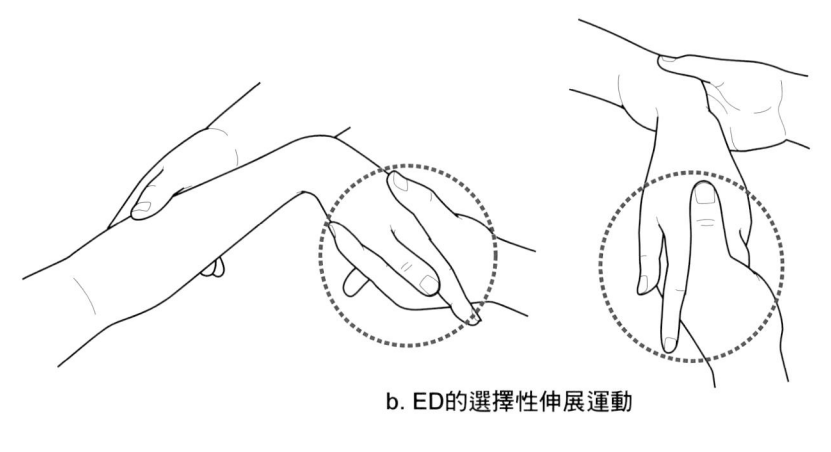
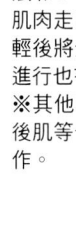

對方的手指保持屈曲。方法和a一樣，配合對方的肌肉走向。在壓痛稍微減輕後將全手指保持屈曲位進行也有效。
※其他ECRL、ECU、旋後肌等也是進行同樣的操作。

b. ED的選擇性伸展運動

運動處方②：施行抑制肘關節內翻、前臂旋前的固定。

開始2週(第4回) 運動治療開始後壓痛症狀幾乎消失了。

運動處方③： 對外側側副韌帶導入選擇性的伸展運動。

開始4週(第8回) 動態時疼痛消失，疼痛誘發測試轉陰性。

開始6週(第12回) 疼痛完全消失，運動治療結束。

初期為了降低肌內壓，避免不必要的疼痛再起或助長，需細心的操作。而且為了避免日常壓力，使用的固定板固定對消除疼痛有效。從疼痛減輕之後開始加入外側側副韌帶複合體的伸展運動，更積極進行肌肉的伸展。治療技術固然重要，但是減輕日常的壓力是緩和疼痛的要點，配合固定、支撐的使用和日常生活指導也同樣重要。

### 圖4 對外側側副韌帶複合體的選擇性伸展運動

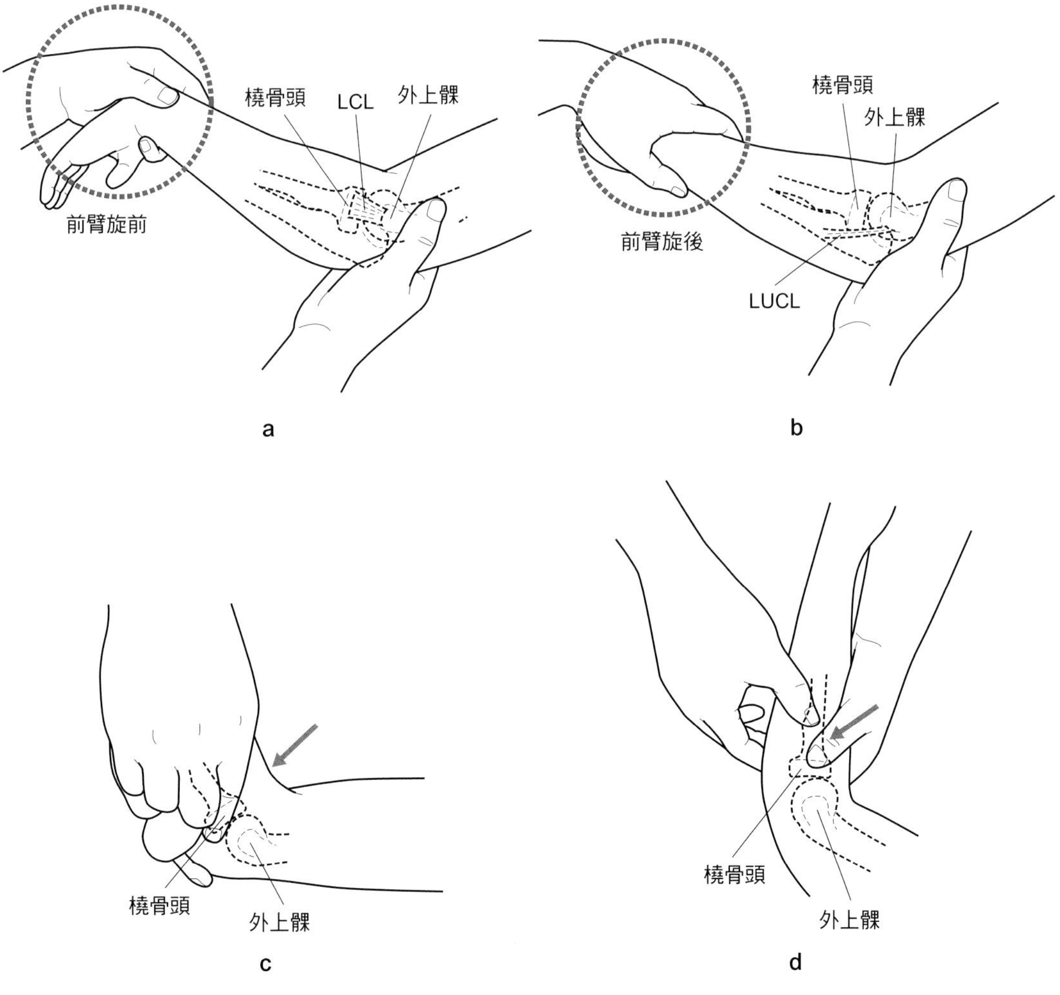

橈骨頭 LCL 外上髁
前臂旋前

a

橈骨頭 外上髁
前臂旋後
LUCL

b

橈骨頭 外上髁

c

橈骨頭
外上髁

d

- 對外側側副韌帶(LCL)複合體的各組織進行溫和的伸展運動。
- LCL像是要離開腕橈關節外側一般，向肘關節內翻方向利用前臂力促使伸張(a)。同樣的韌帶對於前方纖維在大約肘關節伸展位、前臂旋後位，後方纖維在約肘關節屈曲位、前臂旋前位進行伸展運動。
- 因LUCL是從外上髁連接於旋後肌稜，故在前臂旋後位向肘關節外側的腕尺關節離開方向，LCL以同樣的方法進行伸展運動。
- 關節囊方面，腕橈關節的後方、後外方的纖維從前方把持，要伸展運動的橈骨頭往後方、後外方壓出。

# 11 肘關節內側側副韌帶重建手術後的運動治療

## Check it !

● 投球造成的肘內側部損傷為晚期曲腕(late cocking phase)時，因為旋後力造成前臂旋前屈肌群和內側側副韌帶(MCL)損傷。

● MCL分為前斜行纖維(AOL)、後斜行纖維(POL)、橫行纖維(TL)，其中AOL為抗外翻力的第一穩定器。

● MCL的機能重建一般採用長掌肌腱重建手術，在施行手術後運動治療時直到骨頭和韌帶固著力增強為止的2個月需注意不要增加外翻壓力。

## 投球造成MCL斷裂和術式

　　棒球的投球動作主要分為預備(wind up)、初期曲腕(early cocking)、 晚期曲腕(late cocking )、加速(acceleration)、隨勢動作(follow through)階段(Jobe分類)。特別是肩呈最大外旋姿勢的晚期曲腕階段時，肘內側部會產生強烈的外翻力[1,2]。對抗這個外翻力雖然有旋前圓肌、橈側屈腕肌、尺側屈腕肌、長掌肌、內側側副韌帶(MCL)，但是旋前屈肌群的過度使用會使MCL應力增加造成同部位的損傷。對MCL損傷的治療一般採用禁止投球的保存療法，但是對於必須花2～3個月的保存療法有抗拒，一直無法復原到投球程度的過往病史會採用長掌肌腱的重建手術[3-8]。這個手術方法有幾個既有的報告[9-12]，一般採用Jobe法和伊藤法、TJ screw、進行重建手術(圖1a～c)。但本院不是採用前述的手術方法，而是使用suture anchor(Mitek GⅡ)將末梢移植肌腱縫合，中樞側穿過內上髁下端前方的骨孔使旋前屈肌下層翻轉之後，再交錯縫合於末梢移植肌腱補強。(圖1d)。術後因為移植肌腱會變長，Jobe法需要長時間才能恢復血液流通，重返球場也需要12個月以上的時間[8]，本院從骨和韌帶的固著強度增強後的手術後2個月[7]左右開始投球練習，手術後3個月左右開始輕度的接球，手術6個月左右開始全力投球。

**圖1　採用長掌肌腱的各種重建手術**

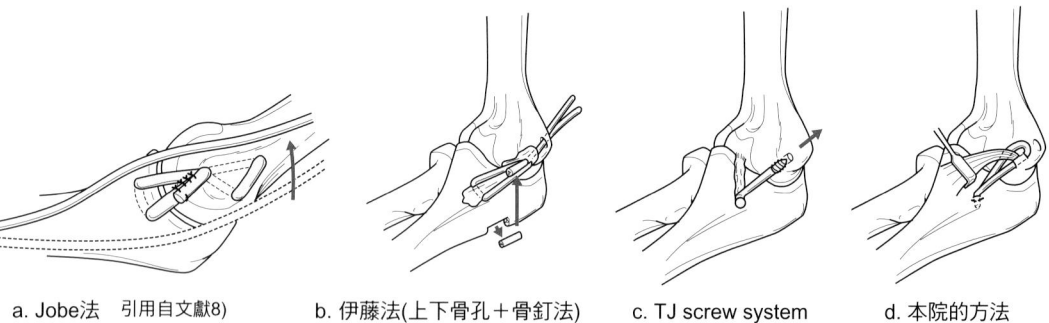

a. Jobe法　引用自文獻8)　　　b. 伊藤法(上下骨孔＋骨釘法)　　　c. TJ screw system　　　d. 本院的方法
　　　　　　　　　　　　　　　引用改編自文獻6)

## 關於肘關節外翻不穩定性的MCL的生物力學

MCL由斜行纖維(AOL)、後斜行纖維(POL)、橫行纖維(TL)構成(圖2a)[13]，其最重要的機能在對抗外翻力。有關MCL的生體工學研究，Morrey[14]提出對於外翻負荷MCL的作用，在肘伸展位有31%，而90度屈曲位則增加為54%。Søjbjerg[15]，Hotchkiss[16]、Morrey[17]等人則認為將AOL切離會出現不穩定，POL切離則無不穩定變化。此外，Schwab[18]等則認為AOL分為前、後組合，前方纖維在肘伸展位，後方纖維在肘屈曲位會產生緊張，整個AOL經常保持緊張(圖2b)。由此可以理解AOL為抗外翻力的第一穩定器的說法。

在投球動作的晚期曲腕階段，64Nm的外翻力會加諸於肘內側部，其中54%的34.6Nm的外翻力加到AOL[1]。這和造成MCL斷裂的32.1±9.6Nm為同等的外翻力[1]，若過度使用旋前屈肌群，很容易就造成MCL的損傷。

### 圖2 MCL的解剖

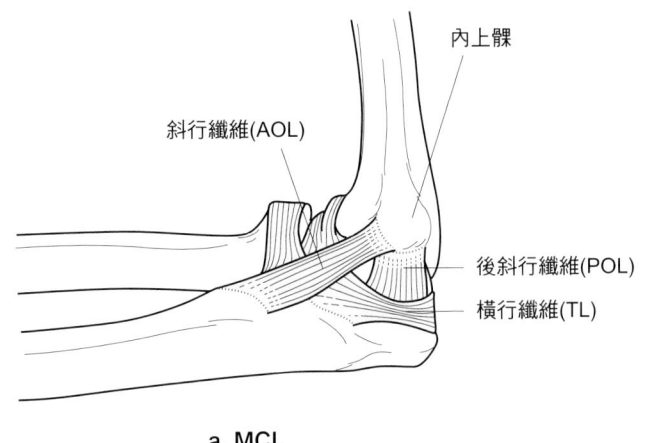

a. MCL

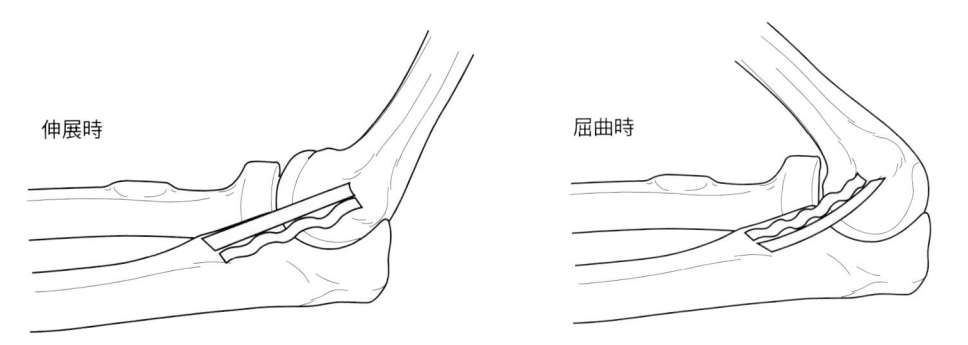

b. AOL的前方纖維束和後方纖維束

將AOL分為前、後組合的話伸展時前方組合緊張，屈曲時後方緊張。亦即，AOL不管什麼屈曲角度都關係外翻制動。

引用改編自文獻13)

　　這是肘MCL重建手術後重回球場的病例。比賽上場中疼痛再度復發，約1個月後到本院就診。經過X光和核磁共振攝影診斷出MCL損傷，施行長掌肌腱的重建手術。手術後10天之內，在肘關節90度屈曲位，前臂中間位用石膏固定。之後換成石膏罩，同時開始運動治療。手術8週後顧慮到重建的韌帶連接，在禁止外翻壓迫中以改善可動範圍為目的進行運動治療。之後，經過影子投球法在手術12週後開始接球，手術24週後可以全力投球，重返球場。

◆病例
20多歲，職棒選手。

◆現在病程
比賽上場中疼痛再度復發。約1個月後到本院就診。經過X光和核磁共振攝影診斷出MCL損傷，施行長掌肌腱的重建手術。

◆過去病史
約1年前有相同的肘痛。

◆運動治療開始時的檢查結果
· 上臂到前臂有炎症性浮腫
· 上臂肌、肱三頭肌內側頭有壓痛
· 肘關節可動範圍為屈曲100度，伸展-15度，前臂可動範圍為旋後85度，旋前90度
· 無麻痺等尺骨神經症狀

◆運動治療過程
手術　長掌肌腱的MCL重建手術。手術後在肘關節90度屈曲，前臂中間位以石膏固定。

手術1週後＋4天　變更為石膏罩，開始肘的運動治療。

**運動處方①**：使用彈力繃帶壓迫去除浮腫

**運動處方②**：主、他動的可動範圍訓練(圖3)(禁止外翻壓迫)

手術5～6週後　肘關節、前臂都無可動範圍限制

**運動處方③**：肘關節周圍肌訓練

手術8週後

**運動處方④**：開始影子投球法

**圖3　邊增加內翻操作的可動範圍訓練**

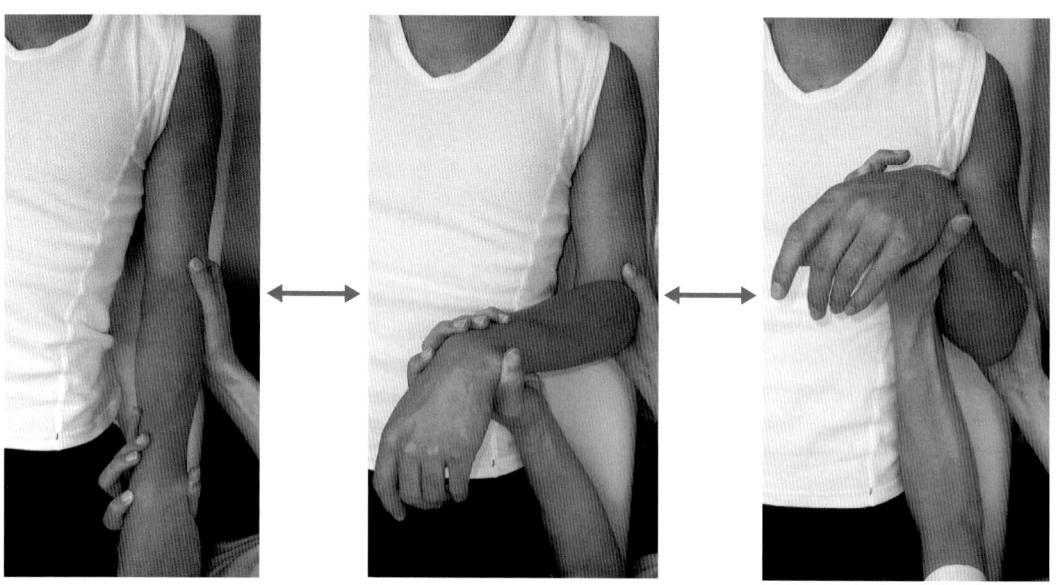

為了保護手術切開的前臂肌膜、尺側屈腕肌以及重建韌帶，在前臂旋前、手關節掌尺屈位邊內翻操作邊誘導屈曲。伸展可動範圍考慮到握球角度，先在旋前位擴大伸展範圍後，治療過程中獲得旋後位的伸展。

手術12週後　擊球、影子投球都沒有問題

運動處方⑤：開始壘間之外的接球

手術24週後

運動處方⑥：允許全力投球

●

　　本病例的初期治療重點在不增加外翻壓力下獲得可動範圍。因此對浮腫的管理或去除壓痛的操作很重要，但肘屈曲伸展時，重建韌帶的滑行性如何維持也是重點。實際的方法不是單純屈曲伸展操作，而是邊增加肘內翻操作邊進行屈曲伸展操作，因此可以一面保護重建韌帶一面維持滑行性(圖3)，初期就可獲得良好的可動範圍。

··········· 知識的要點 ···········

## ●投球損傷肘的分類

　　投球損傷肘從發生的原因和損傷部位來看可分為肘內側位的過度緊張(tension overload)、外側位的壓迫(compression injury)、後方位的負荷(extension injury)(圖4, 表1)。如上所述，在晚期曲腕階段被強制外翻，增加內肘形成體的壓力造成肘內側位的損傷最為常見。而肘外側位的損傷則為晚期曲腕的強制外翻造成腕橈關節壓力，同時因為橈骨頭的回旋增加剪斷力引發的損傷。還有，後方位的損傷主要是隨勢動作階段的過度伸展造成的損傷。

### 圖4　投球動作造成的肘損傷

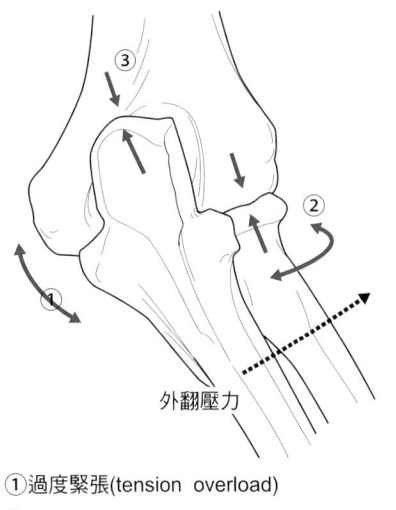

外翻壓力

①過度緊張(tension overload)
②壓迫造成的損傷(compression injury)
③肘關節伸展造成的損傷(extension injury)

### 表1　棒球造成的肘關節損傷之分類(Slocum)

Tension overlord to the inner side of the elbow:

1. Muscular
   - a. Overuse syndrome, medial muscle group
   - b. Fascial compression syndrome of Bennett
   - c. Medialepicondylitis
   - d. Avulsion of the medial epicondyle
2. Ligamentous and capsular
   - a. Ulnar traction spurs
   - b. Hypertrophy or rupture of the medial ligament
   - c. Amorphous calcium deposit about the ligament
   - d. Loose bodies about the ulnar groove

Lateral compression injuries:

1. Fracture capitellum
2. Osteochondral fracture (traumatic osteconddritis dissecans)
3. Traumatic arthritis

Extension injuries:

1. Acute traction injuries
   - a. Muscle strain
   - b. Avulusion of the tip of the olecranon
2. Conditions resulting from repetitive extensor action
   - a. Olecranon hypertrophy
   - b. Fatigue fracture
   - c. Checkrein tears of the brachialis and anterior capsule
   - d. Coronoid hypertrophy
   - e. Ulnar wear changes
3. Doorstop action of the olecranon fossa
   - a. Fracture of the tip of the ulna following hyperextension in batting or throwing
   - b. Olecranon fossa hyperostoses

引用自文獻12)

# 12 對肘離斷性骨軟骨炎的運動治療

## Check it !

● 術後治療不要增加修復的肱骨小頭關節面的壓力以及防止非生理性關節運動造成的異所性骨化，以及消除浮腫和軟組織的攣縮。

● 手術後的投球姿勢指導要提醒加速手肘向下等動作時，需避免過度外翻壓力造成肱骨小頭、橈骨頭的壓迫。

## 關於離斷性骨軟骨炎的一般性的整型外科治療

發生在肱骨小頭位的離斷性骨軟骨炎是在成長中脆弱骨端軟骨以及軟骨下骨造成一部分剝離的疾患，骨、軟骨片如果完全剝離就變成游離體。病巢多半存在於側面前方45～60度的範圍。症狀有軟骨潰爛、龜裂、凹陷、游離體和關節面的變形等很多樣。發症很少與發炎有關，可當作是進行期到末期的骨軟骨損傷[1]。骨端位的骨軟骨損傷常發生在關節軟骨下層位血液循環少，容易產生局部骨壞死的10歲前後的骨化進展期[2-4]。

發症的主因是外翻壓力(肘外側的壓迫、剪斷)，在發育期因前臂屈肌力無法有效使用，手肘的外翻壓力比成人大[5]。

症狀是因為腕橈關節的適應性減退，使肘關節外側到後外側有動態痛和壓痛、可動範圍限制。肘外側損傷雖然比內側損傷少，但是發現得太晚時很難治療。

病期的掌握在治療上特別重要，三浪將X光片的病期分為透亮期、分離期、游離期的3個時期(圖1)[6]。但是，軟骨損傷如果在X光攝影發現有變化時已經是進行期，本院會使用超音波攝影在初期就掌握軟骨狀態，關節面的不整齊或觸診確認軟骨的彈力。

整型外科治療在透亮期會禁止投球，保持靜態，3～6個月後症狀仍無改善時則考慮微創整型手術。有些在分離前期只用保存療法就能修復病變部位，但是分離後期、游離期如果無法修復病變部位則適合鑽孔或骨釘移植以及關節鏡軟骨移植手術[7]。修後期要長達半年～1年以上的時間。

········· 知識的要點 ·········

**圖1 三浪的X光攝影分類**

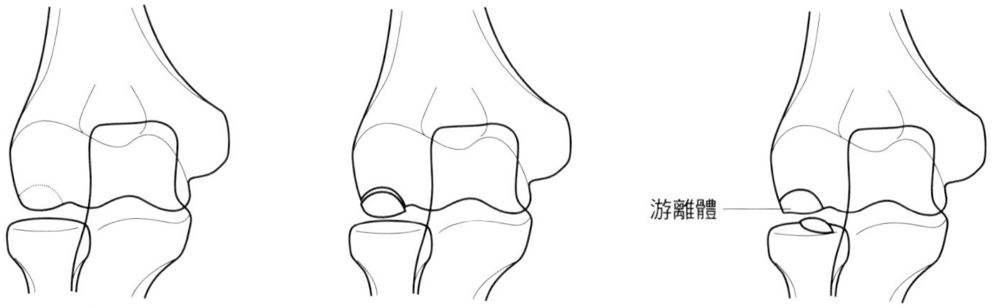

游離體

**透亮期**
顯示肱骨小頭關節面的局部性透亮影像

**分離期**
病巢和周圍骨組織之間有透明帶

**游離期**
肱骨小頭到病巢位完全剝離形成關節內的游離體。

引用改編自文獻6)

160

## 腕橈關節的特徵(特別是小頭和橈骨頭的關係)

肱骨遠位端從側面看，向肱骨長軸約40度屈曲，側面的橈骨的伸屈回轉軸從外上髁、肱骨長軸的交叉點向45～50度前下方形成一直線[8](圖2)。而且關節面向肱骨長軸90度前方[9]，小頭的軟骨覆蓋只限於前方[10]。因此，腕橈關節只適合伸展位的小頭關節面遠位的狹小部位，深屈曲時和小頭的接觸面也很小。最適合的是90度的屈曲位[9]。在肘屈曲位肘頭和肘頭盂不合，這和關節穩定組織的腕橈關節有相關。

橈骨頭以前臂旋前、旋後運動在輪狀韌帶中回轉，但因形狀為橢圓，旋前位向外移動2mm，近位橈尺關節的後方會打開。而且，因旋前運動橈骨頭向前移動1mm，如果損害到關節的穩定性就容易偏向前方[11]。

從腹側來看，橈骨上關節面的傾斜在旋後位呈水平，在旋前位向下傾斜。旋後位的應力集中於腕橈關節的前、外側部，旋前位的應力集中於後、內側部，外翻壓力大是因為旋後位的影響。

### ●關於和內側側副韌帶(LCL)的相關機能

肘外側韌帶複合體由輪狀韌帶、外側側副韌帶、外側尺骨側副韌帶以橈骨頭外側部為主形成Y型構造，支撐橈骨頭。橈骨頭是由環繞尺骨的橈骨切跡和橈骨輪狀韌帶形成的fibroosseous ring所構成的關節環狀面，方形韌帶也輔助關節的穩定[12]。

Y型構造的關節周邊由包含滑膜樣細胞構造均等的膠原纖維層構成，其外邊沿著輪狀韌帶有索狀構造。最外層是沿著外側側副韌帶的索狀構造[13]。對這個外側側副韌帶複合體，因為旋後肌腱支撐輪狀韌帶的部分，使伸肌群共同起始腱(特別是伸指總肌、橈側屈腕短肌)從外上髁到輪狀韌帶像韌帶般連結而強化(圖3)。

### 圖2　腕橈關節

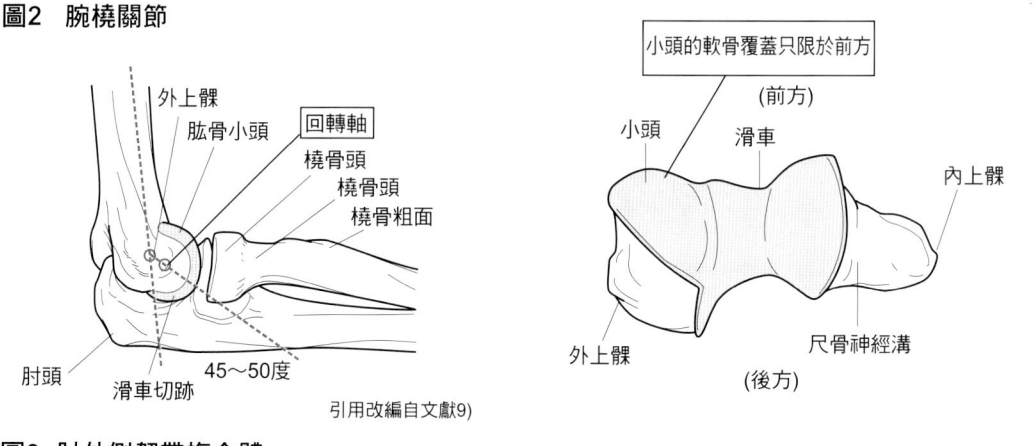

引用改編自文獻9)

### 圖3　肘外側韌帶複合體

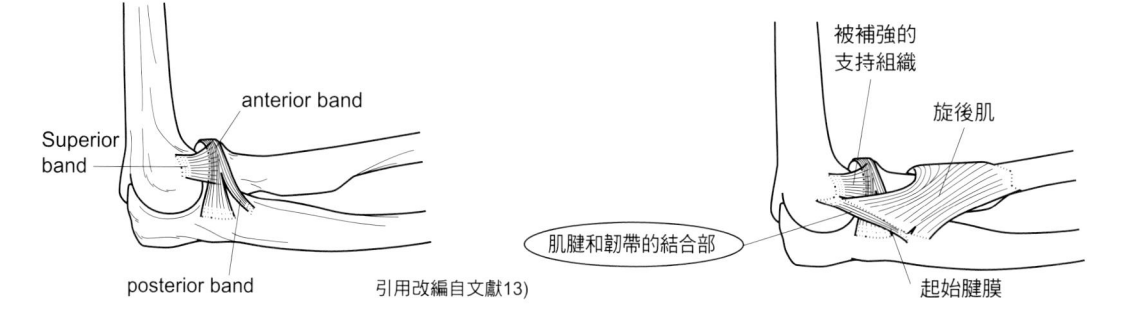

引用改編自文獻13)

　　這是在成長階段因為投球、打擊動作引起右離斷性骨軟骨炎(三浪的分類：分離型)，施行骨釘移植手術的病例。手術後的運動治療分①患肢靜態期，②患肢機能恢復期，③投球練習期，④實踐期等階段性進行。

　　手術後肱骨小頭關節面的修復依照手術後的過程多少有所不同，但要重新回到球場需3～4個月。初期後治療(①②)的重點主要是不要增加已經修復的小頭關節面的壓力以及防止非生理性的關節運動造成的異所性骨化，以及消除腫漲、軟組織的攣縮。

　　投球動作因為前臂旋前旋後不全，強調手關節掌背屈曲的投球(ball release)會造成問題。像這樣的病例在投球之後會因為重覆手關節伸肌的遠心性收縮使肘關節外側組織變硬。這樣的結果會衍生旋前運動無法進行的惡性循環，要注意。

- - - - - - - - - - - - - - - - - - - - - - - - - - - - - - -

◆病例

10多歲。棒球選手，右投、右打。

◆現在病程

中學2年級開始，右肘外側出現疼痛。因繼續打棒球使疼痛惡化。中學3年級的秋天退出棒球隊後到本院就診並接受手術。

◆運動治療開始時的檢查結果

右肘外側到後外側有動態痛和壓痛。可動範圍受限。

◆運動治療過程(手術4週後開始運動治療)

**手術**　由外側進行骨釘移植手術。手術後以三角巾、彈性繃帶固定(為了消腫)。

**手術2週後**　去除三角巾、彈性繃帶。

**手術4週後**　開始進行輕微的右肘關節的可動範圍訓練。要注意異所性骨化。禁止負擔過多的運動。屈曲120度，伸展-5度，旋前75度，旋後85度。

　　可動範圍訓練內容：輪狀韌帶的伸張，外側側副韌帶的伸張，旋後肌、前臂伸肌群的紓解，上臂肌、肱二頭肌、旋前圓肌的紓解、術創部位皮下以及肌肉滑行性的改善。

　　＊治療以在橈骨頭生理性良好的位置進行運動。

**手術7週後**　屈曲145度，伸展-5度，旋前80度，旋後85度

**手術11週後**　允許影子投法，在疼痛範圍內輕量進行對網投球、輕微揮棒(以X光確認已修復後開始投球練習)。

**手術13週後**　屈曲150度，伸展0度，旋前80度，旋後85度。之後，參照X光攝影以及臨床症狀慢慢進入投球階段。

**【投球方式的階段性指導】**

　　投球時不可因為外翻壓力增加肱骨小頭和橈骨頭的壓迫。首先從立位肩胛骨面上上肢放直開始擊球。

　　投球方式是手肘不要下垂，進行以下6點指導(圖4)。

①繞背動作(wind up)以軸足內側前方為重心(避免腳後跟的負荷造成投球側上肢的過度往後)。

②預備動作(foot plant)身體不可以過度伸展(因投球側上肢較遲緩)

③手腕屈曲時(cock up)，在前臂旋前位將球拿在靠近頭的位置。

④身體的伸張不要太快。

⑤跨步側股關節內收內旋時要誘導骨盆完全回旋，投球側的腋盂、肘頭向投球方向肘伸展。

⑥跨步腳的體重轉移要完全(避免手投)。

　　下肢、體幹的活動在投球許可後就可進行。允許投球後，首先使用毛巾輔助，以手腕屈曲動作進行輕負擔的地面投球。因為加速期採零位姿勢故右關節可充分旋後運動減輕肘外翻的壓力。右肩胛骨後傾、胸椎能夠伸展對減輕肘外翻的壓力。

　　地面投球可以讓體幹完全回轉和跨步的重心轉移自然完成。在投球練習的初期多半從輕負荷開始減少外翻的壓力，投球側上肢可在肩胛骨面上伸展。

　　投球是以大球網為目標往5m的地面投球開始，想辦法逐漸延長距離(不做遠投球)。

　　擊球方式，如果球棒頭往下會增加外翻的壓力，所以要指導讓球棒頭從頭部和右肩放下(剛開始使用輕的球棒)。

**圖4　投球的指導內容**

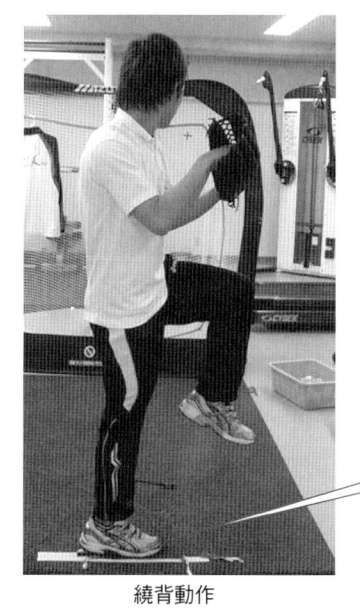

①以軸足內側前方為重心(避免因為腳後跟的負荷造成投球側上肢的過度往後)。

繞背動作

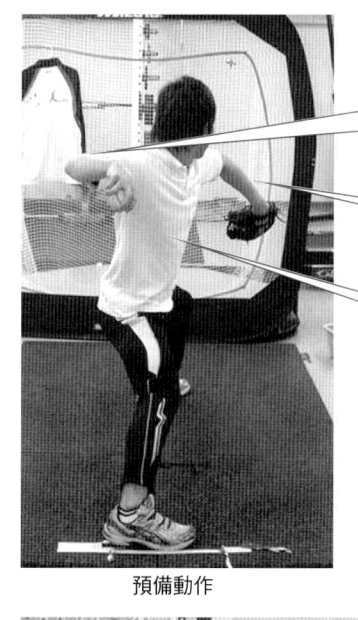

③手腕屈曲時(cock up)，在前臂旋前位將球拿在靠近頭的位置。

④身體的伸張不要太快。

②身體不可以過度伸展。

預備動作

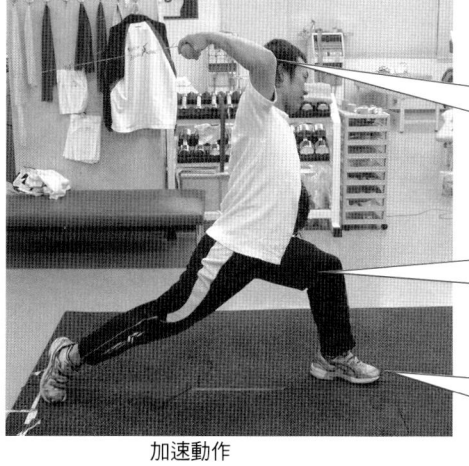

⑤投球側的腋盂、肘頭向投球方向做肘伸展。

⑤跨步側股關節內收內旋時要誘導骨盆完全回旋。

⑥跨步腳的體重轉移要完全

加速動作

# 13 對投球造成的肌皮神經損傷的運動治療

## Check it !

● 末梢神經如果受到壓迫刺激和伸張刺激會加速神經的瓦氏變性，容易呈現神經損傷。

● 呈現前臂外側位痛或肘關節屈肌群的肌力減退時，會出現烏口腕肌的壓痛和壓迫刺激，造成前臂外側位的擴散痛，這是肌皮神經損傷重要的臨床症狀。

● 在投球造成的肘損傷中不是很常見，但是如果從上臂到前臂外側有大範圍的疼痛或無力，可能是喙突腕肌部位的肌皮神經損傷。

### 關於肌皮神經的解剖學臨床症狀(圖1)

　　肌皮神經是支配整個上肢的腕神經叢的分支。腕神經叢由C5-T1的5個骨髓神經前枝構成，其中由C5～6構成的上神經幹和由C7構成的後神經幹在鎖骨後方分枝，並在小胸肌的上後方會合，形成外神經束。然後外神經束再通過小胸肌分成兩支，其中一支為肌皮神經。肌皮神經從背側直接貫穿喙突腕肌附近1／3處，從喙突腕肌前面伸出。而且肌皮神經的神經纖維延伸到遠位外側，進入肱二頭肌和喙突腕肌的肌間。然後在距肱骨中央處1／3的遠位分布於肱二頭肌和上臂肌，但還有比肱二頭肌長頭腱的外側更遠的神經纖維，稱為前臂外側皮神經。這是從肱骨遠位部在肘關節前面分成前枝和後枝，最後成為前臂外側的全知覺神經。如上所述，肌皮神經因位於上臂肌肉內部深處，所以很少因為外傷造成單獨的損傷。一般的肌皮神經單獨損傷的報告裡，多半是對反覆性肩關節脫臼施行Boytchev法後的神經損傷。其肌皮神經損傷的臨床症狀有肘關節的屈曲肌力減退、前臂旋後肌力的弱化。林醫師在報告中指出肌皮神經因貫穿喙突腕肌，所以在結帶動作時有強烈的神經壓迫，結帶動作時產生的前臂外側部痛可能是來自前臂外側肌皮神經的相關痛[1]。

### 圖1　肌皮神經的解剖學

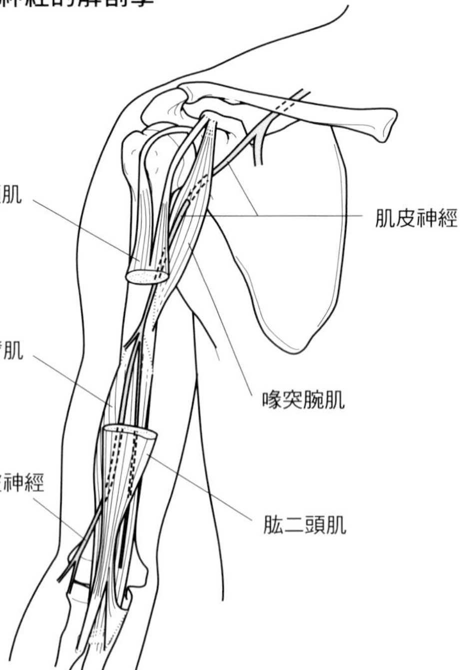

肱二頭肌
肌皮神經
上臂肌
喙突腕肌
前臂外側肌皮神經
肱二頭肌

肌皮神經的走向

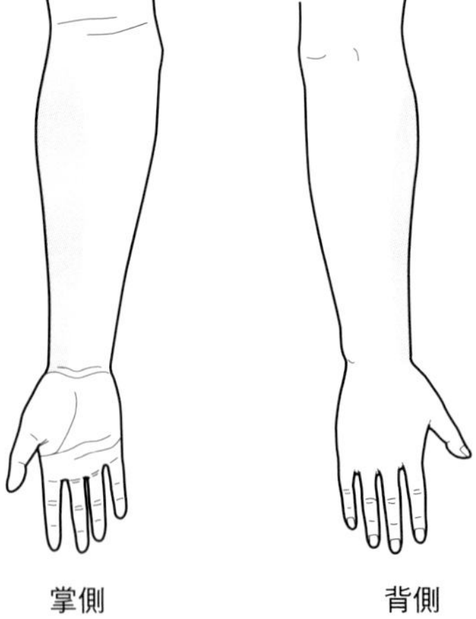

掌側　　　　背側

皮膚神經支配範圍(外側前臂肌皮神經的由來)

164

## 肩、肘關節運動和肌皮神經的緊張關係

　　被稱為前神經束的外側神經束只有分布在前方肌群。因此從此分歧出來的肌皮神經，經過肩關節以及肘關節作為外側前臂肌皮神經行走於前方。經由解剖學特徵思考的肩關節以及肘關節的關節操作可以控制肌皮神經的緊張。肌皮神經以肩關節來看，會因肩關節的伸展而緊張，因肩關節的屈曲而弛緩(圖2)。而以肘關節來看，會因肘關節的伸展而緊張，因肘關節的屈曲而弛緩(圖3)。但一般的伸展可動範圍肩關節為50度，而肘關節少5度，因此肌皮神經的緊張、弛緩的操作以肩關節為主關節，肘關節是肩關節組合中的副關節。

**圖2　肩關節操作的肌皮神經緊張變化**

肌皮神經

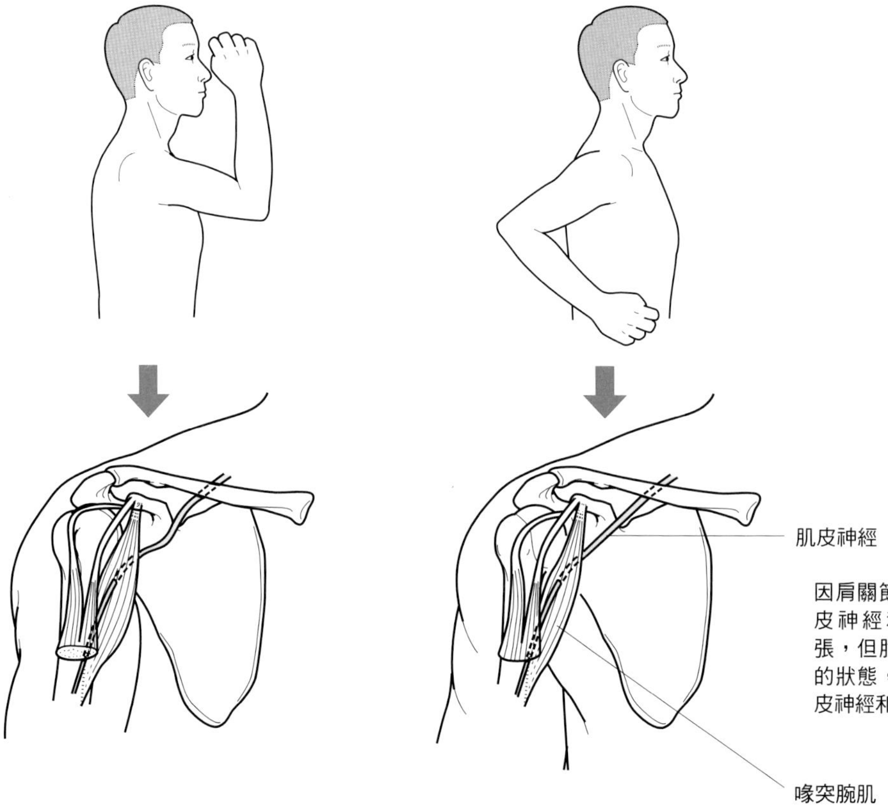

因肩關節的伸展會增加肌皮神經和喙突腕肌的緊張，但肘關節為完全屈曲的狀態，所以外側前臂肌皮神經和肱二頭肌弛緩。

喙突腕肌

**圖3　肘關節操作的肌皮神經緊張變化**

屈曲　　　　　伸展

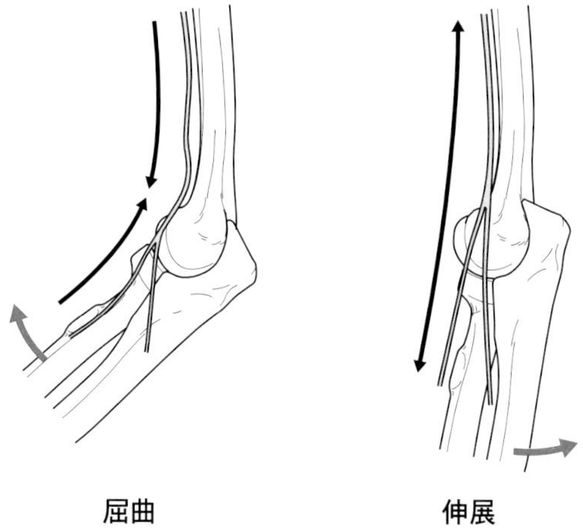

以肘關節的伸屈控制外側前臂肌皮神經的緊張。在肩關節的伸展位容易間接影響近位的肌皮神經。

肘關節

165

　　因為喙突腕肌部的神經壓迫呈現肌皮神經損傷症狀。理學症狀上，結帶動作和水平伸展會疼痛，被診斷出的喙突腕肌壓痛和壓迫刺激造成前臂外側部的擴散痛。施以舒緩喙突腕肌和肌皮神經的階段性神經滑行訓練為主的運動治療結果，慢慢的緩和了疼痛，治療4週時可以投球。一般投球運動時，如果前臂外側部會痛，首先有可能是肱骨小頭的離斷性骨軟骨炎，要根據肱骨小頭的壓痛症狀和肘關節外翻壓力測試等理學症狀以及片上的狀況確認病態部位。像本病例這樣從上臂到前臂呈現大範圍症狀時，是腕肌部的肌皮神經損傷，要考慮神經周邊的解剖進行運動治療。

◆**病例**

10多歲。高中棒球投手。

◆**現在病程**

2年前開始，上肢無力感加劇，投球時肘關節周圍出現疼痛。被診斷為右棒球肩、棒球肘。

◆**運動治療開始時的檢查結果**

· 喙突腕肌部有壓痛，因壓迫刺激造成前臂外側部的擴散痛。

· 前臂外側部有知覺遲緩。

· 結帶動作時，前臂外側部會疼痛。

· 水平伸展動作時，前臂外側部會疼痛。

· 肘關節屈肌群的MMT是4⁻以下。

· 上斜方肌中纖維以及下纖維的MMT都是2，並且呈現肩胛胸廓關節的機能不全，肩胛骨的內收可動範圍減少。

◆**運動治療過程**

**運動處方①**：利用喙突腕肌的反覆收縮進行伸展運動(圖4)。

**運動處方②**：肌皮神經的階段性滑行訓練(圖5)。

**圖4　喙突腕肌的觸診要訣和舒緩的實際情況**

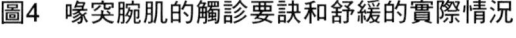

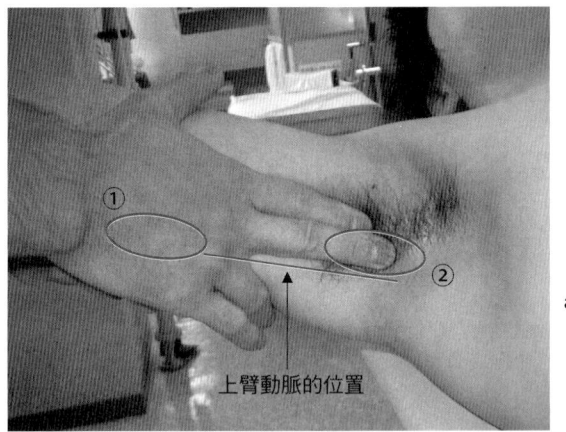

上臂動脈的位置

a. 進行喙突腕肌的觸診時以上臂動脈為目標比較容易進行。在上臂內側的中央，將手指放在肱二頭肌短頭和肱三頭肌長頭之間，可以觸知上臂動脈的脈動(①)。以該脈動為路線標，手指前進到腋盂將手指放在上臂動脈上方比較容易瞭解(②)。

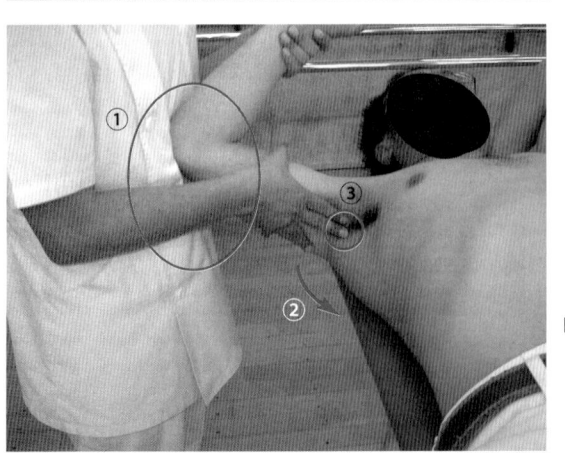

b. 肩關節放在輕度的屈曲外展位，肘關節屈曲位為開始姿勢。治療師利用手部和體幹保持肘關節沒有回旋的狀態(①)。然後讓肩關節稍微向內收方向反覆進行等尺性收縮(②)。確認喙突腕肌的肌收縮(③)，並以消除壓痛為目的進行改善肌皮神經滑行的操作。

治療第1週　前臂外側部的疼痛緩和，肘關節屈肌力也有恢復傾向。
　　　　　繼續運動處方①②。

運動處方③：上斜方肌中部纖維以及下部纖維的肌力增強訓練。

治療第3週　前臂外側部的疼痛消失，肘關節屈肌群的MMT為4$^+$。

治療第4週　肘關節屈肌群的MMT、和上斜方肌MMT都是5。

治療第5週　可以投球。

本病例有上肢的無力感和前臂外側部的疼痛，明顯和一般的投球損傷肘不同。此外，雖然呈現大範圍的症狀，但從肩關節的操作會使症狀惡化而從肘關節操作症狀卻沒有變化來看，肩關節周圍組織是症狀主要的病源。投球損傷肘中雖然很少肌皮神經症狀，但可從疼痛狀態和範圍以及神經損傷進行詳細的理學症狀鑑定。

## 技術的要點

### 圖5　肌皮神經階段性滑行改善操作

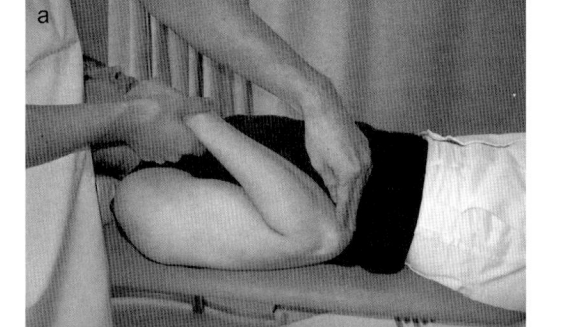

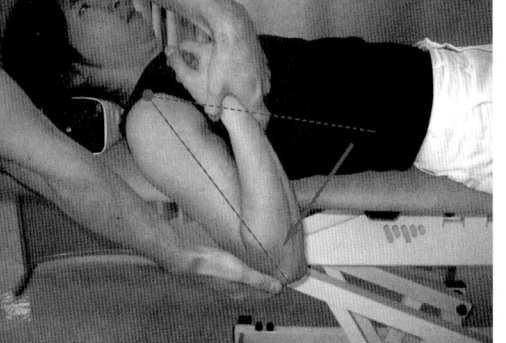

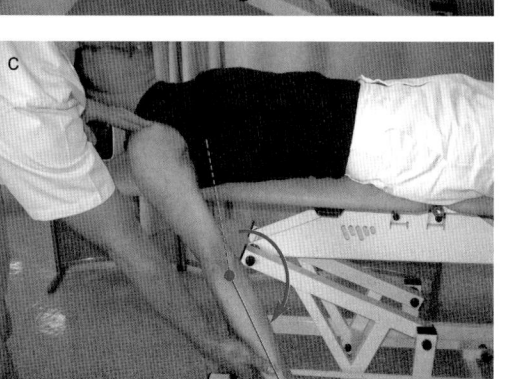

a. 以肩關節下垂位、肘關節屈曲位為開始姿勢。

b. 肘關節不操作，只讓肩關節伸展。由此促進肩關節的神經滑走。

c. 以減輕神經症狀為目的，在肩關節伸展位讓肩關節伸展。由此以全上肢促進神經滑走。不要進行持續性的伸張而是增加反覆性的伸張弛緩刺激。

# 對尺骨神經症狀併發肱骨內側上髁炎的運動治療

## *Check it！*

● 手肘外翻壓力造成的疼痛多半被解讀為內側側副韌帶損傷，但是肱骨內側(內上髁)起始的前臂屈肌群連接處損傷或尺骨神經的疼痛也必須考慮。

● 對於肱骨內側上髁炎(內上髁炎)首先要進行各肌肉的壓痛確認。然後在避免增加疼痛部位負擔下進行伸展運動。

● 尺骨神經症狀的有無可以根據深部疼痛徵兆、90度屈曲位的外翻壓力測試、肱三頭肌內側頭的移位測試(MHTB shifting test)為陽性(筆者獨自的測試是90度屈曲位的外翻壓力痛，如果以徒手使MHTB向外偏移疼痛就消失則為陽性)與否來判斷。

● 對尺骨神經症狀進行MHTB選擇性的伸展運動和緩和運動有效。

## 有關內上髁炎的評估和鑑定

　　棒球肘之類常接受到強制外翻等的球賽，如果有手肘內側痛可能是內側側副韌帶損傷。而且在做外翻壓力測試時，如果告知肘內側痛多半會做內側側副韌帶損傷的診斷。不過內上髁起始的前臂屈肌群有壓痛時，對同肌群進行選擇性伸展運動外翻壓力痛就消失，投球損傷獲得改善的病例很多。在體育動作的外翻壓力中，前臂屈肌群等的肌肉為第一道防禦組織，因此常會發生肌肉的症狀。在做內上髁炎的評估時需重視前臂屈肌群的肌腹和起始部的內側上髁的壓痛狀況。尺骨鉤狀突起遠位的壓痛表示內側側副韌帶之外含有疼痛存在。內上髁炎在旋前圓肌、橈側屈腕肌常有痙攣和壓痛，但也可能在屈指淺肌、長掌肌、尺側屈腕肌等前臂屈肌群帶來症狀，需要謹慎做鑑定(圖1)。壓痛狀況要對目標的肌肉走向從三次元去理解後要確認面向終止部到起始部等的部位是否有壓痛。此時對肌肉走向給予垂直的壓痛刺激比較容易得知症狀。如果肌壓痛、肌痙攣消失後，內上髁遠位部到鉤狀突起仍然有壓痛可能是內側側副韌帶損傷。

---

### 知識的要點

　　壓痛症狀首先確認內上髁的壓痛之後，再從腕屈肌群的各肌群的遠位到近位做確認。確認各肌肉在各範圍是否有壓痛。

　　對肌肉的走向如果沒有正確垂直移動或從三次元觀察，可能遺漏壓痛部位。這種情況會造成無法掌握治療目標的肌肉而達不到治療效果，因此需正確掌握壓痛部位。

圖1　前臂屈肌群的壓痛部位的引用法。

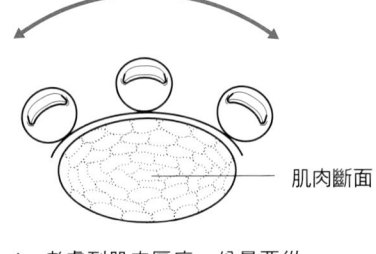

旋前圓肌　　橈側屈腕肌

肌肉斷面

b. 考慮到肌肉厚度、份量要從三次元觀察。

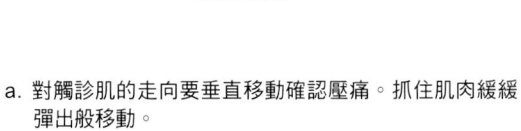

a. 對觸診肌的走向要垂直移動確認壓痛。抓住肌肉緩緩彈出般移動。

## MHTB和尺骨神經的機能關係

尺骨神經位於肱骨內側，行走於MHTB和上臂肌之間。穿過肱骨內上髁近位8～10cm的Struthers拱廊(arcade of Struthers)往內上髁後方進入尺骨神經溝。在肘部管尺穿過連結側屈腕肌兩頭的拱廊韌帶。MHTB的肥大在肘屈曲位，尺骨神經會被壓排到前方、內側，從尺骨神經脫臼，在拱廊韌帶的過度屈曲造成強大的壓迫。筆者認為MHTB的肥大造成的痙攣時會①因為尺骨神經蛇行增加緊張，②因為被推向Struthers拱廊而壓迫，③會和尺骨神經脫臼時的內側上髁摩擦，④在拱廊韌帶的過度屈曲，帶來尺骨神經症狀(圖2)。

### 圖2　MHTB造成的尺骨神經壓力

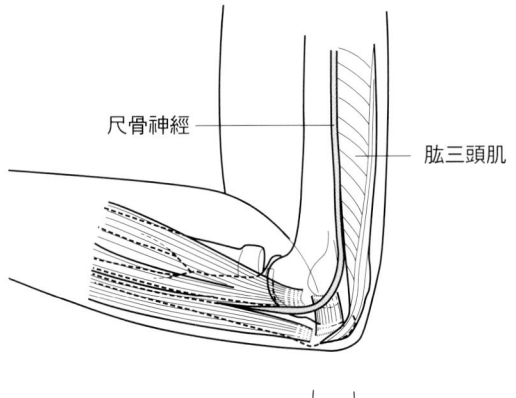

a. 肱三頭肌的肥大、痙攣造成Struthers拱廊的尺骨神經的壓迫。

b. 肱三頭肌的肥大、痙攣造成尺骨神經蛇行和尺骨神經脫臼時內側上髁的摩擦

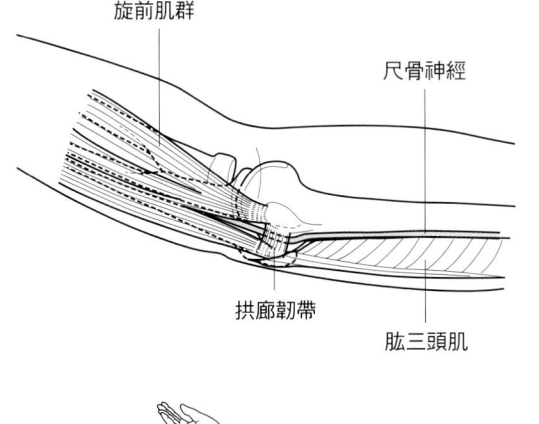

c. 尺骨神經脫臼時的屈曲造成的過度屈曲。

　　這是因為柔道過肩摔造成尺骨神經右肘內側痛的病例。自從高二發症以後慢慢惡化，來本院時幾乎無法做所有站立著將對方摔倒的動作。初診時發現有內上髁炎併發輕微的肱外上髁炎。外翻壓力痛在90度屈曲時加劇，屈曲、伸展可動範圍(ROM)都受到限制，從X光片得知有右肘關節症性變化。因MHTB shifting test的疼痛已消失(陽性)，故施行MHTB壓痛和肌肉痙攣的舒緩運動。運動治療一週約1～2次。因運動治療開始5日後外翻壓力痛消失，允許做站立著將對方摔倒動作，結果2天後尺骨神經症狀復發出現嚴重的內上髁炎症狀。本病例雖因為肘關節痛長期避免過摔動作只練習躺著的招術，但是再練習站立著將對方摔倒動作時，因為經常使用過肩摔，使原本好轉的症狀又復發，出現內上髁炎症狀的惡化。為此對尺骨神經症狀持續進行MHTB的舒緩運動，並且對內上髁炎進行以旋前圓肌、屈指淺肌為首的前臂屈肌群的選擇性伸展運動(圖3)。因疼痛獲得控制，允許繼續練習時也沒有復發。10天後已無疼痛可以進行將對方摔倒動作。症狀消失後為了預防症狀復發，每週複檢一次，運動治療開始約2個月後完全重回賽場(出場比賽)，運動治療結束後也沒有復發。

◆病例

20歲左右。大學柔道社員，過往病史，家族病史中無特別註記。

◆現在病程

高中開始反覆柔道過肩摔動作，慢慢的感覺肘內側痛。症狀有惡化傾向，大學一年級時嚴重

**圖3　手關節屈肌群的選擇性伸展動作**

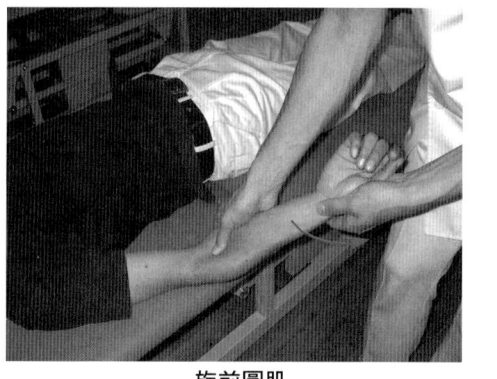

旋前圓肌

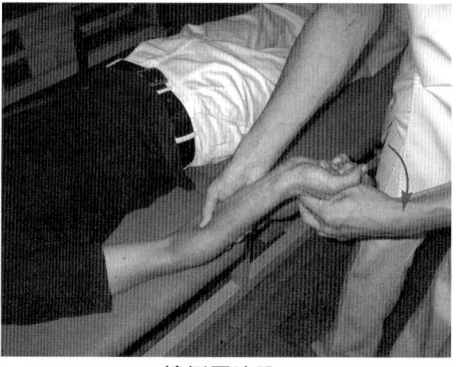

橈側屈腕肌

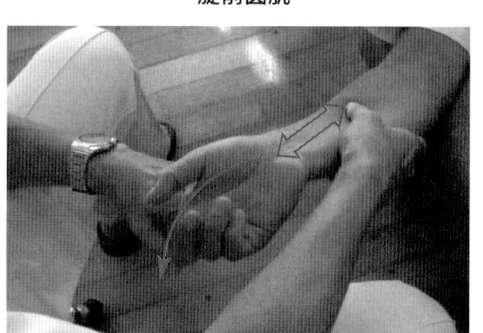

旋前圓肌

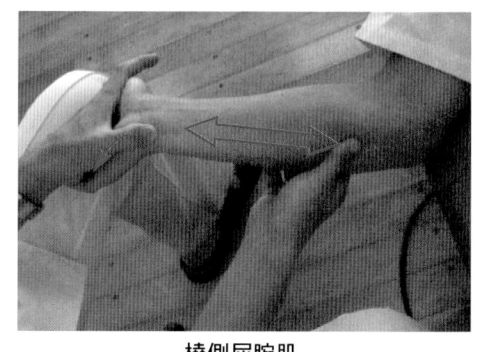

橈側屈腕肌

- 在「壓痛部位的遠位」將手指置在「肌腱移位部的近位」，稍微向起始位施壓。
- 在施壓的狀態下以三次元逐漸遠離起始部和終止部的做遠位部操作。在無疼痛範圍內進行。
- 隨著症狀改善，配合壓痛範圍靠近起始部縮小，將壓迫部位向近位移動。
- 壓迫部位靠近起始部，到達起始部壓痛就消失。

到無法做過肩摔動作，到本院時無法進行將對方摔倒動作，進行躺著的招術也有些困難。

### ◆運動治療開始時的檢查結果

- 右肘的X光片裡可看到肘頭、肘頭盂、鉤狀突起、鉤突盂部等有骨刺和骨片、關節鼠等。
- 有伸展-15度(健康側0度)，屈曲130度(健康側145度)的可動範圍限制。
- 屈曲時有尺骨神經脫臼。
- Struthers拱廊、尺骨神經溝附近的深部疼痛徵兆為陽性。
- 拱廊韌帶附近和尺骨神經溝附近有尺骨神經壓痛也有神經腫瘤。
- 肱三頭肌內側頭的終止位有壓痛，旋前圓肌、屈指淺肌、內上髁、外上髁有輕度壓痛。
- 外翻壓力痛時(肘輕度屈曲位＞90度屈曲位)MHTB shifting test為陽性。

### ◆運動治療過程

初次治療時　外翻壓力痛消失。

運動處方①：對MHTB的療程(圖4)為前臂屈肌群和前臂伸肌群的選擇性伸展運動。

治療開始5日後　尺骨神經症狀復發和出現內上髁炎症，經過運動治療稍微改善。

治療開始2星期後　練習中的症狀消失。

治療開始約1個月後　可以出場比賽，完全復出。

●

雖然經過很長時間，但算是很快獲得改善。X光片裡有變形和關節鼠，而且可動範圍也受到限制，一般都是施行手術。本症狀的疼痛是來自軟組織，經過壓痛症狀的確認，找出疼痛原因，做選擇性的治療後症狀獲得改善。

···················· 技術的要點 ····················

### 圖4　對MHTB的選擇性伸展和舒緩動作

**MHTB shifting test**

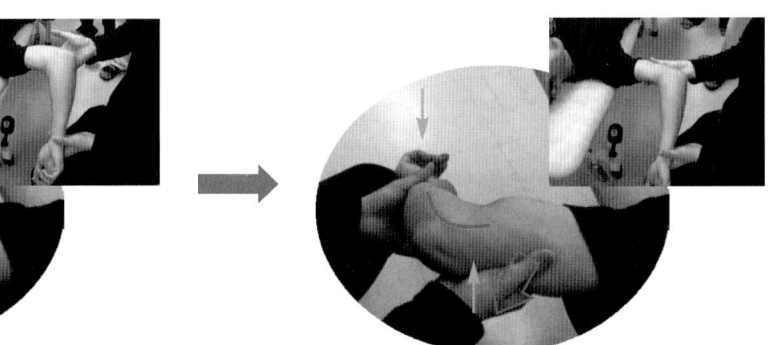

a. 這是90度屈曲位的外翻壓力測試。尺骨神經的疼痛在90度屈曲位比輕度屈曲位的外翻壓力測試痛。

b. 讓MHTB偏向後外側進行同樣動作。如果在90度屈曲位的外翻壓力痛增強就要進行MHTB shifting test。外翻壓力痛減輕、消失時本測試為陽性，受到尺骨神經症狀的影響。

**MHTB的治療**

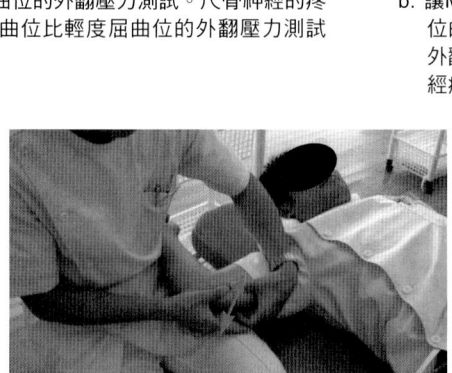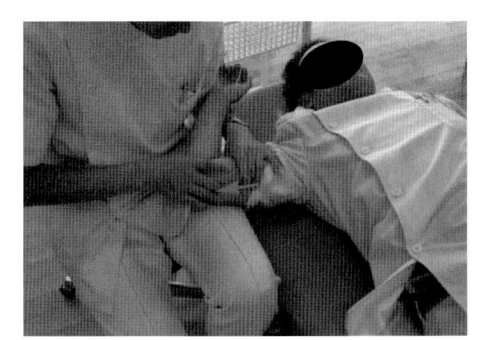

a. 這是橫向的舒緩動作。將MHTB的肌腹從肱骨抓起，邊注意疼痛邊向橫向移動進行舒緩動作。

b. 這是縱向的舒緩動作。不要增加壓痛起始部位的伸張壓力，在手肘屈曲時從附近拉肌腹進行伸展動作。

# 手關節・手

# 對橈骨遠位端骨折施行骨板接骨術後的運動治療

**1**

## Check it !

● 在進行握力強化訓練時，力道要掌握在能夠保持"手機能肢位"。
● 為了保持手機能肢位，可因應需要使用豎腕副木和固定帶。
● 為了改善肌腱的機能損傷需反覆進行。
● 皮膚的操作動作將手術創部區分為橫靠和縱靠(使之屈曲)，以減輕對手術創部的壓力。
● 手術創部周圍皮膚上壓法是將集中於創部的壓力分散到周圍來減壓的方法。

### 橈骨遠位端骨折的分類

橈骨遠位端骨折是手關節周邊骨折中頻率最高的，從年輕到年老者都可見。受傷原因以跌倒，摔跤造成最多，可說是高齡者的四大骨折之一，高齡者常因為骨質疏鬆引起，但也有因划船等運動或交通外傷等高能量損傷造成的年少者的病例。過去以活動性較少為由，默許變形治癒。但從1980年代開始以解剖學上接近正常的型態為治癒目標。

表1　橈骨遠位端骨折的分類(齊藤)

| A. 關節外骨折 | a)Colles骨折<br>b)Smith骨折 |
|---|---|
| B. 關節內骨折 | a)單純關節內骨折群 (游離關節骨頭片只有1個)<br>　1)chauffeur骨折<br>　2)內側楔形骨折 (medial cuneiform)<br>b)粉碎關節內骨折群 (游離關節骨頭片2個以上)<br>　1)粉碎Colles骨折<br>　　(1)undisplaced型<br>　　(2)ulnar split型<br>　　(3)ulnodorsal split (die-punch fragment)型<br>　　(4)dorsal split-depression型<br>　　(5)central depression型<br>　2)粉碎smith骨折<br>　3)背(掌)側Barton-chauffeur合併骨折 |

引用自文獻3)

圖1　關節外骨折

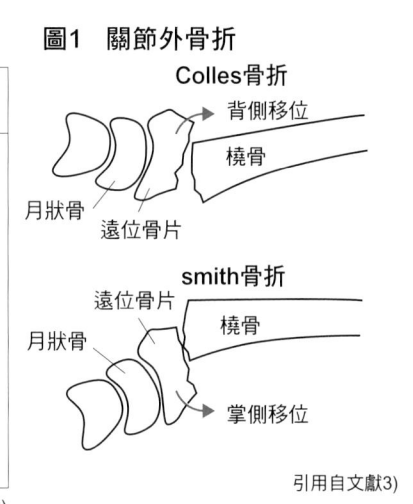

引用自文獻3)

圖2　橈骨遠位部粉碎骨折的分類(Melone分類)

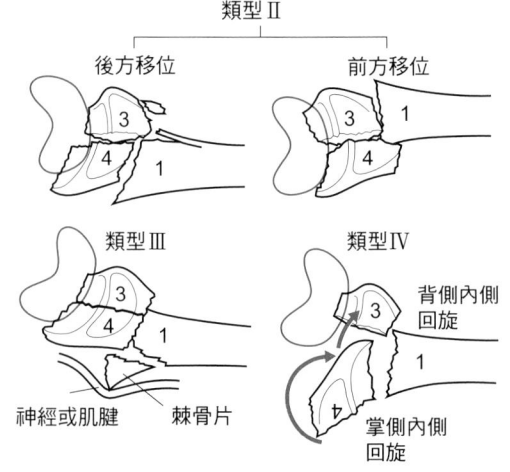

4-parts articular fracture
　1. shaft(骨幹部)
　2. radial styloid(橈骨莖狀突起)
　3. dorsal medial(背側、內側骨頭片)
　4. palmar medial(掌側內側骨頭片)

引用改編自文獻3)

齊藤對橈骨遠位端骨折的分類(表1，圖1)，依照骨折部位(關節外或關節內)、骨折的移位方向、骨折症狀(單純或粉碎)等分為Colles骨折、Smith骨折、Barton骨折、chauffeur骨折等。而Melone分類(圖2)將關節內粉碎骨折分為，①橈骨骨幹部，②橈骨莖狀突起，③背側內側骨片，④掌側內側骨片的4部分(基本構造)，且將移位程度分為Ⅰ～Ⅳ類型，這是國際廣泛使用的分類。有助於掌握橈骨腕關節(radio-carpal joint；RCJ)和遠位橈尺關節(distal radio-ulnar joint；DRUJ)的損傷以及不穩定性狀況和治療方式。

## 掌側骨板接骨術的進入途徑和周邊軟組織的處置

如圖3在橈骨遠位部(前臂掌側面橈側)沿著橈側屈腕肌的外側(橈側)將皮切開時要注意從正中神經掌側枝切開前臂肌膜。旋前方肌從骨折部切除，旋前方肌和屈拇長肌從前臂連接處切離反轉。掌側沿著手關節的近位皮線和腕橈骨肌尺側緣切皮成L字形，使橈骨莖狀突起並露出。關節外骨折只有掌側切皮，但關節內骨折為了易於整復連背側也切皮。背側切皮是在Lister結節上直切，而且伸肌支帶也同樣切開，粗略分為橈側伸腕短肌和伸拇長肌、伸指肌腱，伸肌第3腱區和伸肌第4腱區從骨膜下剝離。整復固定後將反轉的旋前方肌縫合，層層縫合後結束。

### 圖3　對關節內橈骨遠位端骨折施行骨板接骨術

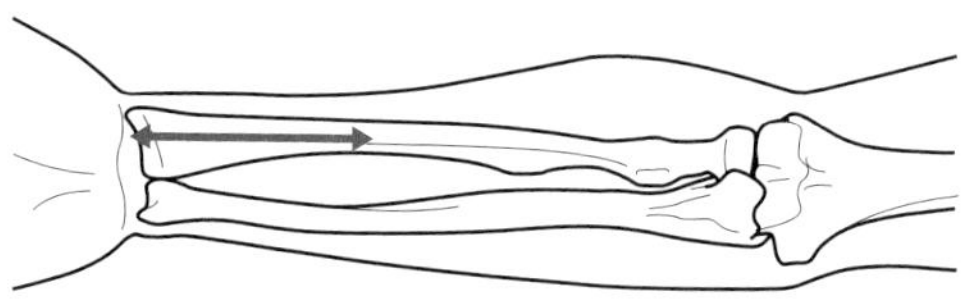

a. 切皮(橈骨遠位)

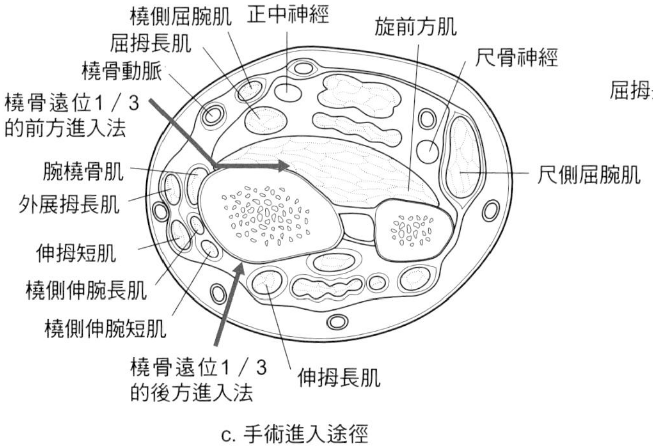

橈側屈腕肌　正中神經　旋前方肌
屈拇長肌
橈骨動脈　　　　　　　　尺骨神經
橈骨遠位1／3
的前方進入法
腕橈骨肌
外展拇長肌　　　　　　　尺側屈腕肌
伸拇短肌
橈側伸腕長肌
橈側伸腕短肌
橈骨遠位1／3　　　伸拇長肌
的後方進入法

c. 手術進入途徑

旋前方肌　　　　　　　　橈骨動脈
屈拇長肌

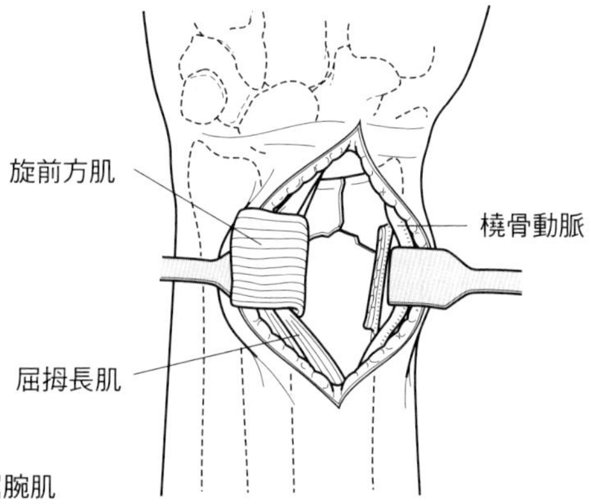

b. 這是掌側的展開。從橈骨橈側緣將旋前方肌切離露出骨折部。

引用改編自文獻4)

## 握力強化法、手術創部皮膚操作的重點

### ●關於握力強化法重點

橈骨遠位端骨折的握力減退和一般退廢的單純肌力減退，對前臂、手的穩定性(整復狀態、關節不穩定的有無)和疼痛造成攣縮以及肌腱滑行損傷的影響很大。不穩定時可靠機能姿勢(手關節輕度背屈位)維持，利用豎腕副木和固定帶對關節的穩定有效。攣縮和肌腱的滑行障礙也會造成不穩定和疼痛，需要改善，尤其是肌腱的滑行障礙會形成骨折部、手關節周圍的腕管部、屈肌支帶、伸肌支帶的腱鞘

內的瘢痕和沾黏，從初期就要反覆促使肌腱滑行，反覆的緊縮動作也有效。此外，可選擇性的促進各關節的肌肉收縮，需排除不穩定和疼痛的手肢位，以黏土、金鋼砂土的作業訓練手的協調，這是增進肌腱滑行性的有效方法。

### ●術創部的皮膚操作要點(圖4)

手術後的初期術創部的皮膚很容易產生疼痛，運動造成的皮膚刺激會使術創部的炎症復發，降低疼痛感覺值，而且會提高血管性反應和肌肉緊張(muscle guarding)引發末梢循環不順造成浮腫，並加重關節可動範圍(ROM)受限。為了避免以上症狀不刺激皮膚以及預防術創部周圍瘢痕和沾黏，並獲得良好的術後治療成績。具體的狀況如圖4，①配合術創將術創部周圍的皮膚抓靠在一起，②從術創部近位將皮膚轉向遠位促使皮下的手指屈肌腱滑行，進行手關節屈背。這兩個方法可以減輕對皮膚的刺激，促進肌腱的滑行、維持、擴大關節可動範圍。此外，從表面壓住創部周圍的皮膚，在疼痛控制下溫和進行屈背，是預防皮下、肌腱瘢痕和沾黏的方法。

......................... **技術的要點** .........................

**圖4　術創部的皮膚操作要點**

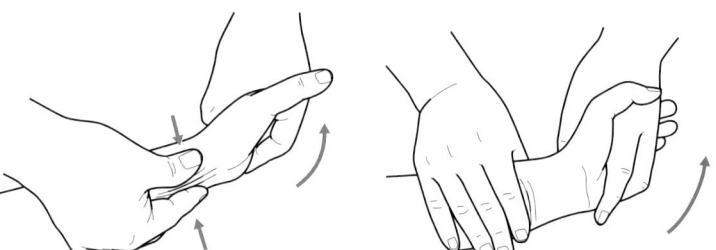

a. 配合術創將術創部周圍的皮膚抓　　b. 為了縮短術創部從術創部近位將皮膚　　c. 從表面壓術創部是促進皮下、
　　靠在一起方法。　　　　　　　　　　　轉向遠位。　　　　　　　　　　　　　　肌腱滑行的方法。

---

**Case Study** ┃ **橈骨遠位端骨折施行骨板接骨術病例**

本病例雖為高齡者，但病前活動性高，為了活動性的維持需要初期的機能恢復，因此掌側施行骨板接骨，從早期即開始運動治療。從單純的X光片上發現DRUJ有一點空隙(圖6)，但因前臂旋前旋後沒有受到限制，因此沒有積極進行治療。ROM、肌力都在順利恢復中，且DRUJ、RCJ、手腕中關節(MCJ)、三角纖維軟骨複合體(TFCC)等沒有不穩定和疼痛，故運動治療結束。因當初X光片上有骨折型、TFCC損傷和橈骨短縮造成的尺骨突出現象以及VISI、DISI等造成DRUJ、RCJ、MCJ等的不穩定和變形，故需注意這些症狀再進行運動治療，除了他動ROM的改善外，還要以獲得穩定和無疼痛的手機能為目標進行療程。

.........................................................................................

◆**病例**(圖6)　　　　　　　　　　　　　　◆**現在病程**
80歲左右。　　　　　　　　　　　　　　　在工作中從約50cm的作業台上跌落受傷，第2
　　　　　　　　　　　　　　　　　　　　　天施行掌側骨板接骨術。

◆**運動治療過程(運動治療1週2次)**

初期評估　前臂遠位1／3以下有腫脹、浮腫，ROM為手關節背屈40度，掌屈30度，前臂旋前80度，旋後80度，橈尺屈無明顯限制。

1週以內　前臂旋前旋後限制消失，約同時間浮腫也消失了。

1週又2天(出院時)　手關節ROM改善到背屈70度，掌屈80度。

終了時(運動治療開始約5週)　背屈80度，掌屈85度，幾乎沒有左右差。

握力在運動治療開始時為12kg(健康側比43％)，出院時15kg(健康側比54％)，運動治療結束時18kg(健康側比75％)，已獲得改善。從X光片中可以發現有背側移位的Colles骨折，DRUJ的不穩定性現象，受術後修復良好，DRUJ的不穩定和疼痛已消失。

施行掌側骨板接骨術時會在掌側療程中進行手術操作，進入途徑是從遠位掌側面橈側切皮，在屈拇長肌直接操作和橈側屈腕短肌和屈指淺肌、屈指深肌進行間接操作。如圖5a，這個部位有各個腱鞘，遠位又有屈肌支帶故炎症容易擴大引發肌腱的滑行障礙。

施行背側骨板接骨術時，食指伸肌、伸拇長短肌、橈側伸腕長短肌、外展拇長肌是觸及深層，伸指總肌、指伸小肌觸及淺層。和屈肌群一樣這些肌腱因通過伸肌支帶下方，炎症容易擴大(圖5b)，伸指總肌腱的滑行障礙和肌肉脹的症狀比較多。

**圖5　手的腱鞘**

指屈肌的總腱鞘

尺側屈腕肌
屈指淺肌

屈肌支帶
(橫腕韌帶)

旋前方肌
屈拇長短肌
橈側屈腕肌

a.掌側

背側腕腱鞘

第1腱區
(外展拇長肌、
伸拇短肌)

第2腱區
(橈側伸腕長・
短肌)

第3腱區
(伸拇長肌)

第4腱區
(伸指總肌、
伸指食肌)

第5腱區
(伸小指肌)

第6腱區
(尺側伸腕肌)

背側結節

伸肌支帶

b. 背側

**圖6　X光攝影**

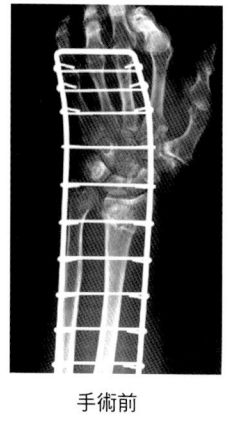

手術前

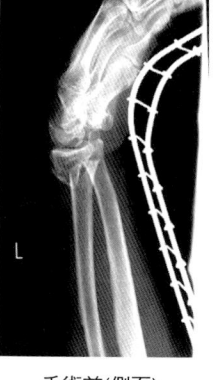

手術前(側面)

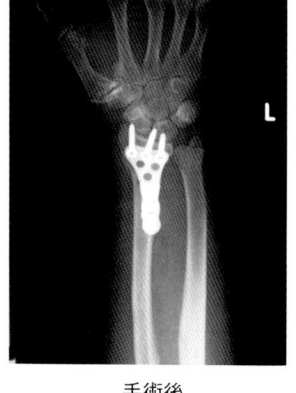

手術後

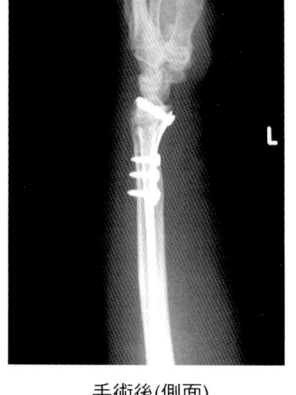

手術後(側面)

# 2 對橈骨遠位端骨折施行石膏固定後的運動治療

## Check it !

- ●從X光攝影掌握骨排列的變化很重要。
- ●橈骨關節面的骨排列之外，腕骨的排列也要注意，特別是VISI的變形和DISI的變形需注意。
- ●除了掌背屈曲外橈尺屈曲、旋前旋後限制也要注意進行治療。

### 橈骨遠位端骨折需確認X光攝影

　　橈骨遠位端骨折是高齡者的4大骨折之一，算是比較常見的骨折。受傷的原因多半是因為跌倒受傷，關節外骨折分為Colles骨折和Smith骨折，關節內骨折分為掌側Barton骨折、背側Barton骨折。分類有各種方法，但最常被使用的是Frykman分類和Melone分類。而X光片的評估也有各種方法，一般是對橈骨遠位端的腕關節面做排列的評估。從正面確認短縮(shortening；以尺骨為基準的橈骨遠位端的短縮度[＝radial length,ulnar variant])、橈骨角(radial angle；橈骨關節面的傾斜角[＝radial tilt、radial inclination，radial deviation])，側面的掌側傾斜角(volar tilt：橈骨關節面的掌側角[＝voral angle，dorsal tilt，dorsal angle])。而保守治療是進行骨板固定。過去是在掌尺轉位(cotton loader position，掌屈、尺屈位)進行，最近顧及到肌腱的修復而進行背曲位固定。有關機能恢復也有很多的報告，而以掌側傾斜角(volar tilt)和短縮(radial length)的相關資料較可信(圖1)。

### 表1　橈骨遠位端骨折需確認X光造影

| ①短縮(shortening，radial length)* |
|---|
| ・將尺骨頭的遠位面和橈骨莖狀突起為止的長度訂為9～10mm。 |
| ・和健康側相較以4 mm的短縮，機能癒後不良為1 mm以內為修復目標。 |

| ②橈骨角(radial angle、radial tilt、radial inclination、radial deviation)* |
|---|
| ・橈骨關節面的傾斜角為23～24度(正常範圍為26.2～31.4度)。 |
| ・以10度以下為癒後不良 |

| ③尺骨增長(ulnar variant)* |
|---|
| ・以穩定狀態為歸零，骨折時橈骨短縮但尺骨增長的狀態稱為plus- variant(相反為minus-variant)。 |

| ④側面的掌側傾斜角(volar tilt、voral angle，dorsal tiltdorsal，dorsal angle)* |
|---|
| ・掌側的傾斜角為10～11度(正常範圍為7.2～12.6度)。 |
| ・以-20以下為癒後不良。以5度以上為修復目標 |
| ・障礙大，會限制掌側。 |

＊X光片的評估以①～④為主。記錄有各種表記法，在此將最常使用的方法直接登載。

### 圖1　橈骨遠位短關節面 X光攝影的計測

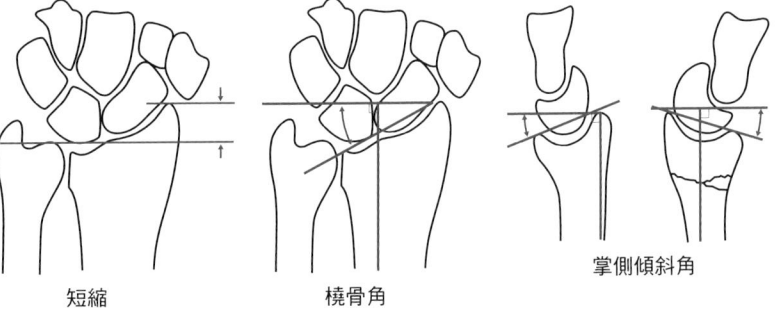

短縮　　　　　橈骨角　　　　　掌側傾斜角

引用改編自文獻3)

## oval ring theory(Lichman, 1988)

　　1988年Lichman對手關節運動的機制發表了oval ring theory。因為在手根近位列沒有肌腱連接，所以構成近位列的手根骨本身無法進行主動運動，因此這些運動是靠舟狀骨和大菱形骨間的放射腱絲(radial link)和三角骨以及鉤骨間的基底關節(ulnar link)決定其位置。以下是流程圖的歸納(圖2)。

#### 圖2　oval ring theory

**手關節背屈運動**

位於手關節中間的舟狀骨對橈骨和第3掌骨長軸約向掌側傾斜45度。

↓

橈側屈腕肌(止於第2、3掌骨底)的收縮是引導遠位列到臂側的力源。

↓

隨著遠位列的背側移動其張力藉由radial link傳達給舟狀骨

↓

舟狀骨將自身的傾斜引導到水平位

**舟狀骨水平組織**

對掌骨部的手關節背屈肌群的收縮或他動性外力

↓

固定部位(第2、3掌骨以及遠位手根列)向背側方向移動

↓

①隨著頭狀骨的背側移動，對韌帶、RSL韌帶傳達張力
②隨著大菱形骨的背側移動，對ST傳達張力。
③隨著遠位列的背側移動，減少對舟狀骨的中樞壓迫力

↓

引起舟狀骨的水平化運動(受RSC韌帶限制)

↓

對RSL韌帶傳達張力

↓

月狀骨的屈背運動的發現

**手關節掌屈運動**

橈側屈腕肌(止於第2、3掌骨底)的收縮是引導遠位列到掌側的力源。

↓

隨著遠位列的掌側移動其張力藉由radial link傳達給舟狀骨

↓

舟狀骨將自身的傾斜引導到垂直位

↓

隨著舟狀骨的垂直化促使舟狀骨的掌屈運動

**舟狀骨垂直化組織**

對掌骨部的手關節屈肌群的收縮或他動性外力

↓

固定部分向掌側方向的移動

↓

①隨著有骨頭的掌側移動，對DIC韌帶傳達張力
②隨著大菱形骨的掌側移動，對ST韌帶傳達張力。
③隨著遠位列的掌側移動，增加遠位列的中樞壓迫力

↓

促使舟狀骨的垂直化(受RS韌帶限制)

↓

對DSL韌帶、DIC韌帶傳達張力

↓

月狀骨掌屈運動的發現

**三角骨的運動流程**

手關節運動肌群的收縮

↓

隨著收縮促使遠位列的運動

↓

藉由ulnar link將張力傳達給三角骨

↓

三角骨的位置變化，位置決定

↓

隨著三角骨的位置決定，進行月狀骨的位置變化，位置決定

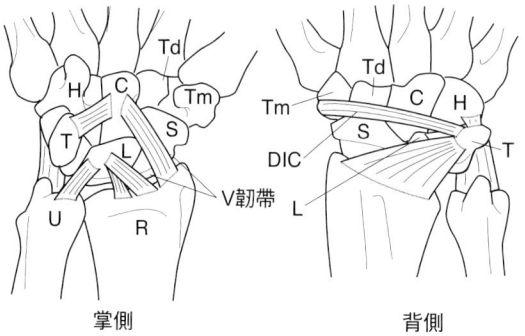

掌側　　　　　背側

手關節・手

　　這是因為跌倒受傷造成橈骨遠位端骨折的病例。為Frykman分類IV。沒有施行手術，而是在中間位以石膏固定。過去多半以掌屈、尺屈進行姿勢固定，也就是在所謂的掌尺旋前位進行，但該病例是在中間位進行。依照文獻紀錄，為了修復韌帶和肌腱修復也有進行過背屈位固定。施行保守治療，因時間長，關節會受到限制。因此維持並改善軟組織的柔軟性和滑行性是其重點。掌側的柔軟性，以屈指深肌為主的深層肌的柔軟性和滑行性的初期獲得很重要。韌帶不只要使之向長軸方向移動，在橈尺屈向橫軸方向滑出也很重要。此外，該病例雖然沒有這個問題，但是為高齡者四大骨折之一，又是手著地受傷，所以隨著時間的經過要確認肩關節是否有損傷。

◆**病例**

70多歲。過往病史，家族病史中無特別註記。

◆**現在病程**

步行中跌倒，手著地受傷。就診時被診斷為橈骨遠位端骨折(Frykman分類IV)，施行中間位的石膏固定。

◆**運動治療過程**

受傷後　以石膏固定。

受傷1週後　在固定下使屈指肌進行溫和的肌收縮。強烈的收縮會增加骨折部的壓迫力，可能

造成移位，需注意。

受傷6週後　去除石膏固定。初期評定的可動範圍為旋前60度，旋後65度，掌屈20度，背屈55度，握力8kg。誘導韌帶的直接伸展運動、各腕骨間的關節運動以及橈骨腕關節的關節運動(圖4)。為了提高握力增進肌肉活動。

受傷12週後　旋前90度，旋後70度，掌屈60度，背屈75度，握力16kg。無疼痛和ADL限制，運動治療結束。

**圖3　伴隨橈尺屈運動的韌帶變化(掌側)**

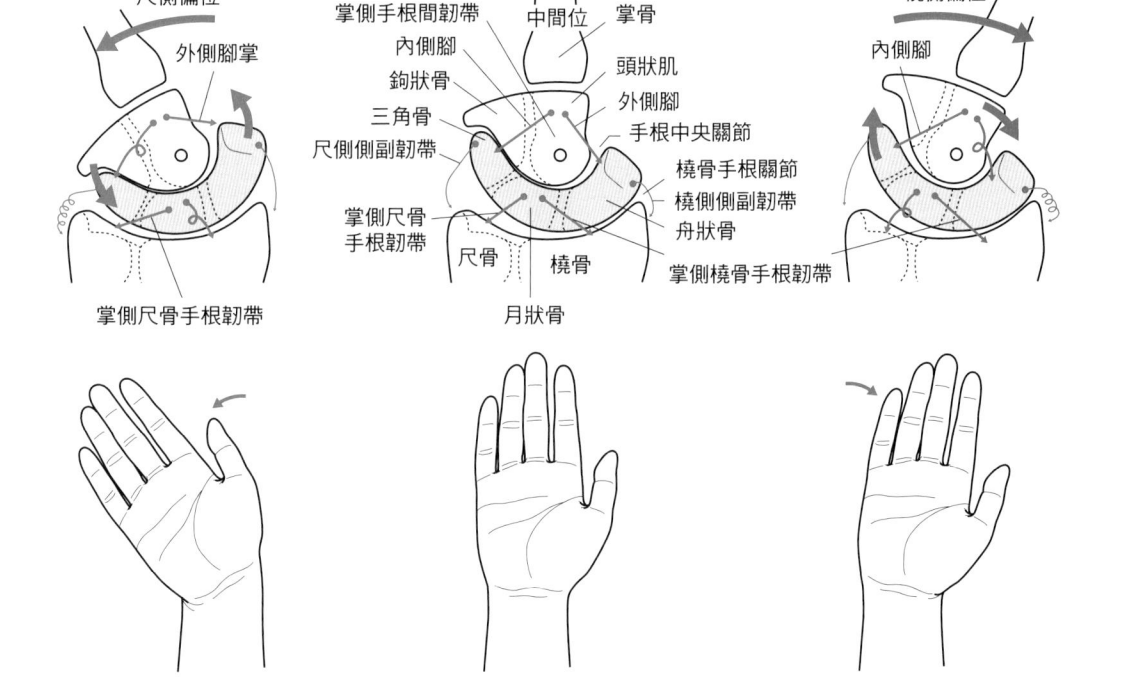

### 圖4 對構成關節的各種韌帶的伸展

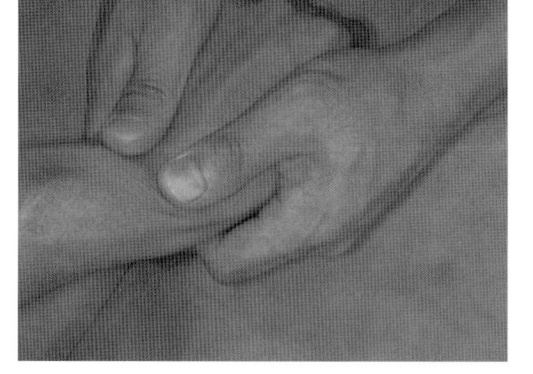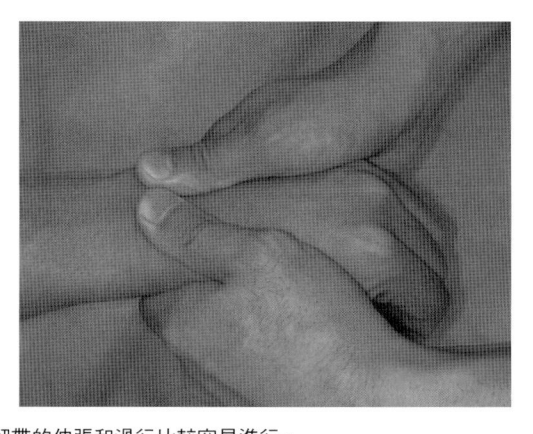

a. 邊保持背屈位邊進行橈尺屈曲，有時候如圖3般先施行韌帶的伸張和滑行比較容易進行。

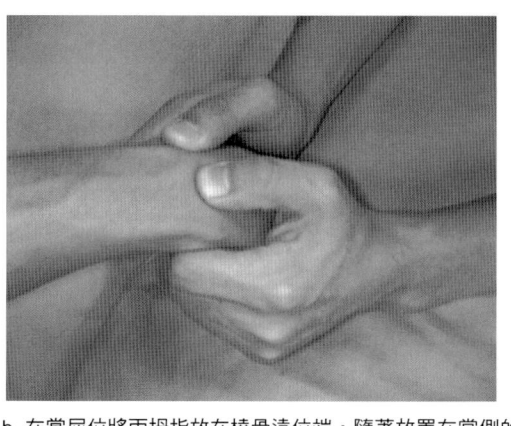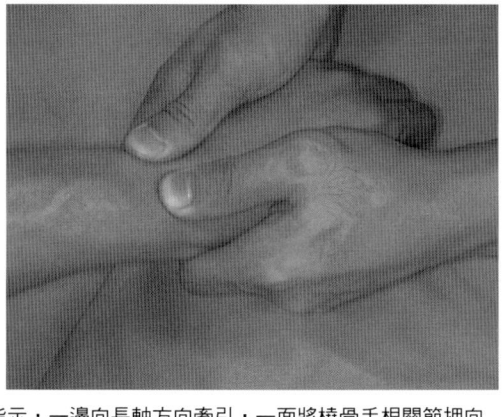

b. 在掌屈位將兩拇指放在橈骨遠位端，隨著放置在掌側的指示，一邊向長軸方向牽引，一面將橈骨手根關節押向掌側，使之背屈。

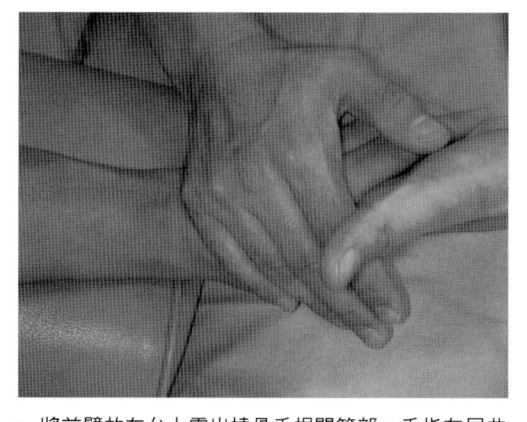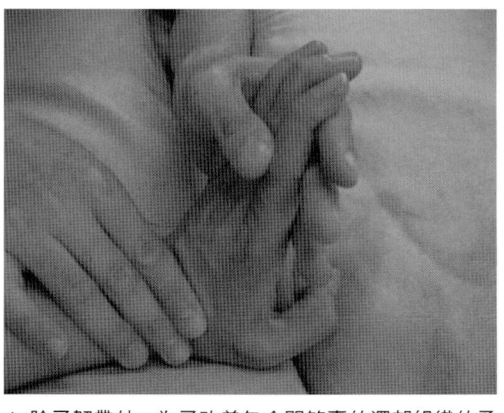

c. 將前臂放在台上露出橈骨手根關節部。手指在屈曲位放鬆屈指深肌、淺肌，治療師以一手將之保持在背屈位，另一手誘導近位手根列向掌側、背屈，並且用夾住兩手的手一面牽引到長軸方向，一面使韌帶為主的掌側軟組織伸張。此時必須要有某程度的前臂旋前位。

d. 除了韌帶外，為了改善包含關節囊的深部組織的柔軟性、滑行性要讓屈指深肌個別進行收縮，MP、PIP關節固定在背屈位的狀態，主動讓DIP關節進行屈曲。這對最終的握力的改善也有很大的幫助。

# 3 對鉤狀骨骨折的矯具治療

## Check it !

● 鉤狀骨骨折是因為棒球的擊球或高爾夫球、網球等球棒的揮棒動作而造成。

● 鉤骨鉤部的血液循環不太好，骨折後的鉤部很容易造成血液流通不良。而且容易因為鉤部肌肉、韌帶引發的骨折鉤部移位到掌側等而形成偽關節。

● 附著在皮手套的馬蹄形護墊是為了要減輕鉤骨鉤的直接外力和鉤部骨片的軟組織的掌側移位以及對抗尺側屈腕肌向尺側近位方向的張力。

● 到比賽期間很短，想要持續一時性比賽的鉤骨骨折病例，使用球棒的保守治療最有效。

## 運動造成的鉤狀骨骨折的報告和發症機制

鉤狀骨骨折也可能因為跌倒等使小指球部受到直接外力造成，但主要是棒球的擊球或高爾夫球、網球等球棒的揮棒動作而造成。因為擊球造成的鉤狀骨骨折多半是因為握拍部或球棒把手對鉤部的直接外力引發鉤骨基部骨折(圖1)。一般是屬急性外傷，但在激烈疼痛前也有輕微疼痛的病例，也有可能是疲勞骨折。激烈疼痛的病例幾乎都是界外球或揮棒落空時引起。骨折後的鉤部很容易造成血流不良，而且因為鉤部肌肉、韌帶引發的骨折會使鉤部移位到掌側容易形成偽關節。此外，也可能因為骨頭片引發第二次尺骨神經障礙或小指的屈指淺肌斷裂。由於，手術後很快就能重回球場、手術的傷害較小、長期的成績良好、又不會復發等，所以多數選擇手術治療(鉤摘出術)。根據報告，手術治療需固

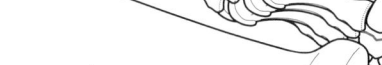

知識的要點

圖1 因球棒把手造成的骨折

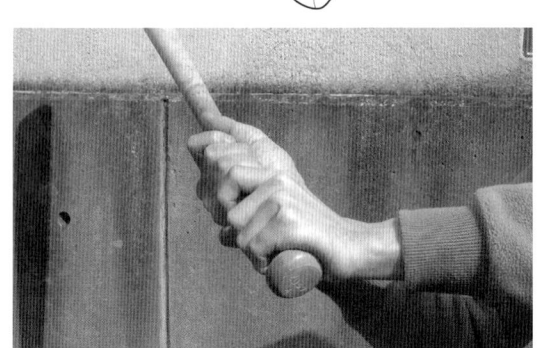

・球棒把手的直接外力很容易造成骨折。
・除了一次就引發的急性骨折外，如果激烈疼痛前出現輕微疼痛有可能為疲勞骨折。
・在界外球或揮棒落空時受傷的情況很多，但也有投好球或打好球受傷的情況。
・容易被誤診手關節扭傷或屈肌腱鞘炎。如果是需要球具的運動可能要懷疑是不是鉤狀骨骨折。

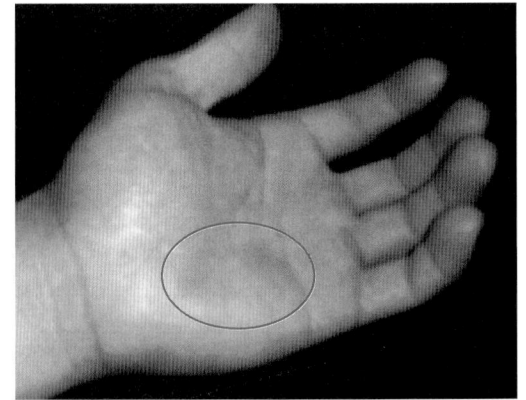

定2週，開始運動約4週，完全重回球場約需6～8週。而保守治療需要2個月左右的局部靜態，之後一邊以CT等確認骨頭的癒合，一面開始運動需要3個月時間。

## 鉤狀骨鉤的周邊解剖和骨折時的理學特徵

鉤骨位於遠位手根列的尺側。呈現等邊三角形為底的扁平三角柱狀，是帶有鉤的骨頭。鉤部的血流不良，主要靠體部的血管分枝供給血液。

鉤骨鉤為垂直形的突骨，形成手根管尺壁。尺骨神經和小指的屈指深肌腱行走於附近。鉤骨鉤有小指對掌肌、屈小指短肌、尺側屈腕肌(藉由豆狀骨、豆鉤韌帶)的張力介入，其合力變成向掌側的升高力(圖2)。

從型態的特徵來看，一般的X光正面攝影很難照出骨折線，所以常會被誤診為手關節扭傷或屈肌腱鞘炎等。手根管攝影較容易照出骨折線。如果因疼痛手關節無法完全背屈時就很難完整照出骨折線。這時候CT或斷層掃瞄有效。

### 圖2　鉤狀骨的周邊解剖

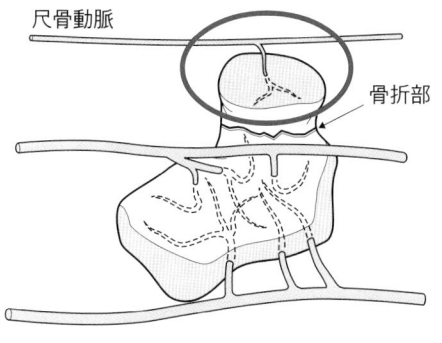

a. 鉤部的血液循環不太好，從鉤前端進入的血管很少，主要由體部的血管分枝供給血流。因此骨折後的鉤部很容易造成血流不良，形成偽關節。

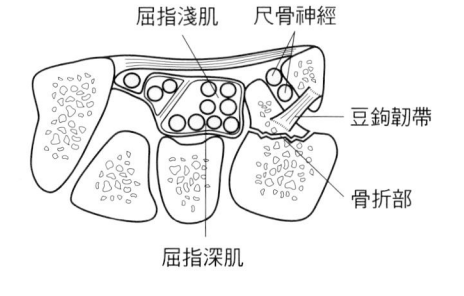

b. 這是屈指深肌腱和尺骨神經的位置關係。如果將鉤基部的骨折放置不管，有引發附近的屈指深肌腱的斷裂或尺骨神經麻痺的危險。

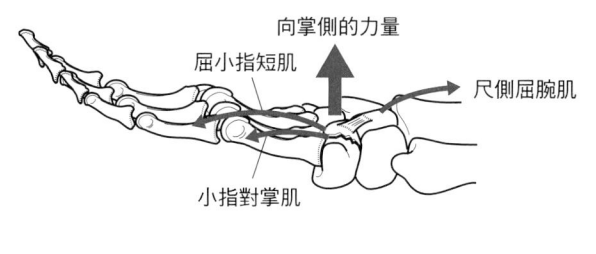

c. 這是鉤部掌側移位造成的偽關節。鉤骨鉤有小指對掌肌、屈小指短肌、尺側屈腕肌(藉由豆狀骨、豆鉤韌帶)的張力介入。因此鉤部容易向掌側升高，形成偽關節。

## Case Study 因擊球造成的鉤狀骨骨折的矯具治療病例

這是因為揮棒落空造成鉤狀骨骨折的病例。一般會採引用短期間就可以重回球場的鉤骨摘出手術，但因距離比賽的期間很短故選擇了保守治療，比賽後再進行手術。藉由手關節的橈屈制動固定，減少擊球時球碰棒的瞬間～隨勢動作階段的疼痛。再搭配馬蹄形球棒併用，故揮棒時幾乎無疼痛。又因受傷部和鉤骨鉤部的位置和球棒握棒的位置一致，故將握棒位置稍微往下。結果揮棒和擊球時都無疼痛，一直到比賽結束都完全能在球場發揮實力。

**◆病例**

10多歲。右投右打的高中棒球選手。為安打強棒。

**◆現在病程**

約1個半月前，比賽時揮棒落空受傷。

**◆運動治療開始時的檢查結果(受傷52日後)**

左手鉤骨鉤部壓痛，小指主動屈曲、對掌時痛、手關節主動尺屈時痛。握力無減退。本選手的握棒位置剛好是鉤骨鉤部，所以該部位長了雞眼，在擊球時碰棒的瞬間～隨勢動作階段會疼痛。

**◆保守治療以及疼痛對策**

為了預防手關節過橈屈曲進行固定。使用兩條50mm的繃帶交叉螺旋纏繞在尺側。而為了減少球棒對鉤骨鉤部握棒的壓力，將6mm衝擊護墊(GLOBUS BERKEMANN 社製的GLOBO FLEX)剪成馬蹄形，圍繞在鉤骨鉤部附著在皮手套上。開口部分向著尺側近位約45度方向。上面以剛好大小的薄皮，用強力膠將護墊完全包住(圖4)。此外，將握柄向下，稍微將球棒握短一點。結果擊球時的疼痛完全消失。

圖3　鉤骨鉤的觸診

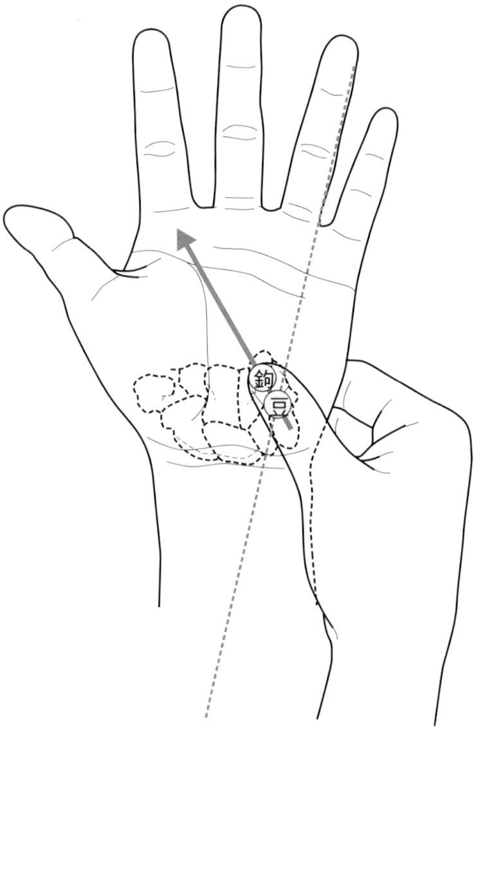


①將拇指的IP關節放置在被檢查者的豆狀骨。
②將拇指的前端面向被檢查者的食指基部。
③拇指直接往下深壓的話，可以觸摸到到鉤狀骨鉤的骨隆起。
④確認骨隆起是在無名指的尺側緣的延長上。
→根據壓痛情況，正常時也有些輕微疼痛，需要和健康側進行比較。

◆治療結果

打擊時沒有疼痛，以良好實力一直維持到球賽結束。

●

本病例的患者為球隊的主球員，而且比賽日期逼近，因施行固定法的保守治療，和期待快速重返球場的手術治療都有期間限制，作為短期間的應急方法是使用護墊和護帶固定的保存性治療，獲得滿意的結果。

## 技術的要點

### 圖4　衝擊護墊的效果

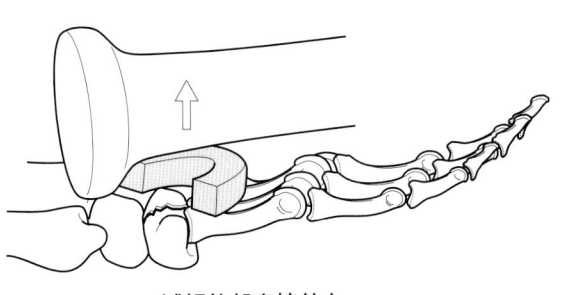

a. 減輕鉤部直接外力

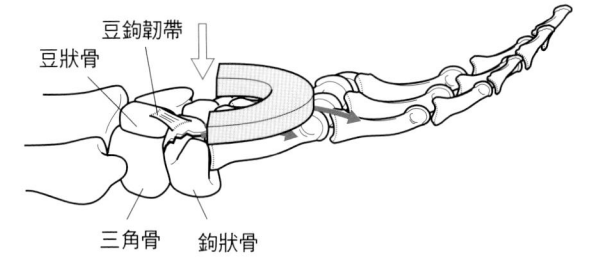

豆鉤韌帶
豆狀骨
三角骨　　鉤狀骨

b. 防止鉤部骨片的掌側移位

附著在皮手套的護墊是為了要減輕鉤骨鉤的直接外力(圖4a)和鉤部骨頭片的軟組織的掌側移位(圖4b)。做成馬蹄狀將開口部分向著尺側的近位約45度方向，是為了對抗尺側屈腕肌向尺側近位方向的張力，壓住反向的軟組織促使緊張引用得平衡，比圓圈形護墊的解痛效果好(圖4c)。

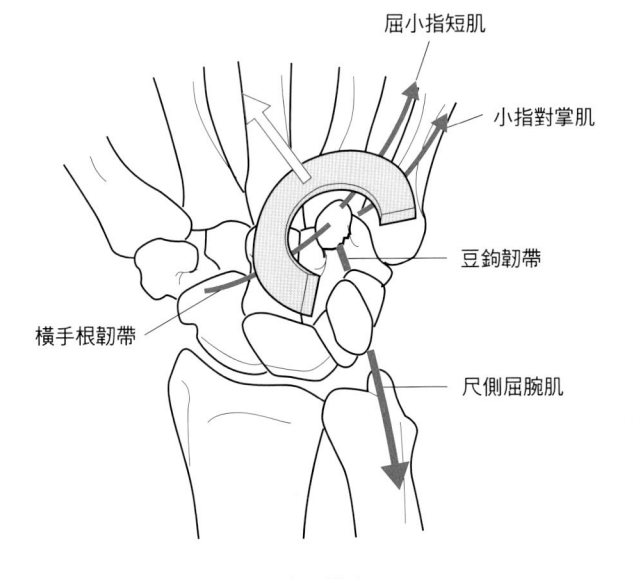

屈小指短肌
小指對掌肌
豆鉤韌帶
橫手根韌帶
尺側屈腕肌

c. 尺側屈腕肌張力

# 4 對舟狀骨骨折施行Herbert螺絲釘固定手術後的運動治療

## Check it！

- ●舟狀骨骨折很多會變成偽關節，因此需要初期的MRI診斷。鼻煙盂(anatomical snuff box)的局部性壓痛是理學判斷的依據之一。
- ●偽關節或延遲治癒很容易轉移成近位手根列背側回轉型手根不穩定症(DISI變形)或舟狀骨偽關節後的變形性手關節症的SNAC(scaphoid nonunion advanced collapse)腕關節，骨折部位的確認和腕骨排列的檢查很重要。
- ●骨折部位因為血液循環造成營養狀態的差異，治療期間也有很大差別，需要注意運動治療開始時期和負荷。

## 舟狀骨骨折

　　舟狀骨骨折以年輕人較常見，其骨折比例占腕骨骨折的80％以上。受傷原因幾乎都是因為跌倒等強制手關節背屈、橈屈位所造成[1]。舟狀骨骨折靠單純的X光攝影很難診斷，有很多新發的病例，因為疼痛不劇烈而長時間被擱置。初期的診斷以MRI有效，此外鼻煙盂(anatomical snuff box)的局部性疼痛是理學判斷的材料之一。

　　舟狀骨骨折分類是從新發的病例到偽關節例做大分類，再依照骨折類型做小分類，以Herbert分類最常用(圖1)。

　　其中斜骨折或不穩定型、偽關節例很多適合手術，再以Herbert螺絲釘進行大範圍固定。Herbert螺絲釘是螺絲兩端有不同螺距的螺紋槽的無頭螺絲釘，當螺絲釘插入時，其增加骨頭片部位壓力的構造會產生強大的固定力(圖2)。

### 圖1　舟狀骨骨折以及偽關節的Herbert分類

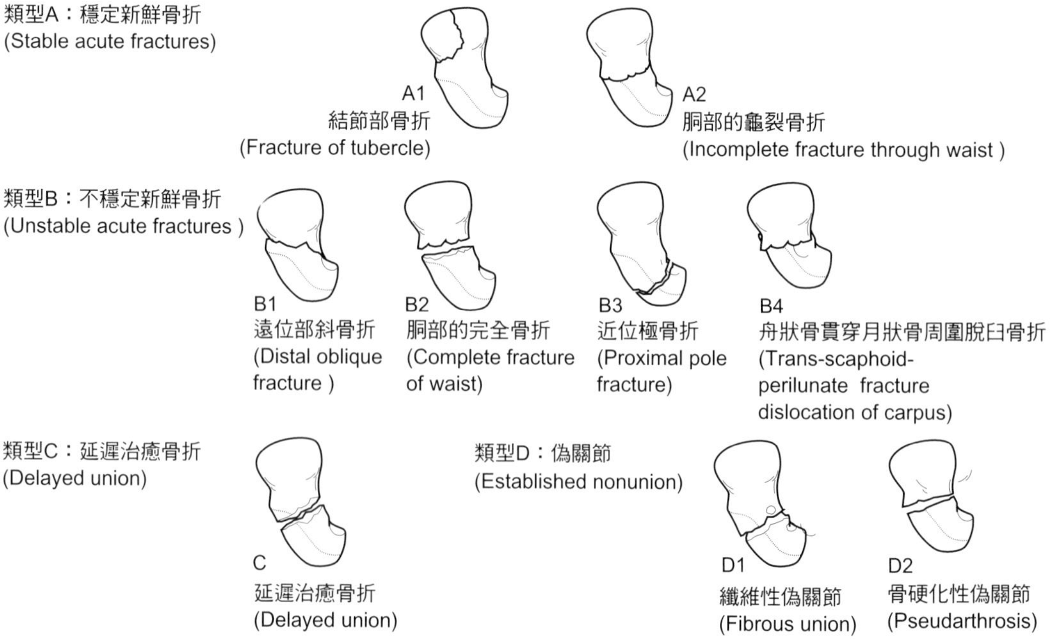

類型A：穩定新鮮骨折
(Stable acute fractures)

A1
結節部骨折
(Fracture of tubercle)

A2
胴部的龜裂骨折
(Incomplete fracture through waist)

類型B：不穩定新鮮骨折
(Unstable acute fractures)

B1
遠位部斜骨折
(Distal oblique fracture)

B2
胴部的完全骨折
(Complete fracture of waist)

B3
近位極骨折
(Proximal pole fracture)

B4
舟狀骨貫穿月狀骨周圍脫臼骨折
(Trans-scaphoid-perilunate fracture dislocation of carpus)

類型C：延遲治癒骨折
(Delayed union)

類型D：偽關節
(Established nonunion)

C
延遲治癒骨折
(Delayed union)

D1
纖維性偽關節
(Fibrous union)

D2
骨硬化性偽關節
(Pseudarthrosis)

引用自文獻2)P170

186

**圖2　Herbert螺絲釘的理論**

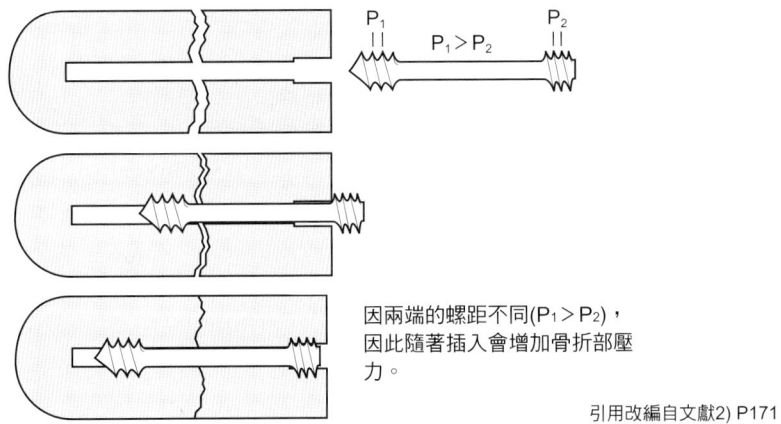

因兩端的螺距不同($P_1 > P_2$)，因此隨著插入會增加骨折部壓力。

引用改編自文獻2) P171

## 舟狀骨的機能解剖學的特徵

　　舟狀骨分枝為大菱形骨、小菱形骨、頭狀骨、月狀骨、橈骨和關節面，幾乎覆蓋著關節軟骨。舟狀骨的營養血管主要靠橈骨動脈枝的血液循環[2](圖3)，在手根骨當中最需要可動性，故骨頭較難癒合。因此骨折部容易不穩定，特別是舟狀骨附近部因為血液循環受阻造成延遲治療和偽關節的病例很多。在舟狀骨折的偽關節病例中，常因伴隨手關節掌屈造成骨折部的壓力，致使骨折部的骨吸收和背凸變形，而形成手腕不穩定症的DISI變形即舟狀骨的背屈位變形(圖4)。從手關節中間位的X光側面攝影來看，舟狀月狀骨間角度(SLA)正常是40～60度，但該DISI為70度，需要做骨折部位和腕骨排列的確認。此外，對其發生的原因沒有一定的見解，但是有報告指出，這是因為骨折線穿過舟狀骨尺背側突起的遠位，背側舟狀月狀骨韌帶的動量無法保持，力學的不均衡造成近位手腕混亂[3]。舟狀骨的高度背凸變形或變形治癒殘餘例中，因為和橈骨的舟狀骨盃合適性不良，轉變為手關節的變形性關節症(OA)SNAC wrist的病例很多。

**圖3　舟狀骨的血液循環**　　　　**圖4　舟狀骨的DISI變形**

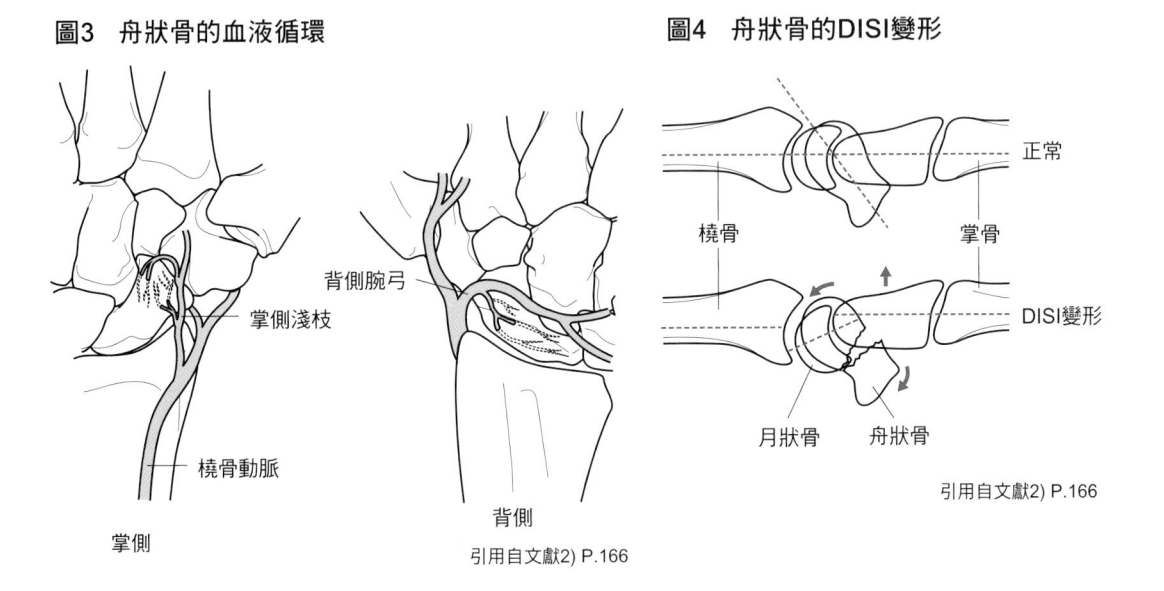

引用自文獻2) P.166

引用自文獻2) P.166

這是手關節長時間放置，一年後被診斷有舟狀骨偽關節的過往病史。手術是施行Herbert螺絲釘固定，且以anterior wedge bone graft進行帶腸骨移植。本病例在手術5週時除去石膏，開始手關節運動治療。因為骨癒合良好，(圖5)積極使用手腕滑板的同時進行投飛鏢運動(圖6)等3種主動運動。手術後10週恢復正常生活，16週時依照患者的需要重返社團活動(棒球)。運動治療因顧慮到橈骨腕關節(radiocarpal joint)、手腕中央關節(midcarpal joint)運動軸的主動運動以及主動輔助運動，因而獲得良好改善。

◆**病例**

10多歲。過往病史，家族病史中無特別註記。

◆**現在病程**

將一年前開始的手關節痛持續放置，因為疼痛加劇而到附近醫院就診。被診斷為舟狀骨偽關節，到本院進行手術。

◆**運動治療開始時的檢查結果**

• 手關節屈曲伸展運動時，手關節橈側會疼痛
• 有鼻煙窩(snuff box)疼痛
• 手術前的可動範圍為他動掌屈70度，背屈80度，旋前85度，旋後90度
• X光片：舟狀骨胴部有偽關節
• 握力：右36kg，左39kg

◆**運動治療過程**

手術　右舟狀骨偽關節手術(24mm Herbert螺絲釘固定手術)，右腸骨骨移植。

anterior wedge bone graft，手術後前臂中間位以石膏固定(拇指IP關節自由)。

手術後

**運動處方①**：在石膏固定中開始進行手指主動運動等6種運動

手術5週後　除去石膏

**運動處方②**：手關節的掌背屈主動運動以及拇指主動運動、他動運動、MP關節屈曲伸展運動、CM關節對掌運動、掌側橈側旋後運動。

手術8週後　骨癒合

**運動處方③**：手關節的掌背屈他動運動。在日常生活中可以使用手

手術10週後　疼痛消失

**運動處方④**：加強肌力訓練(手關節伸肌群、握力、捏力)

**圖5　手腕滑板**

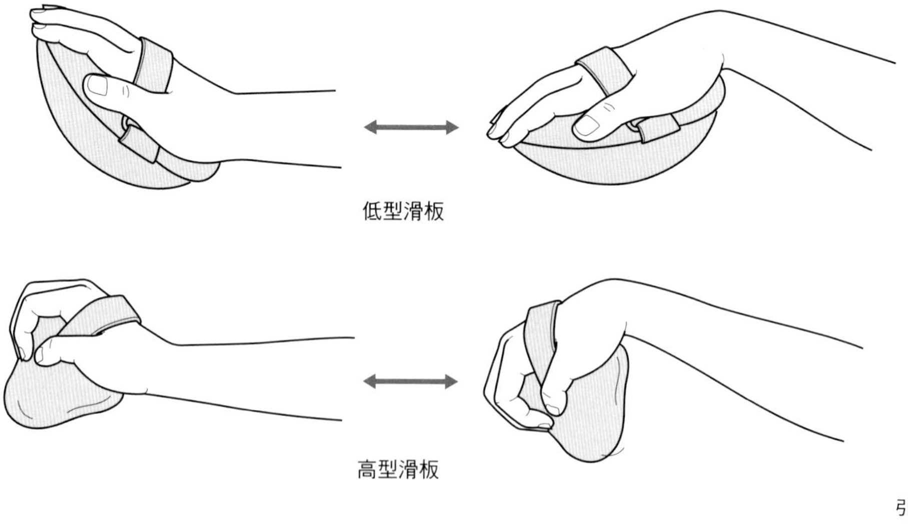

低型滑板

高型滑板

引用改編自文獻6)

手術12週後　獲得肘關節可動範圍、肌力

**運動處方⑤**：手關節提重物練習運動許可(棒球)。

手術16週後　完全恢復社團活動，運動治療結束。

●

使用手腕滑板和飛鏢運動，排定橈骨腕關節(radiocarpal joint)、手腕中央關節(midcarpal joint)運動課程，手腕滑板準備有高度差異的2種，在石膏去除後先用低型滑板進行掌背屈運動和橈尺屈運動複合性關節遊戲，再逐漸換成高型滑板誘導近位手根列的飛鏢掌背屈運動[4](圖5)。同時手腕中央關節的基本回轉軸的橈背屈、掌尺屈方向45度進行飛鏢運動帶動遠位手根列為目標的一軸性的主動運動[5](圖6)。舟狀骨骨折時要對腕骨運動充分理解，確實進行3次元的運動治療。

**圖6　射飛鏢運動和手腕中央關節運動的示範**

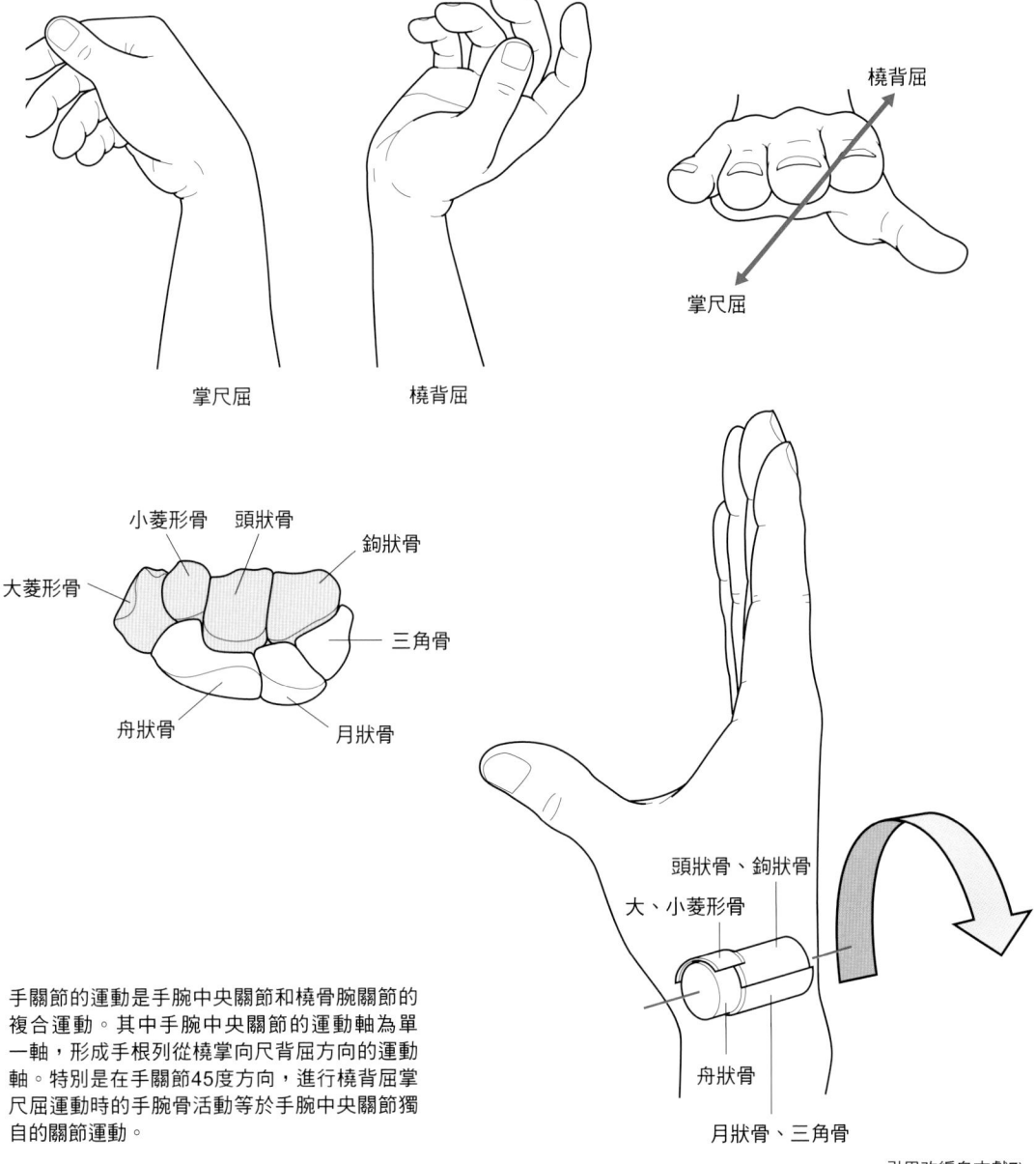

手關節的運動是手腕中央關節和橈骨腕關節的複合運動。其中手腕中央關節的運動軸為單一軸，形成手根列從橈掌向尺背屈方向的運動軸。特別是在手關節45度方向，進行橈背屈掌尺屈運動時的手腕骨活動等於手腕中央關節獨自的關節運動。

引用改編自文獻7)

# CRPS類型1(RSD)合併手指攣縮的運動治療

## *Check it !*

- 複合性區域疼痛症候群(CRPS)的原因不明。有時是骨折或小外傷造成，後述症狀為其特徵。對可動範圍限制禁止過度激烈的他動運動，細心的治療後多半還是會有攣縮，故觀察其負荷的極限很重要。
- 手指的皮膚韌帶是在手指的關節運動限度下保持骨頭和皮膚關係的機能。
- 複合性區域疼痛症候群(CRPS)的手可看到色調變化，而且隨著運動其色調變化有正常和異常，初期掌握其變化很重要。
- 消除浮腫的代表性捆繩法(string wrapping)是讓組織血液回流到淋巴管的方法，因此纏繩時要考慮其鬆緊。

## 何謂CRPS(RSD)

　　CRPS類型1就是所謂的反射性交感神經失養症(reflex sympathetic dystrophy；RSD)的病態，1994年國際疼痛學會將之分類為末梢神經損傷後的灼傷(類型2)。類型1和交感神經無關。有嚴重疼痛、腫脹、緊繃、流汗過多以及皮膚的變化，其病態還有很多不明之處。

　　特別是手方面，這些症狀如果放置不管就變成手關節以及手指關節不能動或因為不能動造成浮腫、循環不全，致使軟組織纖維化，最後演變成嚴重的關節攣縮，甚至喪失手指機能。

### ●國際疼痛學會訂定的CRPS類型1的診斷基準

①侵襲性的事件或以靜態為目的的外固定原因。

②有持續性疼痛或者異痛症、痛覺異常，和造成疼痛的事件互相矛盾。

③在過程中疼痛部位有浮腫、皮膚流血的變化、異常發汗的其中症狀。

④如果有超過疼痛或機能障礙的其他病態，就不適用本症的診斷。

必許符合上述②～④的診斷基準。

### ●Kozin等的診斷基準(1981)

①Definite RSD ：有四肢疼痛和壓痛、皮膚有溫和色調變化等的血管運動障礙、四肢腫脹的所有症狀。

②Probable RSD：有四肢疼痛和壓痛、皮膚有溫和色調變化等的血管運動障礙或者有四肢腫脹的其中之一症狀。

③Possible RSD：有皮膚溫和色調變化等的血管運動障礙或四肢腫脹，雖無疼痛，但有輕微的壓痛。

④Doubtful RSD：四肢有難以說明的疼痛和壓痛。

## 皮膚韌帶的解剖和伴隨手指屈曲的正常皮膚伸張

皮膚韌帶是連結骨頭和皮膚的肌膜組織，手指有cleland韌帶，gureson韌帶、肌腱周圍皮膚纖維束(圖1)。

### ●cleland韌帶

cleland韌帶具有指骨和手指側面皮膚相連，手指屈伸時保持皮膚不能過度移動的機能。PIP，DIP的兩側各有兩對連接組織纖維束。

### ●gureson韌帶

gureson韌帶是薄膜樣韌帶，橫跨基節中央和中節全長，起始於屈肌腱腱鞘。除了皮膚的保持外，和cleland韌帶穿過固有掌側指神經以及固有掌側動脈形成管狀，具有手指屈伸時保持神經和動脈位置不變的機能。

### ●肌腱周圍皮膚纖維束

起始於形成手指伸展組織的肌腱組織終止於指背皮膚。積存PIP、DIP的背側皮膚，在手指屈曲時保持皮膚充分伸張。

### ●伴隨手指屈曲的正常皮膚伸張

一邊由上述的皮膚韌帶支持，一面如圖2手指皮膚伴隨屈曲在背側伸張，在掌側縮收。

**圖1　手指皮膚韌帶**　　　　　　　　　　　　　　　　　　　　　　引用改編自文獻1)

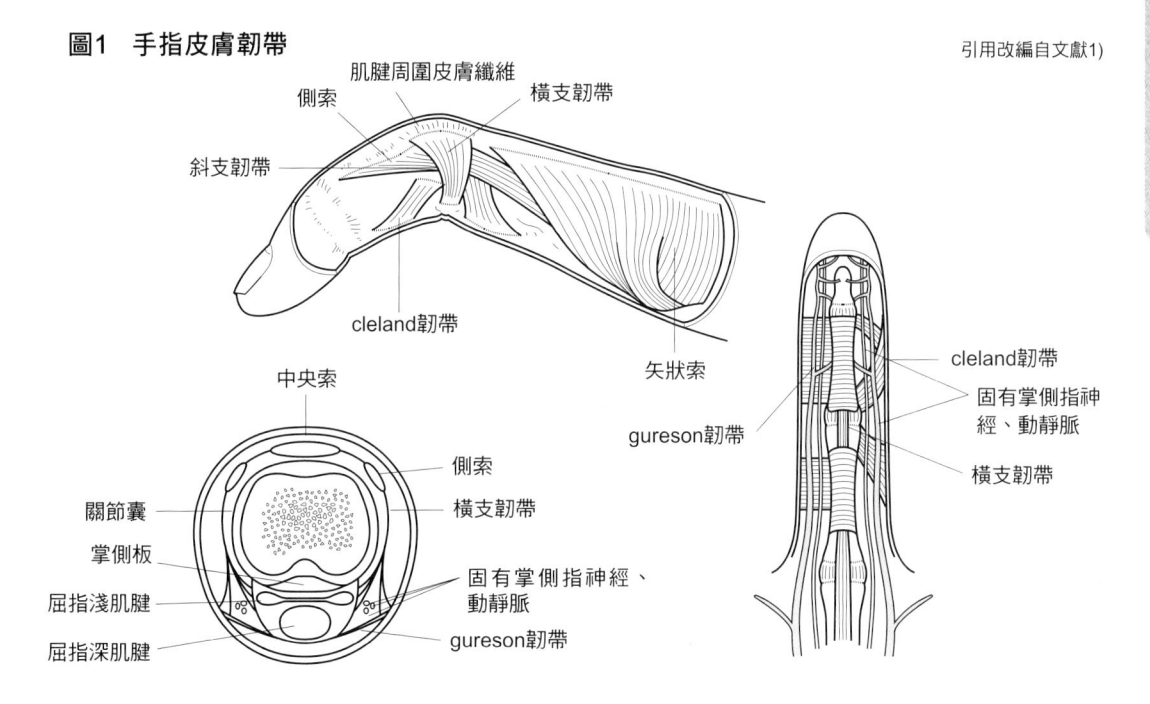

**圖2　伴隨手指屈曲的正常皮膚伸張**

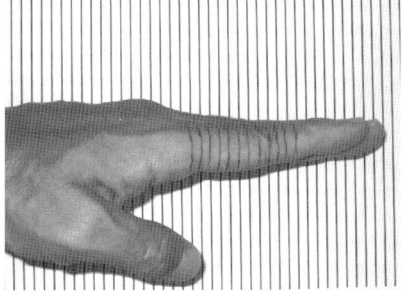 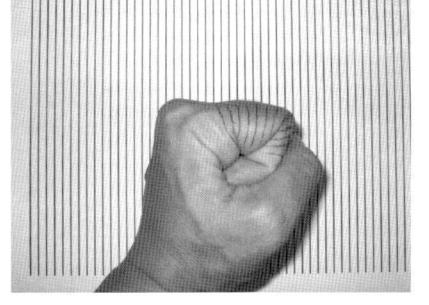

　　病例為50多歲，在軟式棒球比賽中向後跌倒，左手著地受傷。對橈骨遠位端骨折施以鋼釘和骨外固定，骨排列良好但骨頭受損嚴重。手術後第3週有腫脹、發燙、發汗過多和痛覺過敏，疑似CRPS類型1(Kozin的診斷基準：依照Definite RSD，Gibbon，RSDscore為5分)，手術後4週進行理學評估。手指主動可動範圍TAM為100度(第2～4指)。4週又4天拔除鋼釘，5週又4天開始運動治療。運動治療開始時有上述基準的症狀，輕微碰觸也會疼痛，故不進行強烈的他動運動，在充分說明下進行浮腫對策、主動運動、他動運動、抵抗運動。特別是可動範圍訓練的界限角度是根據手指屈曲時的色調變化不可以施於過度的負荷。屈曲時的色調變化表示組織間的內壓程度，白色和深紅的反差越大內壓越高，要注意不要讓反差過大，這些伸張運動以徒手進行。以下介紹色調變化病例和治療內容。

◆運動治療

**運動處方①**：用壓迫法(捆繩法)一時減輕浮腫(圖3)。

**運動處方②**：他動運動。關節運動特別是PIP關節，一邊壓迫關節面一面屈曲(圖4)。此時要注意手指的色調變化不可以施於過度的負荷。

**運動處方③**：反覆①、②獲得全可動範圍。

**運動處方④**：主動運動、抵抗運動。

**運動處方⑤**：皮下組織(肌膜組織)的關節鬆動術(圖6)。

◆結果

　　他動的可動範圍經過治療後幾乎獲得全可動範圍。主動可動範圍，原本ATM食指為100度、中指100度、無名指110度、小指100度，在手術後4個月，經過3個月的理學治療後食指為206度、中指為230度、無名指為216度、小指為234度，獲得改善。而到手術後3月後仍有浮腫的手指，逐漸好轉，且隨著浮腫減輕，指背的皺紋逐漸明顯。手術4個月時關節背側的紅潮已消失，只有他動屈曲時PIP、DIP的背側、腹側為顯現蒼白，骨幹部為中間色，已趨於正常。

圖3　捆繩法

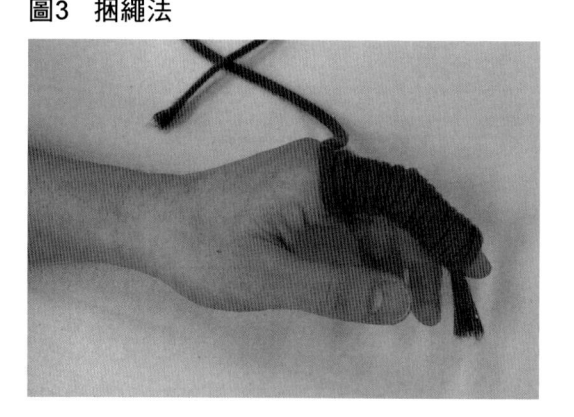

圖4　邊壓迫關節邊進行可動範圍訓練

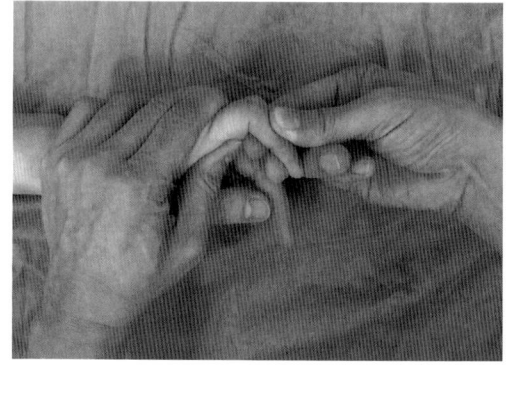

## ●伴隨屈曲的皮膚色調變化和其解釋(圖5)

這是手指屈伸容易有色調變化的部位。內壓高的部分血管被壓迫，血液被排擠手指會變蒼白，內壓低的部分，血液被囤積手指會變紅。依照手指的狀態屈曲時色調有變化是因為屈曲伴隨的高壓有偏位，可以推測可動範圍的限制原因各有不同。正常手指的紅白反差之所以不大是因為手指的全體軟組織富有柔軟性，完全屈曲也不會造成皮膚負擔，這是因為依照部位的內壓差小的關係。

浮腫的手指在伸展位的內壓已經很高，因為屈曲會更高。從DIP到PIP，再到MP的指背因為壓住而變蒼白，指腹側也因為壓迫變蒼白。而側方的皮膚好像被蒼白部位夾住一般形成紅色的波段，相對的表示這是內壓低的部分。以捆繩法暫時減輕浮腫後，背側只有DIP和PIP變蒼白，骨幹部不太蒼白。指腹側也是只有關節部位變蒼白骨幹部紅潮，但反差不大，幾乎和正常指一樣。

CRPS的手指因為屈曲指腹側蒼白較明顯，表示很緊張。支撐指腹皮膚的gureson韌帶和cleland韌帶隨著CRPS的進行和周邊組織一起降低伸張性和滑行性，提高屈曲時的緊張。和指腹側相較，背側相對的緊張小，可以觀察到指背部的紅潮。

此外，CRPS患者的PIP和DIP關節背側經常可看到的深紅色表示他動屈曲造成皮下組織損傷，已是炎症狀態。可能是肌腱周圍皮膚纖維束和周邊的伸張、滑行障礙的症狀。常見的關節囊、韌帶的攣縮，屈曲伴隨的色調變化較少。

---

### 知識的要點

**圖5　屈曲伴隨的色調變化**

正常　　　　　　浮腫　　　　　　CRPS

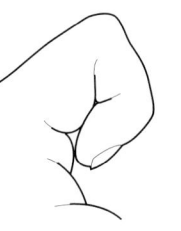
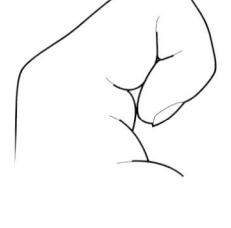
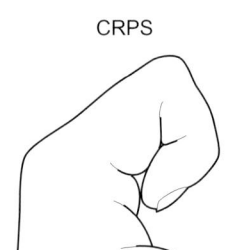

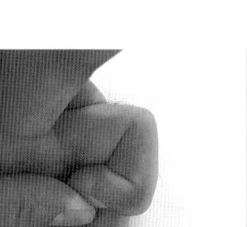
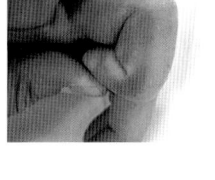

---

### 技術的要點

#### ●手指的關節鬆動術

手指屈曲時蒼白部分若很明顯，表示皮下緊張大，可如"運動處方⑤"所示進行肌膜組織的關節鬆動術。這是為了製造手指層間的滑行空間和伸展皮膚韌帶(cleland韌帶和gureson韌帶：位於基節骨骨幹部兩側稍偏腹側)。方法是握住手指使之回旋，或在遠位和近位間滑行。

**圖6　肌膜組織的關節鬆動術**

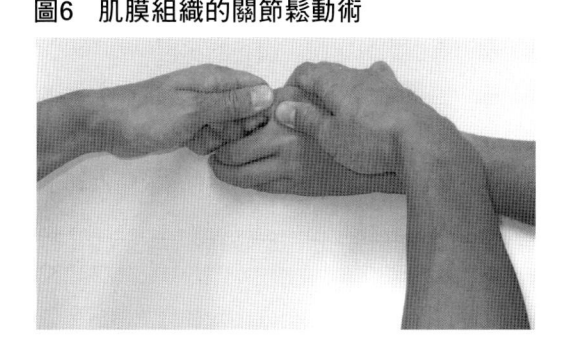

# 6 對三角纖維軟骨複合體(TFCC) 損傷的運動治療

## Check it !

- ●三角纖維軟骨複合體(triangular fibrocartilage complex, TFCC)是複雜的手關節運動機能的重要角色，具有尺骨手腕骨間和橈骨尺骨間的支持、尺骨手腕骨間的荷重傳達、吸收、分散的功能。
- ●疑似三角纖維軟骨複合體損傷時，要詳細掌握尺骨頭壓力測試等理學症狀，以及理學症狀是否和X光影像一致。
- ●對三角纖維軟骨複合體的機能障礙要進行與力學穩定性相關的尺側屈腕肌(FCU)，尺側伸腕肌(ECU)的選擇性伸展，需要控制疼痛出現方向的固定技巧。

## TFCC損傷和整型外科的診斷順序

　　三角纖維軟骨複合體(TFCC)是狹義的三角纖維軟骨(TFC)、半月板樣體(meniscus homologue)、尺側側副韌帶、背側和掌側橈尺韌帶、尺側伸腕肌腱鞘(ECU)等構成的纖維軟骨韌帶的複合體，是1981年Palmer等人所提出[1]。為複雜的手關節運動機能的重要角色，具有尺骨手腕骨間和橈骨尺骨間的支持、尺骨手腕骨間的荷重傳達、吸收、分散的功能[1,5]。

　　TFCC損傷有橈骨遠位端的合併症或網球等運動造成的手關節尺側的疼痛等臨床上常見症狀。TFCC損傷的分類以Palmer的分類(表1)為最有名。從X光片的檢查中發現很多為正變異(plus variant)的病例[3]。

　　臨床的診斷順序在確認尺骨手腕骨間裂縫的疼痛，從尺側壓痛[3]、旋前旋後旋後的關節可動範圍(ROM)限制、握力減退與否等，觀察是否有琴鍵現象[12](piano key sign，因遠位橈骨關節的不穩定使尺骨頭突出於背側，壓就縮回去的現象)，尺骨測試(ulnocarpal stress test)是診斷上重要的理學依據(圖1)。該測試是讓手關節他動尺屈，逐漸增加軸壓，進行旋前旋後運動，若誘發疼痛則為陽性[1,3]。經過這些理學症狀進行綜合判斷後，再和關節鏡、骨閃爍攝影診斷機、關節片上、MRI等的畫面對照診斷之[3,11]。

### 表1　Palmer的分類[1]

```
等級Ⅰ. 外傷性
  A. 中央穿孔
  B. 尺側斷裂
     尺側莖狀突起骨折(＋)
     尺側莖狀突起骨折(－)
  C. 手腕部斷裂
  D. 橈骨連結處斷裂
     尺骨切肌骨折(＋)
     尺骨切肌骨折(－)

等級Ⅱ. 變性(尺骨突起症候群)
  A. TFCC磨耗
  B. TFCC磨耗＋月狀骨、尺骨軟骨變性
  C. TFCC穿孔＋月狀骨、尺骨軟骨變性
  D. TFCC穿孔＋月狀骨、尺骨軟骨變性
         ＋月狀骨三角骨間韌帶穿孔
  E. TFCC穿孔＋月狀骨、尺骨軟骨變性
         ＋月狀骨三角骨間韌帶穿孔
         ＋尺骨腕關節症
```

### 圖1　尺骨頭測試(ulnocarpal stress test)

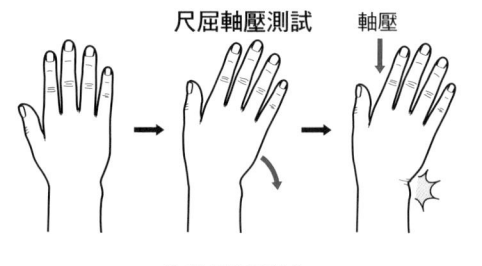

尺屈軸壓測試　　　　軸壓

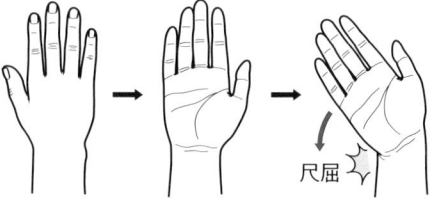

旋後尺屈測試

尺屈

引用自文獻13)

194

## TFCC為主的解剖和懸浮理論(suspension theory)

關於TFCC的解剖，Palmer是由TFC和半月板樣體(meniscus homologue)、尺側側副韌帶、掌側以及背側的橈尺韌帶、ECU鞘稍床構成[7]，之後又追加了尺骨月狀骨間韌帶、尺骨三角骨間韌帶。

關於TFCC尚有很多不明之處，並且被指出構造和機能間有矛盾。中村等人提出解決矛盾點的懸浮理論[1,8]。將TFCC的構成組織分為遠位的吊床構造、近位的三角韌帶、還有尺側的尺側側副韌帶的3個成分來理解。TFCC的遠位的吊床構造，有三角形的圓盤(disc proper，狹義的TFC)和其掌背側的背側以及掌側遠位橈尺韌帶以及半月板樣體(meniscus homologue)連結。掌側的橈骨腕關節囊內有尺骨月狀骨間韌帶、尺骨三角骨間韌帶。背側以及掌側橈骨韌帶和橈骨腕關節囊成為吊床構造，包住腕骨呈現圓盤(TFC)垂吊的構造(圖2)。TFCC近位有三角韌帶，從尺骨小盂的尺骨回旋中心稍向尺側垂直起始，止於橈骨的尺側緣(sigmoid notch)。TFCC的尺側有尺側側副韌帶和ECU腱一樣關係尺側的穩定(圖2)。

懸浮理論是手關節尺側的穩定性經由上述3種成分相輔支持而達成之意。亦即，三角韌帶支持遠位橈尺腕關節，吊床構造承受手腕骨，以及將三角韌帶起始部垂直提高的作用。經由此內旋後運動得以順利進行，隨著運動產生的變形為TFCC內的衝擊組織吸收的理論(圖3)。

### 圖2　TFCC的立體結構

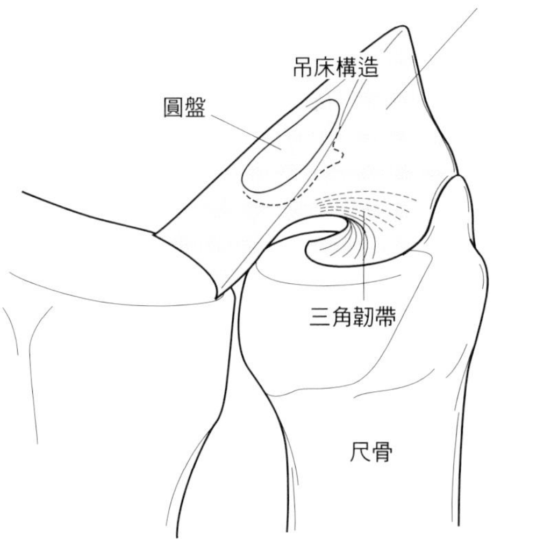

引用改編自文獻1)

### 圖3　懸浮理論

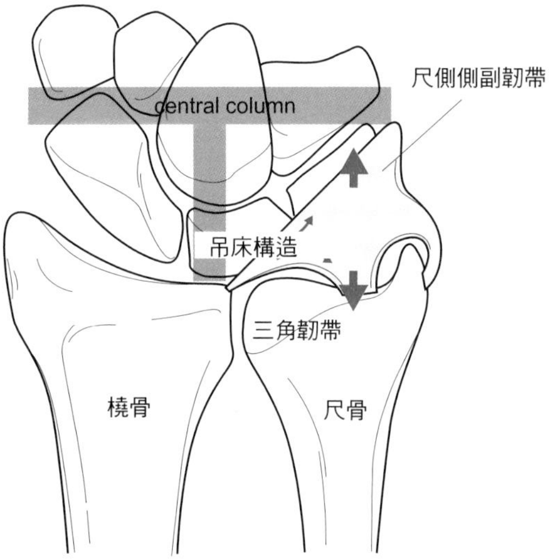

引用改編自文獻1)

---

## Case Study　打網球造成TFCC損傷病例

這是在打網球中手關節尺側部疼痛而接受治療的TFCC損傷病例。初診受傷時的疼痛是在手關節尺屈的狀態下以正手打上旋球時，因為TFCC的壓縮應力造成的傷痛。之後，正手也出現手關節尺側部痛，開始運動治療。

TFCC和尺側屈腕肌(FCU)，FCU腱、尺側伸腕肌(ECU)有明顯的壓痛，尺骨頭壓力測試(ulnocarpal stress test)也為陽性。因為手關節的橈尺屈曲、強制旋後疼痛加劇。為了TFCC的壓縮、

減輕伸張負荷，施行橈屈尺屈制動固定。又進行FCU、ECU為主的前臂肌群的紓解而減輕了疼痛。本病例被認為是因為手關節的尺屈背屈反覆動作造成TFCC損傷，故進行疼痛誘發方向的制動固定和進行FCU、ECU為主的前臂肌群的伸展，這是對TFCC損傷的保存療法的重要技術。症狀有延遲時需要尺側制動矯具。

◆病例

20多歲。大學的硬式網球選手。

◆現在病程

從2個月前，運動治療開始時的檢查結果為正手打球時，右手關節尺側部出現疼痛。反手的隨勢動作時，手關節尺側部也出現疼痛故來院就診。

◆運動治療開始時的檢查結果

· TFCC和FCU、FCU腱、ECU有壓痛。
· 尺骨頭壓力測試為陽性。
· X光片上，變形為正常範圍。
· ROM：

(右)旋前75度、旋後90度、掌屈70度、背屈70

度、尺屈30度、橈屈15度(疼痛＋)

(左)旋前85度、旋後115度、掌屈90度、背屈90度、尺屈50度、橈屈25度

◆運動治療過程

運動治療開始

**運動處方①**：FCU、ECU為中心的選擇性肌肉伸展(圖4·5)。

**運動處方②**：手關節可動範圍訓練。

運動治療開始3週　可以練習網球(指導手關節的橈屈尺屈制動固定，在固定下慢慢開始網球練習)(圖6)。

## 技術的要點

### ●FCU、ECU的選擇性肌肉伸展方法

對TFCC病例，在FCU、ECU的伸展裡，伸展方向的手關節的橈屈運動本身就是疼痛的誘因病例也很常見。在無疼痛的生理性範圍下，若要做有效的伸展必須再指定的肌肉長度裡進行手關節操作。

### 圖4　對FCU的選擇性伸展

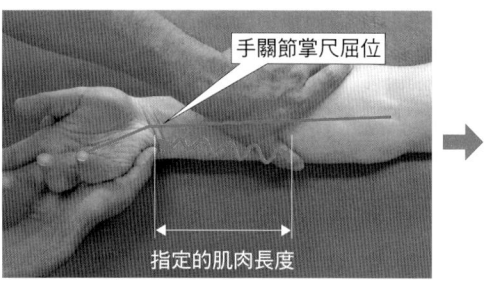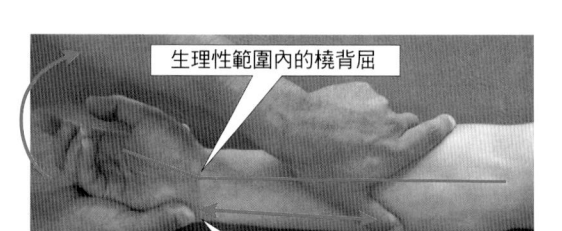

FCU的肌肉伸展，以一隻手指指定肌肉的長度後，豆狀骨從肱骨內側上髁向遠離的方向移動。此時，為FCU終止部的豆狀骨不穩定，故需用另一隻手指固定豆狀骨增加橈屈。橈屈的最終範圍不是肌肉伸展，而是增加在生理性的可動範圍內充分伸張。

### 圖5　ECU的選擇性伸展

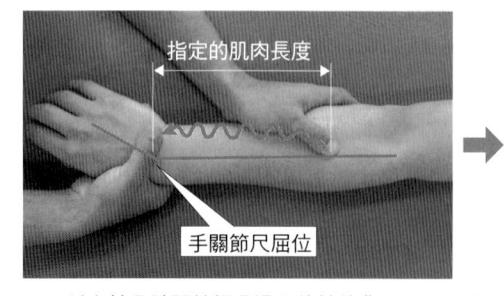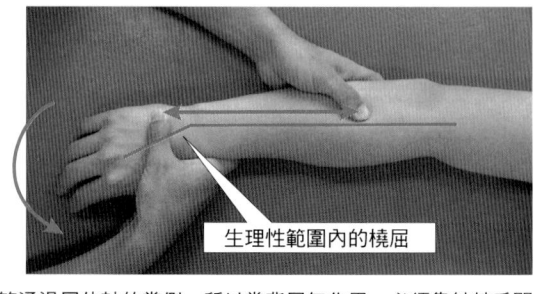

FCU腱在橈骨腕關節裡通過屈伸軸的背側，在手腕中央關節通過屈伸軸的掌側，所以掌背屈無作用，必須靠純粹手關節的橈屈運動進行伸展。和FCU一樣，用另一隻手指指定肌肉長度下增加橈屈。

**繼續運動處方①：**

運動治療開始5週　可全力網球練習。

**運動處方③：**修正網球動作。

運動治療開始8週　完全重返網球場，疼痛消失，運動治療結束。

●

　對TFCC損傷進行保存療法，獲得良好的復原。因為運動只有手關節尺側部疼痛時，可能就是TFCC損傷。從理學的判斷上，壓痛和尺骨頭壓力測試很重要。治療上需要進行前臂肌群的伸展和打網球時誘發疼痛方向的手關節固定。在診斷TFCC損傷時，TFC的壓痛、TFCC構成體之一的ECU和有明顯壓痛的ECU為主的前臂肌群的伸展技術(圖4・5)，以及確實誘發疼痛方向的手關節固定技術(圖6)很重要。

## 技術的要點

### ●制動固定的方法

這是固定制動手關節疼痛誘發方向的動向，減少損傷組織的壓力，促進組織穩定需要的方法。

#### 圖6　FCU的制動固定方法

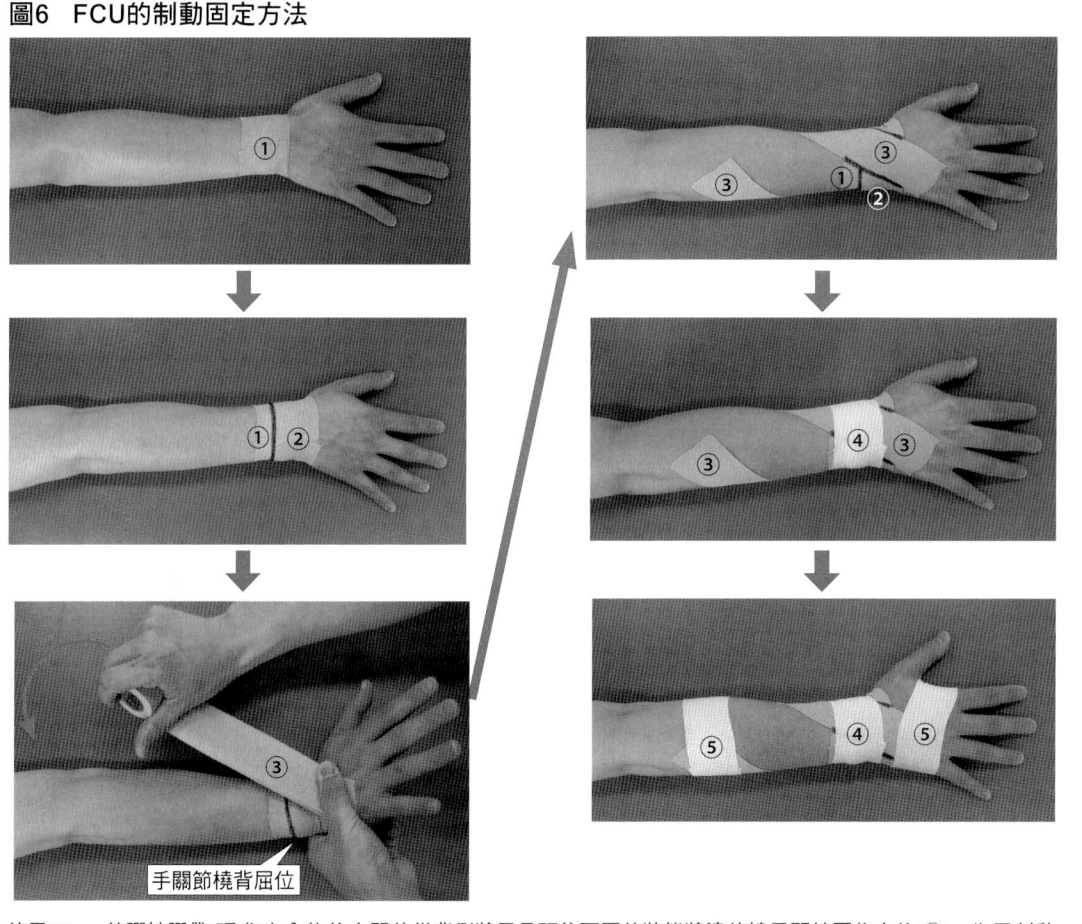

手關節橈背屈位

使用50mm的彈性膠帶(硬式)在內旋後中間位從背側將尺骨頭往下壓的狀態將遠位橈尺關節圍住之後(①)，為了制動橈骨腕關節的整體運動，將橈骨腕關節部稍向遠位移再纏繞一次(②)。接著使用50mm的彈性膠帶(硬式)，為了制動旋後、尺屈在手關節橈背屈位從第2掌骨骨幹部經過手關節橈側向前臂掌側螺旋形纏繞(③)。最後使用50mm的彈性膠帶(軟式)，為了覆蓋①②將之固定，在手關節將膠帶支點纏繞(④)。因應需要使用50mm的彈性膠帶(軟式)將③的膠帶起始部和終止部的支點纏繞(⑤)。基本上不使用隔膜但皮膚敏感的話可以因應需要使用。

# 對鼓槌指的運動治療

## Check it!

● 鼓槌指(Mallet Finger)，依照類型其損傷組織和狀態不同，故治療方法也不同。運動治療也要因應損傷組織的修復來施行。

● 終止腱的構成纖維是由伸指總肌和骨間肌、蚓狀肌的側索纖維集中的終止腱和斜支韌帶所構成。這些組織協調運作就可進行DIP關節伸展運動。

● 為了決定骨性槌指的治療內容、癒後的預測、目標的設定等必須參考X光片的症狀以及理學症狀和配合夾板和膠帶進行骨癒合的階段性治療。

### 鼓槌指(Mallet Finger)的分類和整型外科的治療

　　鼓槌指是指因終止腱的斷裂，或者連接處附近的末節骨基部的骨折，或者伸肌麻痺使DIP關節無法充分主動伸展，形成屈曲位的狀態。

　　根據發生的原因和時機、皮膚損傷狀態進行分類後，依照損傷組織和其狀態的不同進行治療。

　　從發生的原因來看，以外力造成的伸肌腱牽引力和中節骨頭的壓迫力的組合可分為數種損傷類型(圖1)。

　　屈曲型損傷是在終止腱的緊張狀態下，因為DIP關節的強制屈曲造成終止腱過多的伸張壓力，而產生肌腱斷裂或小骨片裂離骨折。伸展型損傷是對DIP關節產生強烈軸壓，強制DIP關節伸展所以會形成較大的骨片。

　　對肌腱損傷造成小骨片裂離骨折的屈曲型損傷，會施行伸展位夾板固定等保存療法。而對產生大骨片的伸展型損傷如果沒有脫位就實施中間位輕度屈曲的保存療法，若有脫位且修復困難或者掌側半脫臼的症狀多半施行手術治療。

### 圖1　受傷造成的損傷類型的分類

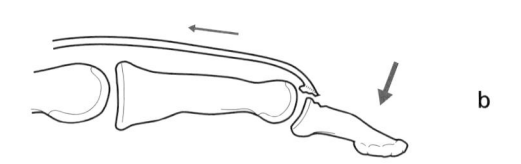

a

b

屈曲型損傷是在終止腱的緊張狀態下，因為DIP關節的強制屈曲造成終止腱過多的伸張壓力，而產生肌腱斷裂(a)或小骨片裂離骨折(b)。伸展型損傷是對DIP關節產生強烈軸壓，強制DIP關節伸展所以會形成較大的骨片(c)。

c

引用自文獻3)

## 關於DIP關節的伸展組織

DIP關節雖為樞鈕關節，但中節骨頭髁部的大小和橈、尺側不同，會產生若干的回旋運動。亦即伸展時會伴隨旋前，屈曲時會伴隨旋後的關節運動。再加上該關節的掌側板無十字韌帶，所以有10度前後的伸展可動範圍。

DIP關節的背側關節囊有終止腱連結。終止腱的構成纖維集結於伸指總肌和骨間肌、蚓狀肌的側索纖維，負責關節的伸展運動。而且，斜支韌帶是DIP關節在屈曲位因側索的掌側移動而影響伸展的初期伸展力。

MP關節在屈曲位時伸指總肌的作用較多，而在伸展位時骨間肌、蚓狀肌的作用較多(圖2)。

手指的伸屈運動時，肌腱約需要24mm(MP關節14mm、PIP關節6mm、DIP關節4mm)的滑行距離。而手指伸屈的指伸肌腱的滑行距離只有20mm，不夠4mm的部分由側索在屈曲時PIP關節向掌側，伸展時向背側移動來彌補(圖3)。

這些肌腱滑行限制會影響DIP關節的伸展運動，在治療上需注意。

### 圖2 DIP關節的伸展組織

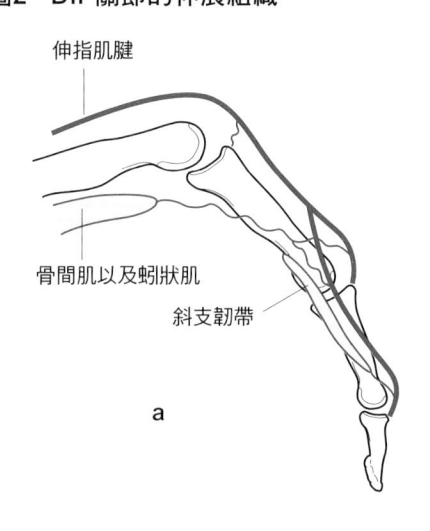

伸指肌腱

骨間肌以及蚓狀肌

斜支韌帶

a

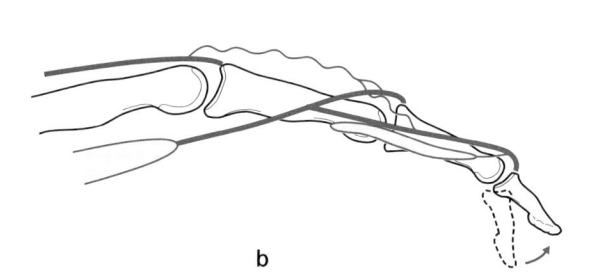

b

MP關節在屈曲位時伸指總肌的作用較多，而在伸屈位時骨間肌、蚓狀肌的作用較多。而且斜支韌帶是DIP關節在屈曲位因側索的掌側移動而影響伸展的初期伸展力。

引用自文獻3)

### 圖3 手指伸屈時的肌腱滑行

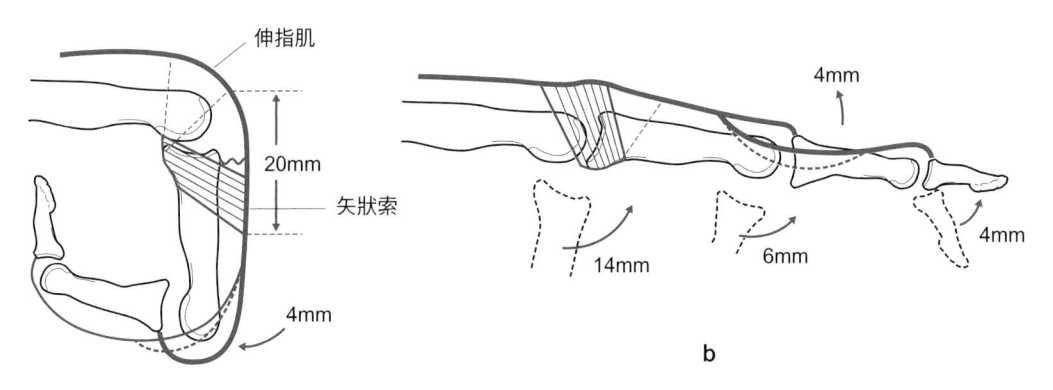

伸指肌

20mm

矢狀索

4mm

a

4mm

14mm

6mm

4mm

b

a. 屈曲位：手指屈曲時矢狀索和指伸肌腱向末梢移動20mm，側索從PIP關節的背面向側面移動。
b. 伸展位：手指伸展時，手指屈曲時矢狀索和指伸肌腱向中樞移動20mm，側索從PIP關節的側面向背面移動。

引用自文獻2)

　　該病例的槌指雖有大骨片，但因關節面沒有高低差而且很少脫位，所以採用保存療法將DIP關節固定於中間位。從受傷的第5週開始進行運動治療。其間因為骨癒合強度不夠，故夜間繼續以夾板固定。DIP關節的他動伸展運動不要增加和受傷相同的軸壓，而在主動伸展角度的改善上強化伸指總肌和手內肌的肌力及實施固定的主動輔助運動。另外，避免增加指伸肌、斜支韌帶的緊張，屈曲運動只進行主動運動，改善MP關節在伸展位、PIP關節輕度屈曲位的屈曲可動範圍。之後參考X光片的症狀以及理學症狀增加他動屈曲強度，改善主動伸展角度的療程以繼續施行。結果，受傷第14天握力已經沒有左右差，伸展不完全也消失，運動治療結束。對骨性的槌指保存療法需配合骨癒合狀態進行運動治療，並綜合X光片的症狀以及理學症狀決定運動強度和方向。

◆ **病例**

20多歲。

◆ **現在病程**

因為打橄欖球時搶球受傷。施行夾板的中間位固定的保存療法，受傷後5週X光片裡有假骨出現，開始運動治療。

◆ **運動治療開始時的檢查結果**

• X光片上的症狀：關節面有關節線，附帶大骨片的鼓槌指。關節面無高低差(step off)，但背側骨片向近位回轉的位置稍有脫位。且有假骨出現(圖4)。

• 理學症狀：從無名指的中節骨到遠位有浮腫。無名指DIP關節的關節可動範圍為他動伸展－10度，主動伸展－5度，屈曲30度，有5度的伸展不全。手內肌攣縮測試(p.211)為陰性，MP關節和PIP關節的可動範圍無左右差。

**圖4　運動治療開始時的X光片症狀**

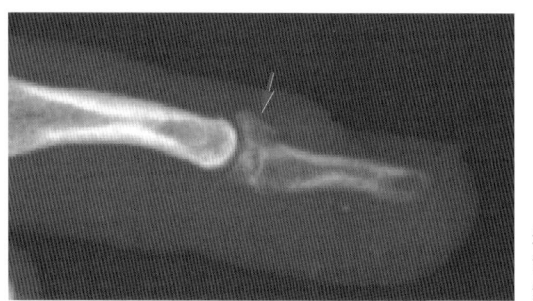

這是關節面有骨折線並附帶大骨頭片的鼓槌指。背側骨頭片向近位回轉位置稍有脫位，但關節面無高低差。有假骨出現。

**圖5　DIP關節的伸展可動範圍的改善**

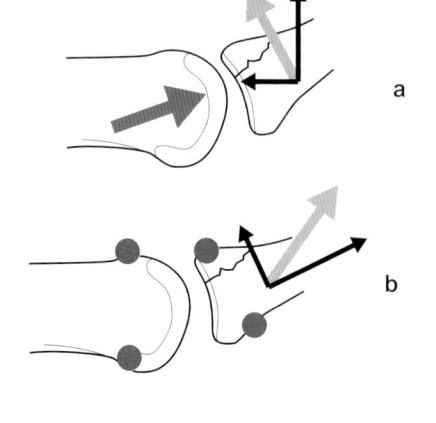
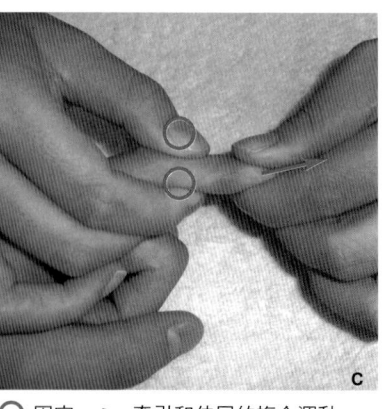

DIP關節他動伸展運動時，將末節骨往背側提高會產生軸壓，骨片受到中節骨頭的壓迫產生脫位壓力(a)。因此，要握著骨頭片(●)，一面牽引一面向伸展方向誘導，進行掌側關節囊、腹側韌帶的中副韌帶的伸展(b, c)。

○ 固定　➡ 牽引和伸展的複合運動

◆治療過程

保存療法　以夾板將DIP關節固定在中間位。

受傷5週後　運動治療開始。工作、晚間時也繼續以夾板固定。DIP關節運動只進行主動伸屈、他動伸屈。

運動處方①：浮腫管理：以捆繩法(string wrapping)進行手指主動伸屈運動。

運動處方②：DIP關節伸展可動範圍的改善：掌側關節囊、側副韌帶的伸展(圖5)。

運動處方③：DIP關節主動伸展可動範圍的改善：強化伸指總肌和手內肌的肌力，以固定進行主動輔助伸展(圖6)。

運動處方④：DIP關節屈曲可動範圍的改善：MP關節伸展位、PIP關節輕度屈曲位的DIP關節主動屈曲運動。

受傷7週後　工作、晚間時也繼續以夾板固定。DIP關節保護性他動運動開始。

繼續運動處方①～③。

運動處方⑤：DIP關節屈曲可動範圍的改善：背側關節囊、側副韌帶的伸展。

受傷10週後　加強DIP關節的他動運動。

繼續運動處方①～③, ⑤。

運動處方⑥：DIP關節屈曲位的持續牽引固定(圖7)。

受傷14週後　握拳時的DIP關節背側的疼痛幾乎消失。無伸展不全。

●

此次的骨性鼓槌指病例是施行保存療法，所以沒有引起骨脫位，邊注意不要妨礙骨癒合邊因應需要進行運動治療。綜合X光片的症狀以及理學症狀決定運動強度和方向，因而有良好的療效。

若骨頭片修復不完全，會成為骨性關節可動範圍限制或主動伸展不全、二次關節性變化的要因，因此在照X光時要和主治醫師確認骨癒合狀態和脫位的有無。

## 圖6　主動伸展角度的改善

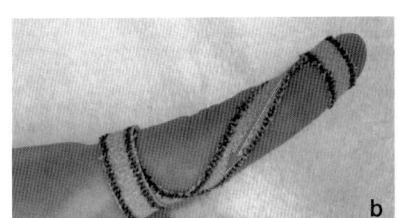
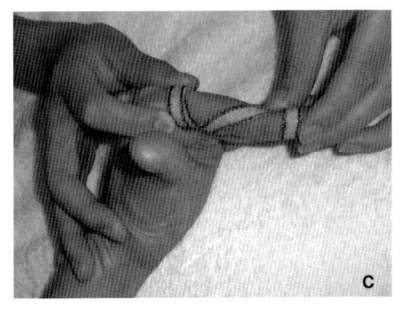
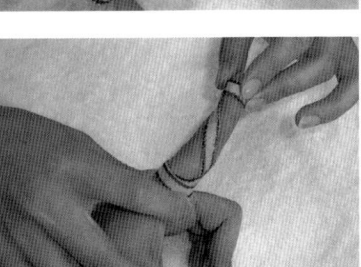
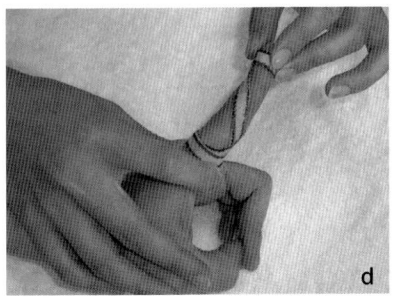

以彈性固定帶在DIP關節的背側作交點，通過PIP關節運動時軸的掌測纏捲成8字形(a, b)。在這個狀態進行PIP關節的伸展時，固定作用的張力會輔助DIP關節的伸展。

MP關節的屈曲位對伸指總肌，MP關節的伸展位對手內肌的肌收縮幅度(amplitude)具有改善效果(c, d)。

## 圖7　DIP關節屈曲的持續伸張

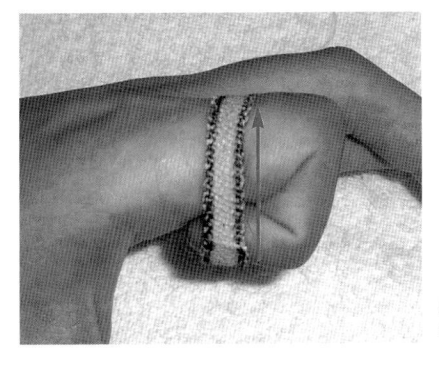

以彈性固定帶使DIP關節形成屈曲位，
在末節骨和基節骨纏彈性膠帶。

# 8 對手指不全切斷再接合手術的運動治療

## *Check it !*

- 手指切斷再接合手術時，在微血管吻合後以維持血液循環為最優先，從初期必須訂定因應的療程，施行防止二次攣縮的運動治療。
- 神經斷裂的病例裡，知覺的恢復是左右日常生活使用手的重點，需以受容器標準定期評估臨界值和分佈密度。
- 需要醫師、護士、治療師的協助進行風險管理、日常生活指導以及精神壓力症狀的紓解。此外，在進行運動治療時需要對患者重複做原理、目的、方法、注意事項的指導以及引用得理解。

## 手指再接合手術的基礎知識

手指再接合手術的病例都是神經、血管、肌腱、骨、皮膚等多數的組織同時受損。作為這些複合性的損傷的臨機應變必須初期思考對應的運動治療。從受傷的原因或參觀手術(記錄)進行解剖性的攣縮部位預測，初期開始積極進行療程的同時要以最後能生活自理為目標施行治療。從初期開始就要積極使用夾板，可進行①初期治療後的安全肢位固定，②不妨礙修復組織療程的部位和組織的階段性初期運動，③肌腱修復例或微創復位手術的骨折病例的超初期運動[1]。但另一方面要避免對修復組織的過度治療，選擇長期性的二次重建或肌腱剝離手術等的病例也很常見。此外，在微小管吻合後因為手術後的疼痛引發自律神經反射的血管攣縮(vasospasm)和血栓造成循環障礙的狀況也有，因此需建立手術後的管理系統。本院採取血液循環動態控制法，進行色調、緊張、毛細管再進入(capillary refilling)和反應試驗的確認以及皮膚溫度的測定。而且為了避免溫度變化指導患者將手指高舉，限制對血管會產生收縮作用的煙或咖啡等含咖啡因的飲料等。

## 再接合手術後的機能解剖學的特徵

對手指不全切斷的病例為了獲得實用手(useful hand)，除了關節的可動範圍和肌力外，知覺的恢復也很重要。讓手指靈巧活動和知覺搭配更能詳細鑑定，若動作不正確就無法進行充分的鑑識，因此手指的知覺和運動要形成一對一。知覺的恢復除了切斷部位外，依照神經的損傷部位或程度有差別，出現防禦性的知覺障礙或伴隨恢復的異常知覺時，在日常生活中就無法安全使用手。因此，在進行知覺評估時除了防禦性的知覺外，識別知覺要從觸覺的①臨界值(觸覺受容器的臨界值)，②局部(觸刺激部位)，③分布密度(觸覺受容器數)3個側面來進行[3]。本院以痛覺、靜態觸覺的臨界值和靜態的局部 Semmes-Weinstein monofilament Test(SW-T)、靜態2點識別(S-2PD)和動態2點識別(M-2PD)、振動覺為主進行檢查、判定。從此可以測定slowly adapting mechanoreceptor(SA)和lquickly adapting mechanoreceptor(QA)的臨界值和分布密度，再對再生軸索的到達和受容器數進行評估。再接合手指有很多SW-T良好但2PD不良的病例，這可能是因為知覺神經修復後接受再支配的知覺受容器比正常減少之故[4]。分佈在指腹的受容器的密度降低的話手指就無法做纖細的動作，影響日常生活中引用物或靈巧的動作。為此，必須注重機能面的知覺，時常進行評估和知覺再教育等注意日常生活和工作手的使用(表1)。

## 表1 恢復知覺的再教育

| 恢復知覺 | 知覺再教育課程 |
|---|---|
| 單纖維4.56號以上<br>單纖維4.31號以下 | 防禦知覺的再教育<br>局部觸覺若有不良進行局部修正<br>物理性質的再學習 |
| 256cps・30cps音叉的振動感受<br>靜態2點識別10mm以下<br>動態2點識別6mm以下 | 物理性質的再學習<br>日常物品的性質或形狀等的識別<br>相似小物品的識別(安全別針和紙夾) |

引用自文獻3)

## 圖1 肌腱的滑動訓練

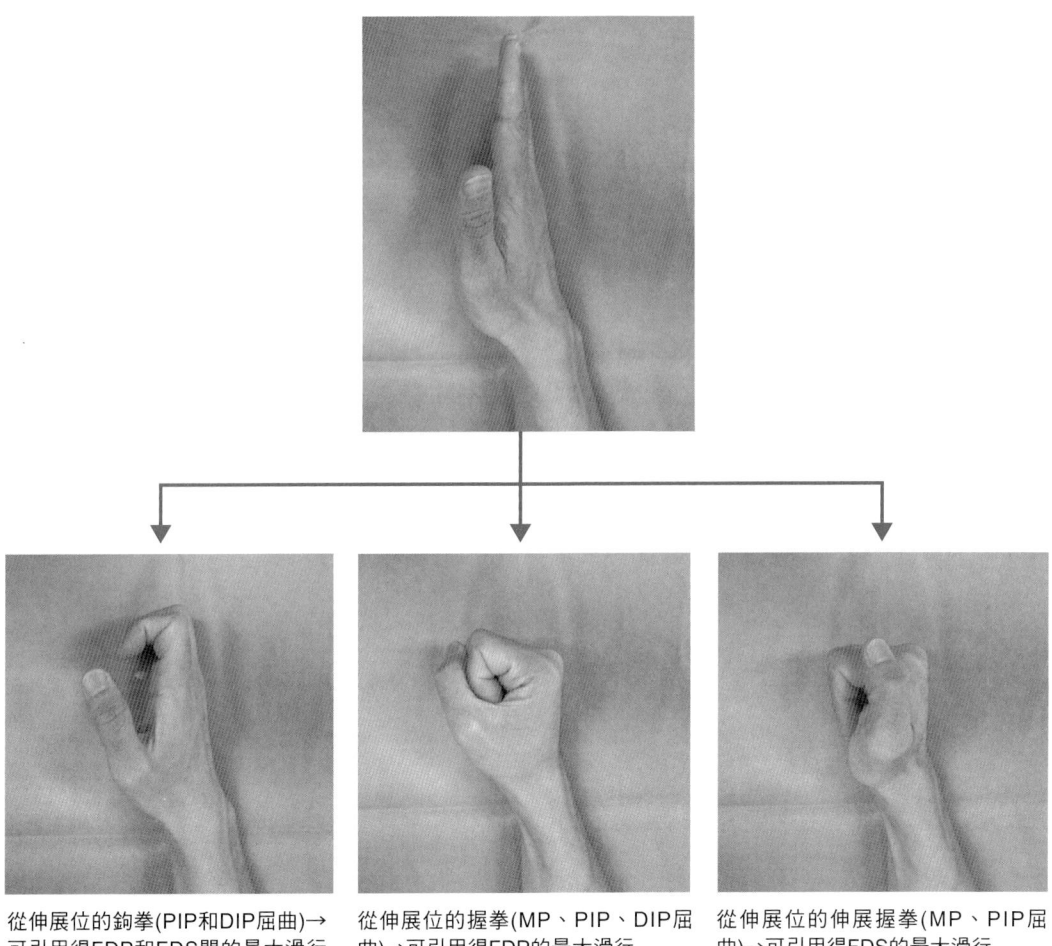

從伸展位的鉤拳(PIP和DIP屈曲)→可引用得FDP和FDS間的最大滑行差

從伸展位的握拳(MP、PIP、DIP屈曲)→可引用得FDP的最大滑行

從伸展位的伸展握拳(MP、PIP屈曲)→可引用得FDS的最大滑行

手關節・手

## Case Study　對左手指不全切斷施行再接合手術病例

　　這是對左手指不全切斷施行再接合手術，手術10天後開始進行初期運動治療的的病例。因為複合組織受損的關係在病房接受風險管理，從初期開始對可以施行運動的部位積極進行療程。依照指示對中節骨、基節骨骨折從DIP關節實施可動範圍訓練，對中指無名指方面施行屈指淺肌(FDS)、屈指深肌(FDP)肌腱損傷的初期運動治療。在肌腱損傷上進行主動屈曲伸展運動，採用Kleinert變法和Duran法並用的運動治療。並且對神經、血管縫合和靜脈皮弁顧及其風險訂定若干屈曲運動優位的療程。過程中使用複數的夾板，並隨時增加滑車重錘器訓練(weight pulley ex)，肌腱的滑動訓練(圖1‧2)。而對中指經由靜脈皮弁進行血液循環的重建，手術後10天血流轉為穩定，背側的血液循環改善，可以進行初期運動。手術後12週時進行脫過敏治療，手術後16週時開始知覺再教育，另一方面可動範圍的%TAM為食指88%、中指92%、無名指80%。但是，在家事動作上，因為握菜刀有困難故在手術後20週時施行無名指的FDP腱癒著剝離手術。手術後24週時%TAM為食指91%、中指94%、無名指90%，還有點輕度的知覺異常(paresthesia)，但對日常生活無障礙，重回職場。

### 圖2　本病例使用的同形夾板

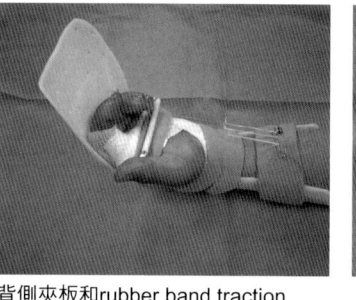

背側夾板和rubber band traction

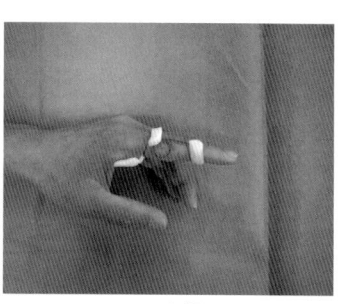

capener夾板

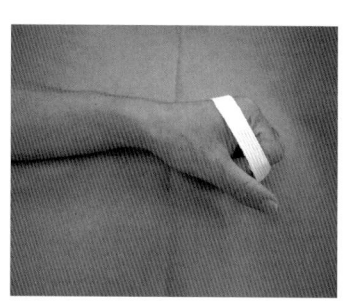

屈曲緊固夾板

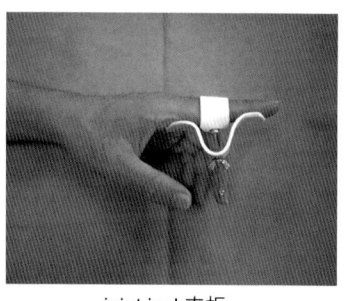

joint jack夾板

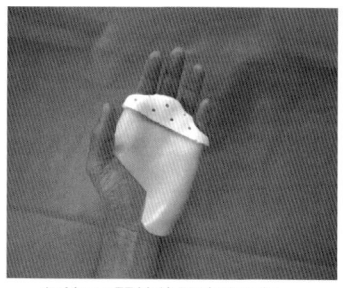

保持MP關節伸展位的夾板

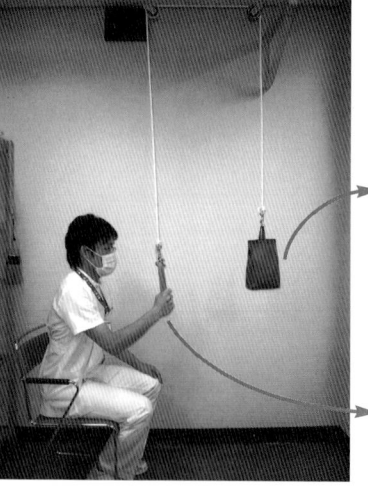

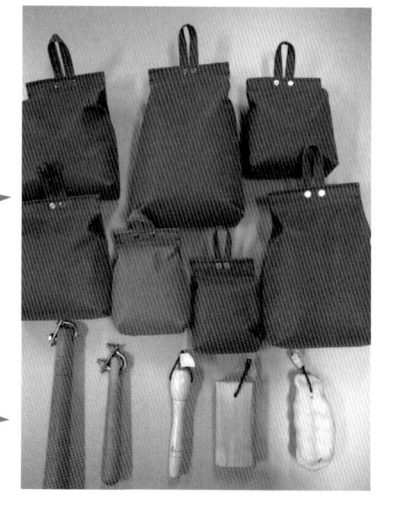

滑車重錘器訓練(weight pulley ex)
和滑動：改變重量和滑動可以促進手指肌力和各個肌腱的滑行。

◆病例

60多歲，過往病史，家族病史中無特別註記。

◆現在病程

左手指捲入切片機中受傷。被送往本院進行緊急手術(圖3)。

◆初診時的診斷

- 左食指中節骨、基節骨骨折。
- 左中指兩側指動靜脈斷裂。
- 左中指指神經斷裂。
- 左中指屈指淺肌、屈指深肌腱斷裂。
- 左無名指橈側指動脈斷裂。
- 左無名指屈指淺肌、屈指深肌腱斷裂。
- 左中指基節部掌側皮膚損傷。

◆運動治療過程

手術　食指中節骨、基節骨　骨接合手術(Pinning)

　　　中指再接合手術、靜脈皮弁手術

　　　無名指肌腱縫合手術、植皮手術

　　　血管、神經都吻合　肌腱：屈指深肌腱

　　　以6strands suture、屈指淺肌以 2 strands suture縫合。

手術10日後　引用向說明

　　背側裝置夾板施行rubber band traction(手關節掌屈30度MP關節屈曲50度IP關節0度)。

運動處方①：中指、無名指主動屈曲、主動伸展運動和Kleinert變法並用。

運動處方②：中指、無名指Duran法。

運動處方③：食指DIP關節主動屈曲、他動屈曲運動。

手術4週後　慢慢增加中指無名指伸展運動優位。

運動處方④：食指PIP關節他動屈曲伸展運動。

運動處方⑤：渦流浴。

手術6週後　食指kirschner鋼線拔釘。

運動處方⑥：對中指、無名指進行保護訓練，屈指淺肌的分離運動，滑動訓練。

運動處方⑦：中指、無名指單關節的他動伸展運動，capener使用夾板。

運動處方⑧：對食指使用緊固夾板，允許日常生活中輕負荷的使用手。

手術8週後　解除背側夾板。

運動處方⑨：中指、無名指屈肌腱的伸展。

運動處方⑩：滑車重錘器訓練。

運動處方⑪：對食指使用joint jack夾板。

手術12週後　日常生活的限制解除。

運動處方⑫：脫過敏治療。

手術16週後　%TAM為食指88%、中指92%、無名指80%。

運動處方⑬：可進行無名指關節可動範圍(柔軟關節)訓練。

運動處方⑭：知覺再教育。

手術20週後　無名指屈指深肌腱剝離手術。

運動處方⑮：關節可動範圍(place-hole ex，主動運動)訓練。

手術24週後　%TAM為食指91%、中指94%、無名指90%(圖4)。

知覺評估：SW-T3.61,M-2PD 3mm S-2PD 5mm輕度知覺異常(paresthesia)殘留重返職場，運動處方結束。

　　　　　　　　　●

　　從初期開始確認運動可能部位包含使用夾板，積極預防攣縮和知覺再教育為要點定訂療程。對於肌腱損傷讓手關節，MP關節的肢位經常變化，適時進行各肌腱滑走的滑動訓練、保護訓練和階段性的使用不同種類的滑車重錘器訓練、夾板。而且，除了關節可動範圍和肌力外，也著重於知覺訓練，因此日常生活中手逐漸可以使用。

**圖3　受傷時**

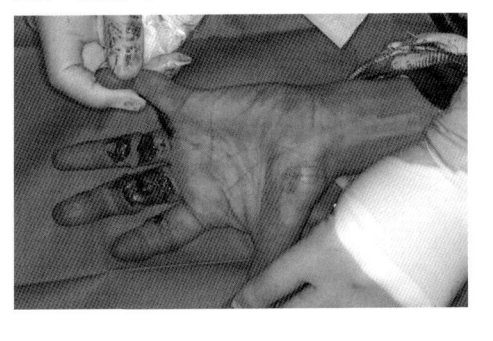

**圖4　結束時**

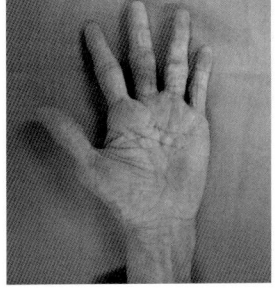

# 9 對de Quervain腱鞘炎的運動治療

## Check it !

● de Quervain腱鞘炎可經由動作時的手關節橈側痛、橈骨莖狀突起部的腫脹或壓痛的有無、拇指伸展時疼痛的有無等各種誘發測試診斷，對陽性率高的症狀進行Eichhoff測試。

● 需要瞭解手關節尺屈造成的舟狀骨移動和同劃區的屈拇短肌(EPB)腱和伸拇長肌(APL)腱的滑行之不同選擇運動治療。

● 在進行運動治療時，需要進行區劃相關的機械性壓力的管理。

### de Quervain腱鞘炎的整型外科的診斷、順序

　　de Quervain腱鞘炎是施行保存療法的整型外科醫院中較常見的疾患，是第1背側伸肌腱劃區的外展拇長肌(APL)和屈拇短肌(EPB)的狹窄性腱鞘炎(所謂狹窄性腱鞘炎是腱鞘滑膜受到過度的摩擦產生漿液性的炎症，使韌帶性腱鞘肥厚變窄的症狀)。根據各專家的報告，EPB腱病變是其主病變。本疾患經由動作時的手關節橈側痛、橈骨莖狀突起部的腫脹或壓痛的有無、拇指伸展時疼痛的有無等各種誘發測試診斷之。

　　誘發測試常見的有原稱Finkelstein測試的Eichhoff 測試(用其他手指緊握拇指使手關節他動尺屈)、野末測試(手關節保持最大掌屈位使拇指主動外展)、麻生測試(手關節保持最大背屈位使拇指主動伸展)(圖1)。其他還有EPB腱鞘狹窄測試、EPB entrapment測試、Brunelli測試。

### 圖1　de Quervain病的誘發測試

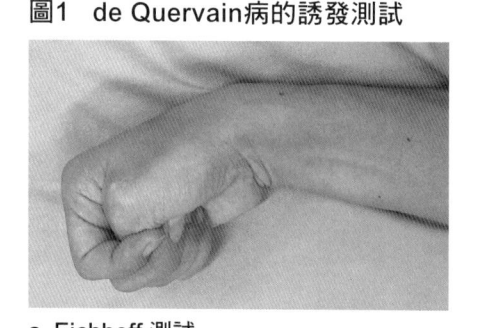

a. Eichhoff 測試
用其他手指緊握拇指讓手關節他動尺屈。

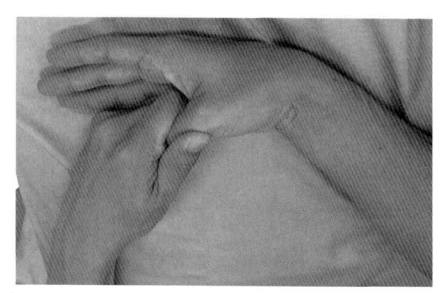

b. Finkelstein測試
握拇指，讓手他動尺屈。

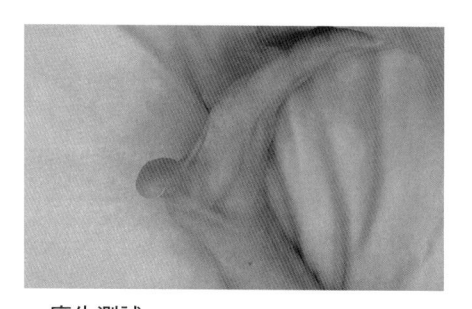

c. 麻生測試
在手關節背屈位使拇指主動伸展。

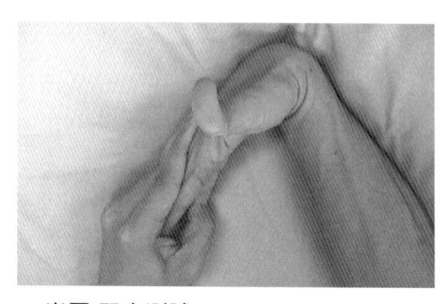

d. 岩原-野末測試
在手關節掌屈位使拇指主動外展。

## 手關節尺屈的舟狀骨運動和APL、EPB腱的關係

舟狀骨長軸位於橈骨、頭狀骨、第3掌骨軸的45～55度掌側。在手關節橈屈位掌屈靠近垂直位尺屈時，橈骨、舟狀、有骨頭韌帶會緊張而將舟狀骨上推，為了恢復其高度而背屈靠近水平位。

橈屈舟狀骨被橈骨關節面覆蓋，尺屈使舟狀骨從橈骨關節面向橈側移動到鼻煙盒(anatomical snaff box)(圖2)。

APL、EPB腱是通過第1背側劃區腱鞘內的形成肌腱。腱鞘內的兩腱之間有時候會形成隔層，特別是de Quervain腱鞘炎患者最多。根據報告，解剖的屍體中有40～69％，而手術例中有72～95％的隔層存在。EPB腱的大小比沒有隔層的粗。而EPB腱在手關節掌屈位有隔層的話滑行阻礙就會變大。APL、EPB腱的長軸滑行距離在手術例中各為21.3mm和13.1mm，而解剖體為15.0mm和4.6mm，EPB腱的滑行距離明顯比較大。

做為肌肉停止運動的EPB腱止於基節骨底，而APL腱止於第1掌骨，在尺側時移動的肌腱軌道不同。EPB腱向末梢長軸移動，而APL腱向末梢長軸和向掌測短軸移動(圖3)。

### 圖2　隨著手關節的橈屈運動以及掌背屈運動的舟狀骨移動

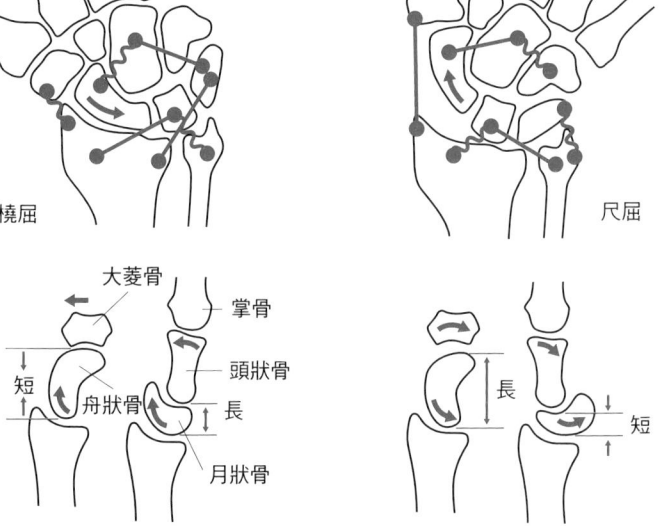

橈屈　　　　　　　　　　　　　　尺屈

大菱骨　　掌骨
　　　　　頭狀骨
短　舟狀骨　長
　　　　　月狀骨

手關節橈屈使舟狀骨掌屈靠近垂直位，長軸上的長度縮短。而且和橈骨關節面接觸多，所以從手關節橈側很難觸知。手關節尺屈使舟狀骨背屈靠近水平位長軸上的長度延長。此外，因為尺屈橈骨和關節面的接觸變小並向橈側移動而容易觸知。結果，舟狀骨向橈側突出，長軸上的長度也會變長而使第1劃區和拇指的距離變長。

### 圖3　尺屈的肌腱移動

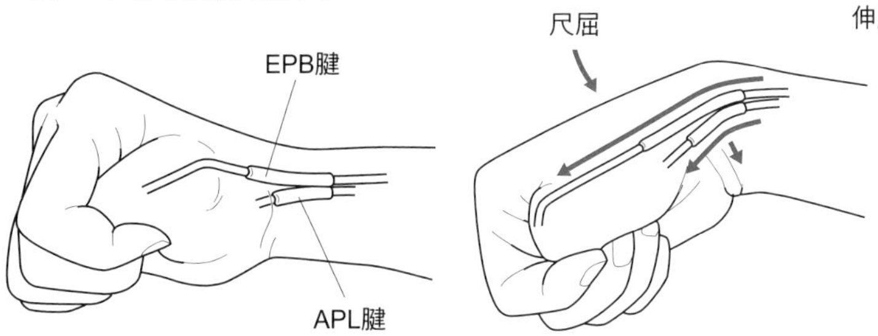

EPB腱　　　尺屈　　　　伸肌支帶　　(背側)　　EPB腱

APL腱　　　　　　　　　　尺骨　(掌側)　橈骨　APL腱

伴隨手關節尺屈的EPB腱在長軸移動，APL腱在長軸和短軸移動。

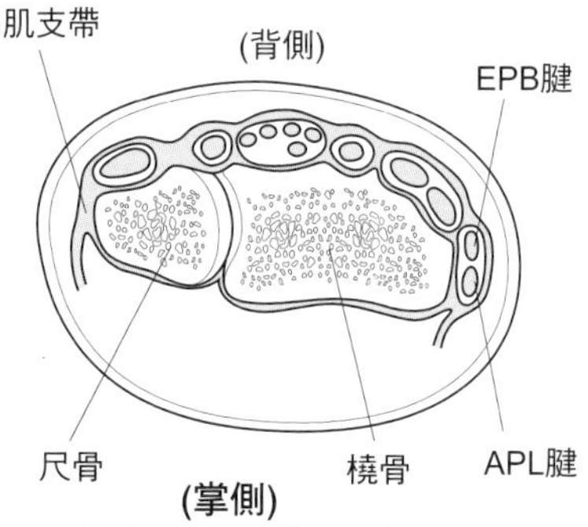

由伸肌支帶構成的6個劃區

　　這是在生產後兩側的de Quervain腱鞘炎復發，造成機能改善困難的病例。初診後，因為家庭因素每週到醫院進行一次運動治療。運動治療是對APL、EPB腱進行選擇性伸展為主且和舟狀骨制動固定並用。但因到院次數少，無法持續治療，故症狀的痊癒需要長時間。這個病例的第1背側伸肌腱劃區的機械性壓力管理很重要。

◆ **病例**
30歲。過往病史，家族病史中無特別註記。

◆ **現在病程**
生產3個月後，從一個月前開始兩側手關節的橈側有疼痛感，到本院受診。

◆ **運動治療開始時的檢查結果**
・兩側拇指無法主動伸展。
・兩側背側第1劃區的壓痛為兩側陽性。
・兩側背側第1劃區的腫脹為兩側陽性
・Eichhoff 測試 ，野末測試，麻生測試兩側陽性，Finkelstein測試兩側陰性。
・手關節掌屈為右50度、左40度，背屈右30度、左20度。
・超音波檢查：APL腱的手關節尺屈時無掌側移動。左EPB腱的手關節尺屈時有舟狀骨的壓迫(圖4)。
・疼痛是左側比右側嚴重。

◆ **運動治療過程**
因為家庭因素每週到醫院一次。
初診時　兩側手指的拇指疼痛無法伸展。
第2次　橈骨莖狀突起部的背側第1劃區的壓痛和腫脹減輕，收縮時痛也減輕。施行固定板固定時症狀有改善但因無法持續，2～3天就停止，所以疼痛又復發。之後亦然。

第4次　左側橈骨莖狀突起部的背側第1劃區的壓痛和腫脹消失。收縮時痛也消失。拇指最後也能主動伸展。
　　右側橈骨莖狀突起部的背側第1劃區的壓痛和腫脹減輕。收縮時疼痛也減輕。

第6次　右側：右側橈骨莖狀突起部的背側第1劃區的壓痛和腫脹消失，收縮時疼痛也消失，拇指也能自動伸展。

第10次　左Eichhoff 測試轉陰性，運動治療結束。
第12次　右Eichhoff 測試轉陰性，運動治療結束。

◆ **運動處方**
**運動處方①**：APL、EPB的選擇性伸展(圖5)。
**運動處方②**：以主動輔助進行手關節掌屈和前臂旋前運動。
**運動處方③**：舟狀骨制動固定(圖6)。
**運動處方④**：以主動輔助進行拇指伸展運動。
**運動處方⑤**：因為主動輔助的拇指伸展運動第1劃區的長軸、短軸的滑行性改善。

**圖4　手關節尺屈的舟狀骨壓迫**
這是超音波檢查的橈骨莖狀突起遠位部的短軸片上。

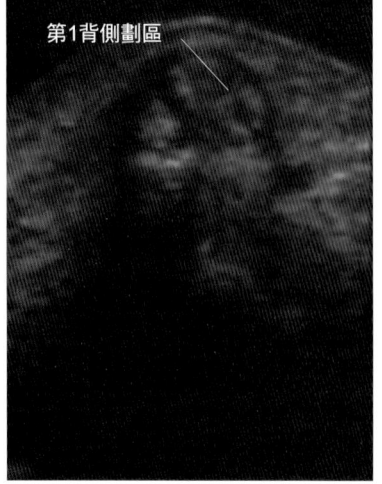

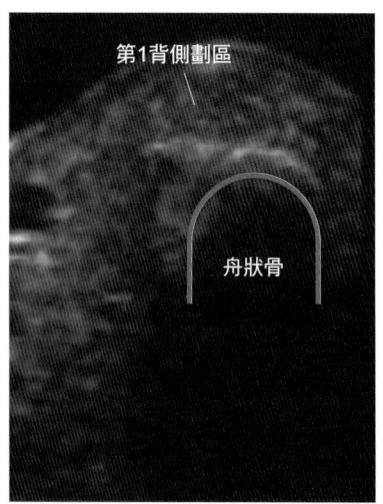

a. 手關節中間位無第1背側伸肌腱劃區的壓迫。
b. 因手關節尺屈在橈骨莖狀突起遠位部的第1背側伸肌腱劃區有舟狀骨壓迫第1劃區的影像。

a　　　　　　　　　　　　　　　b

〈運動治療次數和運動處方〉

| 運動治療次數 | 第1次 | 第2次 | 第3次 | 第4次 |
|---|---|---|---|---|
| 右手 | ①·②·③ | ①·②·③·④ | ②·⑤ | ②·⑤ |
| 左手 | ①·②·③ | ①·②·③·④ | ①·②·⑤ | ②·⑤ |

本病例的運動治療長期化的理由是，訓練後對

初期增加在第1劃區的機械性壓力沒有充分管理。對於無法定期來院的病例，必須考慮增加在第1劃區的機械性壓力進行生活指導。運動治療以改善APL、EPB的柔軟性和避免尺屈時對EPB的衝撞。

## 圖5　APL和EPB的選擇性伸展

兩肌的疼痛嚴重時，不進行手關節運動，只在劃區的的中樞部進行伸展。

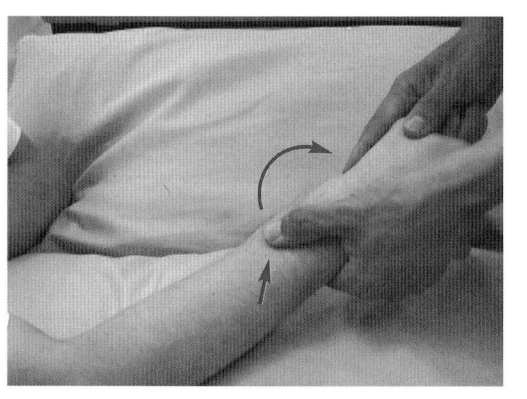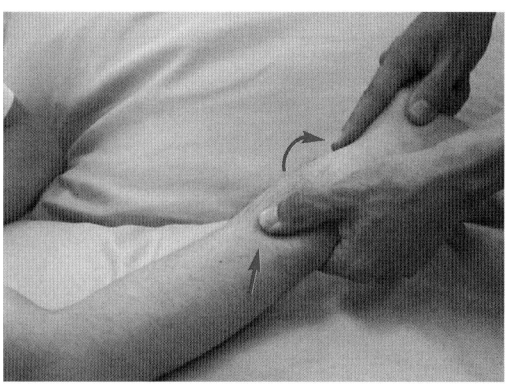

**a. 外展拇長肌的伸展的伸展**
從拇指掌骨底和第1背側伸肌腱劃區握住中樞部外展拇長肌的伸展，在劃區部避免力學性壓力進行拇指內收、尺屈。

**b. 伸拇短肌的伸展**
從拇指基節骨底和第1背側伸肌腱劃區握住中樞部伸拇短肌，在劃區部避免力學性壓力進行拇指屈曲、尺屈。

## 圖6　舟狀骨制動固定

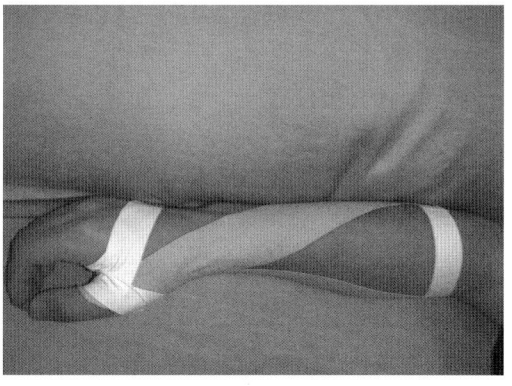

從拇指的橈側按照APL和EPB的走向貼膠帶和從內側上髁配合手指屈肌走向貼彈性帶。兩側以固定物固定之。

# 對手內肌攣縮的運動治療

## Check it !

● 手內肌的作用在MP關節的屈曲，PIP、DIP關節的伸展，因此攣縮會造成MP關節伸展位的PIP、DIP關節屈曲困難。

● IP關節的伸展在伸指總肌和手內肌進行，屈曲位為伸指總肌，伸展位為手內肌作用。

● 對造成手內肌攣縮的原因肌腱，在MP關節的伸展位PIP、DIP關節的屈曲可動範圍讓手關節進行掌背屈，判斷MP關節內收外展時的變化。從中得知手關節的掌背屈與蚓狀肌，MP關節內收外展與骨間肌有關。

## ■ 手內肌的解剖和手內肌攣縮測試

### ● 手內肌的解剖(圖1)

掌側骨間肌、背側骨間肌、蚓狀肌在骨伸指總肌分支的側索會合，止於末節骨骨底，使MP關節屈曲，PIP、DIP關節伸展。

掌側骨間肌的一部分肌腱止於起始側的基節骨底，具有手指的內收作用。背側骨間肌在背側肌纖維和掌側肌纖維的作用不同。掌側肌纖在側索會合，但背側肌纖維的第1.2背側骨間肌止於基節骨骨底橈側，第3.4背側骨間肌止於基節骨骨底尺側所以具有手指的外展作用。

### ● 手內肌攣縮測試(圖2)

手內肌攣縮測試是在MP關節的不同肢位讓IP關節的屈曲角度變化。在MP關節的屈曲位因手內肌弛緩，PIP、DIP關節能屈曲，但在MP關節的伸展位PIP、DIP關節的屈曲就會受限。

### 圖1　伸指總肌腱和手內肌腱

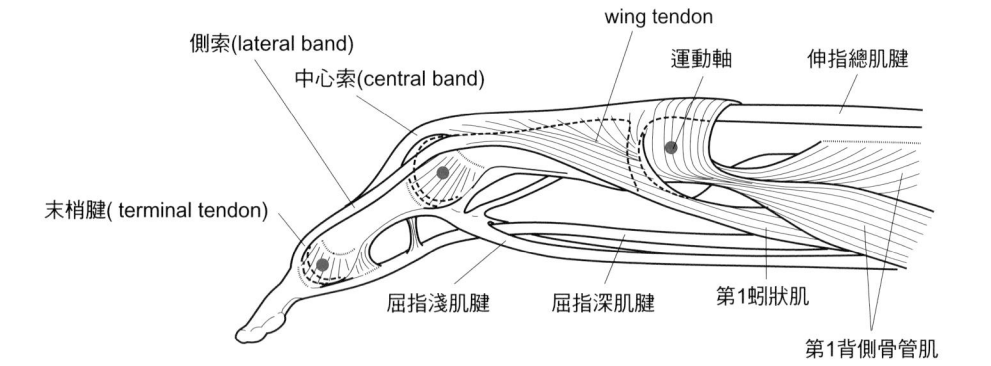

側索(lateral band)　中心索(central band)　wing tendon　運動軸　伸指總肌腱　末梢腱( terminal tendon)　屈指淺肌腱　屈指深肌腱　第1蚓狀肌　第1背側骨管肌

引用自文獻2)

210

## 手指伸展運動時伸指總肌腱和手內肌的力學關係

伸指總肌從食指停止於小指基節骨底後，分別形成中央索止於中節骨底和形成側索止於末節骨。而手內肌因為在側索會合，故同時對PIP、DIP關節產生作用。IP關節伸展時，依照MP關節肢位的不同動作肌會改變。MP關節在屈曲位時手內肌會弛緩，PIP、DIP關節伸展時，各從指伸肌腱的中央索以及側索作用。MP關節在伸展位時，伸指總肌的中央索以及側索因為弛緩使手內肌緊張，PIP、DIP關節伸展時手內肌為優位(圖3)。想抓大球時需將手指張開，MP關節會成為伸展位並讓IP關節伸展。此時的IP關節伸展主要是靠手內肌的作用。反之，想拿小球時，只要靠手指就夠了，此時MP關節變成屈曲位，IP關節的伸展主要是伸指總肌的作用。

### 圖2　手內肌攣縮測試

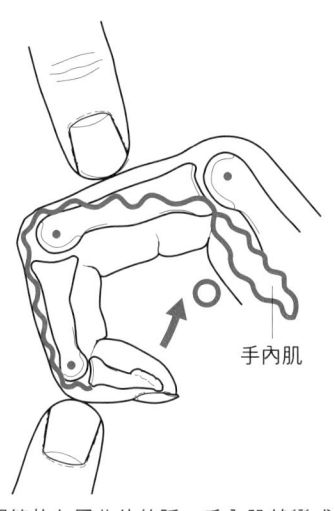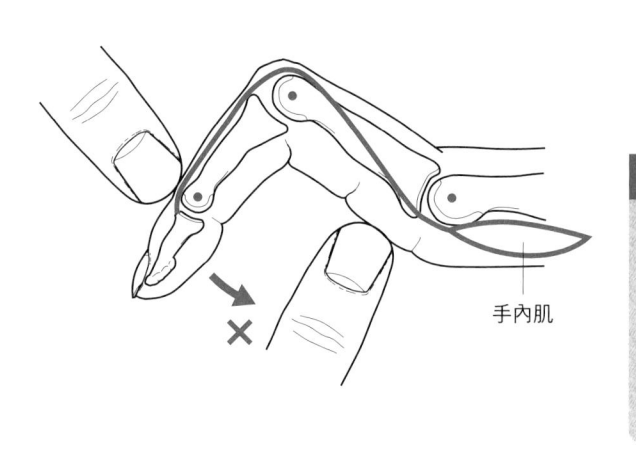

將MP關節放在屈曲位的話，手內肌就變成短縮位，IP關節就可以屈曲。

將MP關節放在伸展位的話，會增加短縮的手內肌緊張，IP關節無法屈曲。

### 圖3　IP關節伸展時伸指總肌腱和手內肌的關係

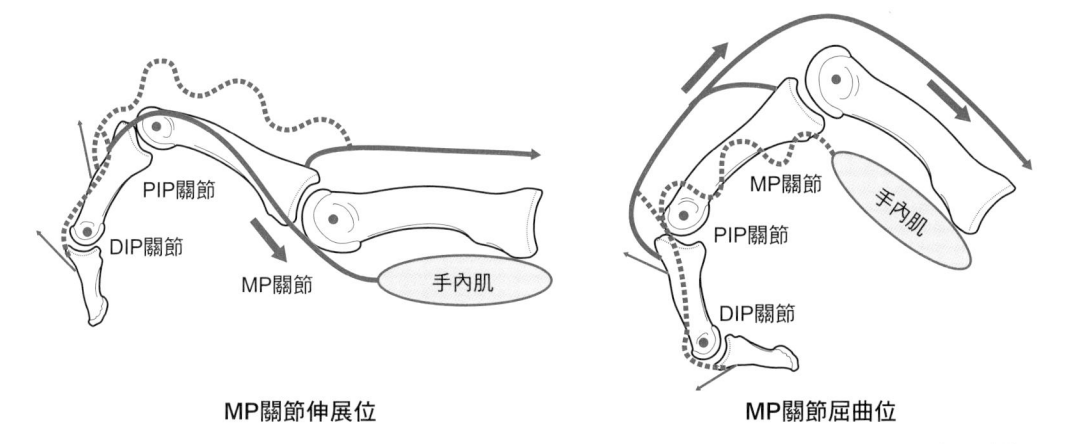

MP關節伸展位

MP關節屈曲位

引用自文獻2)

　　這是在開卡車時中右食指中指間被方向盤夾到，食指過度外展造成食指基節骨破裂骨折的病例。受傷後5週時因發現有假骨，故開始運動治療。約1個月後手指的攣縮有改善但是長時間握方向盤時，第2.3中指骨間會疼痛。對蚓狀肌、背側骨間肌、掌側骨間肌分別進行攣縮測試結果，只有掌側骨間肌還有攣縮。開車中的肢位為MP關節伸展位，IP關節為屈曲位使伸張偏向側骨間肌才引發疼痛。對呈現手內肌疼痛和攣縮的病例，進行適切治療時必須鑑別蚓狀肌、背側骨間肌、掌側骨間肌的等原因組織的相關性(圖5·6)。

◆病例

60歲。過往病史，家族病史中無特別註記。

◆現在病程

在開卡車之中，右食指中指間被方向盤夾到，食指因過度外展而受傷。隔日到本院受診，被診斷出右食指基節骨基部骨折，使用指板將右食指中指固定。3週後去除指板固定，改用伸縮膠帶固定。其後在經過2週時經由X光確認到有假骨，而開始運動治療。

◆運動治療開始時的檢查結果

・食指以及中指的MP、PIP、DIP關節的固有屈曲角度分別為45、45、20度和45、80、45度。

◆運動治療過程

受傷5週後

運動處方①：食指、中指的PIP、DIP關節的側副

韌帶以及背側關節囊的伸展。

**受傷9週後**　全手指可完全屈曲。因長時間開車造成第2.3中指骨間會疼痛。食指的MP關節在伸展外展位時PIP、DIP關節的的屈曲受限，並且會疼痛(圖6a)。

**運動處方②**：第1掌側骨間肌的緩和和伸展(圖4)

**受傷15週後**　第1掌側骨間肌的疼痛消失。MP關節外展位的PIP、DIP關節可以屈曲。

　　若要擴大手指的可動範圍除了要消除個別的關節攣縮外，同時要確認肌性攣縮，若為陽性要同時進行緩和和伸展。特別是對手內肌造成的攣縮要詳細鑑別其原因肌進行選擇性治療。

## 圖4　對第1掌側骨間肌的治療

在手關節掌屈位、MP關節伸展外展位反覆PIP關節的伸展運動誘發第1掌側骨間肌固有的收縮(a)。之後增加PIP、DIP關節屈曲伸展(b)。

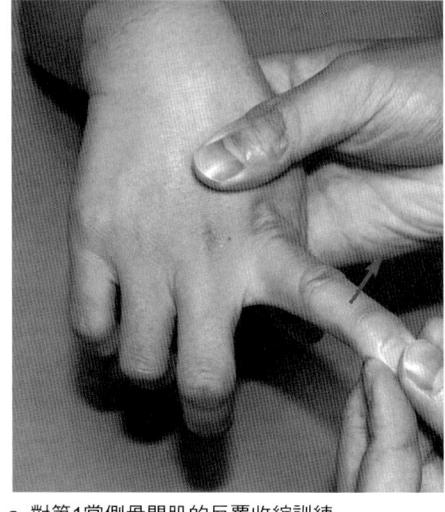

a. 對第1掌側骨間肌的反覆收縮訓練　　　　　b. 對第1掌側骨間肌的伸展

## ●手內肌攣縮的原因肌鑑別測試

利用蚓狀肌起始於屈指深肌腱、背側骨間肌對手指的外展、掌側骨間肌對手指的內收作用的3項特徵鑑別3個肌腱的相關性。

### 圖5 蚓狀肌攣縮的原因肌鑑別測試

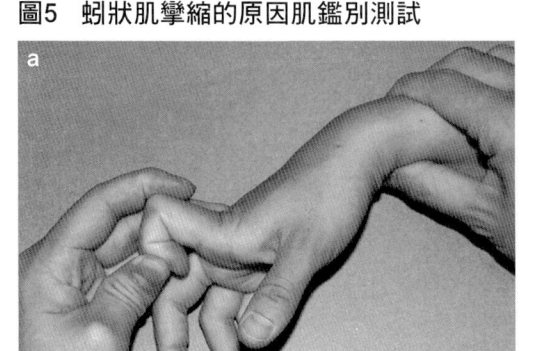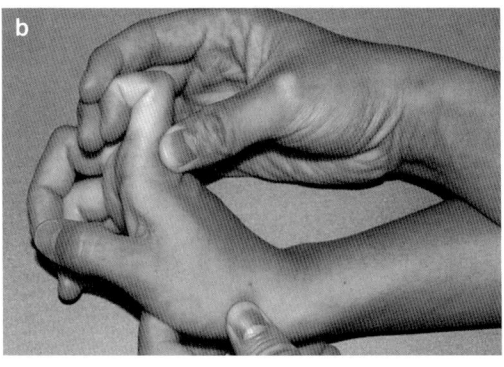

在MP關節最大伸展位、手關節掌屈位PIP、DIP關節的屈曲可動範圍擴大(a)，在背屈位如果可動範圍縮小(b)可能是蚓狀肌的攣縮。

### 圖6 背側、掌側骨間肌的攣縮原因肌鑑別測試

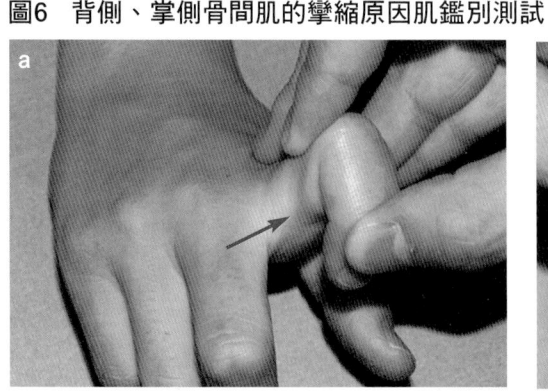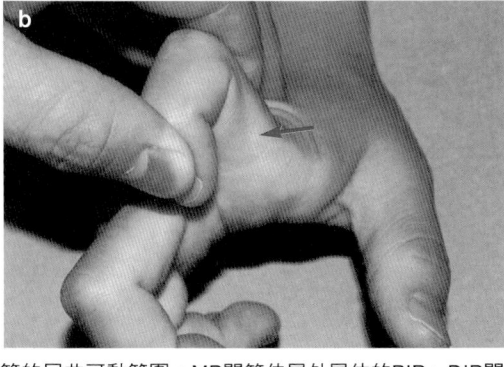

骨關節關係手指的內外展，MP關節伸展位的PIP、DIP關節的屈曲可動範圍，MP關節伸展外展位的PIP、DIP關節的屈曲可動範圍如果變小可能是掌側骨間肌的攣縮(a)，MP關節伸展內收位的PIP、DIP關節的屈曲可動範圍如果變小可能是背側骨間肌的攣縮(b)。

手關節・手

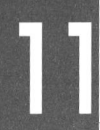

# 11 對攣縮手的運動治療

## Check it !

● 在橈骨遠位端骨折中對於不穩定骨折多半施行骨外固定手術,但是常會因為過度牽引或螺釘造成疼痛。
● 對嚴重攣縮的病例可以和治療師的運動治療併用,施行夾板固定法較有效。
● 隨著治療過程手關節以及手指機能會變化,必須隨著變化變更適當的夾板。骨外固定手術。

### 對不穩定柯雷氏骨折(粉碎性骨折)的整型外科治療和骨外固定的定位

對不穩定柯雷氏骨折首先會用手復位,但是復位的骨片上片不穩定時則選擇微創復位手術。不穩定的原因有,①骨側骨皮質復位不完全,②因背側皮質被粉碎使中樞骨片和遠位骨片接觸少,③骨髓內的骨嚴重受損等。此外,適合骨外固定法的的症狀為齊藤的粉碎性骨折分類中的Ⅱ～Ⅴ類型(圖1)。根據報告最近為了加強骨折後初期的固定力,有時和金屬板或鋼釘合併使用。

骨外固定的優點是①受到切開的感染較少,②韌帶修復(ligamentotaxis)可直接將骨頭片固定在修復位,③骨釘刺入部離骨折部較遠較安全等。最近有因為過度牽引造成複合性局部疼痛症候群(CRPS)的症狀出現以及骨釘插入掌骨的情況,所以會有固定中因為疼痛造成手指無法主動運動的缺點(圖2)。

圖1 齊藤的分類

圖2 骨外固定的實際情況
(遠位骨釘插 入第2掌骨)

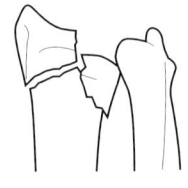

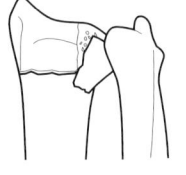

Ⅰ型(undisplaced)　　Ⅱ型(ulnar split)　　Ⅲ型(ulnodorsal split)

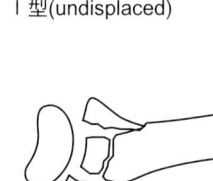

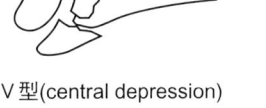

Ⅳ型(dorsal split-depression)　　Ⅴ型(central depression)

引用自文獻1)

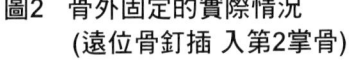

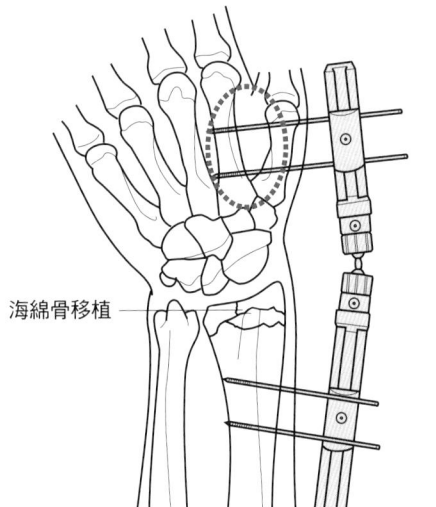

海綿骨移植

圖為手關節可動可能機種,但本病例為非可動性。

引用自文獻2)

## 評估攣縮手的機能解剖

造成攣縮手的原因有皮膚性要因、肌腱要因、關節性要因。其個別的鑑別對之後訂定治療方針很重要。皮膚性要因可觀察到在他動運動時皮膚的顏色會轉為蒼白。有這種變化表示皮膚對可動範圍的限制有某種相關(圖3a)。而鑑定肌腱要因的方法是使用腱固定伸直檢測法(tenodesis effect)。如果手中骨背側部有沾黏，MP關節屈曲時會增加沾黏遠處的肌腱緊張，使IP關節無法屈曲，反之，MP關節伸展時，肌腱會弛緩IP關節能夠屈曲(圖3b)。

關節性要因要注意MP關節的副側韌帶。在MP關節伸展位副側韌帶會弛緩，在60度屈曲位會緊張。PIP關節也同樣在伸展位會弛緩，而在10～15度屈曲位會緊張(圖3c)。側副韌帶一旦在伸展位縮短就很難改善。

另外有一個特殊的韌帶−斜支韌帶。這個韌帶起始於基節骨遠位1／4處的掌側以及指屈肌腱腱鞘，形成狹窄的腱樣索，橫支韌帶的深層向末梢背側斜行(圖3d)。這個韌帶因為PIP關節的伸展而緊張，使DIP關節伸展。另一方面，PIP關節屈曲時斜支韌帶會弛緩，DIP關節能夠屈曲。斜支韌帶也是鑑別攣縮手的常識。

### 圖3 評估攣縮手的機能解剖

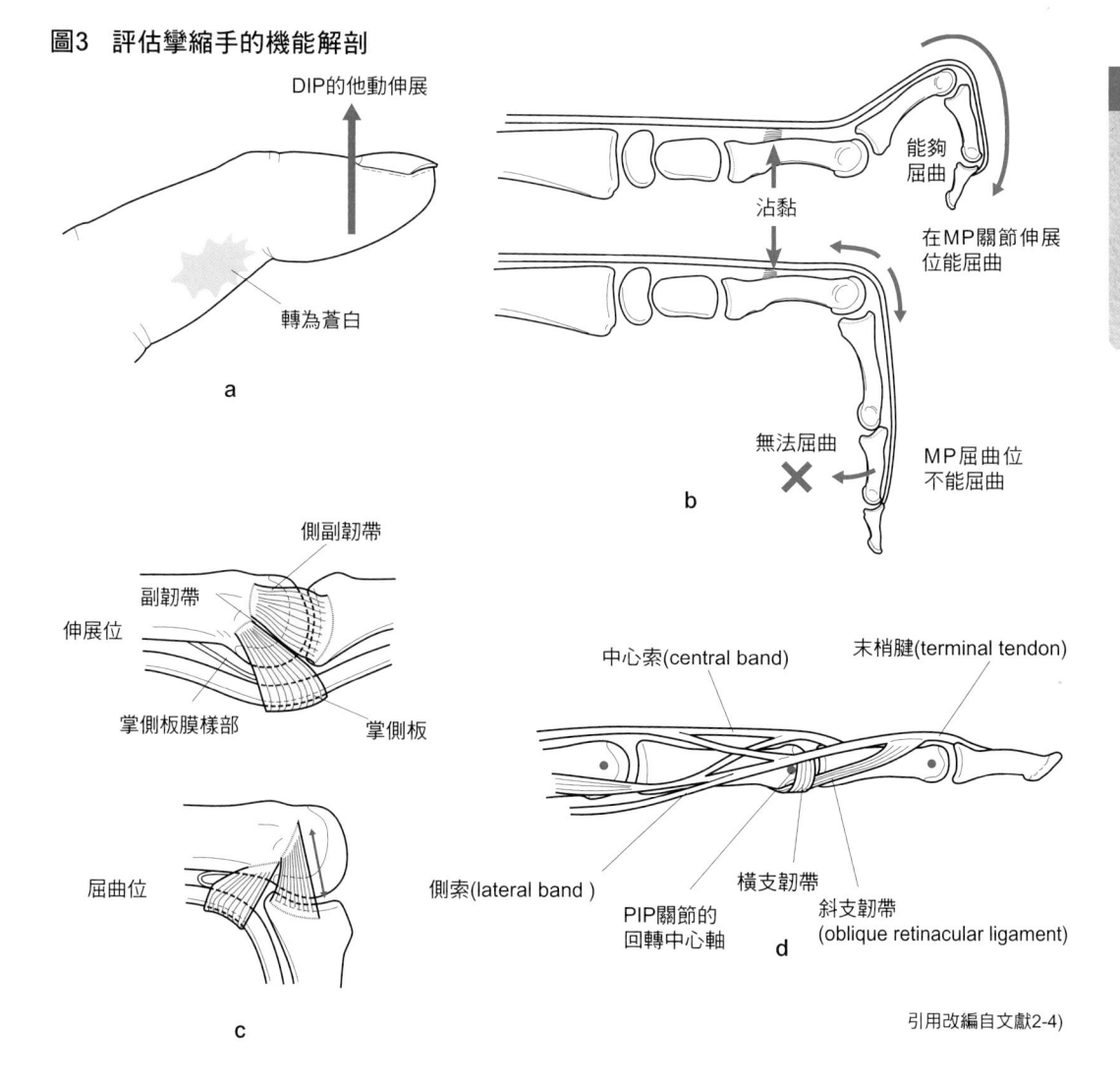

引用改編自文獻2-4)

手關節・手

215

**Case Study** | **攣縮手使用動態夾板(dynamic splint)病例**

　　橈骨遠位端骨折後在他院試用保存療法，後因脫位施行骨板固定以及骨外固定手術的病例。骨外固定有激烈疼痛，手指完全無法主動運動。手術6週後去除骨外固定，因嚴重限制可動範圍(ROM)，出現激烈疼痛故到本院受診。顧及橈骨遠位端的骨癒合，把手關節做為中間位以手指可動範圍的改善為優先。配合攣縮狀況使用C-bar、grove splint、removal splint、Colello前臂旋前旋後矯具等的夾板順利改善症狀(裝置時間10～15分鐘)。而對於嚴重的攣縮手也要考慮到夾板的適應性。

◆**病例**

20歲左右。 無特別的前病例，家族病例。

◆**現在病程**

滑雪受傷。先到附近醫院緊急處理後到本院就診。施行掌側骨板固定和骨外固定，6週後開始運動治療。

◆**運動治療開始時的檢查結果**

· 關節可動範圍(ROM)為前臂旋前44度，旋後－16度，手關節背屈－5度，掌屈26度，手指伸屈都有明顯的限制，呈現不良的姿勢。

· 屈指深、淺肌、屈指總肌、屈拇長肌、拇指旋前肌有肌肉攣縮和短縮。

· 手指他動運動，手關節自、他運動時出現強烈疼痛。

◆**運動治療過程**

手術　T-plate＋骨外固定手術(他院)。
　　無術後運動治療。

**手術6週後**　去除骨外固定。

**手術7週後**　到本院受診。

**運動處方①**：手關節中間位的手指屈肌、伸肌的伸展、收縮滑行訓練。

**矯具處方①**：C-bar製作(圖4a)。

**手術8週後**

**矯具處方②**：grove splint製作(圖4b)。

**手術10週後**

**矯具處方③**：在手關節中間位的限制下製作removal夾板(圖4c)。

**矯具處方④**：無手關節掌、背屈限制。開始他動運動。

**運動處方②**：更加改善手關節肢位變化的手指屈肌、伸肌的收縮幅(amplitude)、伸張幅(excursion)。

**手術11週後**

**矯具處方⑤**：施行Colello前臂旋前旋後矯具(圖4d)。

**運動處方③**：前臂旋前旋後可動範圍訓練。

**手術22週後**　前臂旋後80度、 旋前75度。
　　　　　　　　　手關節背屈80度、掌屈45度。

　　雖然有手關節掌屈限制但已有良好改善，故運動治療結束。

●

　　本病例的運動治療之所以長期化是因為固定期間的疼痛和疼痛造成無法主動運動以致於肌肉嚴重短縮和明顯的關節攣縮。對於骨外固定中手指無法主動運動或嚴重疼痛的病例需要和主治醫師周密的討論。而已經形成的攣縮手積極採用夾板固定法有效。

## 圖4 各種夾板的目的和留意點

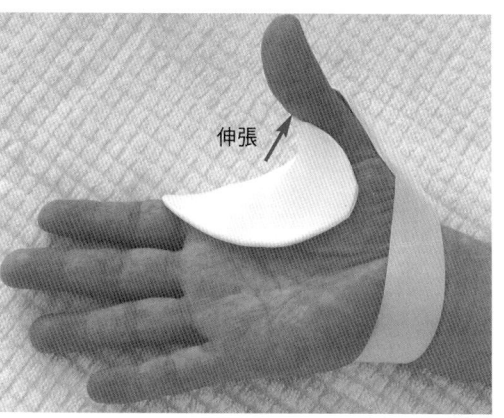

### a. C-bar
目　的：去除拇指CM關節的內收攣縮
留意點：牽引方向、對皮膚的壓迫力、裝置時間

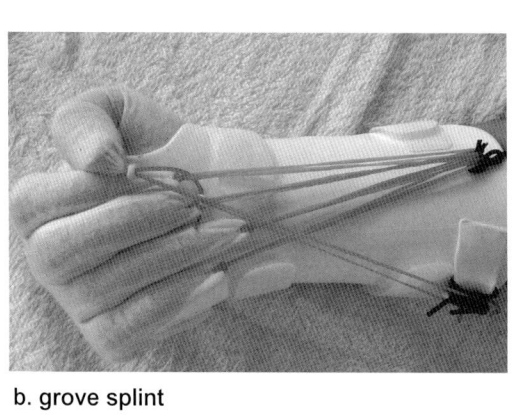

### b. grove splint
目　的：去除各指的伸展攣縮
留意點：牽引方向的指列(向舟狀骨結節聚集)、牽引
　　　　力、裝置時間

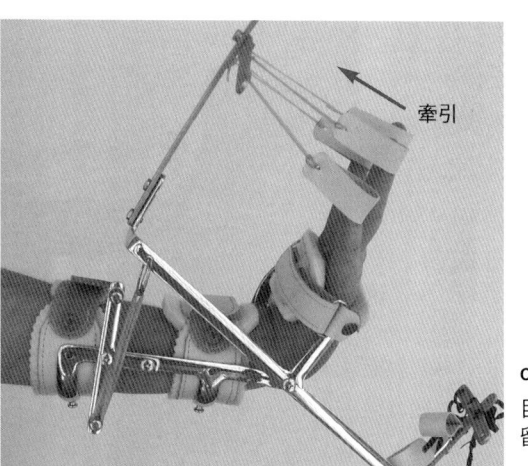

### c. removal splint
目　的：前臂屈肌群的伸展
留意點：牽引方向的指列(從第3掌骨分散)、牽引力、
　　　　裝置時間

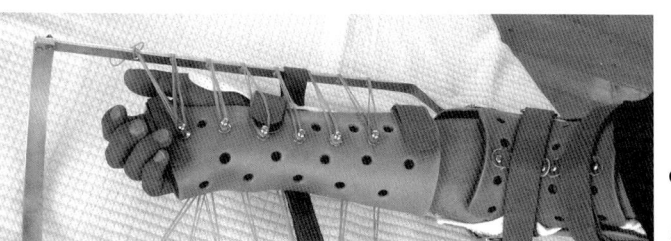

### d. Colello前臂旋前旋後矯具
目　的：前臂旋前旋後可動範圍的改善
留意點：壓迫骨突出部造成的疼痛、
　　　　牽引力、裝置時間

# 12 對伸肌腱斷裂施行縫合手術後的運動治療

## Check it！

● 從很多解剖學特徵上治療困難的病例，依照伸肌腱的斷裂部位(依照Verdan分類分區)I～IV區的指背腱膜部和V～VIII區的固有腱部其療程不同，因此要在充分的認知下進行適當的運動治療。(圖1)

● 進行初期運動治療時，要正確掌握各關節伸肌腱的滑行距離，使用可以安全運動的夾板。

● 手術時要考慮肌腱的緊張狀態或組織的治療過程，注意不要造成縫合處延長(elongation)和伸展不全(extension lag)。

## 伸肌腱斷裂

伸肌腱斷裂的手術後治療比屈肌腱斷裂容易。這是因為伸肌腱從解剖學的特徵來看，除了手關節以外無纖維性腱鞘，和伸肌腱沾黏造成障礙較少以及屈肌和伸肌有肌力差，輕微的沾黏會因為屈肌力被剝離[1]，使肌腱的滑行距離比伸肌腱(表1)。此外，雖然動態的固定效果(dynamic tenodesis effect)和手內肌(intrinsic muscle)的作用不影響日常生活，但是，除了手背的伸肌腱外合併骨頭和地板滑倒的損傷(gliding floor)會引發沾黏，也有因屈曲攣縮帶來握力減退和日常生活活動的障礙的病例。伸肌腱斷裂的手術後治療必須理解指背肌腱膜和固有肌腱的機能解剖進行正確的運動治療和夾板製作。此外，初期的運動治療時要將其原理、方法、目的和注意事項對使用對象者充分說明，獲得理解以避免再斷裂的危險。

圖1 依照Verdan分類分區

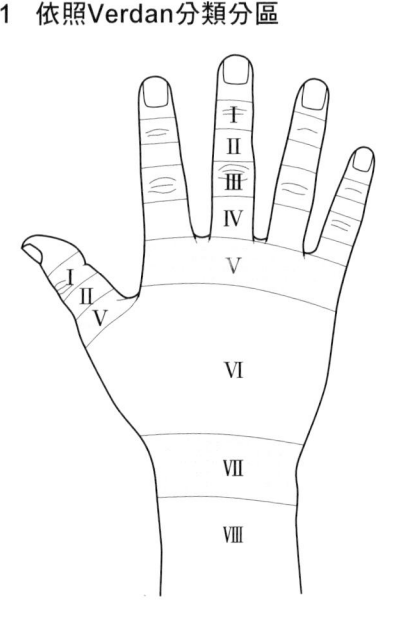

圖2 ％TAM的求法

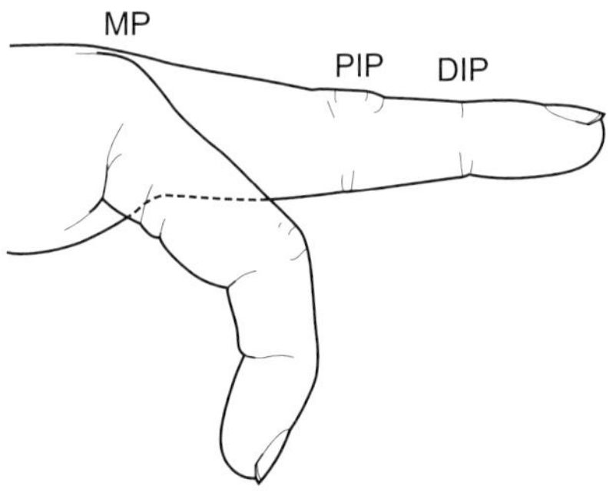

MP　PIP　DIP

TAM＝(MP＋PIP＋DIP的屈曲總和角度)－
　　　(MP＋PIP＋DIP的伸展不足總和角度)
％TAM＝(傷患側的TAM／腱側的TAM)×100

## 伸肌腱的機能解剖學的特徵

　　伸肌腱縫合手術後的運動治療必須對指背肌腱膜(Ⅰ~Ⅳ區)和固有肌腱(Ⅴ~Ⅷ區)分別進行治療。指背肌腱膜部有時會出現鵝頸變形、鈕孔變形等特有的變形，其伸展組織複雜，是難以調節緊張平衡的部位。而且和屈肌腱相較伸肌腱末端成細又扁平的形狀，縫合困難且容易引起縫合處延長(elongation)和伸展不全(extension lag)，需有正確的解剖學知識和對組織治療過程的理解。對固有肌腱部損傷後的運動治療應該充分熟悉伸肌腱的滑行距離施行夾板治療。對伸指總肌無名指的滑行距離的關節可動範圍10度，其滑行內容為手關節2.7mm，MP關節部1.5mm，PIP關節部0.6mm，DIP關節部0mm，指關節部17.8mm[2]。並且，在 PIP、MP關節的靜態肢位使之完全屈曲引用得伸肌腱滑行距離，以代替手關節背屈，因此需從初期開始就進行安全的運動治療(圖3)[3]。

### 表1　指關節和手關節移動造成的伸肌腱滑行距離

| 肌腱 | MP關節<br>(mm / 10度) | PIP關節<br>(mm / 10度) | 指關節<br>(mm / 10度) | 手關節<br>(mm / 10度) |
|---|---|---|---|---|
| 伸肌食指腱<br>伸指總肌腱 | 1.3 | 0.6 | 15.9 | |
| 食指 | 1.4 | 0.6 | 18.0 | |
| 中指 | 1.6 | 0.5 | 19.2 | 2.7 |
| 無名指 | 1.5 | 0.6 | 17.8 | |
| 小指 | 1.2 | 0.5 | 14.5 | |
| 伸小指肌腱 | 1.1 | 0.4 | 13.0 | |

引用自文獻2)

### 圖3　手關節背屈角度和伸肌腱的滑行

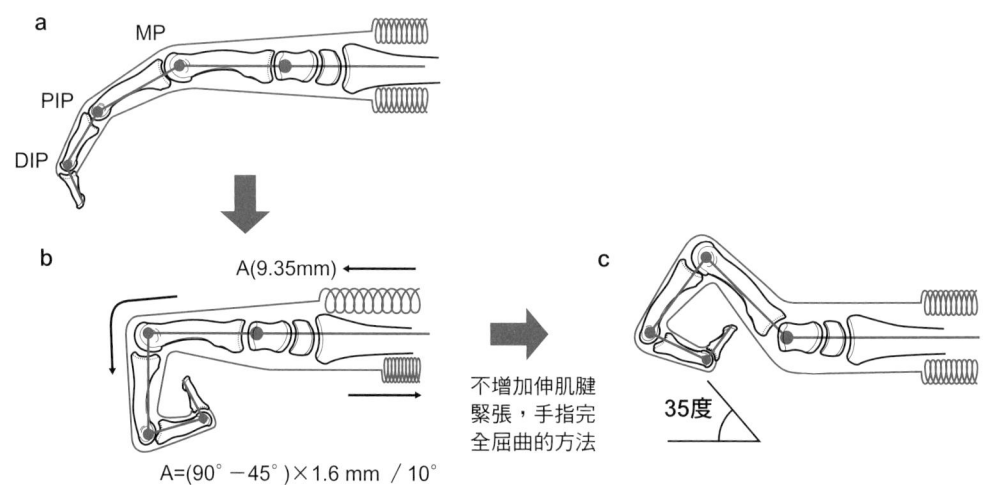

a. 手關節0度靜態時中指的屈曲角度(MP45度，PIP57度)
b. 手指完全屈曲的伸肌腱滑行距離(A)為9.35mm
c. 在35度的背屈位完全平衡靜態下手指關節可完全屈曲(旋前位為33度，旋後位為36度)

引用改編自文獻3)

　　這是手指伸肌腱皮下斷裂(Ⅶ區)修復後以伸肌腱滑行距離為重點施行初期治療的病例。伸肌腱因為變性斷裂和手術後的腫脹無法積極進行主動運動，故開始時在手關節30度的背屈位的手指MP關節裝置屈曲30度的屈曲防止桿Y形夾板(圖4)。屈曲防止桿要隨著時間做45度、60度的調整。中指靜態位到指關節的伸肌腱滑行距離為9.35mm[2]，可以手關節背屈30度手背部8.1mm的伸肌腱鬆弛的肢位引用取代手指MP關節30度、45度、60度屈曲限制的滑行距離，因此不會有超過靜態時的緊張，可進行安全的運動(圖3)。此外，因應手術的肌腱縫合時的緊張進行place-hole ex，促使肌腱向近位滑行，配合遠位的滑行可使肌腱的滑行距離變大。對Ⅶ區的病例要以滑行為重點，如何安全的促使滑行距離變大很重要。

◆**病例**

70多歲

◆**過往病史**

高血壓(服藥中)，無特別家族病例。

◆**現在病程**

2星期前無預警的小指無法伸展，到附近醫院就診，被診斷出右手指伸肌腱斷裂，到本院進行手術。

◆**運動治療開始時的檢查結果**

・遠位橈尺關節有變形性關節症(OA)。

・小指、無名指主動伸展困難

・手術前的可動範圍為，手關節：掌屈80度，
　背屈60度，橈屈15度，尺屈25度
　前臂：旋前80度，旋後90度

・握力右31kg，左28kg

◆**運動治療過程**

手術前　引用向說明

**運動處方①**：大型夾板引用模

　在手關節背屈30度，MP關節屈曲限制30度裝置Y形夾板

### 圖4　MP帶有關節屈曲限制的Y形夾板

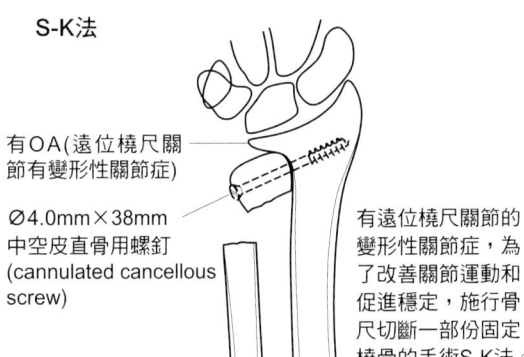

### 圖5　病例的S-K法和伸肌腱縫合法

**S-K法**

有OA(遠位橈尺關節有變形性關節症)

Ø4.0mm×38mm中空皮直骨用螺釘(cannulated cancellous screw)

有遠位橈尺關節的變形性關節症，為了改善關節運動和促進穩定，施行骨尺切斷一部份固定橈骨的手術S-K法。

**伸肌腱縫合法**

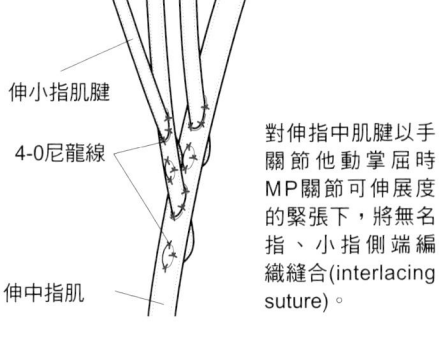

無名指

伸小指肌腱

4-0尼龍線

伸中指肌

對伸指中肌腱以手關節他動掌屈時MP關節可伸展度的緊張下，將無名指、小指側端編織縫合(interlacing suture)。

**手術** 色素性絨毛性滑膜炎、OA進行變性斷裂腱脫位手術EDC IV，將V縫合於EDC Ⅲ(圖5)，手關節形成手術Sauve-Kapandji法(S-K法)。

**手術2日後** 開始裝夾板(白天夾板，晚上固定板)。

**運動處方②：** 手指主動屈曲、他動伸展運動。

**運動處方③：** 在手關節背屈位、手指他動伸展位進行place-hole ex。

**手術1週後** 屈曲防止桿變更為45度。

**手術2週後** 屈曲防止桿變更為60度。

**手術3週後** 除去屈曲防止bar。

**運動處方④：** 開始前臂主動旋前旋後運動。

**手術4週後** 夾板治療結束(只有夜間、外出裝置)。

**運動處方⑤：** 手指主動伸展運動。

**手術6週後** 除去夜間固定板。

**運動處方⑥：** 手關節主動掌背屈運動。
　輕負荷的日常生活，可以使用手。

**手術8週後**

**運動處方⑦：** 輕負荷的肌力加強訓練(握海綿等)。

**運動處方⑧：** 手關節他動掌背屈運動。

**手術12週後** ％TAM：中指100％　無名指96％
　小指94％ extension lag 10度。
　前臂旋前旋後無限制
　握力：右35kg，左25kg。

**運動處方⑨：** 積極增強肌力(握力、捏力)

**16週** 日常生活機能動作無困難，運動治療結束
●

　能以手關節背屈30度以上固定時，MP關節可以無限制主動屈曲角度進行初期運動治療。而對無法到達手關節背屈30度的病例的Ⅶ區伸肌腱的移動距離或肌腱有縫合時只要能保持在可能的伸展位無需限制屈曲。但是對每一個病例還是要顧及肌腱縫合時的緊張和肌肉平衡、炎症的程度等，製作伸肌腱可以安全滑行的夾板。

## 技術的要點

### 圖6　利用肌腱固定效果將肌腱沾黏部位固定的技術

(在沾黏可能部位)使相鄰的遠位關節肢位他動變化，依照遠位關節可動範圍的變化進行肌腱沾黏部位固定。

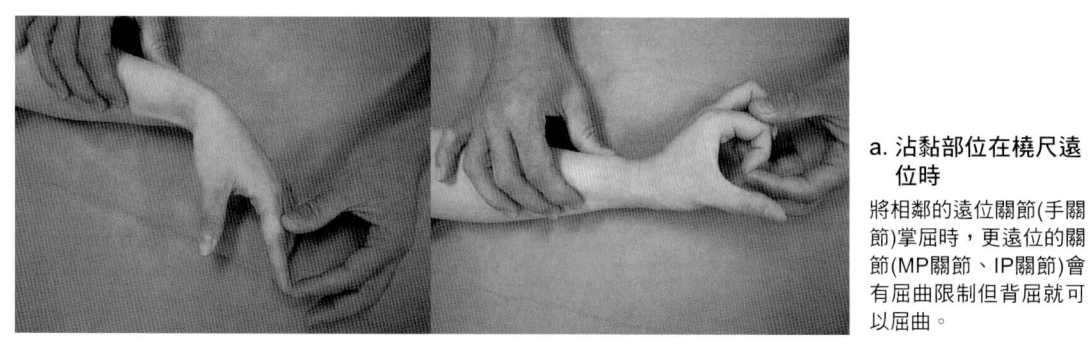

**a. 沾黏部位在橈尺遠位時**

將相鄰的遠位關節(手關節)掌屈時，更遠位的關節(MP關節、IP關節)會有屈曲限制但背屈就可以屈曲。

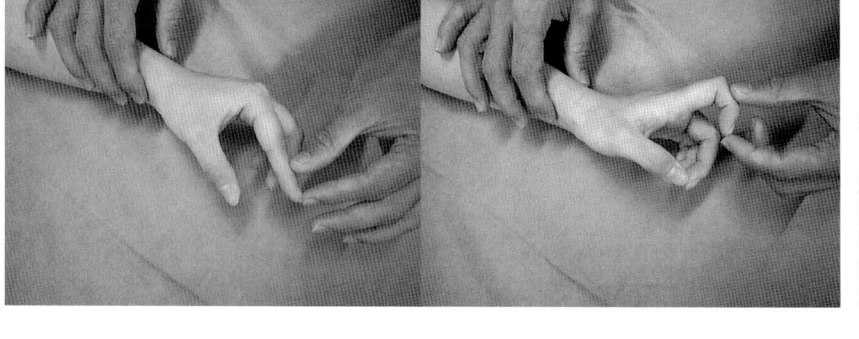

**b. 沾黏部位在掌骨部位時**

將相鄰的遠位關節(MP關節)屈曲時，更遠位的關節(PIP關節、DIP關節)會有屈曲限制但伸展就可以屈曲。

# 13 對手屈肌腱斷裂的術後運動治療 (3週固定法)

## Check it !

- 手屈肌腱縫合時滑車組織的處置會關係癒合程度。靠肌腱內部的腱內治療(intrinsic hearing)和腱鞘內的腱外治療(extrinsic healing)修復。
- 肌腱縫合部被要求修復以及肌腱、周圍的滑行。首先必須確保柔軟的關節(supple joint)。

## 關於屈肌腱縫合法的種類和伸張強度(tensile strength)

　　肌腱的縫合法有很多種(圖1)。雖然種類很多，但都有其優缺點。從各種研究報告來看，不管哪一種縫合法，肌腱的癒合和強度雖然和初期固定的強度有關，但是最後的強度與肌腱內的血液循環息息相關。有些肌腱雖然在初期時強度不夠，但經過3星期後就逆轉了。不管如何，治療師和縫合法無關，重要的是基礎的共有知識。手術後初期進行復健時的重要問題不是關節的攣縮而是再斷裂和落差的形成。顧及這些問題預防關節攣縮是其重點。而伸張強度(tensile strength)在手術後5～7天最弱，之後慢慢的隨著時間逐漸增強(圖2・3)。

### 圖1　各種縫合法

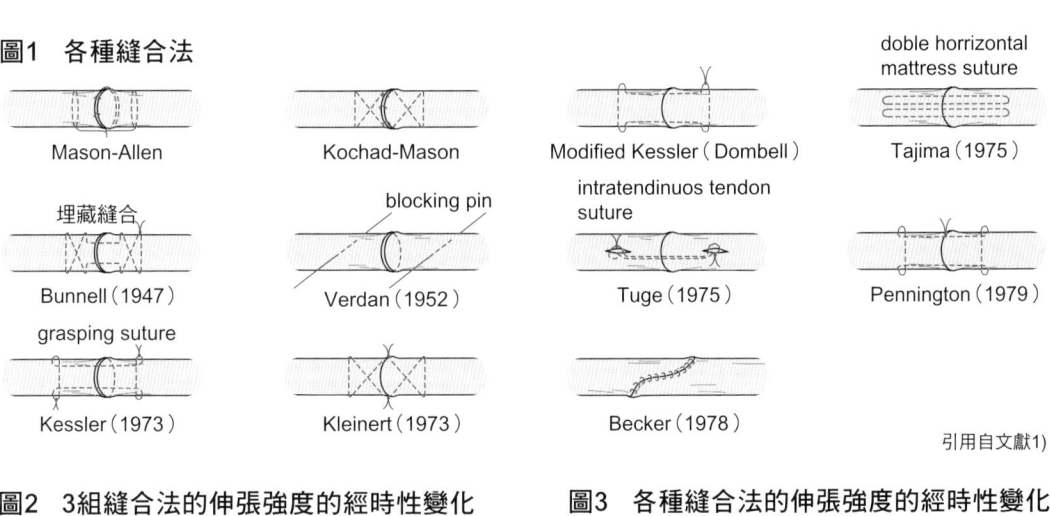

引用自文獻1)

### 圖2　3組縫合法的伸張強度的經時性變化

### 圖3　各種縫合法的伸張強度的經時性變化

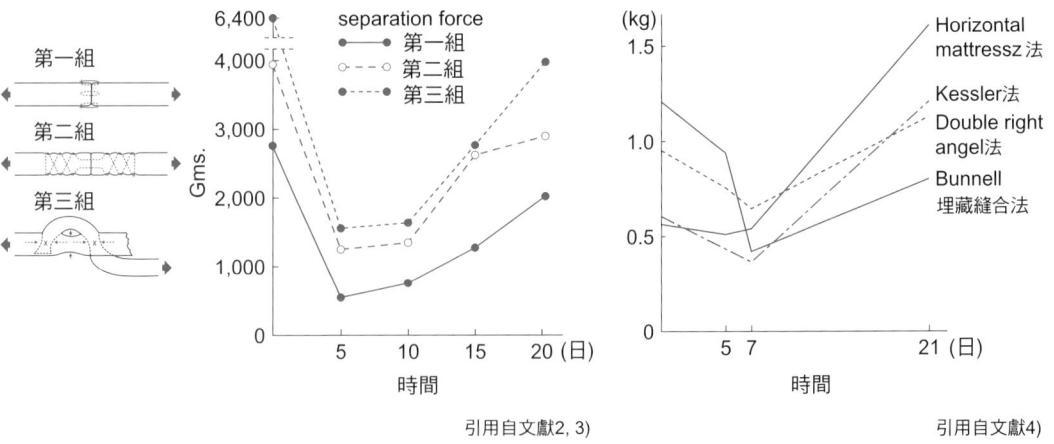

引用自文獻2, 3)

引用自文獻4)

222

## 伴隨手指運動的屈肌腱滑行距離

進行關節運動重要的依據是各關節的肌腱滑行距離。雖然有個人差異，但是事先對數值某程度的理解有助於進行積極且安全的治療。這除了屈肌腱外，對所有關節的肌腱或韌帶也可以運用。不管保存療法或微創復位手術治療都一樣，基本上，一面確保局部靜態一面積極進行安全的可動範圍訓練。而在實際的臨床上必須注意的是這個數值只是肌腱的滑行，會隨著肌肉收縮或肌肉緊張狀態而變化，而且相同的滑行距離對肌腱縫合處的伸張壓力也有很大的差異。除了距離外，也需要充分顧及肌肉緊張的狀態、周邊關節的位置等。

### 表1　肌腱的活動範圍

| 伸肌腱群(cm) | | 屈肌腱群(cm) | |
|---|---|---|---|
| 橈側伸腕長肌 | 4 | 橈側屈腕肌 | 5 |
| 橈側伸腕短肌 | 3.5～4 | 尺側屈腕肌 | 3～3.5 |
| 尺側伸腕肌 | 2.5～3 | 屈拇長肌 | 5.5～6 |
| 伸拇長肌 | 5.5～6 | 屈指深肌　食指 | 3 |
| 伸拇短肌 | 3 | 中指 | 4 |
| 伸拇長肌 | 3 | 無名指 | 4.5 |
| 伸指總肌　食指 | 3 | 小指 | 3.5 |
| 中指 | 4 | 屈指淺肌　食指 | 2.5 |
| 無名指 | 4 | 中指 | 3.5 |
| 小指 | 3 | 無名指 | 4 |
| 伸食指肌 | 3> | 小指 | 3 |
| 伸小指肌 | 3> | 背側骨間肌 | 1.25～2.25 |
| 外展拇短肌 | 0.5～1 | 掌側骨間肌 | 1.25～2.25 |
| 屈拇短肌 | 1 | 蚓狀肌 | 3.5～4.5 |
| 拇指旋前肌 | 1.5～2 | | |

引用自Kaplan EB以及Bunnel S

### 表3　食指的肌腱滑行距離(mm)

| 主要肌肉名 | DIP伸屈 | PIP伸屈 | MP伸屈 | MP內旋後 |
|---|---|---|---|---|
| 屈指深肌 | 7.3 | 14.1 | 19 | 2.92 |
| 屈指淺肌 | | 10.8 | 21 | 3.99 |
| 橈側骨間肌 | | | 5.88 | 11.5 |
| 蚓狀肌 | 1.12 | 2.99 | 15.3 | 8.1 |
| 尺側骨間肌 | 2.39 | 4.72 | 7.87 | 10.2 |
| 伸食指肌 | 2.94 | 5.37 | 15.1 | 3.48 |
| 伸指肌 | 3.04 | 5.58 | 14 | 3.35 |

引用自文獻9)的引用

＊肌力比：肌肉的全體積除以肌纖維長度的生理學斷面積和各肌力的相對比。

### 表2　手的作用肌的肌纖維長度、所要肌收縮距離、肌力比

| 主要肌肉名 | | 肌纖維的長度(cm) | 所要肌收縮距離(cm) | 肌力比※(%) |
|---|---|---|---|---|
| 腕橈骨肌 | | 16.1 | | 2.4 |
| 旋前圓肌 | | 5.1 | 30 | 5.5 |
| 旋前方肌 | | 3 | | 3 |
| 旋後肌 | | 2.7 | | 7.1 |
| 橈側屈腕肌 | | 5.2 | 40 | 4.1 |
| 長掌肌 | | 5 | 40 | 1.2 |
| 尺側屈腕肌 | | 4.2 | 33 | 3.5 |
| 橈側伸腕長肌 | | 9.3 | 37 | 4.2 |
| 橈側伸腕短肌 | | 6.1 | 37 | 4.5 |
| 尺側伸腕肌 | | 4.5 | 18 | 9.4 |
| 背側骨間肌 | | 1.5～2.5 | | 3.5 |
| 掌側骨間肌 | | 1.5～1.7 | | 0.6 |
| 蚓狀肌 | | 4.9～6.6 | | 2 |
| 屈指淺肌 | 食指 | 7.2 | 64 | 3.4 |
| | 中指 | 7 | 64 | 2 |
| | 無名指 | 7.3 | 64 | 0.9 |
| | 小指 | 7 | 64 | 2.7 |
| 屈指深肌 | 食指 | 6.6 | 70 | 3.4 |
| | 中指 | 6.6 | 70 | 3 |
| | 無名指 | 6.8 | 70 | 2.8 |
| | 小指 | 6.2 | 70 | 5.5 |
| 伸指肌 | | 5.5～6.0 | 50 | 1.3 |
| 屈拇短肌 | | 3.6 | 10 | 2.7 |
| 屈拇長肌 | | 5.9 | 52 | 0.8 |
| 伸拇短肌 | | 4.3 | 28 | 1.3 |
| 伸拇長肌 | | 5.7 | 58 | 2.7 |
| 外展拇長肌 | | 4.6 | 28 | 3.1 |
| 外展拇短肌 | | 3.7 | 10 | 1.1 |
| 拇指旋前肌 | | 3.6 | 15 | 3 |

引用自文獻6, 7)

　　這是工作中被工廠的機器捲傷的病例。最近對易於管理的病例逐漸施行Kleinert法，但多半還是施行老方法-3週固定法。3週固定法主要是肌腱的修復，所以一定會引發肌腱的滑行障礙。首先為了獲得柔軟的關節(supple joint)所以要確認各關節的滑行距離，在屈肌腱弛緩狀態對關節囊和韌帶引用得柔軟性以改善關節機能。而對屈肌腱要以個別的肌腱滑行為目的進行收縮，配合運動治療一面施行夾板治療一面改善關節可動範圍(ROM)。不能只是ROM的獲得，要長期性的改善ROM並獲得肌肉收縮幅度(amplitnde)，使肌肉在整個可動範圍發揮作用。

◆**病例**

50多歲。過往病史，家族病史中無特別註記。

◆**現在病程**

工作中被工廠的機器捲傷，當日就診接受縫合手術，背側以石膏繃紮固定。

◆**運動治療過程**

**手術4週後**　只有進行運動治療時取下固定，他動時手關節到DIP各自保持在屈曲位，進行他動的關節伸展，以改善ROM。ROM為MP伸展－5度、屈曲54度，PIP伸展0度、屈曲56度，DIP伸展0度、屈曲38度。

**手術5週後**　進行損傷肌的主動運動，追加直接腱滑行運動。

**手術6週後**　去除外固定，進行指關節收縮。

**手術13週後**　ROM無限制，運動治療結束。

　　本次的病例沒有使用固定法，但仍有伸展限制，為了持續伸張使用關節支撐板(joint jack splint)。這是靜態的夾板(圖5ab)。也能使用capener夾板，這是用彈簧之力產生伸展動量的作法(圖5c)。此外，也有裝置Y形夾板利用橡皮之力進行持續性伸展，但多指損傷時較麻煩，有時ADL會出現障礙，能適應的病例有受限(圖5d)。這些夾板從力學來看，依照屈曲角度對肩膀的力矩有變化，關節需時常調整在90度的向量下使用，因此治療師被要求負責管理(圖6)。

**圖4　固定法去除後的經時性運動法的流程**

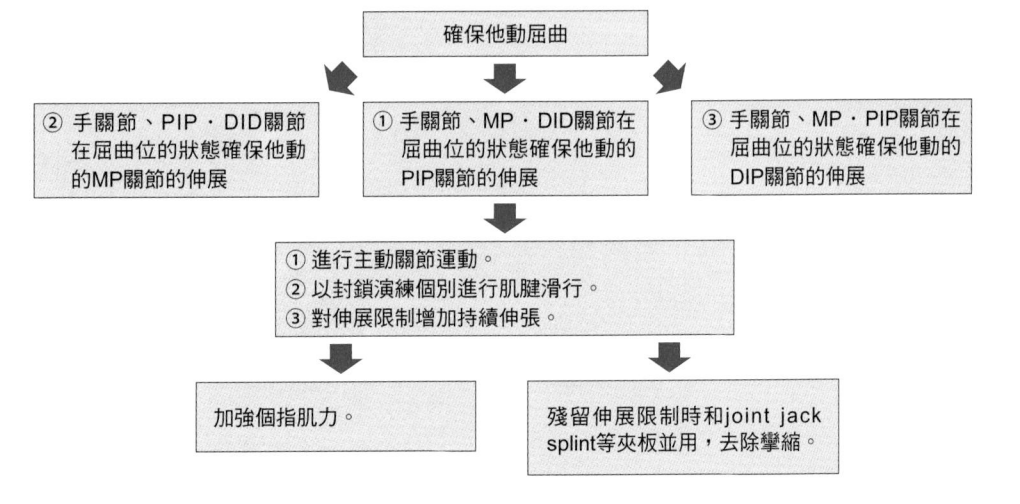

## 圖5 各種夾板

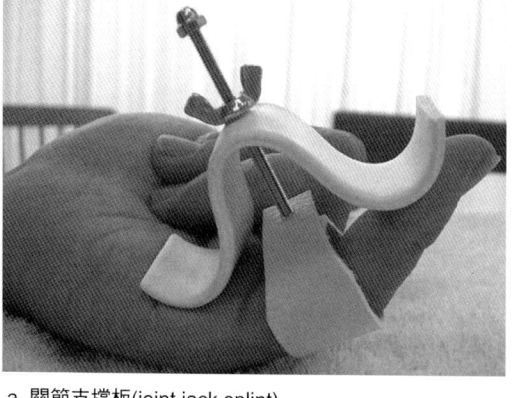

a. 關節支撐板(joint jack splint)

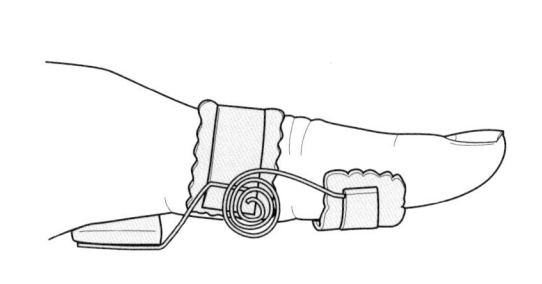

b. capener夾板

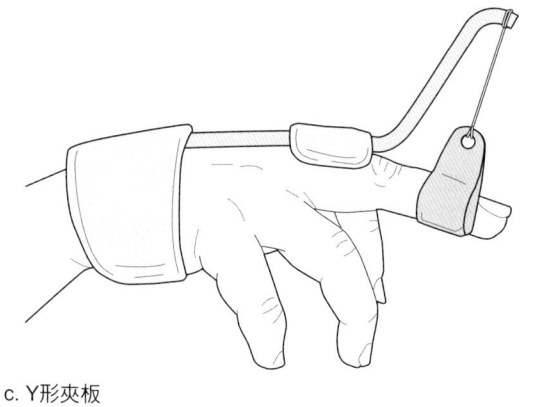

c. Y形夾板

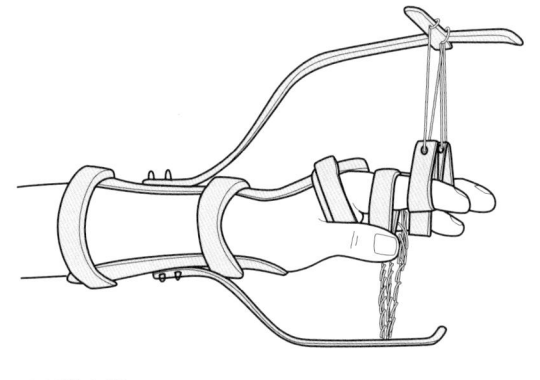

d. Y形夾板

## 圖6 力學的分力關係

引用自文獻5)的引用

Parallel force system

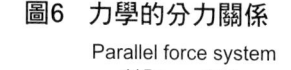

Resolution of distal force

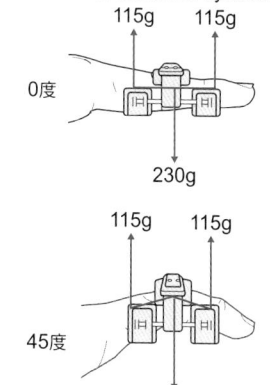

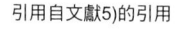

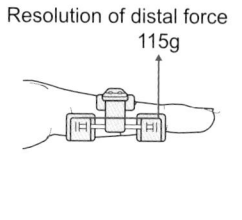

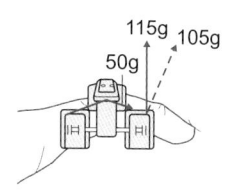

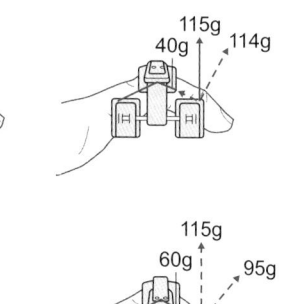

PIP關節角度改變，3個支持矯具的平衡力大小還是一定，但是中樞和末梢的回轉力和移動力變化60度時對關節的壓縮力(移動力)達到回轉力的2／3。這表示屈曲變形越大效果越小。

## Check it !

● 屈肌腱損傷依照損傷部位治療的難易度有別，最難的要屬被稱為no man's land(無主之地)的II區位。
● II區位的屈肌腱損傷，肌腱和周圍組織容易產生沾黏，因此初期的肌腱滑行很重要。
● 從初期進行肌腱滑行時要充分留意再斷裂，保護肢位小心進行。

### 關於no man's land的解剖學特徵和治療的困難

　　手外傷中難治療的疾患之一是肌腱損傷。其中手指的屈肌腱損傷依照損傷部位治療的難易度有別，對癒後的手機能影響很大。特別是被稱為no man's land(無主之地)的II區位(從distal palmar crease到中節骨中央處)的肌腱容易產生沾黏，而且關節容易造成攣縮，治療最為困難(圖1)。在II區位裡同一個狹窄的韌帶性鞘內有屈指淺肌腱(FDS)和屈指深肌腱(FDP)兩條肌腱行走於其中。這部位的肌腱修復容易產生沾黏。為此，在肌腱修復後為了控制肌腱和周圍組織的沾黏使肌腱能充分滑行，從初期進行肌腱滑行很重要。其他II區位的腱鞘、腱紐、其他周圍組織的損傷是影響肌腱滑行的原因。腱鞘擔任滑車的角色，對肌腱是否能有效滑行相當重要。腱鞘損傷的話肌腱就無法滑行，骨頭會突起(bowstringing)，造成肌腱滑行不全。肌腱滑行不全會使手指無法完全屈曲，變成沾黏。此外，II區位裡的腱紐負責肌腱的血液供給。因此腱紐損傷會造成血液循環不良，肌腱修復後再斷裂的危險性高。肌腱損傷很多合併周圍的損傷。因此，肌腱修復後的治療要特別注意，治療師必須事先瞭解這個解剖學的特徵。

### 圖1　損傷部位分類：國際分類

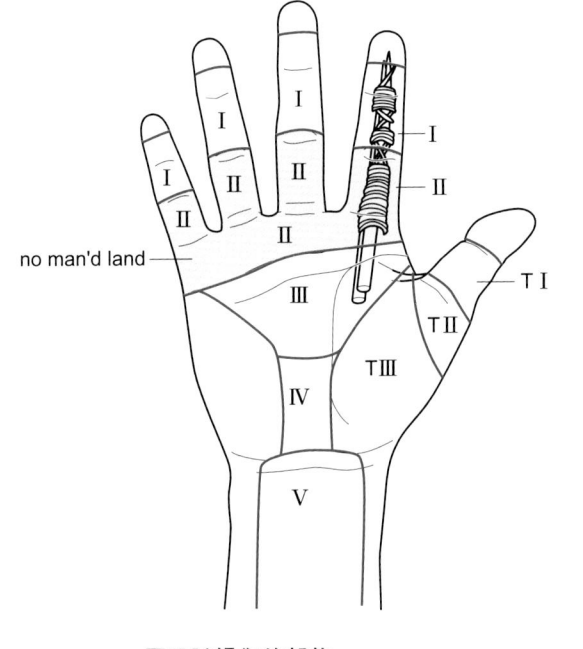

a. 屈肌腱損傷的部位
分為Ⅰ～Ⅴ區位。拇指的固有位置
分為TⅠ～TⅢ。

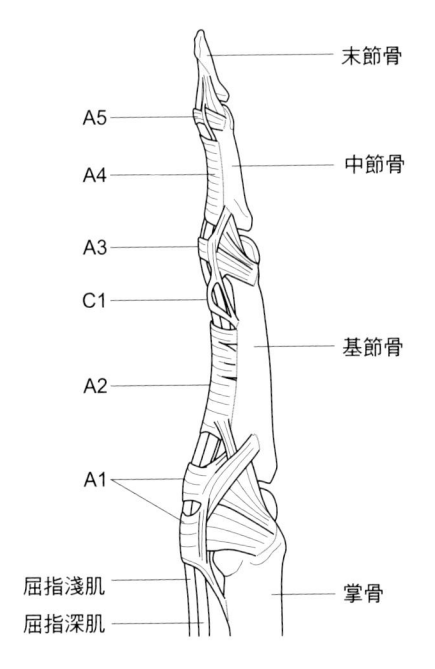

b. 屈指肌腱的滑車

## Kleinert法的基本理論－包含腱外／腱內治癒(extrinsic / intrinsic healing)

　　肌腱縫合後對肌腱周圍組織也會增加損傷，肌腱周圍組織在治療過程因為纖維細胞系的增殖會和肌腱結合，促進肌腱的癒合產生腱外治癒。為了防止肌腱和周圍組織沾黏，要活動肌腱並進行最基本的腱內治癒。其方法是初期的運動治療。初期的運動治療是在肌腱縫合後馬上使肌腱滑行，讓沒有和肌腱周圍組織有沾黏的肌腱自行腱內治癒使肌腱癒合。此外肌腱縫合後，對肌腱縫合處施於一定的張力長軸方向可增加緊張，使膠原纖維快速向長軸方向排列，促進肌腱的癒合。為了防止肌腱沾黏促進肌腱癒合，從初期就需要使肌腱滑行。但是肌腱縫合後的初期肌腱滑行有再斷裂的危險性。因此使肌腱滑行時不要給於過大的負荷，預防沾黏很重要。其初期的運動治療是施行過去的Kleinert法(圖2)。Kleinert法是初期他動屈曲、主動伸展法，手術結束後，在手關節45度，MP關節20度，IP關節0度的背側裝置夾板。而手指的指甲套上掛勾用橡皮筋拉向MP關節、IP關節的屈曲位(rubber band traction；RBT)。並且利用矯具進行主動伸展並且以牽引進行約3週的他動屈曲。因此防止了肌腱沾黏、再斷裂、關節攣縮。

### 圖2　初期運動治療

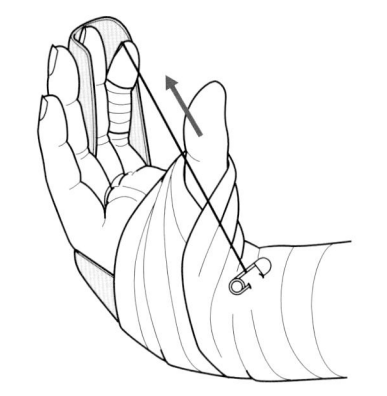

以橡皮筋牽引進行橡皮筋的他動屈曲(a)，以及對抗橡皮筋張力的主動伸展(b)，在沒有增加縫合腱張力的情況下使肌腱滑行。
手術結束後，在手關節45度，MP關節20度，IP關節0度的背側裝置夾板。手指的指甲套上掛勾用橡皮筋拉向MP關節、IP關節的中度屈曲位掛在前臂繃帶的安全別針上。2～3天後以手指的主動伸展和橡皮筋的彈性開始進行IP關節的他動屈曲。

a. 牽引的他動屈曲　　　　b. 主動伸展

引用自文獻5)

### 圖3　Kleinert法

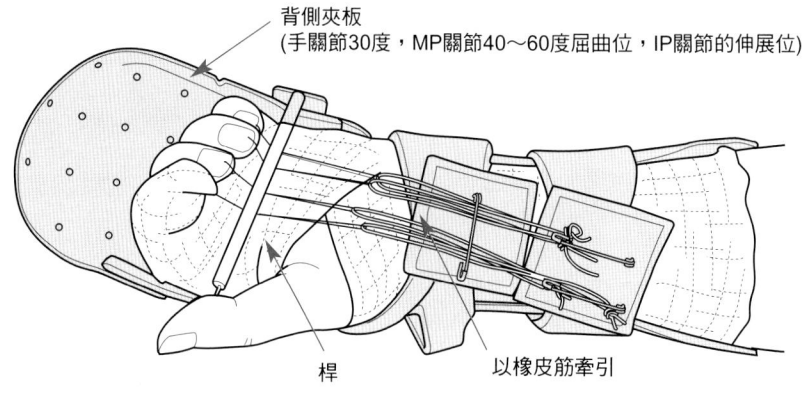

背側夾板
(手關節30度，MP關節40～60度屈曲位，IP關節的伸展位)

桿　　　　以橡皮筋牽引

在Kleinert法中為了獲得更大的屈曲裝置手桿。背側的夾板是為了防止過度伸展增加縫合腱張力而裝置。

　　Kleinert法是在背側夾板內以RBT進行他動屈曲和主動伸展的方法。靠RBT的牽引只有DIP關節屈曲。因此採用Kleinert變法在手掌面裝設手桿使PIP關節、DIP關節完全屈曲(圖3)。不過，手術後因為浮腫，會降低關節可動範圍，同時無法使肌腱完全滑行，所以有可能產生沾黏。因此，除了徹底消除浮腫和背側夾板內的他動屈曲、主動伸展外，須要和Duran法(他動屈曲、主動伸展法)併用。這是Ⅱ區位第2～5指屈肌腱損傷施行Kleinert法病例。經由手術將第2～5指的FDP、第5指神經縫合後，施行Kleinert法和Duran法併用的術後治療。手術3週內裝置背側夾板、RBT，進行浮腫管理、他動屈曲、主動、他動伸展、手內肌的收縮、伸展，手術5週後再施行滑行訓練、封鎖演練更加促進肌腱的滑行。結果%TAM(%Total Active Motion：主動關節可動範圍總和的健康側比)為第2指98%(優)，第3指100%(優)，第4指88%(良)，第5指96%(優)，獲得良好的結果。

◆**病例**

30多歲。 無特別的前病例，家族病例。

◆**現在病程**

在浴室窗台跌倒受傷。Ⅱ區位第2～5指屈肌腱、第5指神經斷裂，以手術將2～5指FDP、第5指神經縫合。

◆**運動治療過程**

手術當天　製作和裝置背側夾板、RBT。

手術後隔天～　浮腫管理(圖4a)。

**運動處方①**：　Kleinert變法和Duran法併用。

　他動屈曲(圖4b)，他動伸展(圖4c)，　主動伸展、手內肌的收縮、伸展。

手術4週後～　去除背側夾板、RBT。

**圖4　Kleinert法的一般性順序**

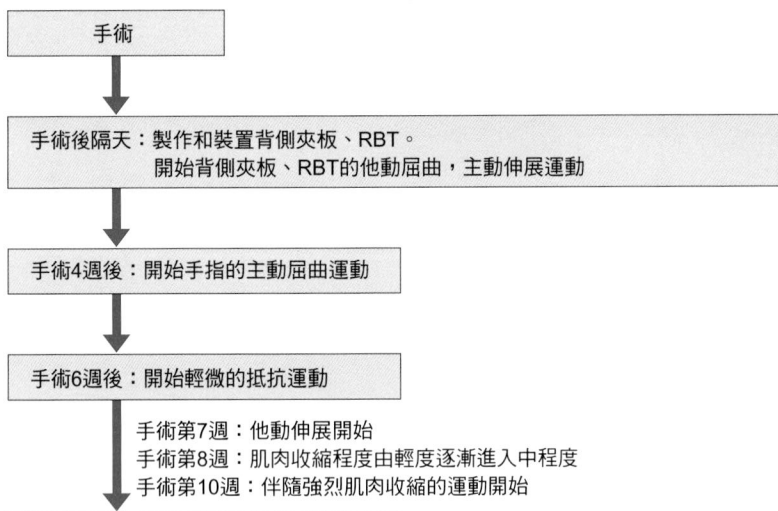

手術

↓

手術後隔天：製作和裝置背側夾板、RBT。
　　　　　　開始背側夾板、RBT的他動屈曲，主動伸展運動

↓

手術4週後：開始手指的主動屈曲運動

↓

手術6週後：開始輕微的抵抗運動

手術第7週：他動伸展開始
手術第8週：肌肉收縮程度由輕度逐漸進入中程度
手術第10週：伴隨強烈肌肉收縮的運動開始

↓

手術13週後：ADL、工作上可使用

**進行Kleinert法的注意事項**

①非全指損傷時，最少4週不可以對患指和其他手指施力。
②有帶橡皮筋的運動要緩緩進行。
③帶橡皮筋的運動目的只要預防沾黏即可，避免進行太多次。
④運動在無疼痛的範圍下進行。
⑤手盡可能保持上舉位，預防浮腫。
⑥過程中如果伸展可動範圍恢復的好表示瘢痕形成已經弱化，順序可以稍微減緩。

運動處方②：追加主動屈曲。

手術5週後～

運動處方③：追加滑行訓練、封鎖演練。

手術6週後～ 開始輕微的抵抗運動。

手術8週後～ 可使用ADL面。禁止拿重物。

手術13週後～ 禁忌事項解除。

●

　初期的他動運動要注意肌腱斷裂小心進行。疼痛的同時收縮也可能引起肌腱斷裂，要在安全的保護姿勢下進行。

## 技術的要點

**圖5　運動治療**

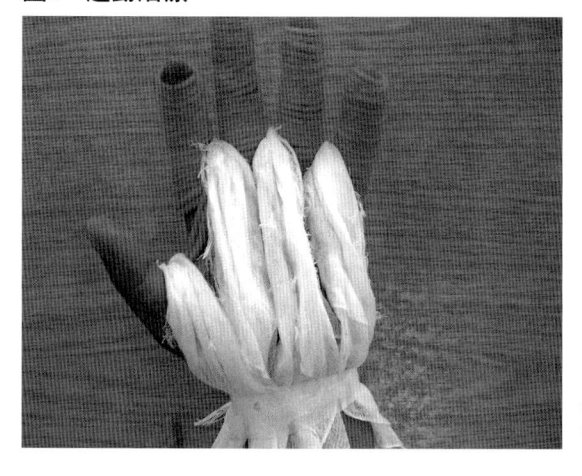

**a. 浮腫管理**
從手指用毛線綑綁，中間骨間以紗布覆蓋。

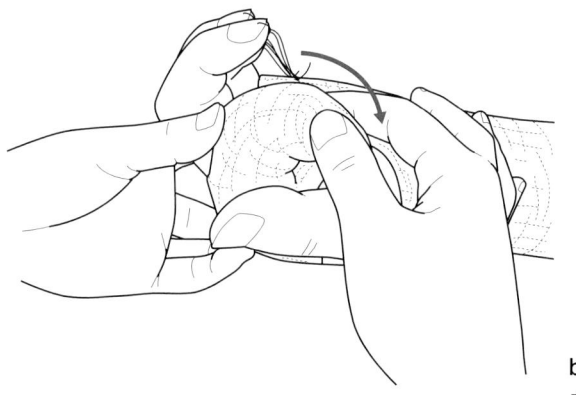

**b. 他動屈曲**
去除臂側夾板使單關節逐一屈曲。

**c. 他動伸展**
將近位關節置於屈曲位的保護姿勢，使單關節逐一伸展。

# 15 對腕隧道症候群施行拇指對立重建手術後的運動治療

**Check it !**

- 對進行腕隧道症候群(carpal tunnel syndrome；CTS)的拇指對立重建手術時多半同時進行腕隧道開放手術，因此對兩者的運動治療要併行進行。
- 腕隧道症候群的拇指對立重建手術的方式有非常多種，需要看使用的肌腱種類和走向進行肌腱滑行訓練。
- 引用得影響開合(switching)和對立動作的移動肌腱的滑行性非常重要。
- 日常生活中為了進行手關節各種肢位的抓起動作，要想辦法設定對應治療的條件，使用EMG生物反饋裝置。

## 腕隧道症候群(CTS)

腕管是由背側腕骨和掌側的屈肌支帶構成的手腕皮線，到末梢3cm的閉鎖管腔[1)]，正中神經和9條屈肌腱和其腱鞘通過其中(圖1)。正中神經在前臂遠位由本幹分出掌枝，只有本幹通過腕管內。掌枝是手掌附近位支配拇指基部的知覺枝。此外，拇指球肌幾乎都是在腕管出口附近由本幹分枝出來。

CTS時正中神經在腕管內受壓而發症。其病因為腕管內壓上昇，多半是原因不明的特發症，常發生於手腕兩側。其他，腕管本身狹窄，腕管內組織增加或賀爾蒙異常、手的反覆使用也是其原因之一。

症狀是正中神經周邊的知覺異常，夜間痛、知覺障礙，嚴重者也會出現拇指對立障礙。治療上有保存性治療和微創手術治療，保存性治療是注射類固醇和裝置矯具。矯具治療本院使用不易造成手掌知覺障礙，可屈曲性的關節背屈支持夾板。固定角度是Weiss醫師等[2)]認為腕管內壓最少的中間位到輕度背屈位。微創手術治療以神經除壓為目的，方法有直視下腕管開放手術和關節鏡腕管開放手術。另外，對有拇指對立障礙的病例則施行與直視下腕管開放手術併用的對立重建手術。

圖1　腕管的解剖

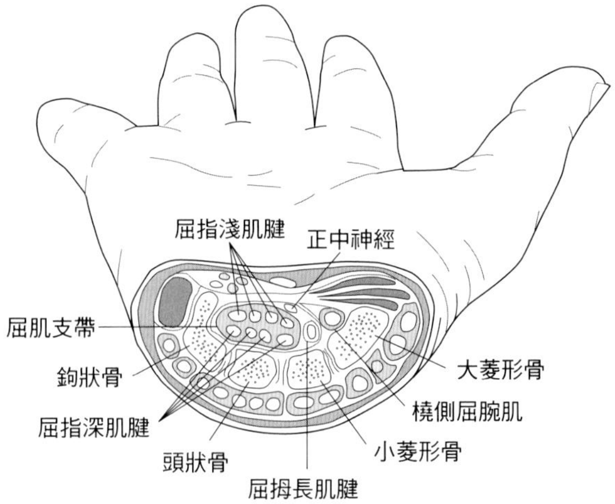
屈指淺肌腱
正中神經
屈肌支帶
鉤狀骨
屈指深肌腱
頭狀骨
屈拇長肌腱
小菱形骨
橈側屈腕肌
大菱形骨

## 拇指對立重建手術

適合CTS的拇指對立重建手術的多半是利用神經除壓恢復機能的病例，因此有醫師認為不應該隨便施行重建手術，也有醫師認為到拇指球肌恢復為止，作為生體矯具(internal splint)的作用應積極進行重建手術。實際的手術的適用判斷以機能的恢復為重點，以恢復不良因素較少為條件。所謂恢復不良因素是高齡、拇指球肌萎縮、長期的肌力減退，併發症(糖尿病或血液透析患者等)。

拇指對立重建手術依照肌肉力源有所差異(圖2)。其代表性的力源有長掌肌腱(Camitz法和其變法)、無名指的屈指淺肌腱(Brand法，Riordan法)、伸拇短肌腱(Enna法)、固有伸食指肌腱(Burkhalter法)等。而理想的拇指對立運動是CM關節的掌側外展、屈曲、旋前加上MP關節的伸展。因此，移行腱從豆狀骨到拇指MP關節的走向和移行腱的縫合部位很重要。前者為變換肌腱走向的滑車(Pulley)，利用豆狀骨、橈側屈腕肌腱、尺側屈腕肌腱等。縫合部位可選短拇指旋後肌腱、MP關節關節囊、伸拇長肌腱、伸拇短肌腱。

以下是本院常使用的Camitz法和其變法(岩渕法)的敘述。Camitz法(原法)是長掌肌腱和其相連的手掌肌腱膜上舉，放開腕管後將手掌肌腱膜綁住，同時沿著第1掌骨製作皮下隧道，縫合於外展拇短肌腱連接處。如果有剩餘的肌腱時，再追加伸拇短肌腱、伸拇長肌腱的縫合。縫合時的緊張需在手關節中間位、拇指最大掌側旋後位做調整。本法的問題點是無滑車的拇指掌側外展位的肌腱會上浮(bowstring)，因為縫合部位為外展拇短肌腱容易造成拇指旋前不全和MP關節的伸展限制。因此，變法為了解決原法的問題將手掌肌腱膜分為二，一個以編織縫合(interlacing suture)於外展拇短肌腱，另一個使伸拇短肌腱旋前縫合於編織縫合處的斷端。

### 圖2　肌腱移位手術

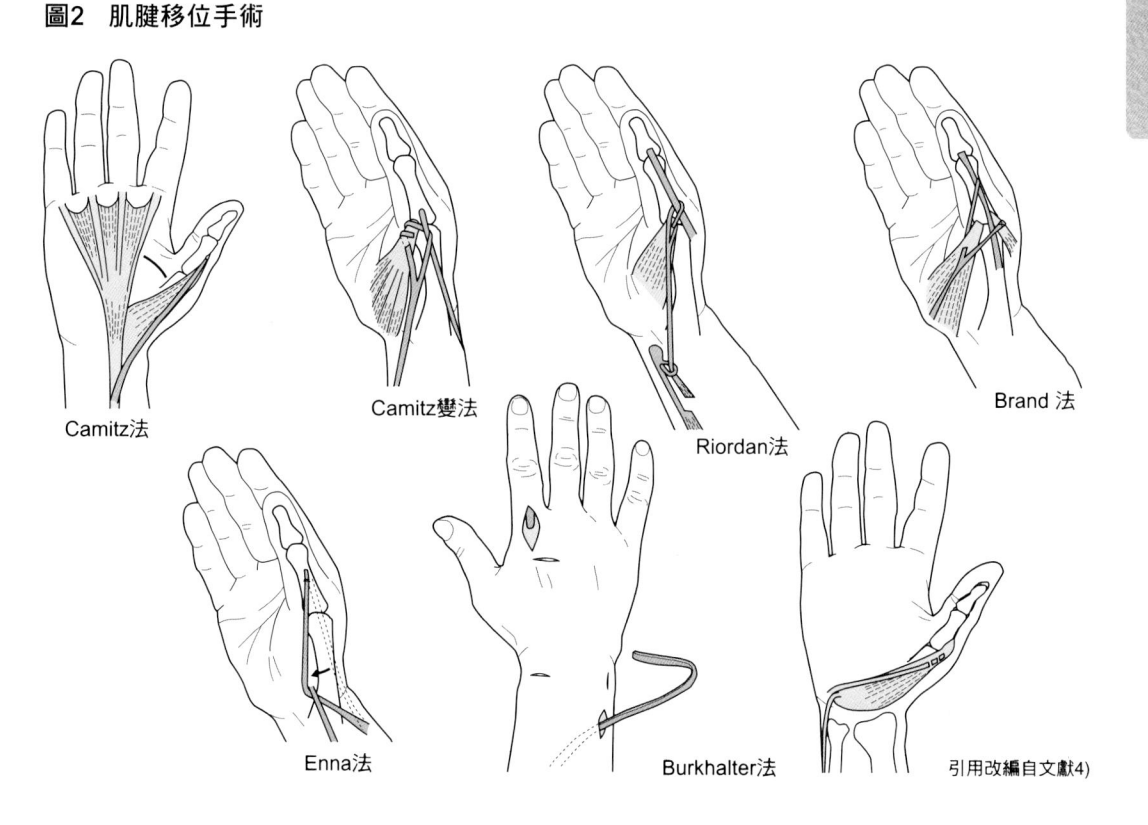

Camitz法　　Camitz變法　　Riordan法　　Brand 法

Enna法　　Burkhalter法　　引用改編自文獻4)

## Case Study　對腕隧道症候群施行拇指對立重建手術病例

腕隧道症候群(CTS)的拇指對立重建手術多半和腕管開放手術併用，配合肌腱移位手術也進行腕管開放手術後訓練。也就是減敏治療或顧及肌腱移位的階段性肌腱滑行訓練和正中神經的神經滑行訓練(圖3)。此外，如果腕管開放手術後手掌部痛(pillar pain)持續，會考慮超音波治療，但怕造成結合處的縫合不全，直到手術後6週前不施行。

肌腱移位手術後的訓練以獲得移位腱的滑行距離和連接的兩個視點來施行。肌腱能滑行表示已經連接[6)]，對立機能提高。

為了獲得肌腱滑行距離，利用移位肌腱的作用，促使對立動作。Camitz法是邊使手關節掌、尺屈位邊進行對立動作。長掌肌在手關節掌、尺屈位拇指和小指對立時會強烈活動，促使對立動作等於是在促使拇指和小指的對立動作。此外，可一面觸知移位腱一面進行或者使用EMG生物反饋裝置確認視覺上的肌肉收縮。

在連接上CTS多半利用共同肌，困難比較少。因應實際生活需要的各種抓物訓練很重要，所以會進行變換手關節肢位等的插板遊戲訓練。而且，本Camitz法是依據生體內矯具的理念使肌肉伸張，故可產生對立動作。不過在手關節的各個肢位促使對立動作的EMG生物反饋訓練其實更有效果。

### ◆病例

60多歲。

### ◆現在病程

從手術1年半前工作中發現右拇指、食指抓物困難，家事動作中的撕貼紙或剝皮動作有困難。一個月後拇指球開始萎縮。從感覺抓物困難約一年後到本院就診。被診斷出右腕隧道症候群(CTS)而施行腕管開放手術拇指對立重建手術(Camitz法)。

### ◆手術前評估

- 無知覺異常和疼痛。

圖3　正中神經的神經滑行訓練(nerve gliding exercise)

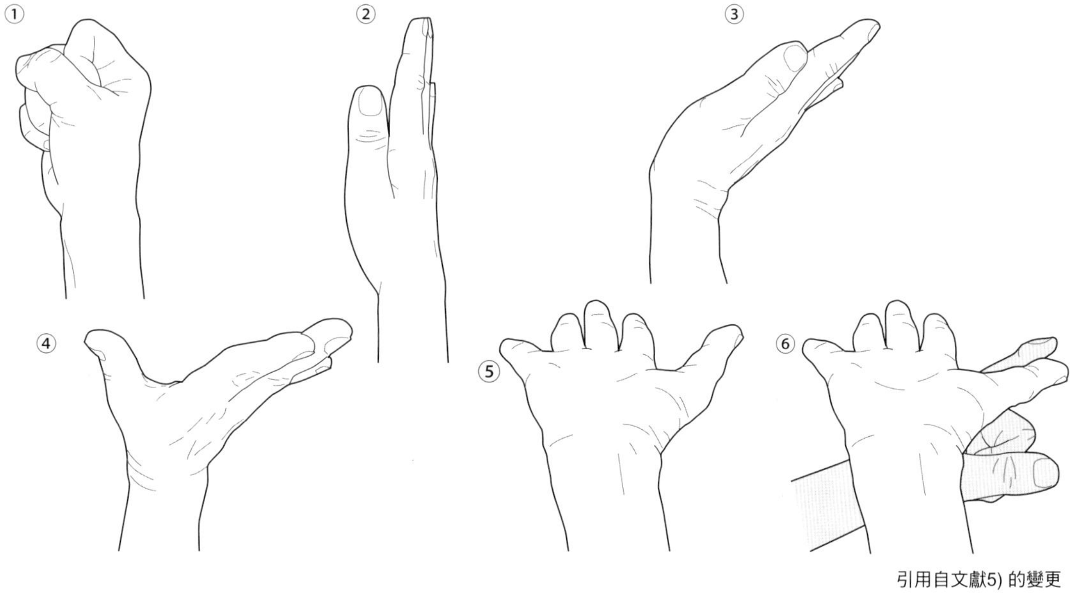


引用自文獻5) 的變更

神經滑行訓練的肢位位置，①：手關節中間位、手指、拇指屈曲位，②：手關節中間位的手指、拇指伸展位，③手指、伸展，拇指內收位的手關節背屈，④：③的肢位到拇指橈側外展，⑤：④的肢位的外展，⑥：⑤的肢位的拇指的他動伸展。順序原則是以①為開始肢位，到⑥重複5次。動作在各肢位持續7秒。一天反覆數次。但是對立重建手術後為了預防縫合處再斷裂必須階段性進行。固定期間中反覆，①②，主動運動期間進行①～⑤，允許他動運動後再追加⑥。對立重建手術後在固定期間為了防止沾黏，需小心進行。

- 知覺：從拇指到無名指橈側的固有指部 Semmes-Weinstein monofilament test(SWT) 為3.22～3.61。靜態以及動態的2點識別覺 (S2PD／M2PD)為正常。
- 誘發測試：Phalen測試，50秒為陽性，其他為陰性。
- 提內爾氏徵兆(Tinel sign)：陰性
  肌肉萎縮：外展拇短肌、拇指對掌肌有萎縮MMT為1。
  指腹抓物：右)無法測定 左)1.0 kg。

◆ 運動治療過程

**手術** 腕管開放手術，拇指對立重建手術(Camitz法)後，在拇指對立位、手關節中間肢位施行3週的石膏固定。

**手術3週後** 去除外固定，主動運動。

**運動處方①**：製作夜間夾板(長對立矯具；thumb spica splint)。

**運動處方②**：主動運動(拇指、手關節全方向)。

**運動處方③**：移行腱肌腱滑行訓練。
邊手關節掌尺屈曲邊進行拇指對立訓練。

**運動處方④**：手關節、拇指輕微的他動運動。
手關節掌屈、拇指對立、拇指IP關節的屈曲／伸展MP關節屈曲方向的他動運動。
- 拇指MP關節伸展方向邊觸知移位腱小心進行。

**運動處方⑤**：正中神經的神經滑行訓練(圖3)。

**運動處方⑥**：肌腱滑行訓練。

**手術4週後** 抓物訓練。

**運動處方⑦**：利用插板的抓物階段性抓物練習。
- 粗插到細插
- 拿起插板到反轉運動
- 平面插板到3次元

**手術6週後** 他動運動、夜間去除夾板。

**運動處方⑧**：手關節背屈、拇指伸展運動的他動運動。

**運動處方⑨**：對瘢痕進行超音波治療。

**手術8週後** 手關節、拇指同時伸展，肌力強化訓練。

**運動處方⑩**：手關節、拇指的他動性同時伸展。

**運動處方⑪**：輕微的重物練習。

**運動處方⑫**：利用治療用鉛粉進行抓物訓練。

**手術12週後** 日常生活無限制。

- 麻痺：無 手掌部痛：輕度殘留
- SWT、S2PD、M2PD：正常
- 拇指的主動可動範圍：IP關節 20度／40度(屈曲／伸展)MP關節 －10度／70度，掌側外展40度
- 指腹抓物：右：0.6kg 左：1.0kg

●

拇指對立重建手術後的運動治療是因應肌腱的治療過程進行階段性的運動治療，利用固定減少肌腱沾黏，重要的是使移位肌的作用反應於對立動作。此外，也需在日常生活的各種手姿勢進行對立動作依序變化治療條件的設定促進連結。

···········知識的要點···········

## 圖4 對CTS的評估

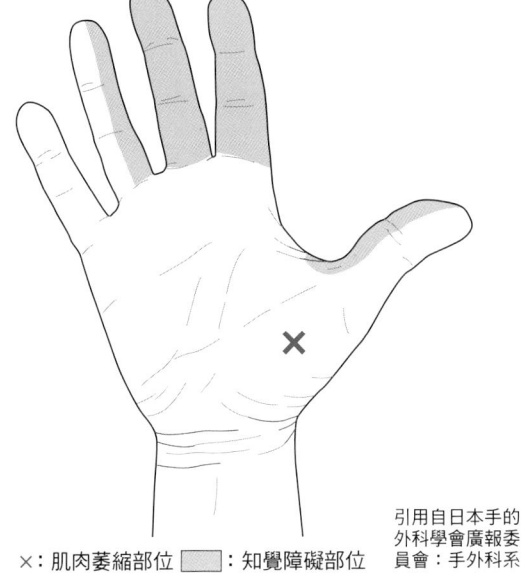

| 知覺、疼痛評估 | 1. SWT<br>2. S2PD／M2PD<br>3. 振動覺(30cps／256cps)<br>4. 知覺異常<br>5. 夜間痛<br>6. 提內爾氏徵兆 |
|---|---|
| 誘發測試 | 1. Phalen test／reverse Phalen test<br>2. carpal tunnel compression test |
| 運動機能 | 1. 外展拇短肌的肌肉萎縮<br>2. 外展拇短肌的MMT<br>3. perfect" 0 "<br>4. Kapandji test<br>5. 抓力 |
| ADL | 1. DASH(日本手的外科學會版)<br>2. CTS-T |

引用自日本手的外科學會廣報委員會：手外科系

×：肌肉萎縮部位 ▢：知覺障礙部位

**Check it!**

●橈骨神經麻痺可分類為常伴隨腕骨骨幹骨折等併發的高位橈骨骨神經麻痺和Monteggia
骨折等之後因為福洛氏拱門(arcade of Frohse)受到壓迫造成的低位橈骨骨神經麻痺。

●伴隨腕骨骨幹骨折的橈骨神經麻痺自然恢復的可能性很高。一般會等3～4個月再做神經
的處理。其間，如何預防關節攣縮關係到之後的治療(機能重建手術)。

●即使神經沒有恢復，適當的夾板固定對日常生活也無障礙，和主治醫商量做適當時機的
處理很重要。

## 橈骨神經麻痺的解剖學要點(圖1)

橈骨神經是腕神經叢後神經束的分枝，從肱三頭肌邊分枝邊從肱骨向前方做螺旋狀旋轉沿著橈骨神經溝下降。之後在上臂肌、腕橈骨肌、長橈側伸腕肌分枝，在上臂肌下部1／3處分成橈骨神經淺枝和橈骨神經深枝。橈骨神經淺枝完全是知覺枝，深枝是運動枝。橈骨神經深枝貫穿旋後肌(arcade of Frohse)支配尺側伸腕肌之外的手指伸肌。產生橈骨神經麻痺的原因在於腕骨骨幹骨折等橈骨神經溝處的壓迫或橈骨神經深枝的福洛氏拱門受到壓迫。橈骨神經溝產生的橈骨神經麻痺稱為高位橈骨骨神經麻痺，因手關節伸肌、手指伸肌、知覺枝全部麻痺所以呈現有知覺障礙的「下垂手」。而在福洛氏拱門產生的橈骨神經麻痺稱為高位橈骨神經麻痺。這個類型的麻痺是因為長橈側伸腕肌分枝後的壓迫關係，手指關節可以背屈，呈現手指伸展障礙的「下垂指」。

### 圖1 橈骨神經麻痺的解剖學要點

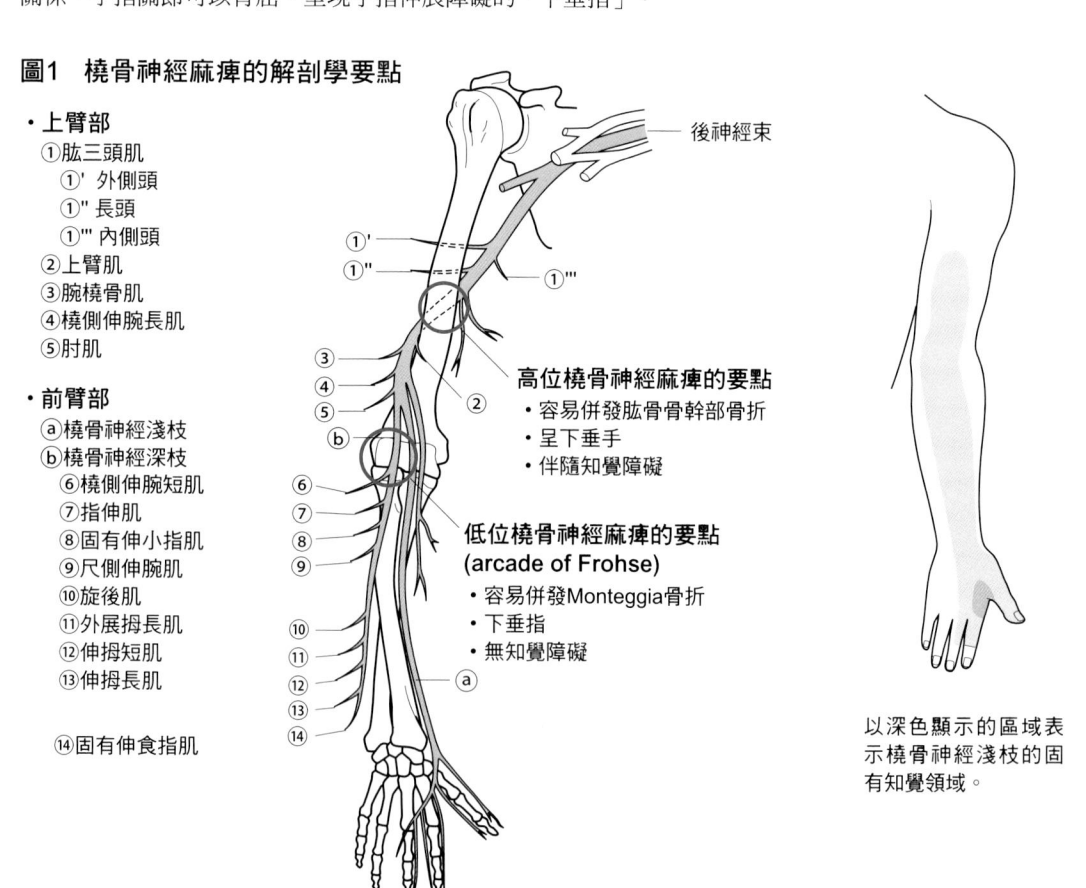

・上臂部
①肱三頭肌
　①' 外側頭
　①" 長頭
　①''' 內側頭
②上臂肌
③腕橈骨肌
④橈側伸腕長肌
⑤肘肌

・前臂部
ⓐ橈骨神經淺枝
ⓑ橈骨神經深枝
⑥橈側伸腕短肌
⑦指伸肌
⑧固有伸小指肌
⑨尺側伸腕肌
⑩旋後肌
⑪外展拇長肌
⑫伸拇短肌
⑬伸拇長肌

⑭固有伸食指肌

後神經束

**高位橈骨神經麻痺的要點**
・容易併發肱骨骨幹部骨折
・呈下垂手
・伴隨知覺障礙

**低位橈骨神經麻痺的要點**
**(arcade of Frohse)**
・容易併發Monteggia骨折
・下垂指
・無知覺障礙

以深色顯示的區域表示橈骨神經淺枝的固有知覺領域。

引用改編自文獻2)

## 手指關節背屈位和掌屈位手指屈肌機能的差異(圖2)

橈骨神經麻痺造成的手指背屈運動和指關節伸屈運動障礙從理論上是支配神經造成的必然結果。但是臨床上也必須注意手指屈肌有可能造成二次機能障礙。手指屈肌群大部分受正中神經支配，只有一部分受尺骨神經支配，因此容易忽視手指的屈曲機能。比如力道掌握動作是強烈需要屈肌機能的運動，這個時候，手關節要固定在背屈位才能完全發揮屈曲力。伴隨橈骨神經麻痺的下垂手狀態時因為隨手關節掌屈的屈指淺肌(FDS)、屈指深肌(FDP)弛緩，手指完全屈曲的肌肉收縮幅(amplitude)不夠，所以MP關節、PIP關節、DIP關節無法屈曲。這個時候手指的屈曲可利用不受手關節肢影響的手內肌(蚓狀肌、背側骨間肌、掌側骨間肌)引用代。手內肌行走於MP關節屈側，PIP關節、DIP關節程度伸側，所以在手關節掌屈位的手指屈曲只是MP關節的運動。將手關節固定於背屈位的關節背屈支持夾板不但可以引用代因為神經麻痺而喪失的背屈機能，也是預防FDS、FDP等手外肌二次機能減退的重要矯具治療。在對橈骨神經麻痺患者進行運動治療時，不可以只專注於背屈機能，也要確認指屈肌機能，特別是手外肌的屈曲機能。

### 圖2 手指關節背屈位和掌屈位手指屈肌機能的差異

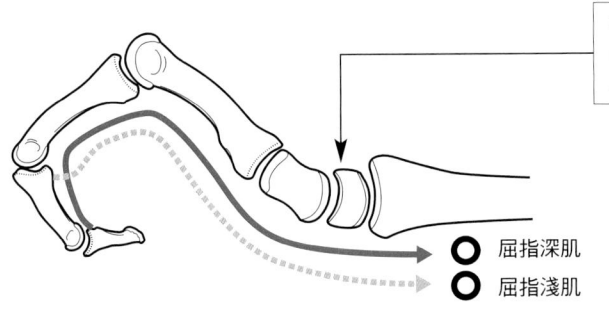

在手指關節背屈位屈指淺肌、屈指深肌同時保持適度的緊張，可有效關係手指屈曲機能

○ 屈指深肌
○ 屈指淺肌

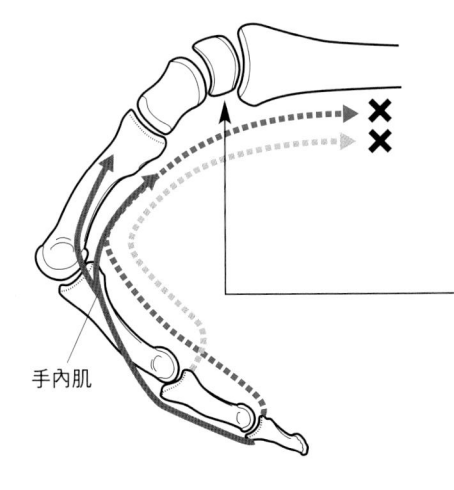

在手指關節掌屈位屈指淺肌、屈指深肌同時弛緩，故無關手指屈曲機能。此時，利用不受手關節肢位影響的手內肌使MP關節屈曲。

手內肌

這是肱骨骨幹部骨折併發橈骨神經麻痺的80多歲患者的病例。跌倒受傷在他院施行石膏和三角巾固定。從該時期被診斷出橈骨神經麻痺。因無骨癒合傾向和神經麻痺的恢復徵兆，3週後施行接骨和神經剝離手術。接骨手術8週後被介紹到本院正式接受運動治療。初診時，手指關節背屈肌、手指屈肌的MMT都是零。無深部疼痛徵兆，手背無知覺，神經麻痺恢復的可能性很低。從拇指到小指的IP關節有屈曲限制，全關節浮腫。本病例從受傷3個月持續下垂手，手指屈曲由手內肌施行，使用FDS、FDP等手外肌的IP關節為屈曲障礙狀態。以關節背屈支持夾板保持手關節背屈，藉由手外肌改善手指屈曲機能，期望達到日常生活活動自立，但手指的攣縮是其最大的阻因。最後在裝置夾板下日常生活活動得以自立。若為高位橈骨神經麻痺，除了有計畫的進行預防肌肉攣縮的運動治療外，要留意手關節背屈機能可能造成手指屈曲機能的二次障礙，要顧慮手外肌進行運動治療。

◆病例

約85歲。無阻礙運動治療的內科性合併症。

◆現在病程

在自宅步行中跌倒受傷。在附近醫院診斷出右肱骨骨幹部骨折，進行石膏固定。從經過觀察認定有明顯的橈骨神經麻痺。因無骨癒合傾向和神經麻痺的恢復徵兆，受傷3週後施行接骨和神經剝離手術。8週後做為復健被介紹接受運動治療。

◆運動治療開始時的檢查結果

- 手關節背屈肌群的MMT為0。以總指神經為首的拇指神經MMT全為O。
- 無深部疼痛徵兆，手背無知覺。有拇指內收攣縮和手指IP關節的伸展攣縮。
- 手指全關節浮腫，手指只有MP關節可屈曲。
- 日常生活中右手無法使用，扣鈕扣、用餐、整容等都有困難。

圖3 本病例的治療

**跌倒受傷**
肱骨骨幹部骨折併發橈骨神經麻痺

沒有進行計畫性運動治療過程12週

**最大阻因**
- 拇指內收攣縮
- 手指伸展攣縮

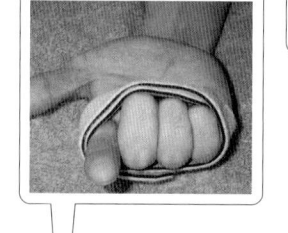

在保持手關節背屈下再進行FDS、FDP的機能改善。選擇並指導和日常生活相關的作業。

**受傷12週後開始運動治療**
- 完全的下垂手
- 有深部疼痛徵兆(一)，手背無知覺
- 拇指內收攣縮
- 手指PIP、DIP關節的伸展攣縮
- 整手持續浮腫
- 只使用手內肌可以使用的手
- 兩手在日常生活作中有障礙

**簡易關節背屈支持夾板施行FDS、FDP的肌肉再教育訓練**

**裝置簡易關節背屈支持夾板下，日常生活活動可以自立，出院**

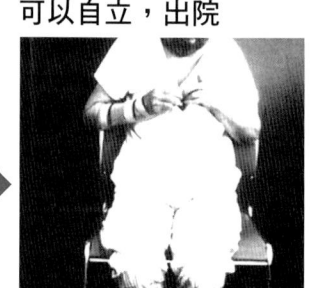

◆運動治療過程

受傷12週後　運動治療開始

運動處方①：浮腫對策(使用毛線、紗布、彈力繃帶壓迫，上舉，主動運動)

運動處方②：拇指內收攣縮改善，食指到小指的PIP，DIP關節屈曲範圍擴大

利用徒手的他動運動和壓合帶持續牽引(圖3)。

運動處方③：手關節背屈可動範圍的維持和手關節背屈位的FDS、FDP的伸張性改善和急速伸展後的肌收縮之誘發

受傷14週後　治療師製作簡易關節背屈支持夾板，繼續運動治療②③。

運動處方④：裝置簡易關節背屈支持夾板下進行FDS、FDP的收縮機能改善的運動治療(扭毛巾，捏黏土等)。

手術16週後　攣縮改善的同時，在手關節背屈位可握拳。

受傷19週後　製作硬式關節背屈支持夾板，出院。

　　　　　　●

本病例最大的問題點是在於來院3個月前形成的攣縮已形成，阻礙了原本順暢的夾板治療。一般肱骨骨幹部骨折併發的橈骨神經麻痺很多在3個月的經過觀察中都有恢復的傾向，但其間的運動治療上，包括手關節、手指的攣縮預防會左右癒後狀況。又因FDS、FDP在手關節掌屈位無作用，故從初期要利用保持手關節背屈位的關節背屈支持夾板的同時進行FDS、FDP的收縮機能改善。

・・・・・・・・・・・・・ 知識的重點 ・・・・・・・・・・・・・

## ●關節背屈支持夾板的種類

關節背屈支持夾板為橈骨神經麻痺患者為了保持下垂手和手關節靜態運用。大分為靜態矯具和動態矯具，需配合患者症狀作選擇。靜態矯具的代表例是硬式矯具和嵌板型矯具，動態矯具以托馬斯(Thomas)型或奧本海默(Oppenheimer)型有名。

## 圖4　關節背屈支持夾板的種類

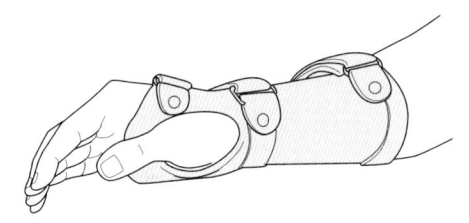

**以塑料製作的關節背屈支持夾板**
為靜態矯具。固定性高但是無法調節關節的可動範圍。

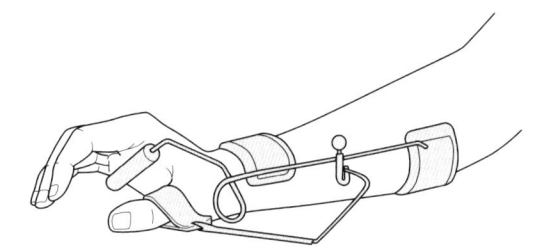

**奧本海默型的關節背屈支持夾板**
為動態矯具。和前臂支持部相連的鋼琴線在手關節部形成環線將關節保持在背屈位。

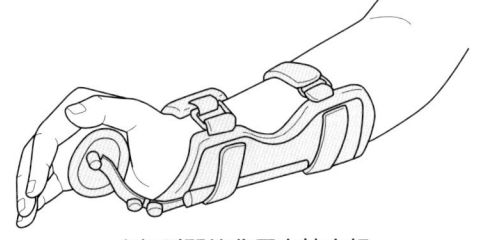

**嵌板型關節背屈支持夾板**
為靜態矯具。比起硬式較為透氣，在手關節使用嵌板後可以稍微活動。

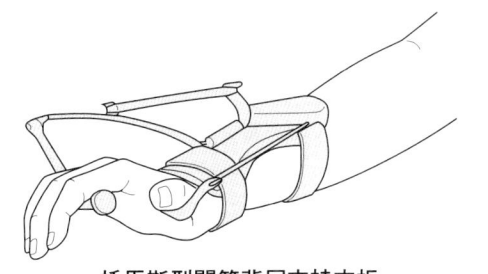

**托馬斯型關節背屈支持夾板**
為動態矯具。利用從前臂背側伸長的鋼琴線或橡皮筋的彈力輔助MP關節的伸展和手關節的背屈。

## Check it!

● 肘部管症候群多半是因為變形性肘關節的骨性增殖，但也有很多是肘關節周邊外傷的瘢痕所造成。
● 因為外傷性肘部管症候群而預定二次手術的病例，由於在手術之前的期間在無症狀範圍內讓軟組織獲得足夠的伸張性、滑行性，所以二次手術的癒後良好。
● 肘部管除壓後，為了防止再次沾黏，最好在一定的期間進行尺骨神經自體的伸張和滑行訓練。

## 對肘部管症候群的術式

　　對肘部管症候群的代表性術式有，①支帶切離手術(Osborne法)，②內側上髁切除手術(King法)，③支帶切離和內側上髁切除的合併手術(King變法)，④尺骨神經前側移行手術。

　　①支帶切離手術(圖1a)是將尺骨神經被支帶壓迫的部位支帶以及尺側屈腕肌二頭間的肌腱膜切離。②內側上髁切除手術(圖1b)是將內側上髁的屈肌旋前肌連接處連骨膜一起切離後露出整個內側上髁，再用鑿子將之完全切除骨邊緣用挫刀磨平。③King變法是①和②同時施行的手術。④尺骨神經前側移行手術(圖1c)是將內側上髁後方神經從內上髁剝離，將Struthers 拱廊(arcade of Struthers)切離的同時將內側上臂肌間中隔切除。之後將肘部管支帶和肌腱膜切離，將上臂到前臂剝離的神經移行到皮下或將屈肌旋前肌從內側上髁移行到切離反轉的肌肉層下方。

**圖1　對肘部管症候群的術式**

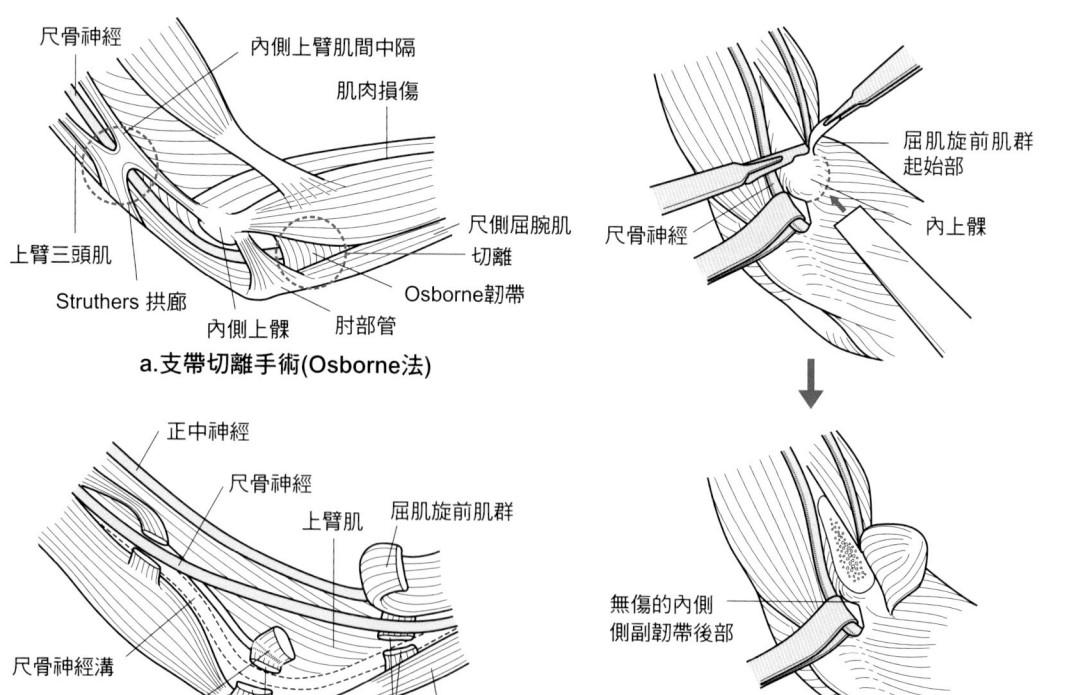

a. 支帶切離手術(Osborne法)

b. 內側上髁切除手術(King法)

c. 尺骨神經前側移行手術

引用改編自文獻1-3) 的變更

## 含肩、手關節的肘關節運動伴隨的尺骨神經的緊張變化

尺骨神經由第8頸神經和第1胸神經的神經纖維所構成，起始於腕神經叢內側神經束，沿著上臂內側部的正中神經和上臂動脈行走。然後沿著內側上臂肌間中隔下降，在肘關節裡具有沿內側上髁行走的特徵。之後，在前臂屈曲，在側屈腕肌和屈指深肌分出部分分枝，並在遠位分出手背枝和掌枝兩個皮枝(圖2)。因此，尺骨神經在肩關節伸展、肘關節屈曲、手關節背屈、橈屈最為緊張(圖3)。反之，在肩關節屈曲、肘關節伸展、手關節掌屈、尺屈最為弛緩。

### 圖2　尺骨神經的解剖學走向

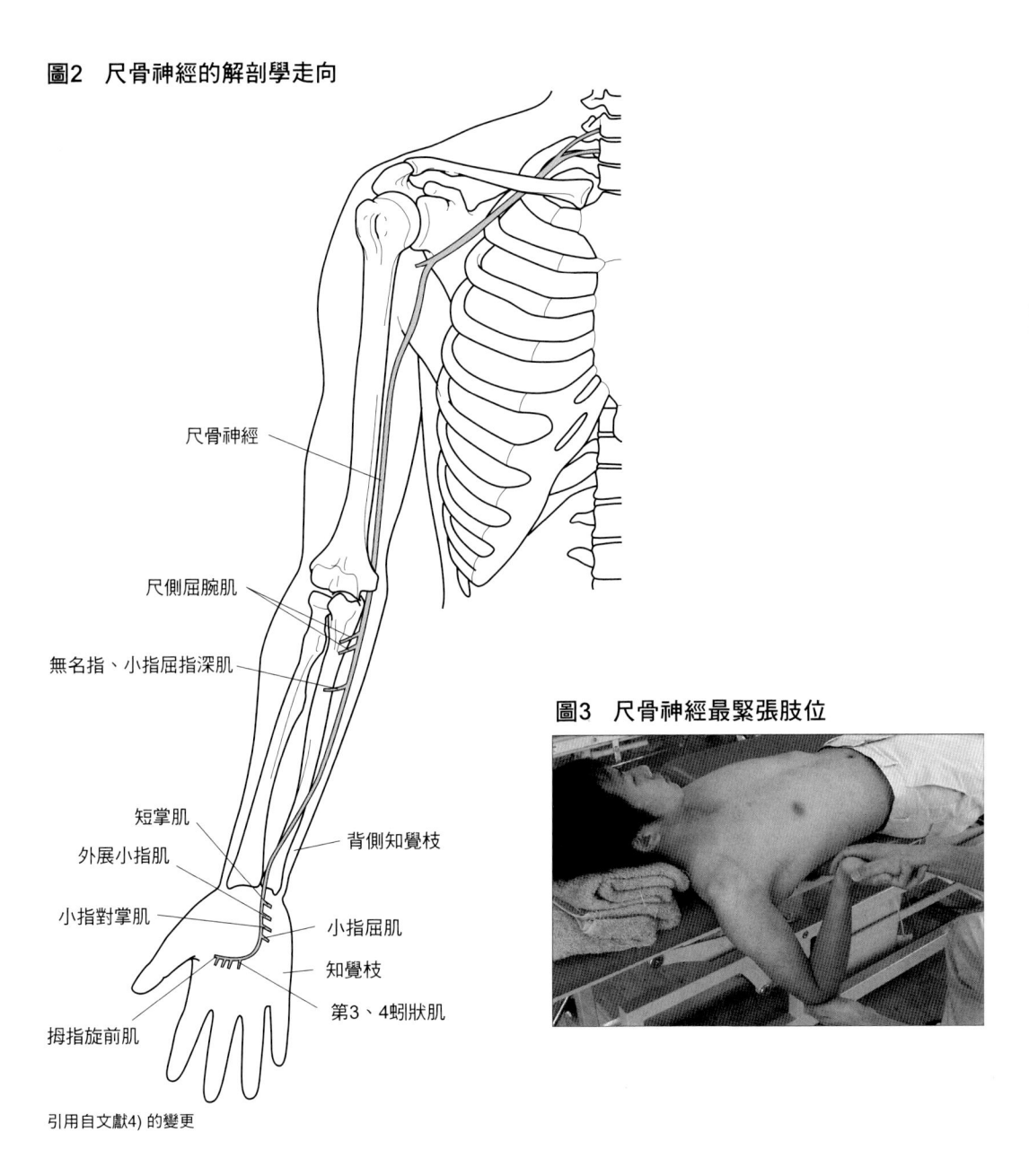

尺骨神經

尺側屈腕肌

無名指、小指屈指深肌

短掌肌

外展小指肌

小指對掌肌

拇指旋前肌

背側知覺枝

小指屈肌

知覺枝

第3、4蚓狀肌

### 圖3　尺骨神經最緊張肢位

引用自文獻4) 的變更

　這是肘關節脫臼骨折(MCL、LCL斷裂、橈骨頭骨折、尺骨鉤狀突起骨折)後，呈現肘部管症候群的症狀。MCL損傷是內側上髁的損傷，利用Mitec G Ⅱ支點修復而LCL是實部損傷，故施行縫合手術。其他的橈骨頭骨折以Herbert小螺釘固定。手術後經過兩週的休養之後開始運動治療。肘關節的可動範圍逐漸獲得改善，但是手術第5週肘關節屈曲80度以上時，尺骨神經周圍有嚴重的疼痛和麻痺。兩週後預定進行尺骨神經剝離和前方移行手術，手術之前，在無神經症狀的範圍內，進行後方支持組織柔軟性的改善。二次手術順利改善可動範圍，約2週神經症狀也消失。二次手術前後必須實施的運動治療要明確，即使是一定的範圍，也要想辦法改善該組織的柔軟性。

◆**病例**

20多歲。無特別的前病例，家族病例。

◆**現在病程**

滑雪受傷。到本院受診被診斷出肘關節脫臼骨折(MCL、LCL韌帶損傷、橈骨頭骨折)。幾天後，對韌帶修復手術和橈骨頭骨折施行Herbert小螺釘固定。經過兩週的休養之後，開始運動治療。

◆**運動治療開始時的檢查結果**

・上臂肌、肱三頭肌、前臂屈肌群(特別是尺側屈腕肌、旋前圓肌、屈指深肌)有明顯的肌肉痙攣。

・手指他動伸展時，前臂他動旋後時嚴重疼痛。

・關節可動範圍(ROM)是肘關節屈曲60度，伸展－40度，前臂旋後45度，旋前60度。

・肘關節後內側的手術創部有皮下組織沾黏，皮膚的滑行性減退。

・尺骨神經的控制範圍有麻痺感，肘部管的深部疼痛徵兆為陽性。

◆**運動治療過程**

**手術**　MCL：用Mitec G Ⅱ支點修復，LCL：縫合手術，橈骨頭骨折：施行Herbert小螺釘內固定。手術後2週無運動治療(休養)。

**手術2週後**　開始運動治療，前臂屈肌群有明顯壓痛、伸展痛。

**圖4　本病例的運動治療**

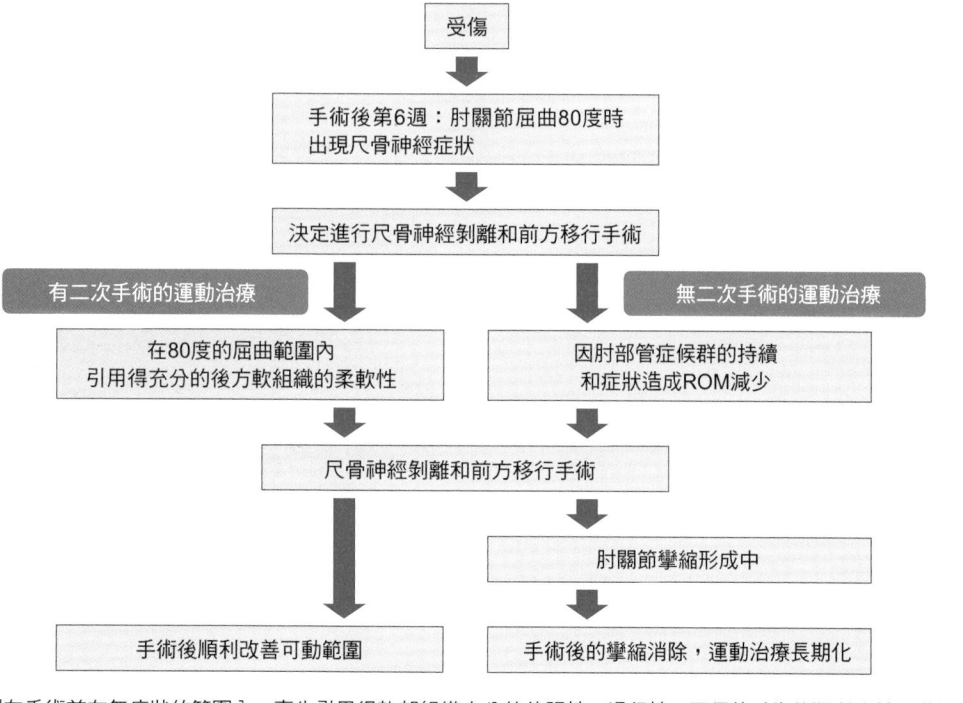

本病例在手術前在無症狀的範圍內，事先引用得軟部組織充分的伸張性、滑行性，可促使手術後順利改善可動範圍。

**運動處方①**：以肘關節主動運動為主的關節可動範圍訓練

**運動處方②**：對前臂屈肌群進行反覆收縮的舒展和選擇性伸展運動。

**手術5週後**　出現尺骨神經症狀。

**運動處方③**：在無疼痛、無麻痺的範圍內進行肱三頭肌、肘關節後方關節囊、MCL後斜索織維(posterior oblique ligament；POL)、皮下組織的伸張性和滑行性的改善。

**手術7週後**　進行尺骨神經剝離和前方移行手術。

**運動處方④**：肱三頭肌的反覆收縮的舒展以及主動輔助運動。

**手術9週後**　尺骨神經症狀消失

**手術11週後**　依照Wheeler的成績判定基準為優，運動治療結束。

●

肘部管症候群多半是變形性肘關節症的骨增殖造成，但也有很多是肘關節周邊外傷的瘢痕所造成。像本病例這樣受傷後呈現肘部管症候群預定二次手術的病例，若在手術之前，在無神經症狀的範圍內，進行後方支持組織柔軟性的改善可以獲得好的手術結果。

## 知識的要點

### 表1　尺骨神經麻痺的理學症狀

| **肘部管症候群** |
| --- |
| ・肘部管的深部疼痛徵兆為陽性和尺骨神經肥厚 |
| ・肘關節屈曲出現疼痛以及手麻痺增強(肘屈曲測試) |
| **尺骨神經管(Guyon管)症候群** |
| ・尺骨神經管的深部疼痛徵兆為陽性 |
| **出現兩種症狀** |
| ・尺骨神經支配肌的麻痺(手掌、手背的無名指尺側一半和小指感覺酥麻) |
| ・小指球肌和骨間肌的肌力減退、肌肉萎縮和伴隨肌肉萎縮的鉤爪手變形 |
| ・尺骨神經範圍的知覺障礙 |
| ・Forment徵候 |
| ・江川症候 |

### 圖5　尺骨神經障礙的解剖學要點

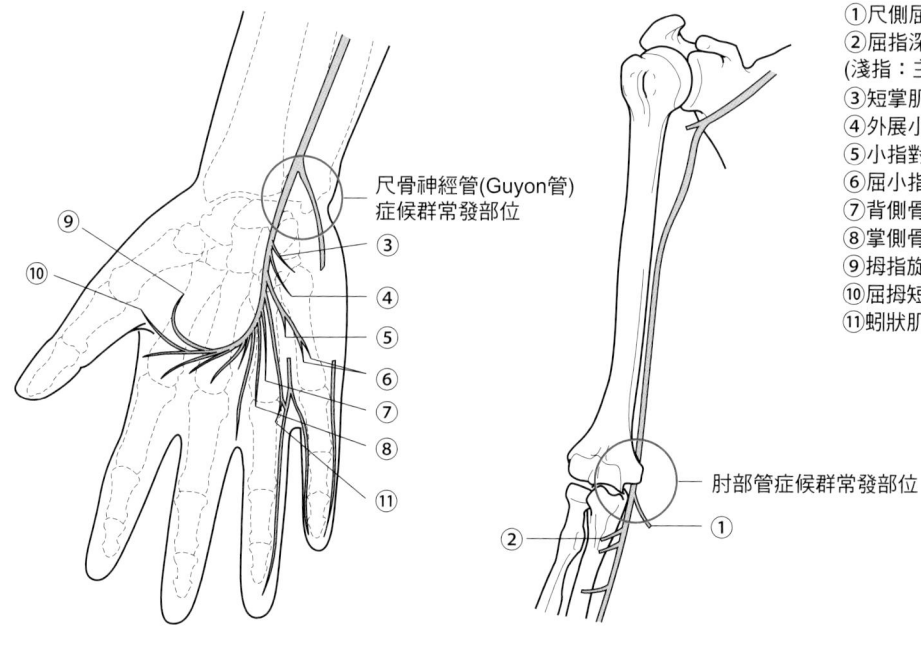

尺骨神經管(Guyon管)症候群常發部位

①尺側屈腕肌
②屈指深肌 (尺側2根)
(淺指：主要為知覺枝)
③短掌肌(深指)
④外展小指肌
⑤小指對掌肌
⑥屈小指短肌
⑦背側骨間肌 (第Ⅰ～Ⅳ)
⑧掌側骨間肌 (第Ⅰ～Ⅲ)
⑨拇指旋前肌
⑩屈拇短肌
⑪蚓狀肌

肘部管症候群常發部位

引用改編自文獻5)

# 18 對撕脫傷(degloving injury)的運動治療

## Check it !

● 撕脫傷不被認定為骨、關節、肌腱的傷害,主要為皮下組織機能障礙。
● 皮膚的表層部位由皮下組織和靜脈系所構成,受傷皮膚的過度伸張壓力和侵害刺激致使使皮下組織、靜脈硬化。需從初期確保皮下組織的柔軟性,減輕皮膚的短縮、皮下沾黏、浮腫。
● 初期確保柔軟關節(supple joint)才能再恢復良好機能。

### 撕脫傷和皮膚生長組織

撕脫傷是因為前臂捲入滾輪或皮帶中,皮膚就像脫手套一般整個脫落的損傷。外傷的治療是利用皮膚縫合或植皮、皮弁進行階段性的皮膚或軟組織的重建。

皮膚生長組織在初期階段是經由母床的組織囊的滲透接受營養供應,之後接受母床的血液供應。皮膚是緊密著於母床,其間不可以有阻礙營養供給的障礙物(空氣或血腫等)。

損傷後的運動治療目的是進行傷口或瘢痕管理,已恢復實用手。手的機能要靠各結合組織個別滑行維持。損傷後的瘢痕組織的形成或沾黏的形是妨礙滑行、致使機能減退的要因。

傷口治癒期間的管理是有計畫的綜合性療程。其經過可分為①出血、凝固期(受傷後數小時),②炎症期(3～5日),③增殖期(4～5日到2～4週),④瘢痕成熟或再形成(2～4週到數年)。

### 圖1　手背的構造

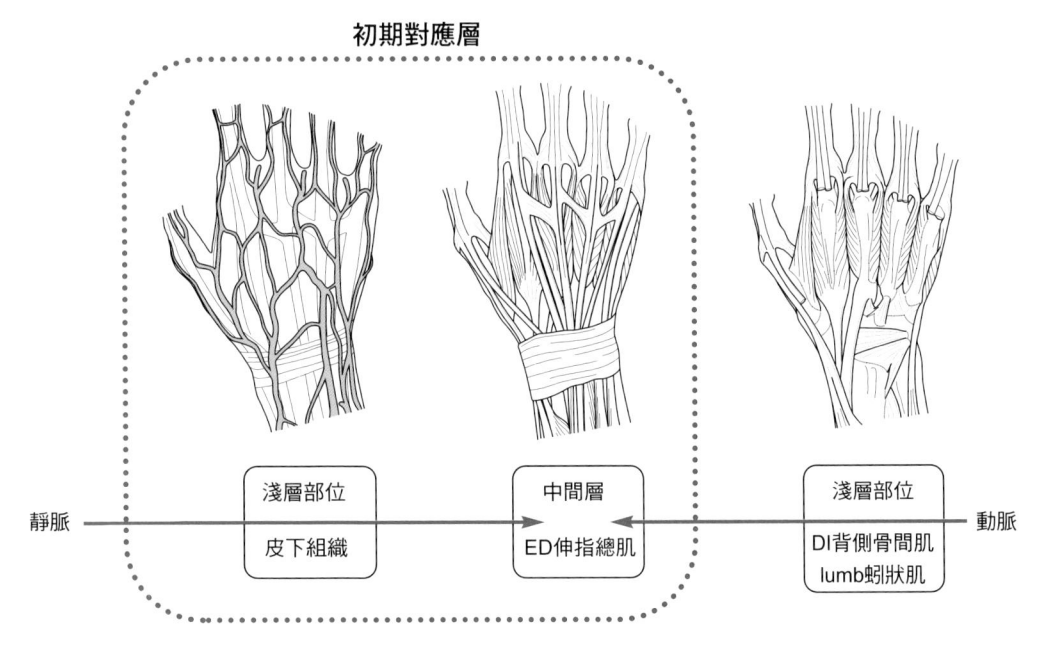

初期對應層

靜脈 ————

| 淺層部位 | 中間層 | 淺層部位 |
|---|---|---|
| 皮下組織 | ED伸指總肌 | DI背側骨間肌 lumb蚓狀肌 |

———— 動脈

撕脱傷後需要注意的要因是皮下組織的柔軟性。從損傷型態來看，這不是骨、關節、肌腱損傷，因此皮下組織的狀態會影響可動範圍限制(圖2)。

手術後會產生的問題有①皮膚的短縮，②皮下沾黏，③浮腫。如何避免這些問題將左右手術的痊癒。筆者將手背構成層分為3層(圖1)。為了避免①②③的問題進行了表層部位和中層部位療程。表層部位由皮下組織和靜脈系構成，受傷皮膚的過度伸張壓力和侵害刺激致使皮下組織，靜脈硬化。靜脈硬化會降低可塑性，結果靜脈還流量減少，產生浮腫。

進行初期療程時需①在皮膚緩和狀態固定(為防止皮下組織的壓力)，②順利誘導位於中間層的伸指總肌(ED)的滑行。筆者是利用固定法進行療程(圖3)，目的在防止皮下組織因為滑動造成的皮下沾黏以及減輕浮腫。

## 知識的要點

### 圖2　手指屈曲伴隨的手背部皮膚伸張以及滑行

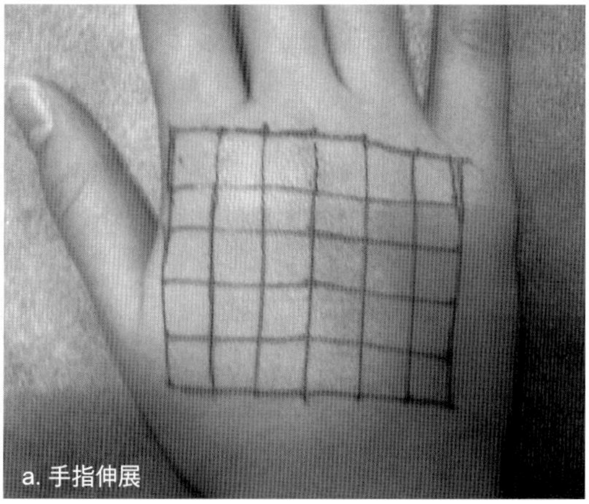

a. 手指伸展

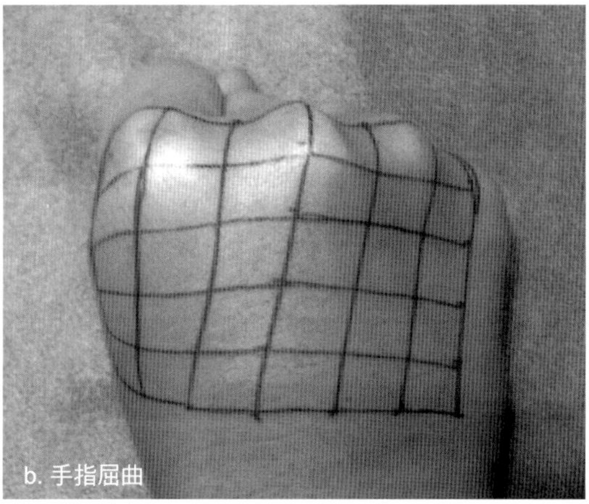

b. 手指屈曲

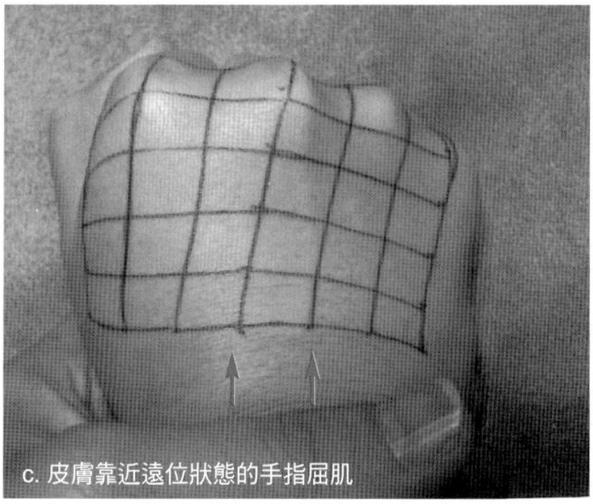

c. 皮膚靠近遠位狀態的手指屈肌

a. 手指伸展，在手背畫上一邊10mm方眼的測定記號。
b. 完全握拳，將手背皮膚拉向長軸和拇指以及小指側進行伸張滑行。要特別注意MP關節部的皮膚變化。
c. 將手背的皮膚從手關節附近向遠位靠，使手指屈曲可減少皮膚的伸張和滑動範圍。減輕浮腫是促成完整皮膚的重要處置。

手關節・手

**Case Study** | **對撕脫傷進行運動治療病例**

　　確保皮下組織的柔軟性可以確保皮膚的伸張性，減輕循環不良造成的浮腫，改善膚色。亦即可以避免撕脫傷後產生的①皮膚的短縮，②皮下沾黏，③浮腫。

　　病例在經過3週後開始運動治療。期間為創部纖維增殖期，因皮膚的可動性減退，循環不良造成膚色不佳以及浮腫嚴重。為了確保皮下組織的柔軟性改善循環不良，進行繃帶固定，結果膚色、浮腫改善的同時，可動範圍限制也獲得改善。隨著創部的治療，為了更加改善可動範圍而製作環狀夾板(圖4)，確保了柔軟關節(supple joint)。

◆病例
20多歲。過往病史，無特別註記。

◆診斷名
右手撕脫傷。

◆現在病程
工作中時手關節～小指捲入滾輪中受傷，當日進行洗創，皮膚縫合手術，無骨折或肌腱、神經損傷。受傷3週後開始運動治療。

## 技術的要點

### 圖3　繃帶固定治療

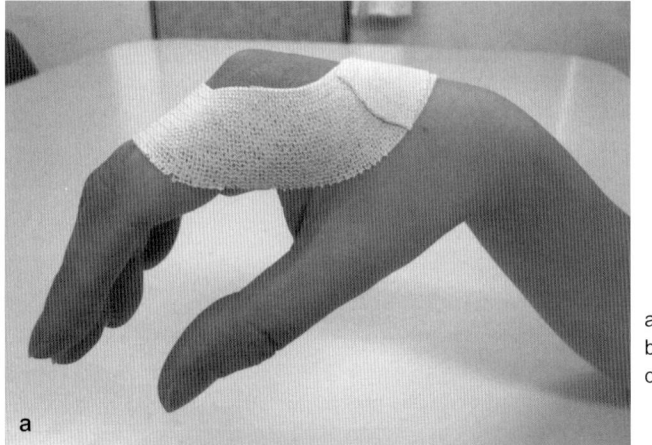

a. 從第2掌骨底向第2基節骨底貼住。
b. 直接向第5基節骨底貼住後回到掌骨底。
c. 伸展時手背的皮膚為鬆弛狀態。在無皮膚組織過渡伸張壓力和侵害刺激下可以誘導ED的滑行。

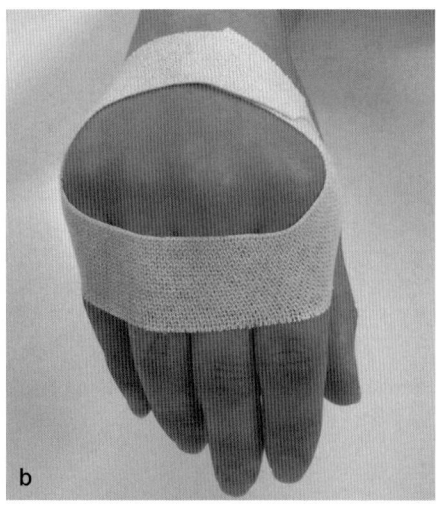

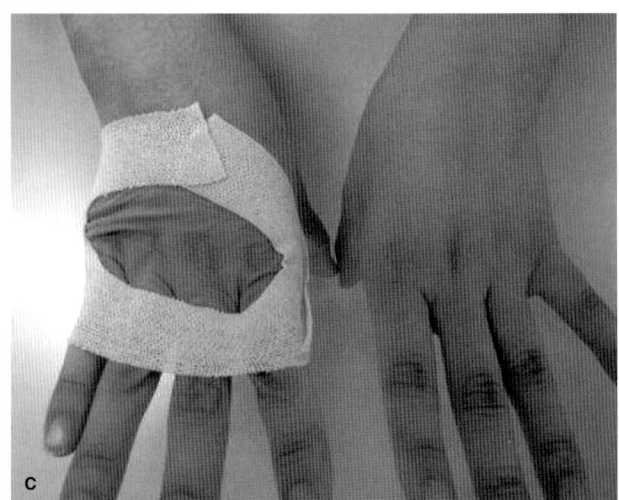

◆運動治療開始時的檢查結果

- 浮腫：手臂到手指明顯
- 關節可動範圍：手關節 掌屈／背屈：35度／15度
- 手指指尖手掌距離(palp-palmar distance；PPD)：2cm(特別是MP關節屈曲不良)
- 有屈曲不全(flexioon lag)
- 對立運動(拇指-小指)：不可
- 知覺：正常
- 握力：左40kg，右無法測定
- 手內肌攣縮測試：陽性

◆運動治療過程

運動治療開始～第3天　進行浮腫管理，為預防沾黏使用繃帶固定(使用Arukea公司的彈力繃帶5.0cm×5m)。

手術後3天～2週　獲得柔軟關節(supple joint)。

運動處方①：製作環狀夾板。

運動處方②：抓物、握物訓練。

2週～5週　手內在肌的治療。

運動處方①：手內在肌伸展。

運動處方②：巧緻動作訓練。

運動處方③：加強肌力。

◆最終評估(運動治療開始5週)

- 創部：有點肥厚，但無可動範圍限制
- 關節可動範圍：沒問題
- 握力：右14kg(健康側比35%)
- 捏力：左8.8kg，右5.0kg
- 內肌攣縮測試：陰性

●

這是受傷後經過3週開始運動治療的病例。沒有進行植皮、皮瓣，只有外科的皮膚縫合。本病例之所以獲得良好結果是因為開始運動治療的初期就確保皮下組織的柔軟性。

### 圖4　環狀夾板

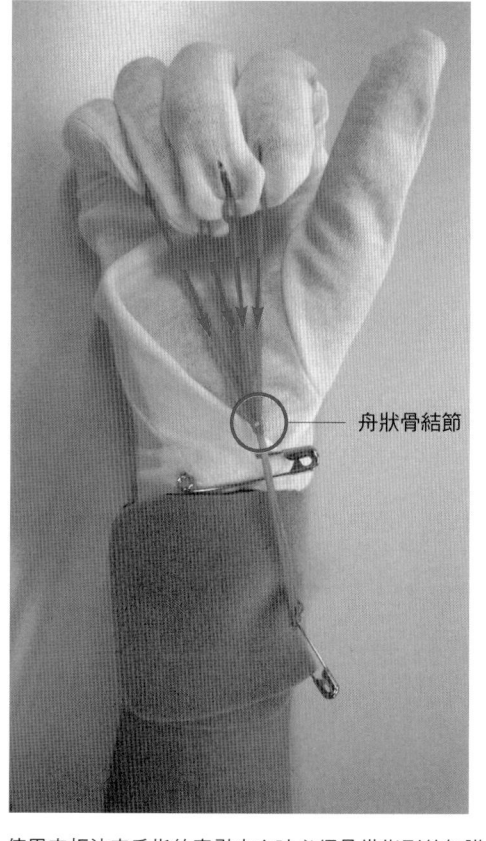

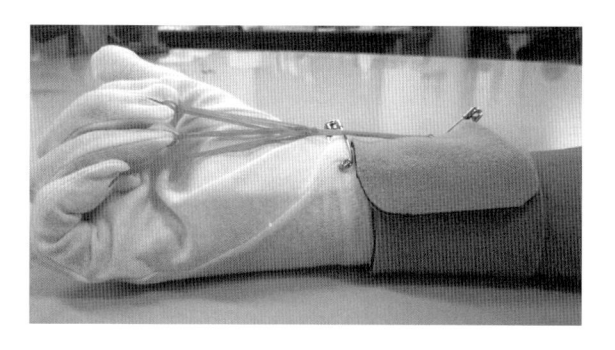

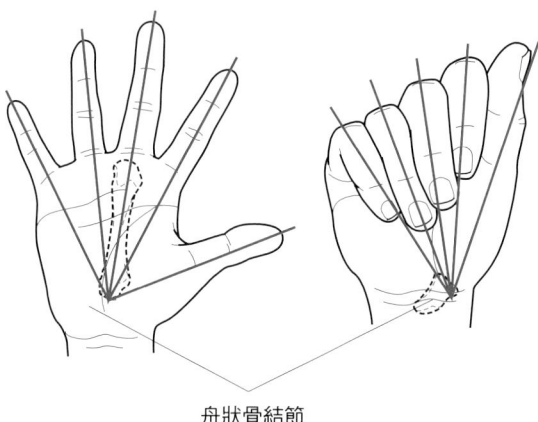

舟狀骨結節

舟狀骨結節

使用夾板決定手指的牽引方向時必須具備指列的知識。手張開時指列集中在中指掌骨底部，而握手時指列集中在舟狀骨結節。若想使用環狀夾板擴大手指屈曲可動範圍時，橡皮筋的牽引方向必須調整到集中於舟狀骨結節。

# 附錄1・2

# 1 對化膿性肩關節炎施行運動治療病例

## 特徵

　　化膿性肩關節炎和股關節以及膝關節相較之下是較少的疾患。發症後要長期進行機能訓練，正確的整型外科治療和時期關係日後的肩關節機能。

　　化膿性肩關節炎伴隨激烈疼痛，同時關節運動嚴重受限。此外，可能因為化膿性囊滲出液的阻塞造成病發性的脫臼，需做整型外科治療。慢性期多半是嚴重的關節纖維化或肉芽組織纖維化或骨性僵硬。運動治療在初期治療後開始施行，但要隨時注意炎症變化訊息。

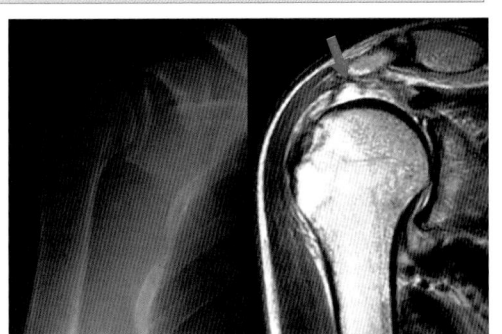

## 病例

　　60多歲。因右肩關節痛到附近醫院就診，施行關節腔注射，3天後肩關節痛加劇。

　　CRP值為34.6，從X光片判斷可能有化膿性肩關節炎，排膿後保留排出口，繼續灌流。手術時發現有不良芽肉和滑膜增生。檢查出有黃色葡萄桿菌，被診斷為右肩化膿性關節炎。

　　經過手術後2週的灌流排膿的培養生檢結果，檢查出黃色葡萄桿菌已經陰性化。手術後第3週開始進行運動治療。右肩關節有嚴重的疼痛、腫脹、發熱以及肩關節周圍肌的壓痛。為了維持肩關節的可動範圍施行彎身運動(stooping ex)，但因疼痛關節可動範圍沒有獲得改善，因此改變治療方針。從手術第4週開始利用滑車運動器進行持續牽引治療。其方法是在背臥位從前臂部使用高速軌道牽引。在肩胛骨面上以無疼痛的上舉位向肱骨長軸方向以3kg的負荷持續牽引15分鐘。

　　手術8週時炎症已經鎮定化為CRP0.2，關節可動範圍已改善到屈曲150度，外旋65度。之後，逐漸加長牽引時間，配合牽引中的疼痛減少和軟組織伸張性的改善增加上舉角度。手術後5個月時改善到屈曲170度，外旋75度，JOA score為92分。

◆ 運用的知識、技術、準則

◎ 肩關節囊韌帶肢位別的緊張變化 ⇒
　・肩8／圖2(p.31) ・肩18／圖4(p.72)
◎ 藉由肩胛骨的操作改善攣縮 ⇒
　・肩10／圖6(p.40)
◎ stooping ex ⇒
　・肩10／圖8(p.41) ・肩11／圖3(p.44)

◆ 小建議

　　在關節內壓上升的狀態進行關節操作，容易引發疼痛並妨礙運動治療的進行。排除關節運動的狀態下進行持續牽引的運動治療，有排除關節內壓的作用且不容易產生疼痛。

●相關疾患・類似術式
　五十肩(frozen shoulder)，各種肩關節手術後的攣縮

# 2 對關節風濕肩施行人工骨頭更換手術病例

## 特徵

　　關節風濕肩(RA)約60%有肩關節痛。隨著RA病狀的惡化，骨的損壞和軟組織的變性逐漸加劇，肩關節機能逐漸退化的病例很多。

　　近年來為了減輕RA肩的疼痛和機能改善，施行人工骨頭更換手術的例子變多了。人工骨頭更換手術獲得良好的肩關節機能的條件是大、小結節的完全固定和腱板的狀態良好。因此在進行手術後的初期運動治療時要注意腱板肌的突發性收縮和激烈的伸張。

## 病例

　　50多歲。約從3年前開始出現右肩關節疼痛，被診斷為RA肩。為Steinbrocker病期分類的階段Ⅲ，機能分類為Ⅱ級。之後有急速的關節囊、肩峰以及骨頭的骨破壞，隨著激烈的疼痛，關節可動範圍受限，故施行人工骨頭更換手術。

　　手術中，獲得完整的腱板機能。桿管的固定性以及桿管和大、小結節的連結良好。

　　手術後第2天在裝置外展矯具下開始運動治療。全上肢有浮腫，使用彈性繃帶從手指向肩關節輕微壓迫並且進行肘和手關節的主動運動。手術3天後在肩胛骨面90度上舉位以徒手固定肩關節，向肩胛骨的內旋後方向進行他動以及主動輔助運動，以維持肩胛胸廓關節的機能。手術4天後開始以他動運動開始肩胛骨面

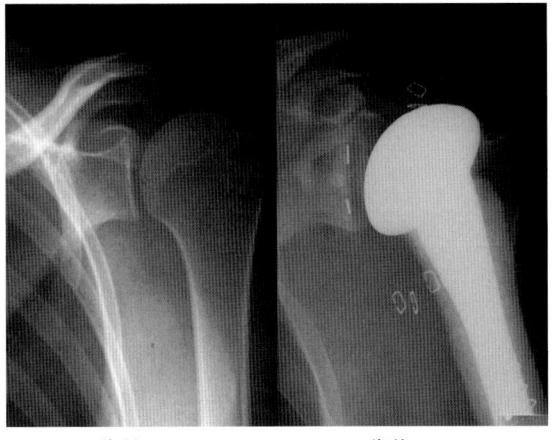

術前　　　　　　　　術後

的上舉，手術後2週開始在上舉130度且無疼痛的範圍進行主動輔助運動。從手術後第3週開始外展矯具變更為45度，實施肩峰下滑動組織的改善以及棘上肌、肩關節複合體的肌力強化。手術後第4週開始積極增加關節可動範圍訓練和腱板肌等的肌力訓練，他動運動可維持在上舉160度。手術後經過12週，主動屈曲為160度，外旋45度，患者甚表滿意。

◆運用的知識、技術、準則
◎肩胛胸廓關節的操作
・肩3／圖4(p.12)　・肩15／圖8(p.61)
・肩20／圖3(p.80)　・肩21／圖6(p.85)
◎注重腱板固定強度的操作
・肩13／圖4(p.52)，　圖5(p.53)

◆小建議
　　在進行手術後初期的運動治療時，要注意腱板肌的收縮和伸張的牽引力不要過度影響連接處的大、小結節。選擇的運動方式(主動、主動輔助以及他動運動)要注意組織的修復。特別是初期的治療，加速內收伴隨的過度緊張和肌腱板的反射性收縮具有危險性，治療師確切的徒手操作很重要。

●相關疾患・類似術式
變形性肩關節症，肱骨頸部骨折，肱骨骨頭壞死

附錄 1

# 3 對多方向性肩關節不穩定症施行 thermal capsular shrinkage病例

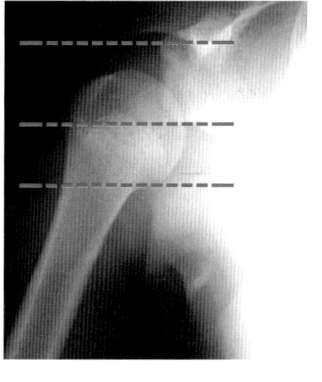

## 特徵

多方向性肩關節不穩定症具有2個方向的不穩定性，其要因有關節囊的鬆弛、關節盂唇的分離、關節上臂韌帶的分離以及轉軸肌的擴大，其障礙範圍很大。對這樣的疾患只靠Bankart法的部分修復手術還不夠，要選擇使關節整個容量縮小的thermal capsular shrinkage(熱收縮術)法。

thermal capsular shrinkage是將關節鏡下鬆弛的關節囊加熱使之縮小，減少關節囊內的容量，使關節穩定化的方法。本法的特徵是①低侵襲性，②可對應所有的關節不穩定性，③ROM限制少，④可以早點重返職場等。而缺點是①手術的適應基準不明確，②長期成果不明，③熱凝固的深度和加熱後關節囊的強度不明，④腋盂神經損傷等。

## 病例

10歲左右。棒球外野手。半年前，遠投時感覺右肩關節前面疼痛，到附近醫院就診，被診斷出右肩關節半脫臼。之後，疼痛和關節可動範圍限制影響日常生活，3個月後進行手術。

依照肩關節不穩定評估，認為在下垂位有向前後方向搖動和鎖位溝現象(sulcus sign)。從X光片得知骨頭下降率在負荷5kg時下降53%(圖)，遠藤的分類為Ⅱ型。從關節影像中可發現肩關節中間、內・外旋位有關節囊鬆弛。把右肩關節窩看作時鐘，使用熱收縮術將1～6點和8～10點的關節囊縮小(圖)。

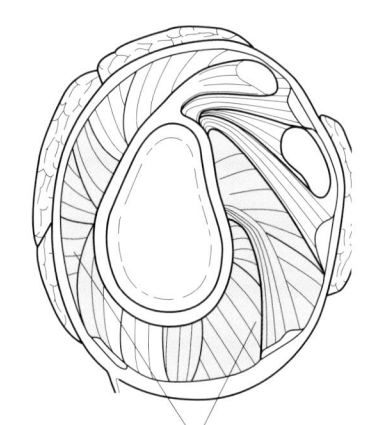

關節囊加熱範圍

手術後以三角巾固定，手術1週後開始運動治療。為了維持肩胛帶機能在肩關節下垂位進行肩胛骨內旋後，上舉以及下制方向的他動以及抵抗運動。手術2週後開始在肩胛骨面軀幹45度屈曲位施行stooping ex。此外，作為肩腱板肌群的肌力強化訓練，在肩胛骨面30度外展位進行對抗各種運動方向的等尺性收縮訓練。手術後4週他動屈曲可到160度，訓練日常生活中手不可以上舉超過視線高度，上肢對外的動作要保持正面狀態並在視野範圍內進行。手術後7週時最終可動範圍雖已經穩定，但是限制下垂位和外展位過度外旋的動作。手術後9週時，肩關節可動範圍已經無限制，之後再繼續肌力訓練，手術6個月後完全可以重返球場。

---

◆運用的知識、技術、準則

◎肩胛胸廓關節的操作 ⇒
・肩3／圖4(p.12) ・肩15／圖8(p.61)
・肩20／圖3(p.80) ・肩21／圖6(p.85)
◎stooping ex ⇒
・肩10／圖8(p.41) ・肩11／圖3(p.44)，
　圖4(p.45)
・肩13／圖4(p.52) ・肩24／圖4(p.96)
◎肩關節複合體的肌力訓練 ⇒
・肩13／圖5(p.53) ・肩15／圖8(p.61)，
　圖9(p.61)，　圖10(p.61) ・肩20／圖4(p.81)

◆小建議

用thermal capsular shrinkage將鬆弛的關節囊加熱使之縮小，到重建關節囊機能需要2～6週的時間，如果有急速關節可動範圍擴大的情形，要和主治醫師商量稍微做控制。在進行初期的運動治療時要顧慮關節囊機能的重建，在進行肩關節周圍肌的肌力維持及強化時，被縮小的關節囊要在無伸張肢位中進行等尺性收縮訓練。

---

●相關疾患・類似術式
　胸廓出口症候群，投球障礙肩

# 4 對反覆性肩關節半脫臼施行Bankart修復手術病例

## 特徵

反覆性肩關節半脫臼是指初次脫臼後，因為輕微外傷造成反覆脫臼或半脫臼的不穩定症。前下方關節盂唇以及盂肱韌帶缺陷是其病狀，多半呈現所謂的班卡氏病變(Bankart lesion)。因為班卡氏病變造成關節內壓減少或對分佈於關節盂唇、關節囊的末梢神經的刺激減弱，抑制反射性肌收縮使其不穩定性加劇。因此修復關節盂唇以及盂肱韌帶的Bankart修復手術(圖)是可以連帶修復其他穩定組織的術式。

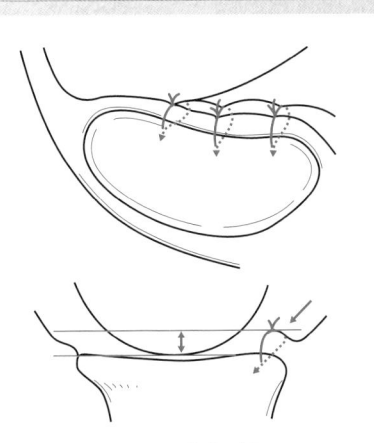

Bankart修復手術

## 特徵

30多歲。高中時期因為從事柔道運動，導致左肩關節脫臼反覆10多次。

手術前的評估為關節可動範圍無明顯限制，MMT是三角肌5、腱板肌群3、上斜方肌中‧下纖維3。肩關節的不穩定性是下垂位向前動搖和有鎖位溝現象(sulcus sign)。而在X光片上中可發覺有凹陷(Hill-sachs lesion)和班卡氏病變(Bankart lesion)(圖)。

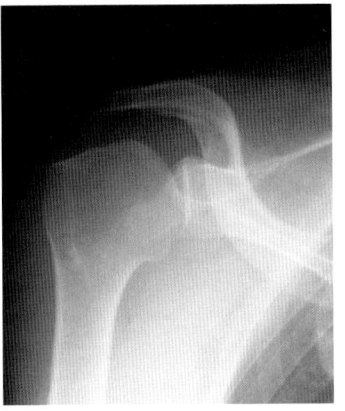

手術是以關節鏡施行Bankart修復手術，手術次日開始運動治療。肩胛帶的療程是進行上肢下垂位的內收、外展運動，以主動輔助以及抵抗運動進行上舉、下制運動。手術1週後開始在肩胛骨面到前方進行stooping ex以及對腱板肌群的肌力強化訓練。手術3週後肩胛骨面到前方的上舉範圍擴大了。之後在可動範圍內利用球或棍棒進行肩關節複合體的機能訓練。手術3週後增加前下方關節囊的伸張訓練。手術後5週開始進行各運動方向的最終範圍的攣縮改善和腱板肌群、三角肌以及肩胛骨固定肌平衡的肌力強化訓練。手術後10週時，關節可動範圍已無限制，前方的不穩定也消失。而且肩關節脫臼的不穩定也消失，手術6個月後重返柔道場。

- - - - - - - - - - - - - - - - - - - - - - - - - - - - - - - - - - -

### ◆運用的知識、技術、準則
◎stooping ex
・肩10／圖6(p.40)・圖8(p.41)
・肩11／ 圖3(p.44) ・肩13／圖4(p.52)
・肩24／ 圖4(p.96)
◎肩胛下肌的操作 ⇒
・肩8／圖4(p.33)
・肩24／圖4(p.96)
◎肩胛胸廓關節的操作 ⇒
・肩15／圖8(p.61)， 圖9(p.61)， 圖10(p.61)
・肩20／圖3(p.80)，圖4(p.81) ・肩21／圖6(p.85)
◎肩關節不穩定組織 ⇒
・肩8／圖2(p.31) ・肩13／圖3(p.51)
・肩15／圖5(p.59)， 圖6(p.59)， 圖7(p.59)

### ◆小建議
關節鏡施行Bankart修復手術後的初期治療對前下方的關節囊不要過度伸張，限制在肩胛骨面到後方範圍的上舉運動是很重要的。此外在修復組織穩定之後開始要與攣縮改善一起進行腱板肌群動的穩定組織的改善。雖然重返賽場需要6個月的時間，但隨著包括肩關節的全身機能的復原也需要提高競技的技巧。

---

### ●相關疾患‧類似術式
肩關節前方脫臼、SLAP lesion、肩關節不穩定症

# 肱骨頸部骨折延遲癒合病例

## 特徵

肱骨外科頸骨折是肱骨頸部骨折中高齡者發生頻率最高的骨折。一般都施行保存療法，但是若因為脫位整復後無法持久時，就得要手術。骨接合手術多半使用交叉鋼釘(Rush pin)、弓形鋼釘(Enderpin)進行髓內釘固定，如果擔心其固定性，可加綁鋼線(在棘上肌腱或肩胛下肌腱綁軟鋼線固定)。

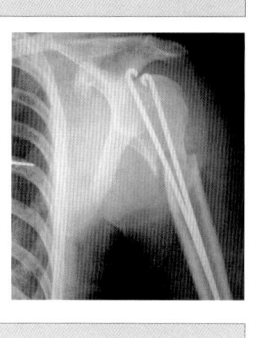

## 病例

50多歲。診斷名為左肱骨外科頸骨折(Neer分類2parts)。在自家跌倒受傷。受傷9天後使用2根交叉鋼釘(Rush pin)施行髓內釘法。手術2天後開始運動治療，但產生肩峰下夾擊，手術5週拔除1根交叉鋼釘。之後疼痛加劇，可動範圍也無法擴大，故在手術後12週轉到本院進行運動治療。從X光片得知骨無癒合，禁止回旋運動。靜態時無疼痛，但做肩屈曲、外展、水平內收時有動態時痛。關節可動範圍(ROM)為肩關節屈曲110度，外展80度，水平內收100度。因骨無癒合故關節可動範圍訓練為他動運動，上肢的操作不是為了改善ROM，而是從①stooping ex，②使用升降床在固定上肢的狀態開始操作肩胛骨，在極力減少骨折部的機械性壓力下，擴大肩胛肱關節的可動範圍。手術19週後，屈曲為145度。因X光片中發現有假骨形成，故從該時期開始主動運動。手術22週開始允許回旋運動，手術22週後出院。

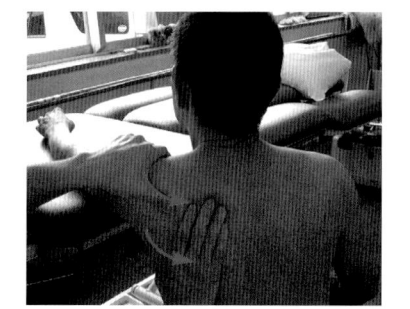

### 上肢固定下的肩胛肱關節的關節可動範圍訓練
患者上肢放在升降床，治療師用左手夾住鎖骨和肩胛棘固定，用右手邊抓住肩胛骨下角的內側緣和外側緣邊將肩胛骨內收，向下方回旋方向進行他動運動。

◆運用的知識、技術、準則

◎stooping ex
・肩10／圖6(p.40)，圖8(p.41)
・肩11／圖3(p.44)

◎上肢固定下的肩胛骨操作 ⇒
・肩10／圖6(p.40)，圖7(p.40)，圖8(p.41)
・肩11／圖4(p.45)

◎Neer分類 ⇒
・肩10／圖1(p.38)

◆小建議

因鋼釘關係拔除1根鋼釘，在骨無癒合狀態下就隨便進行運動治療，反而使得疼痛加劇，造成骨折部的反覆壓力，結果呈現明顯的關節攣縮，因此要注意骨折部的壓力。因擴大肩胛肱關節的可動範圍很重要，其方法不是使上肢移動而是在上肢固定下增加肩胛骨的內收、下方回旋操作。而且，這樣可以減輕患者的恐懼感，有控制防禦性收縮的作用。

●相關疾患・類似術式
肱骨骨幹部骨折，人工骨頭更換手術

# 6 肱骨頸骨部骨折後產生夜間痛病例

## 特徵

　　肩關節疾患、外傷後的夜間痛會引發日常的痛苦和睡眠障礙。夜間痛的原因可能是肩峰下壓上升，造成包括肩峰下滑行組織的上方支持組織的炎症或攣縮的要因。肩關節周圍炎患者的報告中常見有夜間痛，不過肱骨頸骨部骨折或其他上肢外傷後，肩關節如果有攣縮也需注意夜間痛。X光片中大結節若呈現縱切型骨折，可能是受傷時肱骨的軸壓很大，大結節衝撞到肩峰，造成肩峰下滑行組織損傷。有可能因為沾黏發生夜間痛。

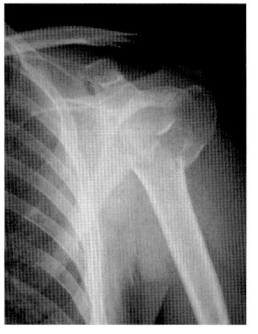

## 病例

　　30多歲。診斷名為左肱骨頸部骨折(Neer分類IV型3parts)。騎腳踏車受傷，選擇保存療法治療。受傷58天後開始約2星期的運動治療。初回的主動關節可動範圍為肩關節屈曲90度，外展40度，第1肢位外旋15度，內收0度。肩胛骨固定下的內收可動範圍為－20度(圖)。在背側位的上肢無法放置在體側，受傷後的晚上因為夜間痛而醒來數次。棘上肌、肩胛下肌等有壓痛和痙攣。受傷後8週時上方支持組織的攣縮以及肩峰下滑液囊和腱板肌群(rotator cuff)的沾黏造成肩峰下壓上升是夜間痛的原因。為了要降低肩峰下壓進行棘上肌的反覆收縮，進行從肩峰將大結節拉出的操作。受傷後第105天(第10次治療)時夜間痛完全消失。之後也繼續進行肌肉的舒展和各軟組織的伸展等，受傷後第229天時，屈曲165度，外展160度，外旋60度，結帶T10，JOA score為95分，運動治療結束。(JOA score：為日本整型外科協會肩關節疾患治療成績判定基準)

### ◆運用的知識、技術、準則
◎肩峰下滑行機能的改善　⇒
　　・肩9／圖2(p.35)　・圖3(p.35), 圖4(p.36)
　　・肩18／圖7(p.73)　・肩19／圖7(p.77)
◎腱板肌群的反覆收縮　⇒
　　・肩3／圖5(p.13)　・肩8／圖4(p.33)
　　・肩9／圖4(p.36)　・肩19／圖7(p.77)
◎上方組織的攣縮改善　⇒
　　・肩14／圖4(p.57)　・肩18／圖6(p.73)
◎Neer分類　⇒
　　・肩10／圖1(p.38)

### 肩胛骨下方回旋時外表上的內收和肩胛骨固定時的內收限制

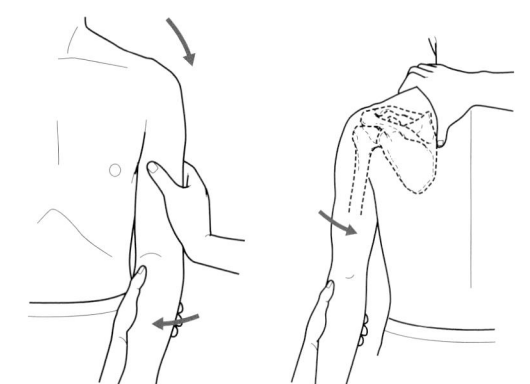

肩胛骨下方回旋時　　　　肩胛骨固定時
外表上的肩關節內收角度　實際上的肩關節內收角度

### ◆小建議
　　肩關節疾患、外傷後的夜間痛的臨床症狀有結帶動作的限制，下垂位外旋的限制，X光片中可見臼蓋肱骨間角度(GHA)增加，亦即有肩胛骨下方回旋位。雖然肩胛骨可替代外表上的肩關節回收，但是肩胛骨固定下有限制是不能忽視的。

---

●相關疾患‧類似術式

　　腱板炎，肩峰下滑液囊炎，五十肩

# 對攣縮肩施行關節鏡全周性關節囊切離手術病例

## 特徵

關節鏡關節囊切離手術是針對因為攣縮且長期施行保存療法也沒有效果的病例，為了擴大肩關節的可動範圍和減輕疼痛而施行的手術。非微創的修復手術有時會產生骨折或神經損傷等合併症，而微創的修復手術侵襲大，會有二次攣縮的問題。關節鏡的修復手術比起其他的方法更需要熟練的技術，但侵襲少，可安全確保可動範圍，加上隔天就可以施行運動治療，因此成為對肩關節攣縮手術治療的主流。

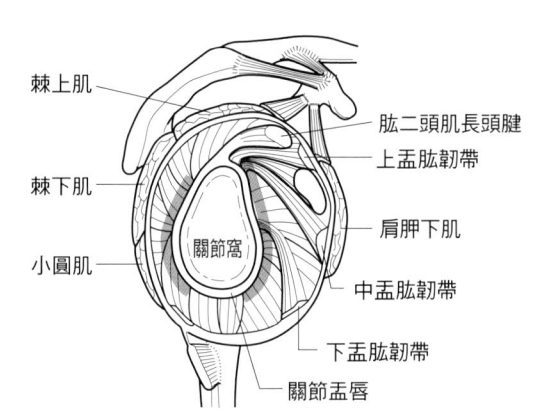

棘上肌
肱二頭肌長頭腱
上盂肱韌帶
棘下肌
肩胛下肌
關節窩
小圓肌
中盂肱韌帶
下盂肱韌帶
關節盂唇

▨ 本病例的關節囊切離範圍

## 病例

40多歲。診斷名為右肩腱板部分斷裂後的關節攣縮。雖然在他院、本院各進行4個月的運動治療，但肩關節主動屈曲為100度，結帶範圍為薦骨上部，JAO score為57分，並沒有獲得充分的改善，因此在他院施行關節鏡切離手術。將轉肌袖(rotator interval)縱切，將右肩1點～5點和7點～11點的關節囊切離。手術中可動範圍為屈曲160度。手術2週後出院，隔天在本院重新開始運動治療。此時關節可動範圍(ROM)為他動屈曲135度，主動屈曲95度，結帶範圍為第2薦椎。腱板肌群有壓痛和痙攣、靜態時痛、動態時痛、夜間痛。對腱板肌群進行反覆性收縮的肌肉舒展和伸展，手術4週後，他動屈曲改善為160度。之後，配合肩關節動態支持組織的特性進行低負荷、高頻度的腱板肌群和肩胛骨固定肌的肌肉活動。手術40週後，主動屈曲為165度，主動外展為160度、結帶為第10胸椎，JAO score為99分，可以進攻球員身份復出，參加娛樂性排球賽。
(JOA score：為日本整型外科協會肩關節疾患治療成績判定基準)

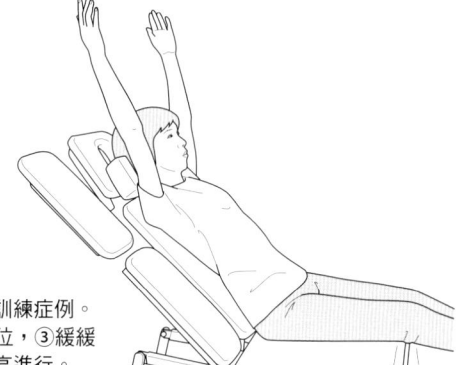

使用升降床保持階段性上舉位的訓練症例。
①挽手上舉，②手分開保持上舉位，③緩緩放下，如果無疼痛可以將床再調高進行。

◆ 運用的知識、技術、準則

◎腱板肌群的反覆收縮 ⇒
　・肩3／圖5(p.13)　・肩8／圖4(p.33)
　・肩9／圖4(p.36)　・肩19／圖7(p.77)
◎肩胛骨固定化的肩胛肱關節的操作 ⇒
　・肩5／圖3(p.20)，圖4(p.21)
　・肩28／圖4(p.112)，圖5(p.112)，
　　　　圖6(p.113)，圖7(p.113)
◎肩關節攣縮的評估 ⇒
　・肩8／圖2(p.31)　・肩18／圖4(p.72)
　・肩10／圖3(p.39)，圖4(p.39)

◆ 小建議

關節囊切離手術後的最大目的是防止二次沾黏，但是對於「關節已經攣縮」喪失靜態性支持的肩胛肱關節，透過腱板肌群和肩胛骨固定肌獲得動態性的支持也是重點之一。在①正常的運動軌跡，②低負荷、高頻率，③初期不要求保持上肢重量的條件下促使肌肉活動很重要。

● 相關疾患・類似術式
　五十肩(frozen shulder)，各種肩關節手術後攣縮

# **8** 神經痛性肌萎縮症病例

## 特徵

神經痛性肌萎縮症(neuralgic amyotrophy)是呈現痛性肩關節機能障礙的疾患之一，在激烈又嚴重的頸肩腕部疼痛(數日～數週)後會產生肌萎縮(三角肌、棘上肌、棘下肌、前鋸肌等)，約有30％的病例為翼狀肩胛。發生在各種年齡層(青春期～老年期，罹患率1.6人／10萬人／年)，病因不明但有呼吸器官感染症的報告，其病變部位為腕神經叢。血液、尿、腦脊髓無特別異常，但有脫神經現象的電氣生理學的症狀，不過運動性神經傳導速度多半正常。治療結果也多半良好，很多病例6個月以內恢復，3年內90％以上可以恢復。

## 病例

70多歲。兩上肢有頸、肩的突發性擴散痛，上肢無法上舉。發症約4週後隨著發燒症狀加劇，疑似有neuralgic amyotrophy，為了仔細檢查治療而到本院入院。住院後第2天開始運動治療，關節可動範圍(ROM：( )內為主動)為肩關節屈曲50度(10度)／80度(10度)，外展70度(30度)／90度(35度)的限制，進行上肢運動時有激烈的疼痛和靜態痛。兩肩胛內側有點肌萎縮，且兩上肢都有肌肉的防衛性收縮。該時期的運動治療，為了維持並改善肩胛肱關節的ROM進行stooping ex，促使疼痛緩和。為了避免誘發無謂的疼痛，助長二次障礙(CRPS等)，進行使用吊環(sling)除重力下的肩關節水平內外轉反覆運動。疼痛慢慢減輕，ROM也改善，運動治療進行2週後靜態痛消失。從住院約4週開始注射類固醇，可使嚴重的疼痛和炎症消失，進入抗重力下的腱板訓練和使用橡皮巾等的低負荷抵抗運動。運動治療開始7週後，關節可動範圍為肩關節屈曲145度(120度)／145度(110度)，外展115度(110度)/120度(100度)，ROM幾乎恢復到受傷前，疼痛消失的同時日常生活也無障礙，運動治療結束。其間並沒有施行強制性的關節可動範圍訓練。

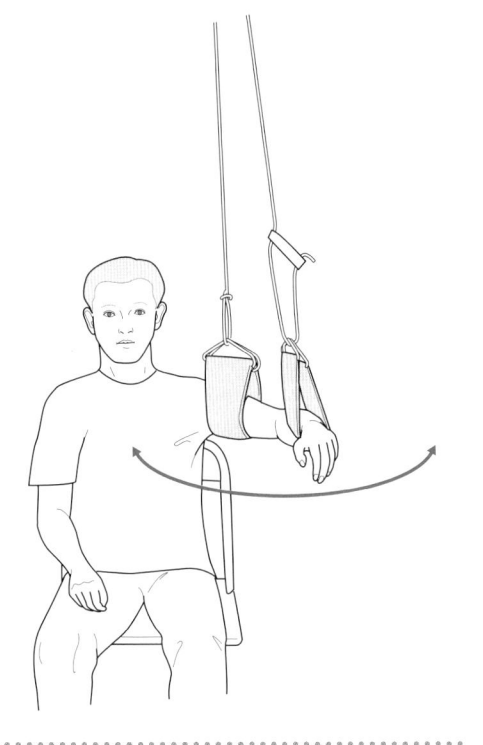

◆ **運用的知識、技術、準則**

◎腱板肌群的反覆收縮 ⇒
 ・肩3／圖4(p.12)，圖8／圖4(p.33)
 ・肩11／圖3(p.44) ・肩19／圖7(p.77)
 ・肩28／圖4(p.112)，圖5(p.112)，
      圖6(p.113)，圖7(p.113)
◎stooping ex
 ・肩10／圖6(p.40)，圖8(p.41)
◎腱板訓練 ⇒
 ・肩4／圖4(p.16)，圖5(p.17)
 ・肩21／圖4(p.83)

◆ **小建議**

疼痛激烈時要小心進行運動治療，無謂的疼痛會誘發肌肉的防衛性收縮，助長CRPS等二次障礙。需配合疼痛程度和恢復狀態進行負荷量調節以及方法。

如果有原因不明的激烈疼痛，肌肉萎縮可能為本病例，需和醫師商量進行檢查確認病症。

● **相關疾患・類似術式**

頸椎症性肌萎縮症，腋盂神經麻痺，腱板損傷，脊髓空洞症。

附
錄
1

# 施行伸食指肌腱移行手術的伸拇長肌腱斷裂病例

## 特徵

　　伸拇長肌腱多半是外傷或橈骨遠位端骨折後，因為風濕症等造成斷裂。以固有伸食指肌腱為力源的肌腱移行手術為其標準的手術方法，固定期間通常為2～3星期。本病例將心臟外科使用的聚脂補釘在伸肌腱縫合時作為補強器材使用，施行肌腱移行手術(圖)。這種縫合法和一般編織縫合法相較約可以支撐1.7倍(約8kg)的最大斷裂強度。只有在夜間使用固定板固定，手術後隔天才可以開始運動治療。

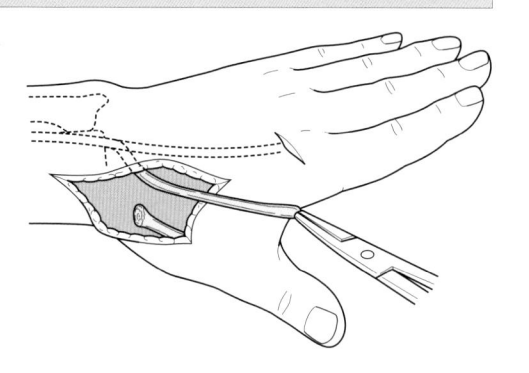

將伸食指肌腱切離，通過伸指總肌腱下方、橈側伸腕肌腱上方拉出。

## 病例

　　40多歲。診斷名為伸拇長肌腱斷裂。在搬運重物作業時皮下斷裂。7日後施行本法。在肌腱使用0.25mm的聚脂補釘作為補強器材，用編織縫合縫三次。手術後隔天開始運動治療。到手術後3週內進行浮腫管理和手關節背屈(拇指伸展位的拇指IP‧MP‧CM關節他動運動)，手關節中間位的拇指IP關節主動伸展運動。作為肌腱移行後的運動學習，試過食指的伸展和拇指的伸展的混合練習，結果本病例無混亂現象。手術3週後開始拇指伸展位的手關節掌屈運動。手術8週後開始輕量作業，禁止手關節和拇指的最大屈曲位的重力工作。手術12週就重返職場，運動治療終了。主動關節可動範圍總和的健康側比(%TAM)為85%(good)，伸拇肌腱機能度為89%，徒手肌力測試(MMT)拇指和食指的伸展為4，有輕微伸展不全。

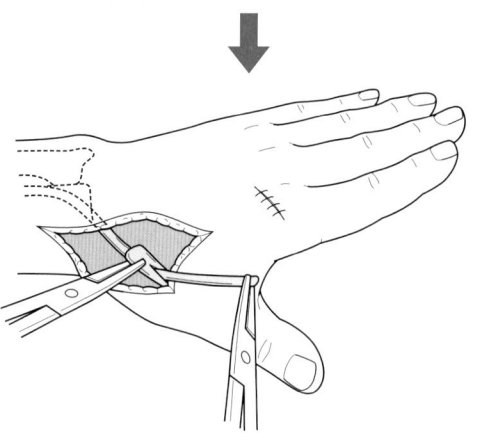

將伸拇肌腱和拉出的伸食指肌腱編織縫合。

◆ **運用的知識、技術、準則**

◎肌腱損傷的基礎知識　⇒
　‧手12／圖1(p.218)，圖3(p.219)，
　　表1(p.219)
　‧手13／圖1(p.222)，圖2(p.222)，
　　圖3(p.222)，表1(p.223)
◎肌腱沾黏的判定　⇒
　‧手12／圖6(p.221)
◎手術後浮腫管理　⇒
　‧手14／圖5(p.229)

◆ **小建議**

　　在施行肌腱斷裂後的運動治療時，要和主治醫師確認各種手術不同的縫合腱強度。為了預防縫合腱再斷裂，確保肌腱的滑行性以及關節的可動性，要在不容易造成肌腱壓力的手關節35～45度以上的背屈肢位，施行拇指關節的可動範圍訓練。伸展不全的原因之一可能是肌腱的延長(elongation)，在進行運動治療時除了斷裂之外也要考慮到縫合腱的張力影響。

● **相關疾患‧類似術式**
　橈骨遠位端骨折，關節風濕炎症，後骨間神經麻痺

# 對肘關節脫臼骨折施行保存療法病例

## 特徵

對肘關節脫臼的治療在徒手整復後多半選擇保存療法。合併損傷常見的是內外側的韌帶損傷以及伴隨的內外側上髁裂離骨折。一般對伴隨韌帶損傷的病例會考慮治療過程在6週前避免給受傷韌帶壓力。特別對內側側副韌帶(MCL)要注意與側方動搖性很強的前斜走纖維(AOL)的延長(elongation)。而且後斜走纖維(POL)的瘢痕化表示有嚴重的伸展攣縮，要顧慮AOL、POL再施行運動治療。

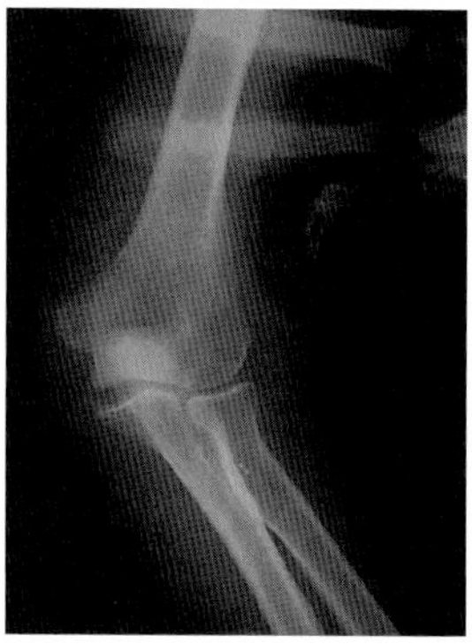

## 病例

70多歲，診斷名為左肘關節脫臼骨折。左後方因為跌倒時的外翻力而受傷。經過3週的石膏固定後，從第4週開始運動治療。整復後X光片顯示肱骨內側上髁有裂離骨折。韌帶修復過程在受傷後6週前避免進行帶給MCL的前斜行纖維(AOL)壓力，不積極進行伸展可動範圍訓練，以屈曲可動範圍為優先，施行肱三頭肌的收縮訓練以及後方關節囊舒展。伸展是為了維持上臂肌的肌收縮幅(amplitude)預防攣縮。結果屈曲為140度，伸展為-15度。

6週後MCL的壓痛消失，為了改善肘關節的伸展可動範圍開始上臂肌的伸展運動。但是，伸展可動範圍無明顯改變，可動範圍訓練在中肘關節內側部出現疼痛。邊內翻邊伸展可減輕內側部痛。經肘關節外翻壓力測試得知有誘發疼痛和MCL的壓痛。觸診時伴隨肘關節伸展的上臂肌的緊張強烈，但沒有壓痛，所以和健康側相較，腕橈關節的橈骨頭的可動性較低。為了促進橈骨頭的可動性，導入包含外側側副韌帶、橈骨輪狀韌帶的肘關節囊外側前部的伸展運動。結果，治療11週時屈曲為140度，伸展5度，無不穩定，運動治療結束。

◆ 運用的知識、技術、準則
◎肘關節的機能解剖 ⇒
　・肘3／圖2(p.125)
　・肘11／圖2(p.157)
◎輪狀韌帶的舒展
　・肘4／圖5(p.131)，圖6(p.131)
◎上臂肌、肱三頭肌的反覆收縮訓練 ⇒
　・肘1／圖4(p.118)
　・肘7／圖4(p.142)，圖5(p.143)，圖6(p.143)，
　　　圖7(p.143)

◆ 小建議
關節脫臼表示支撐關節的韌帶斷裂。依照受傷方式、脫臼方向可推測軟組織的損傷部位，先考慮修復過程再進行運動治療。擴大可動範圍時要優先考慮肌性防禦。進行屈曲可動範圍擴大時，手肘可以稍微內翻，在AOL緩和狀態下進行。

●相關疾患・類似術式
　MCL損傷，LCL損傷，投球障害肘，Monteggia骨折，內側上髁裂離骨折

## 特徵

關節鏡肩峰下除壓手術(ASD)是對有肩峰下滑液囊肥厚、滑膜增殖、腱板纖維化(fibrosis)、狹小化的肩峰下的解剖學性夾擊症候群施行的手術。其方法是從肩峰後外側將關節鏡插入肩峰下進行清創，並施行喙突肩峰韌帶切離和肩峰下面骨切除。

## 病例

病例①：60多歲。2個月前開始右肩痛，因有骨刺所以施行關節鏡手術。從關節鏡可見關節盂唇12～3點間有纖維化，故施行清創。肩峰下沒有沾黏，但有骨刺的形成和腱板纖維化。施行清創和骨切除手術(圖)，手術隔天開始進行他動的關節可動範圍訓練和肩胛骨固定肌的舒展。此外，為了維持肩峰下滑行組織，手術一週後進行腱板肌群的收縮訓練。手術後9週屈曲為170度，外展為160度、Ist外旋45度，JAOscore為92分，理學治療結束。

病例②：50多歲。因為打手球出現左肩痛。施行保存療法後還是疼痛殘存，於是進行關節鏡手術。從關節鏡可見關節盂唇10～11點間有損傷，肩峰下的腱板肌群的一部份表層有纖維化。施行清創，並將肩峰到肩鎖關節部的骨切除。手術後和病例①一樣施行運動治療。16週時ROM為屈曲180度，外展175度，第1肢位外旋70度、內旋60度為T9，JAO score為95分，但肩外展，水平伸展動作時仍有疼痛。為此，施行肩胛骨固定肌的肌力增強訓練、腱板訓練、胸鎖關節的可動範圍訓練。目前一週打2天手球。

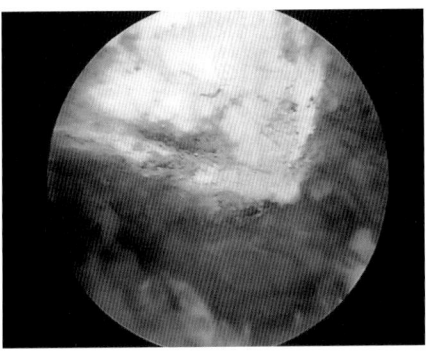

肩峰骨刺

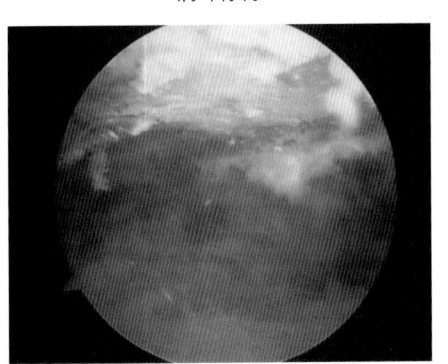

ASD肩峰下骨切除後

◆運用的知識、技術、準則

◎肩峰下滑液組織的基礎知識 ⇒
　・肩12／圖1(p.46)，圖2(p.47)
　・肩13／圖3(p.51)　・肩14／圖2(p.55)
　・肩18／圖1(p.70)，圖2(p.71)

◎腱板肌群的反覆收縮 ⇒
　・肩3／圖5(p.13)　・肩8／圖4(p.33)
　・肩9／圖4(p.36)　・肩19／圖7(p.77)

◎上方組織的沾黏剝離 ⇒
　・肩9／圖4(p.36)　・肩14／圖4(p.57)
　・肩18／圖6(p.73)，圖7(p.73)

◆小建議

　ASD在手術後馬上可以進行關節運動，之後的運動治療是為了防止攣縮的形成。特別是為了預防肩峰下的沾黏，必須改善肩峰下滑液組織的滑行性。

　此外，ASD是將喙突肩峰韌帶切離，所以更需要棘上肌的收縮力。要一面注意炎症復發，一面進行腱板訓練，以促進肩胛肱關節動態的穩定。

● 相關疾患・類似術式

投球障礙肩，腱板炎，肩峰下滑液囊炎，透析肩

# 12 對肱骨頸部骨折施行All in one nail(1根釘)病例

## 特徵

本法的特徵是進入骨頭的3根釘和固定在骨幹部的骨板連接，隨著插入骨頭3根骨釘擴張支撐肱骨的構造。固定性靠插入部的骨皮質、插入部對側的骨皮質、骨釘前端部的3支點發揮。因為是從三角肌粗面插入沒有貫穿肌肉，所以對關節囊沒有侵襲性。不過，必須選擇骨折不會脫位的固定材料，因此對其固定力不可過信。發現有大結節骨折或進行回旋運動時，需依照其穩定性的程度，變更運動治療的開始時期和內容。

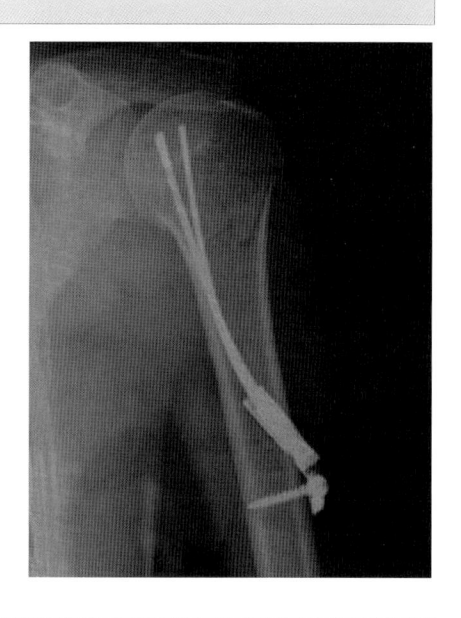

## 病例

50多歲。診斷名為左肱骨頸部骨折(Neer分類4parts)。騎機車受傷，受傷4日後到本院接受微創接骨手術。雖然固定性良好但為大結節骨折所以限制肩關節外展運動。此外，手術中經過確認肩關節可以內外旋。手術後第2天開始運動治療。因骨折部周邊有疼痛且肌性防禦變強，為了舒展和維持肩關節後下方支持組織的伸張性，在綁三角巾下進行stooping ex。手術第3天開始因為疼痛已經減輕，一面把持肱骨頭確認疼痛一面進行保護性的肩關節屈曲、外旋的他動運動。手術1週後肩關節屈曲他動120度，主動50度。2週後疼痛更加減輕，肩關節屈曲他動150度，主動90度。為了擴大主動屈曲角度，一面注意大結節部一面進行肌力訓練。而肩關節的屈曲運動則進行肩胛胸廓關節間的肌群和肩關節上舉肌群的協調運動。手術後3週時，他動的屈曲角度為160度，主動為130度。手術4週後，從X光片可以確認骨片已經穩定，於是開始肩關節外展運動和棘上肌的肌力訓練。手術後5週時，他動的屈曲角度為170度，主動為155度，手術10週後主動的屈曲角度為170度，手術12週後重返職場，運動治療結束。日本整型外科協會肩關節疾患治療成績判定基準(JOA score)為95分。

◆運用的知識、技術、準則
◎stooping ex ⇒
　·肩10／圖6(p.40)，圖8(p.41)
　·肩11／圖3(p.44)
◎肩胛胸廓關節機能的改善 ⇒
　·肩3／圖4(p.12)
　·肩15／圖8(p.61)，圖9(p.61)，圖10(p.61)
　·肩20／圖3(p.80) ·肩21／圖6(p.85)
◎Neer分類 ⇒
　·肩10／圖1(p.38)

◆小建議
　因為是以3根釘固定，故4處骨折時有沒被骨釘固定到的骨片。對於這種部位可用保存療法。

●相關疾患·類似術式
　J plate，Ender pin，肱骨頸部骨折

# 13 對肱骨頸部骨折(4parts) 施行人工骨頭更換手術病例

## 特徵

本法是使用Delto-pectral approach將三角肌和大胸肌、轉肌袖切開後將大結節、小結節切離撐開。將骨折的骨頭摘出後插入管心柱，將管心柱縫在管心柱的骨幹部避免大結節變成高位，小結節也是同樣縫合。之後為了不讓人工骨頭露出轉肌袖縫合。

為了獲得手術後良好的結果，讓腱板修復和大結節骨頭片的整復位癒合很重要。

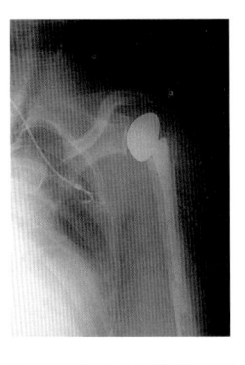

## 病例

70多歲。診斷名為左肱骨頸部骨折(Neer分類4parts)。在公園散步中跌倒受傷。急診住院，同日對肩關節脫臼施行非微創性整復手術，但症狀無改善，受傷8天後施行本法的人工骨頭更換手術。手術後大結節、小結節的穩定性良好。手術2天後開始運動治療。左前臂、上臂部有浮腫，為了消除浮腫，以彈性繃帶壓迫手指、手關節、肘關節開始他動、主動關節可動範圍訓練。而且，為了維持肩胛肱關節的可動性和擴大關節開始stooping ex。手術後4天開始一面把持上臂近位部一面進行保護性的他動性關節可動範圍訓練，肩胛帶周圍的主動運動。手術6天後一面消除腱板肌群的肌痙攣一面開始他動性肩關節內外旋關節可動範圍訓練。手術後3週外旋40度。手術3週後開始肩關節主動性的關節可動範圍訓練。手術4週後，肩關節主動屈曲變成75度。手術5週後開始腱板訓練。同時也開始肩胛骨固定肌的強化。手術後6週時肩關節主動的屈曲角度為115度，外旋為70度，手術11週時肩胛帶主動屈曲角度為670度，外旋為75度，JOA score為92／100分。手術18週時JOA score為99／100分，重返職場，運動治療結束。
(JOA score：日本整型外科協會肩關節疾患治療成績判定基準)。

◆運用的知識、技術、準則

◎人工骨頭更換手術的知識 ⇒
・肩4／圖1(p.14)，圖2(p.15)，圖3(p.15)
◎stooping ex ⇒
・肩10／圖6(p.40)，圖8(p.41)
・肩11／圖3(p.44)
◎腱板肌群的反覆收縮 ⇒
・肩3／圖5(p.13)
・肩8／圖4(p.33)
・肩9／圖4(p.36)
・肩19／圖7(p.77)
◎肩胛胸廓關節機能的改善 ⇒
・肩3／圖4(p.12)
・肩15／圖8(p.61)，圖9(p.61)，圖10(p.61)
・肩20／圖3(p.80)
・肩21／圖6(p.85)
◎Neer分類 ⇒
・肩10／圖1(p.38)

◆小建議

・轉肌袖因為肩關節外旋而緊張，因為內旋而鬆弛。棘上肌腱和肩胛下肌腱的走向和作用不同，因為轉肌袖的緩衝作用使肩關節能上舉，順利進行回旋運動。
・人工骨頭更換手術後如果等結節部癒合後才開始回旋運動的話，喙突肱韌帶會沾黏於轉肌袖無法獲得可動範圍。故從手術後初期就應該引用得某程度的肩關節外旋角度。

●相關疾患.類似術式
肱骨骨幹部骨折，J plate固定手術後，Ender pin固定手術後，All in one nail術後

# 14 打羽毛球造成第1背側骨間肌慢性腔室症候群病例

## 特徵

在運動項目裡發生的慢性腔室症候群多半是下腿部的報告，上肢前臂部比較少見。因外傷造成的急性腔室症候群會選擇肌膜切開等手術治療，但是慢性腔室症候群首先會選擇靜態的保存療法。第1背側骨間肌為掌深弓的分枝，由掌深骨動脈提供營養，橈側由第1掌骨、尺側由第2掌骨、掌側由掌側骨間肌膜、背側由背側骨間肌膜從四方包圍形成腔室(圖)。通常腔室內的組織內壓超過細動脈壓的20～30mmHg就是病態。

### 第1背側骨間肌腔室

第1背側骨間肌是橈側由拇指掌骨、尺側由第2掌骨、掌側由掌側骨間肌膜、背側由背側骨間肌膜從四方包圍形成的腔室。

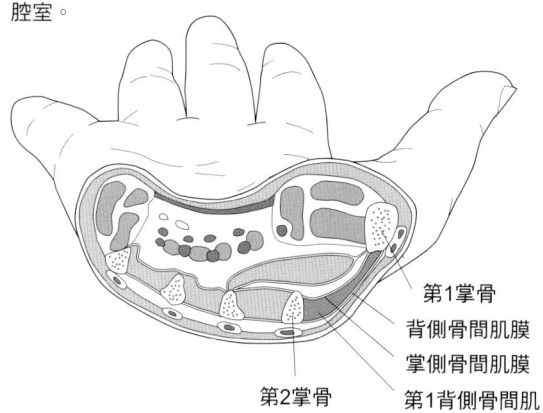

第1掌骨
背側骨間肌膜
掌側骨間肌膜
第2掌骨
第1背側骨間肌

## 病例

10多歲，右撇子。羽毛球選手。症狀為右手背部橈側痛。無特別的過去病史和家族病例。最初出現右手背部橈側痛和腫脹。出現疼痛的動作是正手拍球。隨著打球時間疼痛加劇，休息就減輕。因為高中對抗賽在即，持續練習有惡化傾向。被附近醫院和接骨院認為是疲勞骨折，但因X光片顯示無異常，故施行貼藥布等對症治療。2個月後在球賽合宿練習中，向擔任教練員的筆者請教並進行評估。右第2掌骨無敲打痛，右第1背側骨間肌有腫脹、壓痛收縮時痛。手內肌攣縮測試為陽性，食指MP關節旋後肌力減退。本病例使用獨特的握拍法，讓通常輕微屈曲的右食指放在伸展位以食指末節部橈側握球拍。誘發疼痛的發球動作使食指MP關節強制內收，可能是因為第1背側骨間肌的過度使用。使用彈性膠帶進行右食指MP關節內收制動時，發球的疼痛明顯減輕。由這些症狀看來可能是第1背側骨間肌的慢性壓力症候群，建議到整形外科就診。結果，經由量壓器(needle-manometer)測量發現區塊內的內壓明顯上升，被診斷為慢性壓力症候群。

### ◆運用的知識、技術、準則

◎手內肌攣縮測試 ⇒
　・手10／圖2(p.211)，圖5(p.213)，
　　　圖6(p.213)
◎第1背側骨間肌的舒展運動 ⇒
　・手10／圖4(p.212)
◎手內肌的知識 ⇒
　・手10／圖1(p.210)，圖2(p.211)

### ◆小建議

治療師不參與診斷，但是可提供理學症狀幫助診斷。本病例使用彈性膠帶和舒展動作都有助於治療。彈性膠帶的固定是為了右食指MP關節的內收制動(圖)。舒展動作要在無疼痛的範圍下進行自主訓練。結果，可以無障礙的參加大會比賽。

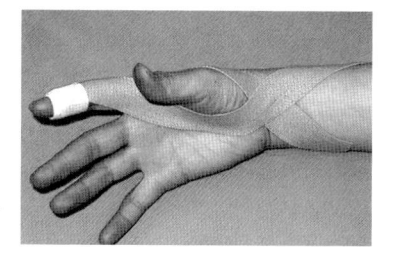

**本病例評估和治療使用的彈性膠帶固定**
將食指MP關節放在外展位，將MP關節交叉捲上彈性膠帶。長度為25mm。

---

### ●相關疾患・類似術式

肘部管症候群，Guyon管症候群，手內肌攣縮

# 15 骨癒合延遲的肱骨外上髁骨折病例

## 特徵 — 所謂肱骨外上髁骨折

　　肱骨外上髁骨折是肘關節骨折中比較複雜，手術後需要強固的固定性[1]。發生的原因大都是在肘關節伸展位手掌著地跌倒造成，依照骨折受傷的原因和骨折線的不同，分為伸展型和屈曲型2種，其中約99%是伸展型[2]。

　　肱骨遠位端骨折的分類使用AO分類。

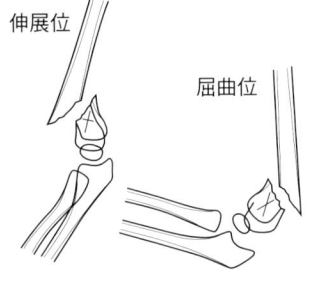
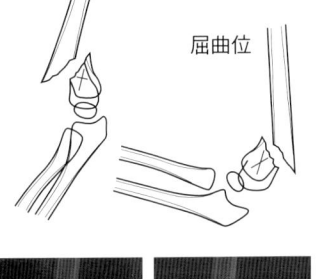

伸展位
屈曲位

## 病例

　　20多歲。滑雪時肘關節伸展位手掌向前方著地受傷。診斷名為左肱骨外上髁骨折，依照關節內骨折的AO分類為類型B2。受傷3天後在皮下打入骨釘外側3根，內側2根施行固定。以石膏固定6週後，石膏模裝置2週，手術8

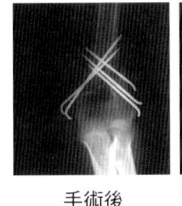
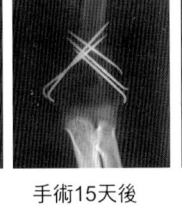
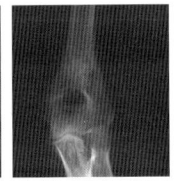

B2　　　手術後　　手術15天後　　手術17週後

週後開始運動治療。初診時，觸診發現有浮腫、發熱、肘關節周圍肌的肌肉痙攣。屈曲、伸展運動時全肘關節會疼痛。ROM的肘關節屈曲90度，伸展－60度，前臂旋前30度，旋後90度。徒手肌力檢查(MMT)為肘關節屈曲3＋，伸展3－。17週後去除皮骨釘，手術39週後，ROM的肘關節屈曲130度，伸展－5度，前臂旋前85度，旋後90度。MMT肘關節屈曲、伸展都是5。治療成績JOA score為97，依照Jupiter的評估為excellent，運動治療結束。
(JOA score：日本整型外科協會肘關節評估法)

◆ 運用的知識、技術、準則
◎骨折部的固定　⇒
・骨折部固定時患者仰臥，肩關節在90度屈曲位，肘關節為屈曲位，治療師徒手用兩側的拇指球把持肱骨遠位骨折部，用中指、無名指、小指把持骨折部向骨中心壓迫固定。

◎運動的抵抗和輔助　⇒
・各種運動的抵抗和輔助以拇指和食指進行。伸展運動時以食指輕輕抵抗尺骨，以拇指抑制肱三頭肌長頭，促進單關節肌和深部肌收縮。屈曲運動時，加入患者前臂的重量和主動運動，食指輔助尺骨，拇指輔助肘頭向屈曲方向。為了避免機械性刺激造成疼痛因應需要，骨丁的突出部皮膚可用手拉引。

◎肘關節攣縮的知識　⇒
　　・肘3／圖1(p.124)
◎肱骨外上髁骨折的知識　⇒
　　・肘1／表1(p.116)，圖1(p.116)，
　　圖2(p.117)，圖3(p.117)

◆ 小建議
◎關於骨折部的固定
　　8週固定後的肘關節運動，常在軟組織攣縮使強度較弱的骨折部容易進行，這會助長骨頭的不穩定和偽關節產生的危險。因此要控制攣縮，在骨折部沒有過多壓力和疼痛下進行腕尺關節運動，以固定骨折部狀況下施行的運動治療為重點。

◎屈曲可動範圍訓練的優先
　　進行運動時，①因為伸展型骨折，所以肘關節伸展運動時有形成不穩定壓力的危險。②ADL以更衣、整容等屈曲運動為主。要顧及以上兩點以獲得骨折部固定的屈曲可動範圍的治療為第一優先。

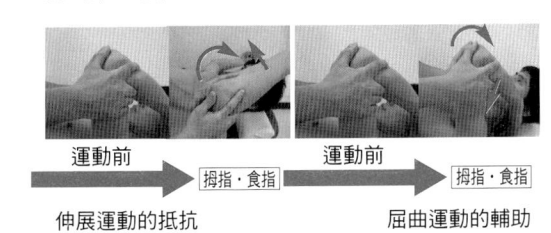

運動前　　　　拇指・食指　　運動前　　　　拇指・食指
伸展運動的抵抗　　　　　　屈曲運動的輔助

## ● 相關疾患・類似術式
　　肱骨髁部骨折，Forkmann攣縮

# 6 對關節風濕炎施行人工關節更換手術 病例－腱板修復不完全例

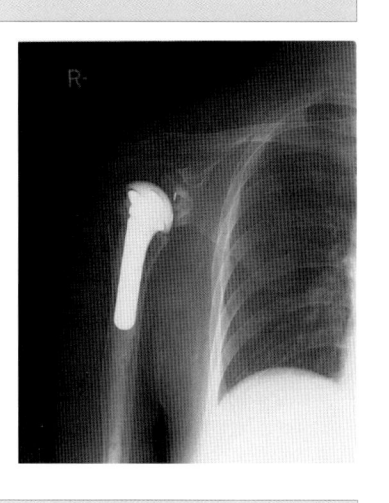

## 特徵

關節風濕炎(RA)施行人工關節更換手術(TSA)後的除痛效果良好，但是機能面的術後成績不一定好。其理由為這是一個對腱板依存性很高的術式，但是RA肩的正常腱板才17％。而腱板機能不全的原因被認為是木馬搖動(rocking horse mechanism )使關節窩(glenoid component)鬆弛造成。對關節風濕炎(RA)施行人工關節更換手術(TSA)後的運動治療是積極的對肩胛胸廓關節使用替代作用以獲得生活中實用性肩關節機能為目標。

＊rocking horse mechanism：人工關節更換手術(TSA)後的腱板機能不全是指肱骨頭向上方移動。因此關節窩間呈現像木馬(rocking horse)般搖動造成鬆弛。

## 病例

50多歲。診斷名為關節風濕炎(RA)。一年前右肩關節出現的疼痛逐漸加劇，右肩施行人工關節更換手術(使用骨泥)。

手術中有腱板薄化現象，被認為是機能的恢復困難。手術是將前方關節囊切除，把肩胛下肌延長到大結節縫合。這些部位的第1肢位外旋和伸展，到手術後2週要禁止，等待瘢痕形成逐漸穩定。

手術後初診時腱板肌群無壓痛，但是有肌攣縮。受術第4天開始在綁三角巾固定下進行stooping ex，以維持後方、後下方組織的柔軟性。手術第一星期開始主動運動，屈曲為他動90度，主動60度。肩胛胸廓關節的治療以上斜方肌中、下纖維為止。此時，以徒手控制上斜方肌上纖維、肩胛舉肌，已獲得肩胛骨上舉有效的上方回旋運動為目標。而且，作為肩胛骨外展要素，前鋸肌的治療也一起進行。作為自主訓練進行腱板和斜方肌中、下纖維的肌力強化。手術2週後已改善到他動屈曲105度，主動75度。手術4週後去除三角巾，手術5週後他動屈曲115度，主動95度，JOA score為71／100分，MMT為4，可以出院。

### ◆運用的知識、技術、準則

◎stooping ex ⇒
　・肩10／圖6(p.40)，圖8(p.41)
　・肩11／圖3(p.44)，圖4(p.45)
　・肩13／圖4(p.52)
　・肩24／圖4(p.96)

◎腱板肌群的功能
　・肩12／圖2(p.47)
　・肩13／圖3(p.51)

◎肩胛骨上方回旋組織 ⇒
　・肩17／圖4(p.67)

◎上斜方肌訓練 ⇒
　・肩20／圖3(p.80)，圖4(p.81)
　・肩15／圖8(p.61) ・肩21／圖6(p.85)

### ◆小建議

從手術狀況得知，肩關節前上方組織很脆弱，且肩胛下肌是縫合在大結節，因此第1肢位的過度外旋運動會致使肩關節前方不穩定。因為第1肢位的外旋運動會造成肩關節前方支持組織或肩胛下肌縫合部延長(elongation)，故不應太積極進行。這和維持腱板機能，大小結節充分固定的一般性人工關節更換手術不同，至少到瘢痕形成的2星期要避免外旋運動。其間，為維持上舉方向所需之後下方組織之柔軟性，要確實進行stooping ex。

---

●相關疾患・類似術式
變形性關節症，肱骨上髁部骨折，肱骨頭壞死

## 特徵

肩關節是人體擁有最大可動範圍的關節。具有充分的自由度,但相對的肩胛骨關節盂和肱骨頭的接觸面小,其不足由具備的靜、動態穩定組織補充。呈現肩關節不穩定症時,對靜態穩定組織採微創性治療,而對動態穩定組織則以運動治療為主。對於外傷性前方脫臼伴隨的前方不穩定症,多半需要對靜態穩定組織採用微創性治療,相對的下方、後方或多方向性的不穩定症對芽動態穩定組織影響較大,要進行運動治療。

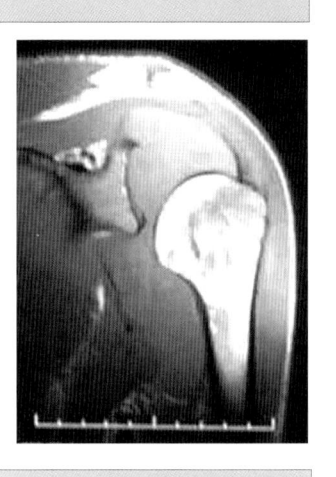

大塊肉芽充滿關節內

## 病例

20多歲。這是左肩關節有原因不明的肉芽形成,3個月後施行肉芽摘除手術後呈現肩關節不穩定症的病例。有全身性肩關節鬆弛,Carter等的關節鬆弛性評估5個項目為陽性。手術2週後開始關節可動範圍訓練,手術4週後他動ROM為屈曲160度,外展140度,但主動ROM受限為屈曲90度,外展70度。在靜態場面,移動測試(Load and shift test)為Ⅲ級,有嚴重的後方不穩定性,肩溝病徵(sulcus sign)為+++(2cm以上),有嚴重的下方不穩定性。在動態場面,若對上舉、外展增加抵抗,骨頭的上後方偏位也會增大。肱二頭肌、上斜方肌中、下纖維、菱形肌的肌力是MMT3,有肩胛上臂節奏混亂。由以上症狀,得知全身性關節鬆弛加上肉芽摘除手術造成的靜態穩定組織的破損和廢用造成的動態穩定組織的破損,是限制主動ROM的要因。動態穩定組織的治療方式是每日自主性的持續肩板訓練、肱二頭肌和肩胛骨固定肌的個別肌力增強訓練、著重在肩胛骨固定肌的上舉訓練和每週3次的到院治療。從療程開始約4週後,主動ROM為屈曲160度,外展160度,靜態的場面無不穩定變化,ADL可進行無障礙的動作。

◆運用的知識、技術、準則

◎肩溝病徵測試(sulcus test)
· 肩19／圖4(p.76)

◎腱板肌群的反覆收縮 ⇒
· 肩8／圖4(p.33)
· 肩19／圖7(p.77)

◎肩胛骨胸廓關節機能的改善 ⇒
· 肩15／圖8(p.61),圖9(p.61),圖10(p.61)

◆小建議

靜態穩定組織有關節盂唇、關節囊、關節囊韌帶、關節內壓等構造性要因。動態穩定組織有腱板和肱二頭肌長頭腱固定腱板起始部間接關係的肩胛骨固定肌。尤其是動態的場面時,要求內肌、外肌、肩胛骨固定肌等各種肌肉協調發揮作用。此外,在日常生活要指導避免提重物等助長不穩定性的動作。

●相關疾患.類似術式

胸廓出口症候群,全身性弛緩症, loose shoulder(鬆弛肩)

# 對肱骨外科頸骨折的保存療法病例

## 特徵

　　肱骨外科頸骨折以具有骨質疏鬆的高齡者發生頻率最高，多半是粉碎型骨折。該部位為骨癒合較良好的部位，其治療有保存療法、手術治療等，但對於整復困難或整復後仍呈現不穩定的病例適合手術。

　　在本症的保存療法例，依照骨折部的穩定性，約於受傷後2～4週開始進stooping ex，以改善肩胛肱關節的可動範圍為目的進行運動治療。

## 病例

　　60多歲。診斷名為肱骨外科頸骨折(Neer分類2parts)。跌倒受傷，隔日進行徒手整復但是整復困難，希望施行保存療法。整復後以三角巾和胸巾進行胸壁固定5週後，開始運動治療。因假骨尚未完全形成，所以開始進行以疼痛為指標的肩關節可動範圍訓練。該病症之後的肩關節運動一般會以改善肩胛肱關節的可動性為目的進行stooping ex。但是本病例因為假骨尚未完全形成，骨折部還不穩定，進行stooping ex可能使骨折部脫離，應該慎重對應。因此，治療師用兩手把持骨折部，在近位、遠位骨片間不會產生運動距差的條件下進行stooping ex。在假骨形成非常少的受傷後4個月間，要持續以stooping ex預防肩胛肱關節的攣縮。從假骨漸漸形成時，開始一面確認疼痛一面進行他動的回旋運動。這個時候也和過去一樣，要用兩手把持骨折部進行操作。受傷經過11個月後骨折部已經穩定，肩關節可動範圍的主動屈曲為175度，和健康側無差別，可重返職場，運動治療結束。

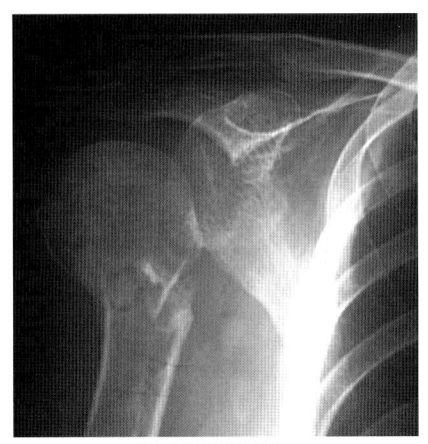

運動治療開始時

附錄1

### ◆運用的知識、技術、準則

◎骨折部固定操作　⇒
　・肩10／圖6(p.40)
◎三角巾固定下的stooping ex
　・肩11／圖3(p.44)
◎Neer分類　⇒
　・肩10／圖1(p.38)

### ◆小建議

　　保存療法病例的運動治療開始初期的治療目的在改善肩胛肱關節，其手段常使用stooping ex，而且手技很簡便。但是像本病例一樣，運動治療開始時骨折部有不穩定危險現象，這樣的操作可能使骨折部脫離，必須一面注意近位骨頭片和遠位骨頭片運動的同調性，進行stooping ex。本病例在運動治療初期要仔細確認骨折部的穩定度後選擇治療方法。

### ●相關疾患‧類似術式

　　肱骨骨幹部骨折，人工骨頭更換手術

### 特徵

關節的Zuggurtung法(8字結法)依照kirschner鋼線插入部位和其力學理論具有將屈曲力變換成骨折面壓迫力的特徵。相對的也有伸展的固定力較弱的特徵。因此,肘關節屈曲運動有促進骨癒合的優點,而肘關節伸展運動有造成骨分離風險的缺點。

開放骨折因考慮到感染,所以固定期間比一般長,關節可動範圍訓練較遲。因此,固定期間中的其他關節的攣縮預防、組織的柔軟性的維持很重要。

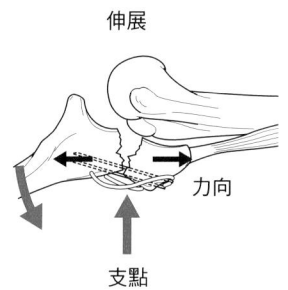

Zuggurtung法的特徵

屈曲 / 伸展 / 支點 / 力向

### 病例

80多歲。跌倒受傷,被診斷為左肘頭開放骨折。為Colton分類Ⅱ類,A階段。Gustilo分類Ⅱ類型。受傷隔日進行洗淨、清創。受傷9天後使用Kirschner鋼線、Ranbotto鋼線施行Zuggurtung術式。骨的排列構造、固定性良好。手術後

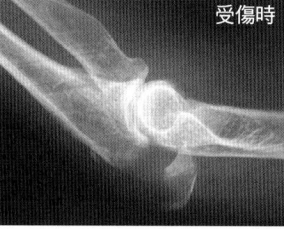
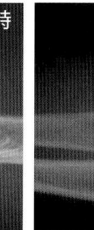

受傷時 / 手術後

前臂旋後、肘關節90度屈曲位以軟板固定。次日開始運動治療。手術1週後的固定期評估為手術創部疼痛、從手關節到遠位浮腫,手內肌肌力為MMT4。為了維持肘關節周圍的柔軟性,進行腫脹、浮腫管理,前臂手指肌群的收縮、伸張,上臂肌群的直接性伸展。經由肌肉幫浦作用腫脹、浮腫減輕,因為肌肉連結使前臂骨間膜的肘關節起始部肌肉伸張,達到可動範圍限制的預防效果。手術8天後解除固定。此時只有肘關節有浮腫、發熱,肱二頭肌有痙攣,可動範圍為屈曲100度,伸展-40度,旋前-5度,旋後80度。增加肘關節屈曲伸展運動和適量的冰覆膜,結果肱二頭肌的痙攣減輕,肱三頭肌、肘後方關節囊的柔軟性、伸張性和肘關節屈曲肌力恢復。肘關節運動開始1週,屈曲可動範圍變為125度。手術第16天出院,一週2次到醫院回診。手術14週後可動範圍為屈曲150度,伸展-5度,內收60度,外展90度,日常生活活動恢復到受傷前。

◆運用的知識、技術、準則

◎可動範圍訓練的皮膚操作
 ・肘2/圖5(p.122), 圖6(p.123)
◎關於肘頭骨折的知識
 ・肘2/圖1(p.120), 圖2(p.121),
  圖3(p.121)

◆小建議

治療著重在日常生活活動的重要性和Zuggurtung術式的特徵,以獲得屈曲可動範圍為優先。背臥位的肩關節90度屈曲位在肘關節可伸展運動的同時,因為是順重力位因此肘關節屈曲可動範圍容易獲得。雖然容易產生伸展限制,但因抑制了肱三頭肌的大收縮和肘頭的脫離,所以可以安全進行靠前臂自身重量進行伸展運動。

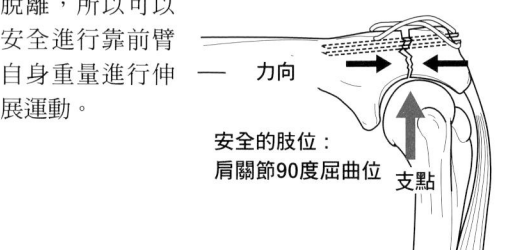

力向

安全的肢位:
肩關節90度屈曲位 / 支點

●相關疾患・類似術式

膝蓋骨骨折(本項的Zuggurtung理論,只適用於肘頭骨折和膝蓋骨骨折)

## 特徵

　　肱骨外科頸骨折(Neer分類4parts)的骨片分為骨頭，大、小結節，骨幹4個部分。骨頭因為失去大、小結節的支持，不穩定性加大。選擇保存療法時，即使整復還是會因為骨頭片脫位產生力臂的變化或軟組織損傷伴隨的攣縮，使腱板肌群無法產生作用。因為腱板肌群的伸張性、滑行性減退使關節盂無法完全收縮，造成支點形成不全。此外，因和外肌的協調性減退會致使肌肉共同作用(force couple)失調，使上肢上舉困難的病例很多。

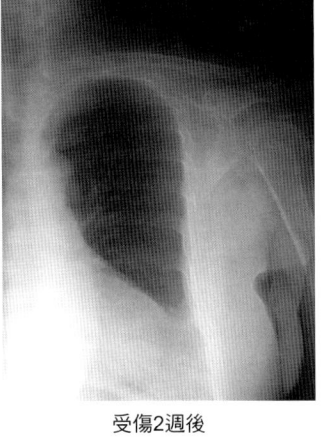

受傷2週後

## 病例

　　70多歲。診斷名為左肱骨外科頸骨折(Neer分類4parts)。跌倒受傷。在他院就診(外固定)2週後轉到本院。受傷後4週開始運動治療。可動範圍為肩關節屈曲主動20度、他動80度，外展主動20度、他動70度，第1肢位內旋40度，外旋－20度。第2、3肢位骨折部周邊因疼痛和肌性防禦收縮無法計測。為了舒展和肩關節後下方支持組織的伸張進行stooping ex。把持骨折部周邊誘導肱骨頭的運動方向。進行肌肉舒展的同時反覆收縮和弛緩促進滑行性。運

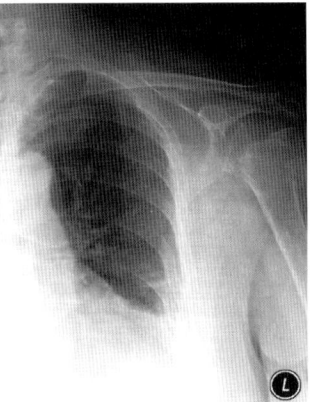

受傷16週後(靜止時)

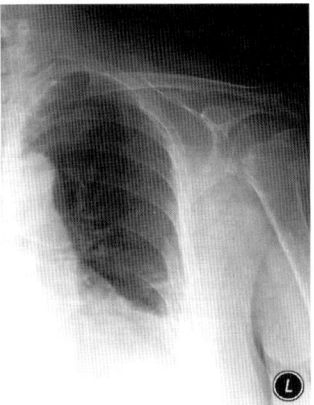

受傷16週後(外展時)

動治療初期隨著可動範圍擴大要強化肩胛骨固定肌。為了協調上肢上舉時需要的腱板肌群、三角肌、肩胛骨固定肌使之發揮機能，藉助搖擺桌(Tilt Table)也就是從前舉90度往0度下放的運動，從0度傾斜慢慢增加傾斜角，逐漸加重其負荷。

　　經由這些運動治療，6週後肩的主動屈曲角45度傾斜時135度，60度傾斜時90度，8週後90度傾斜時110度，10週後立位時130度，12週後立位時140度。主動外展角，8週後屈曲角90度傾斜時90度，10週後立位時120度，12週後立位時130度，已經能夠游泳，運動治療結束。

◆運用的知識、技術、準則

◎內肌、外肌、肩胛骨固定肌的協調 ⇒
　・肩13／圖5(p.53)
　・肩15／圖8(p.61)，圖9(p.61)，圖10(p.61)
◎Neer分類 ⇒
　・肩10／圖1(p.38)
◎肩胛胸廓關節機能的改善 ⇒
　・肩15／圖8(p.61)，圖9(p.61)，圖10(p.61)

◆小建議

　　上肢上舉時腱板肌群、三角肌、肩胛骨固定肌的協調時機的收縮很重要。要參考。
　　①攣縮的改善，②提高各肌肉協調性製造支點，③不要增加上斜方肌上纖維負荷3點進行治療。

●相關疾患・類似術式
　肱骨骨幹部骨折，人工骨頭更換手術

# 內肌機能的相關觀察

## 內肌的強化訓練

內肌的強化訓練是進行Cuff Y ex或Jobe ex。其目的在對比外肌弱化的腱板進行強化調整其平衡，所以外肌的控制很重要。

＊內肌等於肌腱(rotator cuff muscles)(棘上肌、棘下肌、小圓肌、肩胛下肌)

## 病例

這是腫瘤受壓迫產生腕神經叢麻痺的病例。外肌完全麻痺，內肌無麻痺。

上臂遠位的肌肉完全麻痺，大胸肌、闊背肌、上斜方肌、前鋸肌還殘留麻痺。在肩關節第1肢位內外旋中間位進行等尺性內旋、等尺性外旋時隨著肌肉收縮的肱骨頭會下垂，關節窩呈現半脫臼狀態。此外，邊進行等尺性外旋邊增加肩關節外展角度時，在外展60度骨頭下垂就停止。

| 等尺性內旋 | 中間位(無力) | 等尺性外旋 |
|---|---|---|
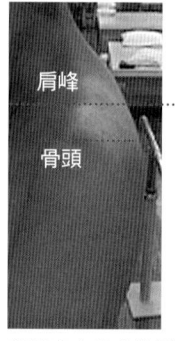 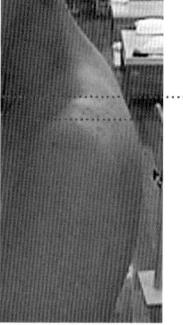 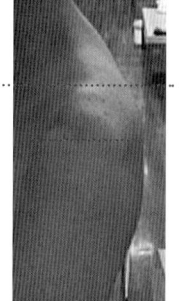

肩峰
骨頭

外肌麻痺患者的肩關節等尺性外旋和骨頭的位置變化

## 症狀的解釋

內肌的機能是外肌作為上臂的主動作肌形成作用支點時，將肱骨頭押進關節盂使骨頭穩定。但是外肌在麻痺狀態下進行等尺性外旋時，肱骨頭會向下方移動。這是反映棘下肌或肩胛下肌的纖維方向，只是單純的肌肉起始部和終止部靠近的結果。一般健常者是外肌的三角肌向上方的牽引力會和內肌的三角肌向下方的牽引力相抵，結果將骨頭壓入關節盂獲得穩定。

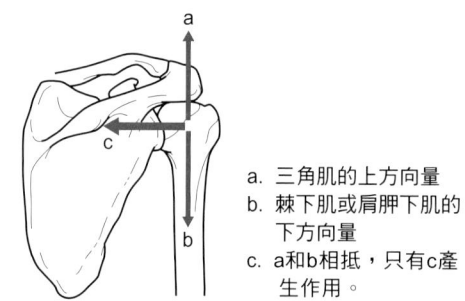

a. 三角肌的上方向量
b. 棘下肌或肩胛下肌的下方向量
c. a和b相抵，只有c產生作用。

◆小建議

在加強內肌時必須控制外肌。本病例在肩關節外展60度的等尺性內外旋時骨頭無下垂，表示外展0度時的下方向量在60度時會消失，靠內肌單獨使骨頭穩定。在進行內肌的選擇性強化訓練時，肩關節外展60度的肢位可抑制外肌的同時也可獲得肱骨頭的穩定，是能有效進行訓練的姿勢。

伴隨肩關節外展的棘下肌、肩胛下肌的向量變化

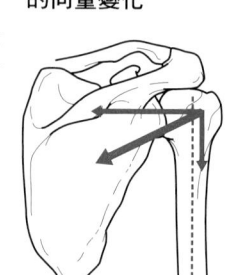 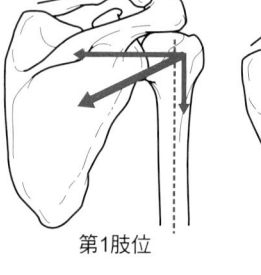 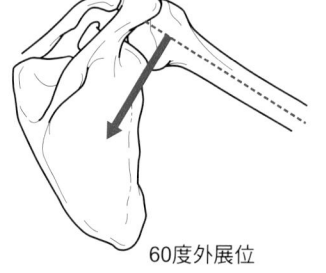

第1肢位　　　　　　60度外展位

## ●可應用該知識的疾患

腱板損傷(p.50，54，58，62)， 肩關節不穩定症(p.94)，肩夾擊症候群(p.70)， 肱骨頸部骨折(p.38，42，46)， 肩關節脫臼(p.94，98，102)， 投球障礙肩(p.74，78，82，86，90)

# 2 探究結帶動作時產生的前臂外側部痛的觀察

## 結帶動作時產生的前臂外側部痛

對於關節周圍炎等有痛性肩關節疾患,多半採上舉角度多變化的運動治療。但在另一方面對於結帶動作時產生強烈的前臂外側部痛的病例很多卻無法解釋。其實際的疼痛原因還沒有明確的論調,一般的病態解釋來自於肌皮神經和喙突腕肌的解剖學關係。

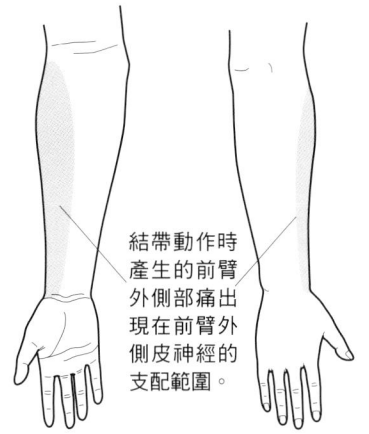

結帶動作時產生的前臂外側部痛出現在前臂外側皮神經的支配範圍。

## 喙突腕肌和肌皮神經的解剖學關係

喙突腕肌從肱骨的近位內側面向肱二頭肌短頭腱呈半羽毛狀(a)。肌皮神經在喙突腕肌的近位1／3附近直接進入肌腹內,貫穿喙突腕肌後(b),分布於肱二頭肌、上臂肌。肩關節一伸展肌皮神經會緊張,同時喙突腕肌的肌纖維會急峻化,在貫穿部位壓迫肌皮神經。

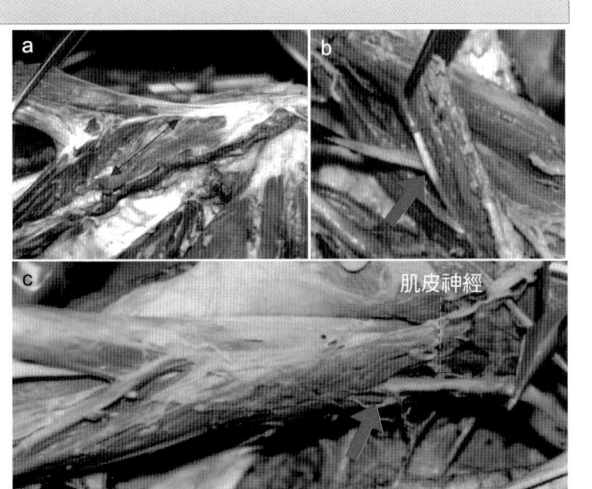

肌皮神經

## 從解剖學的觀察解釋前臂外側部痛

支配前臂外側固有知覺的神經稱為前臂外側皮神經,來自於肌皮神經。上舉運動時無疼痛,只有帶動作時出現疼痛,因為疼痛部位並沒有明確的壓痛症狀,懷疑可能是同部位以外的原因所造成的相關痛。從解剖學來看,因肌皮神經貫穿喙突腕肌內,而且也確認到肩關節伸展時喙突腕肌部有壓迫和肌皮神經伸張,可見前臂外側部痛的發生與兩者解剖學要因有關。結帶動作時產生前臂外側部痛的病例,很多是經由觸診得知有喙突腕肌壓痛和緊張,表示解剖學的症狀和臨床症狀間有強烈的關係。

◆小建議

結帶動作時產生前臂外側部痛的病例的具體運動治療為:喙突腕肌使用反覆性收縮的舒展運動以及改善肌皮神經的滑行性(參照p.64)。而對有投球障礙肘而增加治療的選手中,有前臂外側痛或無力感的病例,應該以肌皮神經障礙處理之。

●可應用該知識的疾患

肩關節周圍炎(p.54), 反覆性肩關節脫臼手術後(特別是Boychev和 Bristow法後)(p.98), 投球障礙肘(p.156,160,164,168)

# 3 伴隨肘關節屈曲的皮膚伸張特性

## 皮膚伸張的特性

限制關節可動範圍的其中原因之一是「皮膚」的影響。在手的外科領域裡治療手攣縮時，皮膚自體的伸張性很重要，雖然有各種相關報告，但是和肘關節的皮膚或伸張性的特徵相關的文獻很少。因此必須計測伴隨肘關節屈曲的肘後面皮膚的伸張性，調查有什麼樣的特徵。

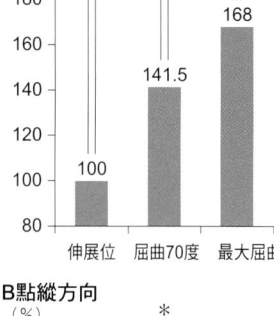

A點縱方向

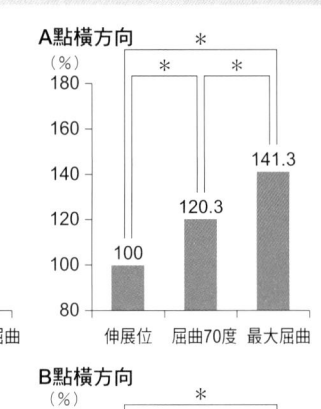

A點橫方向

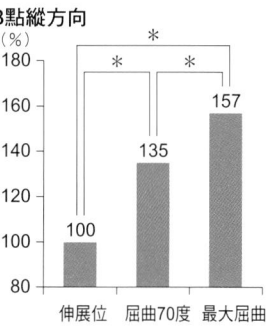

B點縱方向

B點橫方向

## 結果

以10位肘關節患者的20隻手肘為對象進行檢測。在以被檢測者的尺骨肘頭為主的手肘後面每隔5mm標記3個部位，從近位開始劃上A、B、C3點2cm四方的標記。測試3點在肘關節伸展位到肘關節70度屈曲、肘關節最大屈曲位的直、橫向的伸展。結果，在A‧B點各有肘關節伸展位到肘關節70度屈曲位以及肘關節最大屈曲位的皮膚的伸展。而在C點，直向顯示了皮膚有伸張，但是橫向沒有皮膚伸張。

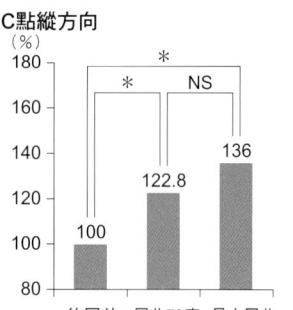

C點縱方向

C點橫方向

各測定點的皮膚伸張(＊：p＜0.01，NS：無顯著性差異)

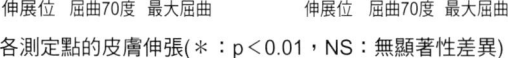

## 結果的解釋

肘關節屈曲時，從肘頭到近位部肘後面的皮膚除了縱方向的伸張性，也需要橫方向的擴張。因為某種原因造成肘關節縱、橫方向的皮膚的伸張性或皮下的滑行性減退時，肘的動作將無法適應引起肘關節屈曲限制。對於手術後可進行運動治療的病例，除了肌肉和韌帶之外，皮膚也要進行評估治療。

◆ 小建議

在微創手術都會對皮膚造成侵襲的情況下，之後的皮膚修復過程不管皮膚是否損傷，如果沒有瘢痕就不加以治療。此外，因為浮腫長時間貯留在創部周邊，會形成更嚴重的瘢痕。瘢痕除了會降低皮膚本身的伸張性外，也會妨礙皮膚和皮下周邊組織的滑行性。因此，手術後要施行運動治療以改善初期的浮腫以及肘關節屈曲時，縱、橫方向的皮膚伸張性或皮下的滑行性也是注意的重點。

## ● 可應用該知識的疾患

肱骨上髁部骨折(p.116)， 肘頭骨折(p.120，124)， 橈骨頭骨折(p.136)， 肘關節形成術後(p.140)

# 4 內側型棒球肘的理學性特徵

## 特徵

- 內側型棒球肘是在屈腕投球(cocking phase)階段到加速(acceleration phase)階段，因為肘外翻壓力造成的疼痛。
- 在手肘下放時很容易發生。
- 肘外翻壓力造成的疼痛可能是尺側側副韌帶的損傷。
- 對患部的治療需要2～3星期的靜態休息，多半會使用物理治療來強化肌力。

## 病例

10多歲。從3個月前投球時開始出現疼痛，連接球都有困難故來院就診。特別是外翻壓力時，疼痛最明顯。加速(acceleration phase)時有肘內側痛。旋前圓肌、橈側屈腕肌、屈指淺肌有壓痛。上斜方肌中、下纖維的肌力減退。對有壓痛的前臂屈肌群一面注意疼痛一面進行各肌肉的伸展運動，結果壓痛症狀消失，外翻壓力時的疼痛也消失。約4星期就可以全力投球。

## 症狀的解釋

外翻壓力疼痛一般都為尺側側副韌帶或炎症，多半選擇靜態休息或物理治療。但是前臂屈肌群壓痛消失而外翻壓力時的疼痛也消失的話，表示外翻壓力疼痛的原因來自前臂屈肌群。這類病例很多，內側型棒球肘的主要原因可能是前臂屈肌群連接處的障礙。

### ◆小建議

內側型棒球肘的發生原因是只能屈曲伸展的腕尺關節有外翻壓力的負荷。外翻壓力是在手肘內側朝向投球方向時被負荷(圖1)，可因應需要指導投球方式。不良的投球方式多半會影響到上斜方肌中、下纖維的肌肉機能不全。這時，會因為肩胛骨上方回旋、內收不完全使肩關節過於水平伸展，肩胛骨前傾容易有外翻壓力(圖2)。像這樣有機能不全時必須先做投球方式的指導以改善機能。

### 圖1 投球時對手肘造成的外翻壓力

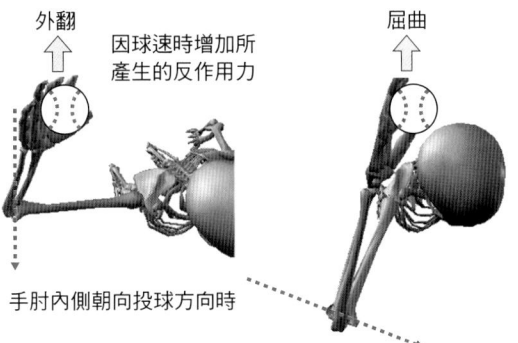

外翻　因球速時增加所產生的反作用力　屈曲

手肘內側朝向投球方向時

肘頭朝向投球方向時

### 圖2 上斜方肌中、下纖維的肌肉機能不全造成肘外翻壓力增加的機制

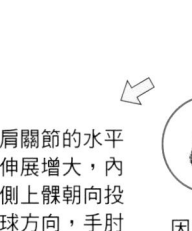

肩胛骨外展位

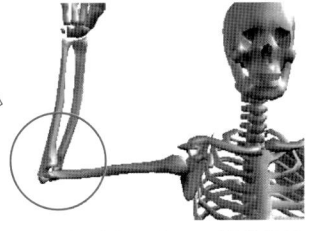

肩關節上方回旋、內收不夠

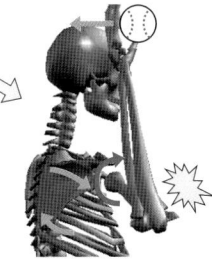

肩胛骨前傾位

肩關節的水平伸展增大，內側上髁朝向投球方向，手肘外翻增大。

因為上斜方肌中、下纖維的肌肉機能不全，肩胛骨變成下方回旋形成旋後位

肩關節複合體的外旋可動範圍減少，造成手肘外翻增大。

因為肩胛骨為外展位，手肘內側朝向投球方向，外翻壓力增大。

伴隨肩胛骨下方回旋，肩胛骨向前傾，引起肩關節複合體的外旋限制，肘外翻壓力增大。

### ●可應用該知識的疾患

高爾夫球肘(p.168)， 胸廓出口症候群(p.26)， 投球障礙肩(p.156，160，164，168)

附錄 2

# 5 胸廓出口症候群牽引型的肌力特性

## 特徵

胸廓出口症候群(TOS)牽引型的肌力特徵，是上肢下垂時症狀比較嚴重，若再提重物等症狀會再惡化。但是，只要將肩胛骨保持在內收位，症狀當場就可以改善。因此一般用矯具治療比較有效。運動治療被推崇可以強化肩胛骨固定肌的肌力，但同時會使腱板肌群的肌力減退，因此瞭解肌力特性進行適切的運動處方對症狀的初期改善很重要。

## 結果

以被診斷出為胸廓出口症候群(TOS)牽引群患者12人24肩和健常者17人34肩為對象。

使用徒手肌力測驗器測定肌力，在肩關節45度屈曲位、45度外展位、外旋位(第1肢位、第2肢位、第3肢位)以肩胛骨固定和非固定的條件下測定等尺性肌力。

結果胸廓出口症候群(TOS)牽引群的肌力在非固定下有減退，表示肩胛骨固定肌有弱化現象。肩胛骨固定肌的肌力在胸廓出口症候群(TOS)牽引群下有減退，同時腱板肌也有弱化現象。

## 症狀的解釋

胸廓出口症候群(TOS)牽引群的上斜方肌中、下纖維的肌力有減退。因此肩胛骨會外展、下垂、變成下方回旋位，增加腕神經叢的過度牽引，出現各種症狀。(圖1)。而且肩胛骨的外展、下方回旋位接近棘上肌的起始部和終止部，因此很難發揮肌力(圖2)。

根據這些肌力特性，更將上肢向下牽引的話，腕神經叢的牽引負荷增加，鎖骨的下垂壓迫也會加大，因為神經的牽引和壓迫而出現各種症狀。

**圖1　腕神經叢的牽引原因**

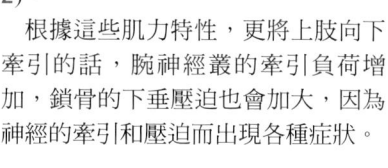

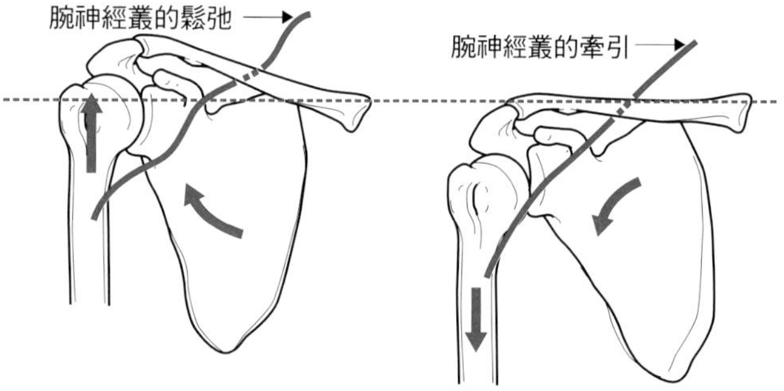

腕神經叢的鬆弛　　　　腕神經叢的牽引

**圖2 棘上肌的肌力**

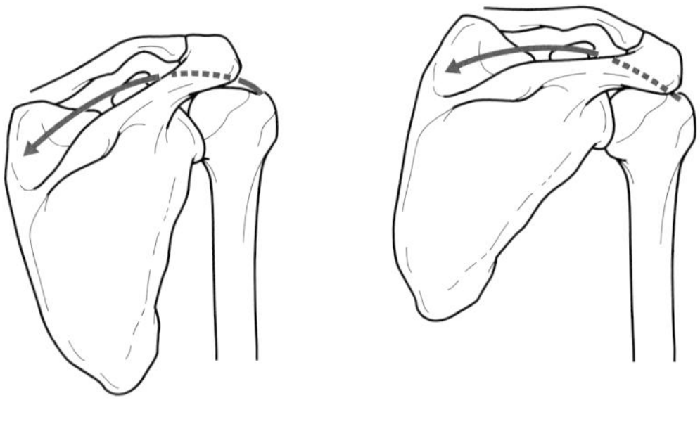

◆ 小建議

胸廓出口症候群(TOS)牽引型會使整個肩關節周圍肌力減退和產生肌肉平衡障礙。如果要減輕或改善上肢下垂位的症狀，治療的第一選擇可以從加強上斜方肌中纖維肌力開始，再試著減少神經的牽引刺激。之後再以腱板肌群的肌力訓練和肩關節的整體運動進入平衡的肌收縮訓練。

---

● 可應用該知識的疾患

投球障礙肩(p.156，160，164，168)，　副神經麻痺(p.26)，　肩關節不穩定症(p.94)

# 大結節的骨折型態和治療成績的相關

## 大結節骨折的發生原因

　　大結節的骨折型態，有跌倒時因為肩關節的強制旋前造成的裂離骨折(avulsion fracture)和肩關節過度外轉使大結節擠壓肩峰稜邊產生的嵌入骨折(impaction fracture)。

　　發生頻率大多為裂離骨折(avulsion fracture)，嵌入骨折(impaction fracture)較少見。

## 病例

　　這是呈現裂離骨折(avulsion fracture)的病例(左圖)。滑雪跌倒受傷。受傷第2週開始施行運動治療。第4週時肩關節可動範圍限制消失，第8週運動治療結束。

　　這是呈現嵌入骨折(impaction fracture)的病例(右圖)。散步中跌倒受傷。受傷第3週開始施行運動治療。肩關節可動範圍順利改善，但是上方支持組織的沾黏嚴重，結帶動作明顯受限，治療困難。全可動範圍的恢復需要5個月。

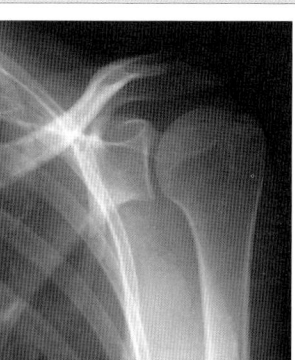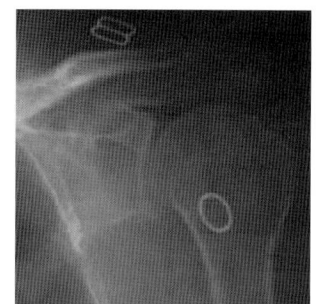

裂離骨折(avulsion fracture)　　　嵌入骨折(impaction fracture)

## 症狀的解釋

　　裂離骨折(avulsion fracture)是因為受傷時肩關節過度內收，腱板的牽引力作用於大結節而產生。包含腱板的上方支持組織損傷的併發症很少。

　　嵌入骨折(impaction fracture)是因為受傷時肩關節過度外展，大結節擠壓肩峰稜邊而產生。易於發生包含腱板的上方支持組織損傷的併發症。

　　比起裂離骨折(avulsion fracture)，嵌入骨折(impaction fracture)較容易產生炎症，範圍也較大，之後也較容易沾黏。而且上方支持組織的沾黏或攣縮會使肩峰下壓升高，容易產生夜間痛。

**大結節骨折的發生原因**

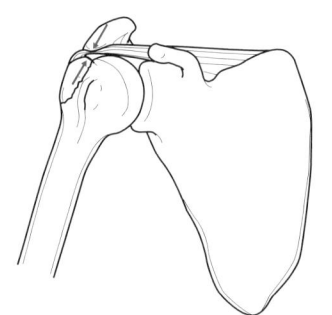

裂離骨折(avulsion fracture)
是因為受傷時肩關節過度內收，
腱板的牽引力作用產生。

嵌入骨折(impaction fracture)
是因為受傷時肩關節過度外展，
大結節擠壓肩峰稜邊產生。

◆ 小建議

　　大結節骨折在骨折型態別的最終治療成績上無差別。在施行初期運動治療時，裂離骨折(avulsion fracture)因為棘上肌的收縮以及伸展運動使大結節產生張力、造成脫位等，但另一方面他動的外展運動使棘上肌鬆弛，可以實施安全有效的可動範圍訓練。嵌入骨折(impaction fracture)因為上方支持組織的嚴重沾黏，即便是同程度的外固定期間，也因為攣縮程度嚴重需要長時間改善。

●可應用該知識的疾患

　　腱板損傷(P.50，54，58，62)，　肩關節周圍炎(P.34)，　肱骨頸部骨折(P.38，42，46)

附

錄

2

# 7 關於肩鎖關節脫臼的肩胛骨運動軌跡

## 肩鎖關節的機能

- 肩鎖關節是由鎖骨外側端和肩峰形成的關節。由上下的肩鎖韌帶和喙突鎖骨韌帶保持其穩定性。
- 肩鎖關節的機能是①肩胛骨運動的支點，②傳達呈曲軸形的鎖骨移動給肩胛骨。
- 肩鎖韌帶和喙突鎖骨韌帶斷裂的肩鎖關節脫臼，表示這些機能損傷無法發揮肩鎖關節機能。

## 病例

　這是肩鎖關節脫臼(Tossy分類，第Ⅲ類)的男性，施行保存療法關節可動範圍(ROM)，肌力恢復、重返職場的病例。

　將從通過肩關節下垂位的棘三角、肩峰角、肩胛骨下角3點的三角形找出重心位置作為座標的原點，找出肩關節前方上舉、肩胛骨面上舉、外展、各40度、90度、140度的重心位置。從棘三角和下角的連線與脊柱形成的角度測定回旋角度。結果得知與上舉路線無關，肩胛骨明顯為外方變位，直到上舉90度的範圍上方回旋角變小。

## 症狀的解釋

　傷患側肩胛骨(左肩)的重心點位置無關上舉路線，和健康側相較的話，重心位置通過外側，肩胛骨過度向外方移動，顯示鎖骨的肩峰前方不穩定。而且，肩胛骨的回旋從運動初期到中期，傷患側的上方回旋角度顯示低值。這些原因和三角肌的牽引造成肩胛骨保持機能障礙有關，同時認為因肩鎖韌帶斷裂造成反授組織損傷。改善後期運動需考慮增加重力造成的關節力矩低下，減少三角肌活動。

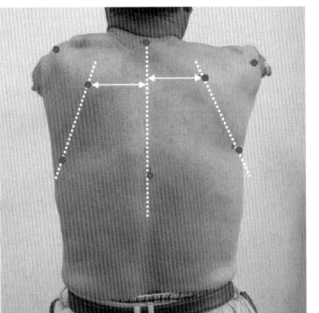

傷患側肩胛骨的上舉、外展和健康側相較，得知過度向外方移動以及上方回旋減少。

### ◆ 小建議

　運動治療要從上斜方肌的肌肉活動著眼。像這樣呈現肩胛骨過度向外方移動或上方回旋不足病態的上肢運動，會出現上舉時二次性肩峰夾擊或胸廓出口症候群常見的腕神經牽引症狀，雖然對日常生活沒有障礙但是容易有無力感和疲倦感。這和對於擊高球(overhead motion)等棒球運動選手，保存療法無效的報告似乎有其相關。

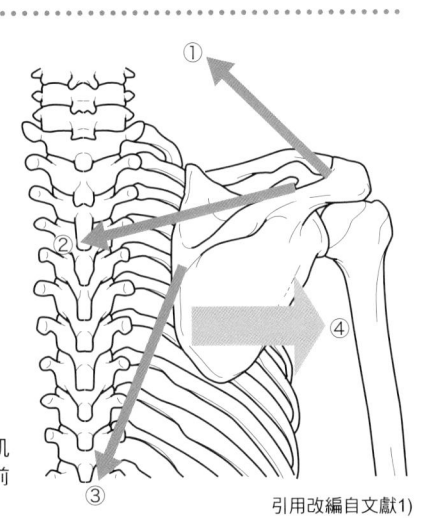

引用改編自文獻1)

**與肩胛骨上方回旋相關的肌群**
伴隨上肢上舉的肩胛骨上方回旋，由上斜方肌的上纖維(①)，中纖維(②)，下纖維(③)以及前鋸肌(④)共同作用實行。

### ● 可應用該知識的疾患
　肩鎖關節脫臼(p.106、110)，　胸廓出口症候群(p.26)

# 文獻

# 肩關節

**1** ············································ p.2-5
1) 上田　敏：リハビリテーション基礎医学 第2版,
   p100-103, 医学書院, 1994.
2) 林　典雄：運動治療のための機能解剖学的触診技術
   上肢, p125-129, メジカルビュー社, 2005.
3) 臨スポーツ医, 8(7)：780, 1991.

**2** ············································ p.6-9
1) 佐藤達夫, ほか：腋窩神経と肩甲上神経肩関節周囲の
   神経.J Clin Rehabil, 4(1)：4-7, 1995.
2) 高岸憲二, ほか：図説 新 肩の臨床, p236-239, 248-
   250, メジカルビュー社, 2006.
3) 橋本　淳, ほか：肩診療マニュアル, p122-125, 医歯
   薬出版, 2004.
4) 高山信一郎, ほか：麻痺肩の機能再建.別冊整形外科,
   36：182-186, 1999.
5) 長野　昭：機能再建術の適応とタイミング.新OS
   NOW 9, p7-9, メジカルビュー社, 2000.
6) 杉田直樹, ほか：腕神経叢損傷に対する肩機能再建
   術. 日手会誌, 18(5)：636-638, 2001.

**3** ············································ p.10-13
1) 高岸憲二, ほか：図説 新 肩の臨床, p236-239, 248-
   250, メジカルビュー社, 2006.
2) 冨士川恭輔, ほか：骨折脱臼, p519-525, 南山堂,
   2006.
3) Ideberg R：Fractures of the scapula involving the
   glenoid fossa. Surgery of the Shoulder, Bateman JE
   ed, p63-66, 1984.
4) 信原克哉, ほか：肩の障害とリハビリテーション
   zeropositionを中心として.整・災外, 26(10)：1391-
   1396, 1981.
5) Saha AK：Theory of shoulder mechanism：
   Discriptive and applied, Charles C Thomas, 1961.
6) 鵜飼建志：投球障害肩予防のための投球指導につい
   て.整形外科リハビリテーション研究会誌, Vol9, 103-
   109, 2006.
7) 福田　雅, ほか：肩甲骨々折に伴う肩甲上神経麻痺に
   対し広背筋および大円筋腱移行術を行った1例.肩関
   節, 28(1)：122, 2003.
8) 貞広哲郎, ほか：麻痺肩に対する機能再建術特に広背
   筋移行の意義を中心に.肩関節, 19(1)：217-221,
   1995.
9) 田中和彦, ほか：腱板損傷例に対して修復術を施行し
   た理学治療. 整形外科リハビリテーション研究会誌,
   Vol7, 58-59, 2004.

**4** ············································ p.14-17
1) 高岡邦夫, 編：新OS NOW 6新しい人工関節置換術と
   再置換術, p11, メジカルビュー社, 2000.
2) 吉川玄逸, ほか：肩関節の機能解剖.MB Orthop, 9：3,
   1997.

**5** ············································ p.18-21
1) Allman L Jr：Fracture and ligamentous injuries of
   the clavicle and its articulation. J Bone Joint Surg,
   49-A：774-784, 1967.
2) Robinson CM, et al：Fractures of the clavicle in the
   adult. J Bone Joint Surg, 80-B：476-484, 1998.
3) 蜂谷將史, ほか：鎖骨骨折の保存的治療—機能的鎖骨
   バンド(function clavicle fixation band)について—.
   整・災外, 33：497-503, 1990.
4) 伊藤貴明：鎖骨骨幹部骨折に対するプレート固定
   法.MB Orthop, 20(4)：9-14, 2007.
5) 坂中秀樹, ほか：鎖骨骨幹部骨折に対する(経皮的)
   Kirschner鋼線固定法. MB Orthop, 20(4)：15-21,
   2007.
6) 蜂谷將史, ほか：鎖骨骨折に対する保存治療. MB
   Orthop, 20(4)：1-7, 2007.
7) Castaing J, Santini JJ(井原秀俊, 中山彰一, 井原和彦,
   訳)：図説関節・運動器の機能解剖 上肢・脊柱編,
   p34, 協同医書出版社, 1999.
8) 信原克哉：肩その機能と臨床 第3版, p44-45, 医学書
   院, 2004.
9) Cailliet R(荻島秀男, 訳)：肩の痛み 原著第3版, p49-
   50, 医歯薬出版, 2001.
10) Inman VC, et al：Observation on the function of the
   shoulder joint. J Bone Joint Surg, 26：1-30, 1944.

**6** ············································ p.22-25
1) 中宿伸哉, ほか：骨癒合が遷延した上腕骨骨幹部骨折
   の理学治療について.愛知県理学治療士会誌, 13(2)：
   28-29, 2001.
2) 亀山　修：上腕骨骨折. 骨・関節・靭帯, 10(2)：113-
   120, 1997.
3) 高尾良英, ほか：上腕骨骨幹部骨折に対するわれわれ
   の行なったFunctional bracing.整・災外, 23(10)：
   1071-1083, 1980.
4) Sarmiento A, et al：Functional bracing of fractures.
   In instructional course lectures, the American
   Academy of Orthopaedic Surgeons, 25：184, CV
   Mosby, St Louis, 1976.

**7** ············································ p.26-29
1) Peet RM, et al：Thoracic outlet syndrome：
   evaluation of a therapeutic exercise program. Proc
   Mayo Clin, 31：281-287, 1956.
2) 加藤貞利, ほか：TOSに関する解剖—上腕神経叢, 鎖
   骨下動・静脈と筋・骨格系の関係—. 関節外科,
   26(8)：21-24, 2007.
3) Frank H, Netter MD(相磯貞和, 訳)：Atlas of Human
   Anatomy 3rd ed, p412, 南江堂, 2004.
4) Morley J：Brachial pressure neuritis due to a
   normal first thoracic rib：Its diagnosis and
   treatment by excision of rib. Clin J, 22：461-464,
   1913.
5) Adoson AW：Cervical rib. A method of anterior
   approach for relief of symptoms by resection of the
   scalenus anterior. Ann Surg, 85：839-857, 1927.
6) Eden KC：The vascular complications of cervical rib

abnormalities. BR J Surg, 27：111-139, 1939.

7) Wright ISThe neurovascular syndrome produced by hyperabduction of the arm. Am Heart J, 29：1-19, 1945.

8) Roos DB：New consepts of thoracic outlet syndrome that explain etiology, symptoms, diagnosis and treatment. Vase Surg, 13：313-320, 1979.

9) 尾鷲和也：TOSの診断―臨床症状, 理学所見, および腕神経叢ブロック：脊椎外科医としての観点より―.関節外科, 26(8)：32-39, 2007.

10) 渡辺栄一：徒手検査.整形外科外来シリーズ 5 頚椎の外来, p36-37, メジカルビュー社, 1998.

11) 林　典雄：胸郭出口症候群に対する我々の運動治療とその成績について.Clinical Physical Therapy, 7：6-9, 2004.

12) 高木克公, ほか：胸郭出口症候群とは(定義・解剖および動向). MB Orthop, 11(7)：1-6, 1998.

13) 林　典雄：運動治療のための機能解剖学的触診技術下肢・体幹, p247, メジカルビュー社, 2006.

14) 山鹿眞紀夫：TOSの保存治療. 関節外科, 26(8)：54-62, 2007.


**8** ⋯⋯⋯⋯⋯⋯⋯⋯⋯⋯⋯⋯⋯⋯⋯⋯⋯⋯⋯ p.30-33

1) 山崎哲也, ほか：五十肩に対する鏡視下靭帯切離術. 整・災外, 47：267-274, 2004.

2) 山本宣幸, ほか：難治性肩関節拘縮に対する鏡視下関節包切離術の術後成績. 関節鏡, 26：99-103, 2001.

3) 菅谷啓之, ほか：関節鏡視下肩関節包全周切離術.MB Orthop, 17(7)：55-60, 2004.

4) Janda DH, Hawkins RJ：Shoulder manipulation in patients with adhesive capsulitis and diabetes mellitus：A clinical note. J Shoulder Elbow Surg, 2：36, 1993.

5) 林　典雄：肩関節拘縮の機能解剖学的特性.理学治療, 21(2)：357-364, 2004.

6) 林　典雄：運動治療のための機能解剖学的触診技術上肢, メジカルビュー社, 2005.

7) Leon H, et al：Rauber／Kopsch Anatomie des Menschen, Lenrbuch und Atlas Bl. George Thieme Verlang Stuttgart, p366, 1987.


**9** ⋯⋯⋯⋯⋯⋯⋯⋯⋯⋯⋯⋯⋯⋯⋯⋯⋯⋯⋯ p.34-37

1) 小西池泰三, 名越　充, ほか：夜間痛を主訴とする高齢者腱板断裂に対する内視鏡手術(奥津法). 日整会誌, 75(2)：189, 2001.

2) 小西池泰三, 多胡博之, ほか：肩峰下滑液包の圧測定―夜間痛との関連―. 日整会誌,73(2)：461,1999.

3) 吉田　徹, 加藤　晋, ほか：いわゆる変形性関節症の疼痛について―骨内圧からの考察―. 整形外科, 26(8)：745-752,1975.

4) 林　典雄, ほか：夜間痛を合併する肩関節周囲炎の可動域制限の特徴とX線学的検討. The Journal of Clinical Physical Therapy, 7：1-5, 2005.


**10** ⋯⋯⋯⋯⋯⋯⋯⋯⋯⋯⋯⋯⋯⋯⋯⋯⋯⋯ p.38-41

1) 信原克哉, ほか：肩診療マニュアル, p148-149, 医歯

薬出版, 1987.

2) Codman EA：The shoulder：Rupture of the supraspinatus tendon and other lesion or about subacromial bursa, Thomas Todd, 1934.

3) 山口光圀：コッドマン体操の再考. 理学治療, 18(7)：2001.


**11** ⋯⋯⋯⋯⋯⋯⋯⋯⋯⋯⋯⋯⋯⋯⋯⋯⋯⋯ p.42-45

1) 玉井和哉, 大野　弥：上腕骨近位端骨折に対するAll-in-one nail固定法の術式と成績. 骨・関節・靭帯, 18(2)：117-123, 2005.

2) 前田利雄, 中西俊郎, 福内正義, ほか：上腕骨近位端骨折の手術成績―髄内定とプレート固定の比較―. 骨折, 29(2)：256-259, 2007.

3) 衣笠清人, 道中泰典, 塩田直史, ほか：LHSPを用いた上腕骨近位部骨折の治療成績. 骨折, 28(4)：579-584, 2006.

4) 石黒　隆, 中山　学：上腕骨近位端粉砕骨折の保存的治療の適応と限界―下垂位での初期運動治療について―.MB Orthop, 17(4)：14-21, 2004.

5) 信原克哉：肩　その機能と臨床 第3版, 医学書院, 2001.


**12** ⋯⋯⋯⋯⋯⋯⋯⋯⋯⋯⋯⋯⋯⋯⋯⋯⋯⋯ p.46-49

1) 中図　健, 竹岡千里：上腕骨頚部骨折後(3-parts)の初期作業治療について―髄内釘固定術例と保存治療例を通して―. 第25回近畿作業治療学会抄録集, p87-89, 2005.

2) 林　典雄：運動治療のための機能解剖学的触診技術上肢, メジカルビュー社, 2005.

3) 井上尚美：上腕骨近位端骨折に対する髄内釘骨接合術. 整・災外, 50：309-317, 2007.


**13** ⋯⋯⋯⋯⋯⋯⋯⋯⋯⋯⋯⋯⋯⋯⋯⋯⋯⋯ p.50-53

1) 小林　勉：理学所見からみる腱板損傷の分類と診断. 関節外科25(9)：22-27, 2006.

2) 信原克哉：肩　その機能と臨床 第2版, p159-179, 医学書院, 1987.

3) 橋本　淳：腱板断裂の理学的所見.MB Orthop, 12：1-7, 1999.

4) Castaing J, et al(井原秀俊ほか, 訳)：図解 関節運動器の機能解剖 上肢・脊柱編, p18-21, 協同医書出版社, 1986.

5) 林　典雄：肩関節拘縮の機能解剖学的特性.理学治療, 21(2)：357-364, 2004.


**14** ⋯⋯⋯⋯⋯⋯⋯⋯⋯⋯⋯⋯⋯⋯⋯⋯⋯⋯ p.54-57

1) McLaughlin HL：Lesions of musculotendinous cuff of the shoulder. The exposure and treatment of tears with retraction. J Bone Joint Surg, 26-1：31-51, 1944.

2) 三原研一, 筒井廣明：腱板断裂の手術治療―McLaughlin法を中心に―. 関節外科, 25(9)：72-76, 2006.

3) 山本龍二：肩周辺機構. 関節外科, 9(11)：75-84, 1990.

4) 林　典雄：運動治療のための機能解剖学的触診技術 上

肢, p86-87, メジカルビュー社, 2005.

5) Lee TQ, et al：Release of the coracoacromial ligament can lead to glenohumeral laxity：A biomechanical study. J Shoulder Elbow Surg, 10：68-72, 2001.

6) 神平雅司, ほか：広範囲断裂に対する手術治療. MB Orthop, 12(11)：53-59, 1999.

7) 熊谷匡晃, ほか：臼蓋骨切り術後15年で生じた肩腱板断裂の1例. PTジャーナル, 39：274-277, 2005.

**15** ......................................................... p.58-61

1) 小林　勉：理学所見からみる腱板損傷の分類と診断. 関節外科, 25(9)：22-27, 2006.

2) 三原研一, 筒井廣明：肩関節の安定化機構. 関節外科, 16(12)：31-38, 1997.

**16** ......................................................... p.62-65

1) 林　典雄：Quadrilateral Space Syndromeを合併した腱板損傷の一例. 理学治療学, 18(2)：141-142, 1991.

2) 林　典雄：運動治療のための機能解剖学的触診技術 上肢, p24-27, メジカルビュー社, 2005.

3) 平澤泰介：上肢における絞扼性神経障害とその治療. MB Orthop, 7：81-90, 1988.

4) 信原克哉：肩その機能と臨床, p159-178, 医学書院, 1987.

5) 尾崎二郎：肩後方の投球障害肩の病態と治療. MB Orthop, 11(13)：65-69, 1998.

**17** ......................................................... p.66-69

1) 林　典雄：運動治療のための機能解剖学的触診技術 上肢, メジカルビュー社, 2005.

**18** ......................................................... p.70-73

1) Neer CS II：Anterior acromioplasty for the chronic impingiment syndrome in the shoulder：a preliminary report. J Bone Joint Surg, 54-A：41-50, 1972.

2) Neer CS II, et al：supraspinatus outlet. Orthop Trans, 11：234, 1987

3) Neer CS II：Cufft ears, biceps lesions, and impingiment, Shoulder Reconstruction, p44, WB Saunders, 1990.

4) Neer CS II：impingiment lesions. Clin Orthop, 173：70-77, 1983.

5) 相澤利武：肩インピンジメント症候群の概念, 病因, 診断. MB Orthop, 11(8)：1-8, 1998.

6) 信原克哉：Impingiment Syndrome. 臨整外, 31：722-723, 1996.

7) Masten FA：Subacrominal impingiment. The Shoulder, WB Saunders, 1990.

8) Hawkins RJ, Kennedy JC：Impingiment syndrome in athletes. Am J Sports Med, 8：151-158, 1980.

9) 三原研一, 筒井廣明：肩関節の安定化機構. 関節外科, 16：1417-1424, 1997.

10) 鈴木一秀, 筒井廣明：肩甲胸郭関節機能が腱板機能に及ぼす影響の筋電図学的検討. 別冊整形外科36：19-22, 1999.

11) Harryman DT II, et al：Translation of humeral head on the glenoid with passive glenohumeral motion. J Bone Joint Surg, 72A：1334-1343, 1990.

12) 田中和彦：胸郭出口症候群牽引型の疼痛と解釈と治療. 整形外科リハビリテーション研究会誌, 8：19-24, 2005.

13) 望月智之, 秋田恵一：腱板停止部の新しい解剖学的知見. 整・災外, 50：1061-1068, 2007.

14) Clarck JM：Tendon, ligament, and capsula of the rotator cuff. J Bone Joint SurgAm, 74-A(5)：713-725, 1992.

**19** ......................................................... p.74-77

1) 信原克哉：肩その機能と臨床, p31-47, 医学書院, 1987.

2) 水野直子：投球障害肩に対する肩関節鏡視下手術. MB Orthop, 20：67-77, 2007

3) 杉本勝正：上腕二等筋長頭・上腕三頭筋長頭の機能解剖と障害. Med Rehabil, 73：79-84, 2006.

**20** ......................................................... p.78-81

1) 鵜飼建志, 林　典雄, 赤羽根良和, ほか：投球障害肩の疼痛の解釈と治療. 整形外科リハビリテーション研究会誌8(8)：25-28, 2005.

2) 佐藤達夫, 坂本裕和：リハビリテーション解剖アトラス 第1版, 医歯薬出版, 2006.

3) 西中直也, 筒井廣明, 千葉慎一：投球障害肩に対する保存的治療とその限界. MB Orthop, 16(2)：51-57, 2003.

**21** ......................................................... p.82-85

1) 藤田健司：上腕骨近位骨端線損傷に対する治療. 関節外科23, (1)：69-74, 2004.

2) Salter RB, Harris WR：Injury involving the epiphyseal plate. J Bone Joint Surg, 45-A：587-622, 1963.

3) 橋口　宏, ほか：スポーツによる上腕骨近位骨端線離開の治療成績. 肩関節, 27(2)：395-398, 2003.

4) 岩掘祐介, ほか：少年野球選手の肩関節内旋可動域の減少. 肩関節, 27(2)：415-419, 2003.

5) 松岡敏夫, ほか：知っておきたいスポーツ医科学, p70-71, 岐阜新聞社, 2002.

6) 藤沢秀文, ほか：リトルリーグ肩の画像所見. 臨床放射線, 47：1573-1579, 2002.

**22** ......................................................... p.86-89

1) 鵜飼建志：当院における野球肩の臨床的特徴について. 整形外科リハビリテーション研究会誌, Vol7：72-75, 2004.

2) 鵜飼建志：投球障害肩の疼痛の解釈と治療. 整形外科リハビリテーション研究会誌, Vol8：25-28, 2005.

3) 鵜飼建志：広背筋部痛を訴える野球肩の発生原因に対する一考察. 東海スポーツ傷害研究会会誌Vol22：38-40, 2004.

4) 信原克哉：肩その機能と臨床 第3版, p416-417, 医学書院, 2001.

**23** ......................................................... p.58-61

1) Snyder SJ, et al：SLAP lesions of the shoulder.

Arthroscopy, 6(4)：274-279, 1990.

2) Andrews JR, et al：Glenoid labrum tears related to the long head of the biceps. AM J Sports Med, 13：337-341, 1985.

3) 尾崎二郎：肩 THE SHOULDER, p223-225, ありす, 1996.

4) Habermeyer P, et al：Anterosuperior impingement of the shoulder as a result of pulley lesions：A prospective arthroscopic study. J Shoulder Elbow Surg, 13：5-12, 2004.

5) 高岸憲二, 編：最新整形外科学体系 13 肩関節・肩甲帯, p251-252, 中山書店, 2006.

6) Vangness CT, et al：The Origin of the long head of the biceps from the scapula and glenoid labrum. J Bone Joint Surg, 76-B：951-954, 1994.

7) 後藤英之, ほか：肩甲骨関節盂関節唇および関節包の部位による組織学的および形態学的特徴. 肩関節, 29(2)：239-242, 2005.

8) 杉本勝正：上腕二頭筋長頭・上腕三頭筋長頭の機能解剖と障害. MB Med Reha, 73：79-84, 2006.

9) 杉本勝正：Superior labrum anterior posterior(SLAP)lesionの鏡視下手術. 整形外科, 57(8)：890-896, 2006.

10) Cooper DE, et al：Anatomy, histology, and vascularity of the glenoid labrum. J Bone Joint Surg, 74-A：46-52, 1992.

11) Itoi E, et al：Stabilizing function of the biceps instable and unstable shoulders. J Bone Joint Surg, 75-B：546-550, 1993.

12) Itoi E, et al：Dynamic anterior stabilizers of the shoulder with the arm in abduction. J Bone Joint Surg, 76-B：834-836, 1994.

13) Itoi E, et al：Stabilizing function of the long head of the biceps in the hanging arm position. J Shoulder Elbow Surg, 3：135-142, 1994.

14) 井樋栄二, 皆川洋至：スポーツ肩障害における関節唇損傷に対する各種疼痛誘発テストの診断的有用性. 臨整外, 37(6)：679-683, 2002.

1) 林　典雄：骨・関節機能障害の見方・考え方. 19-20, 整形外科リハビリテーション研究会誌.

2) 井樋英二, ほか：肩関節脱臼に対する外旋位固定の治療成績. 整形外科, 56(8)：1122-1126, 2005.

3) 宇都宮初夫：関節ファシリテーション, 第1, 2, 3, 4, 5版, 2000-2004.

1) 黒田重史：われわれのBristow変法の術後成績. 整・災外, 45：5-11. 2002.

2) 森岡健：Bristow変法. 関節外科, 20(1)：94-100, 2001.

3) 三嶋真爾, ほか：反覆性肩関節脱臼に対するBankart-Bristow法. 別冊整形外科, 46：16-20, 2004.

4) 中川照彦, ほか：外傷性肩関節前方不安定症に対するBristow変法. MB Orthop, 16(5)：68-75, 2003.

5) 佐野博高, ほか：反覆性肩関節前方脱臼に対するBristow変法手術のクリティカルパス. 整・災外, 47：481-487, 2004.

1) 川又朋麿, ほか：反覆性肩関節脱臼の損傷関節唇の病理組織像. 肩関節, 23：263-266, 1999.

2) 後藤英之, ほか：肩甲関節盂関節唇および関節包の部位による組織学的および形態学的特徴. 肩関節, 29：239-242, 2005.

3) 西田圭一郎, ほか：肩関節唇の微細線維構築について. 肩関節, 18：12-18, 1994.

4) 吉川玄逸, ほか：肩関節の機能解剖. MB Orthop, 10(10)：1-8, 1997.

5) Lippitt S, Matsen F：Mechanisms of glenohumeral joint stability. Clin Orthop, 291：20-28, 1993.

6) 筒井廣明, ほか：肩関節の安定化機構. 肩関節, 15：13-17, 1991.

7) 松本隆志, ほか：肩甲骨関節盂と関節唇の付着様式の検討(第一報). 肩関節, 14：170-173, 1990.

8) 原　寛徳：肩甲骨関節盂における関節唇と関節包の強度. 肩関節, 18：82-87, 1994.

9) 村上元庸, ほか：サル肩関節包の神経終末分布に関する組織学的研究, 動的支持機構のセンサーとして. 肩関節, 15：4-8, 1991.

1) Donald A：Neumann筋骨格系のキネシオロジー, p109-112, 医歯薬出版, 2006.

2) 島津　晃：キネシオロジーよりみた運動器の外傷, p185-186, 金原出版, 1999.

3) 信原克哉：肩その機能と臨床, p19, 332-346, 医学書院, 2001.

4) 三木亮明：骨折と外傷, p726-733, 金芳堂, 2005.

5) 藤巻悦夫：靭帯損傷の病態. 整形外科MOOK 58 関節靭帯損傷, p42-48, 金原出版, 1989.

# 肘關節

1) Jupiter JB, et al：Intercondylar Fractures of the Humerus；an operative approach. J Bone Joint Surg, 67-A：226-239, 1985.

2) Müller ME, et al：The comprehensive classification of fractures of long bones, p74-85, Springer, 1990.

3) 衣笠清人, 松尾真嗣：上腕骨遠位端骨折に対するプレート固定法. 整・災外, 47：1283-1292, 2004.

4) 坂田悍教, 大森裕宏, ほか：成人上腕骨下端関節内骨折の観血的治療. 整・災外, 38：743-749, 1995.

1) 越智隆弘：整形外科NEW MOOK 11 肘の外科, p77-80, 金原出版, 2002.

2) 佐藤孝三：新臨床整形外科全書 第7巻, p160-163, 216-219, 金原出版, 1980.

3) 滝川宗一郎：肘頭骨折. MB Orthop, 15(11)：48-54, 2002.
4) 林　典雄：運動治療のための機能解剖学的触診技術 上肢, p40-42, メジカルビュー社, 2005.
5) 浅野昭裕：皮膚に由来する疼痛について. 整形外科リハビリテーション研究会誌, 7：2-4, 2004.

**3** ...... p.124-127
1) 伊藤恵康：外傷性肘関節拘縮の治療. 整形外科MOOK 54, p186-194, 金原出版, 1988.
2) 司馬良一：肘関節の骨格構造の機能解剖. 関節外科, 9：27, 1990.
3) 飛騨　進：肘関節の軟部支持組織と機能解剖. 関節外科, 9：39, 1990.
4) 飛騨　進：肘関節内側側副靱帯の機能解剖. 関節外科, 7：13, 1994.

**4** ...... p.128-131
1) 根本孝一：Monteggia骨折とGaleazzi骨折の治療. 整形外科NEW MOOK 5, p123-129, 金原出版, 1998.
2) 藤巻悦夫：靱帯損傷の病態. 整形外科MOOK 58, p42-48, 金原出版, 1989.
3) 森久喜八郎：モンテキジア損傷. 整形外科MOOK 54, p112-126, 金原出版, 1998.
4) 林　典雄：運動治療のための機能解剖的触診技術 上肢, p49, 112, 115, メジカルビュー社, 2005.
5) Bado JL：The Monteggia lesion. Clin Orthop, 50：71-86, 1967.
6) Kapanjii IA：カパンディ関節の生理学 I 上肢, p100-131, 医歯薬出版, 1992.

**5** ...... p.132-135
1) 青木光広, 三ツ口秀幸：誌上シンポジウム前腕回旋障害の病態と治療. 臨整外, 40(2)：119-175, 2005.
2) 森谷浩治, ほか：掌側ロッキングプレートを施行した背側転位型橈骨遠位端骨折の治療成績. 臨整外, 42(7)：719-722, 2007.
3) MB Orthop, 18(9)：1-73, 2005.
4) 服部泰典：橈骨遠位端骨折後のリハビリテーション. 関節外科, 25(2)：21-33, 2006.
5) 越智淳三, 訳：解剖学アトラス 第3版, p80-87, 文光堂, 1990.
6) 山内昭雄, ほか：アトラスとテキスト人体の解剖 原著第4版, p114-119, 南江堂, 2004.
7) 塩田悦仁, 訳：カパンディ関節の生理学1 上肢 原著第6版, p104-145, 医歯薬出版, 2006.
8) 篠田信之：前腕ダイナミック回旋装具の開発. 日本義肢装具学会誌, 23(3)：229-234, 2007.
9) 林　典雄：機能解剖学的触診技術 上肢, p106-117・174-259, メジカルビュー社, 2005.
10) 矢崎　潔：手の関節の動き・運動の理解, p80-116, メディカルプレス, 2005.
11) 荻島英男, 訳：運動器の機能解剖, p136-153, 医歯薬出版, 2004.
12) 仲井光二, 訳：動きの解剖学 1 第1版, p131-174, 科学新聞社, 1998.

**6** ...... p.136-139
1) Morrey BF：The elbow and its disorders 3rd ed, p341-364, WB Saunders, Philadelphia, 2000.
2) 吉川泰弘, ほか：橈骨頭骨折新鮮例に対するJudet人工橈骨頭の治療成績. 日本肘関節研会誌, 10(1)：165-166, 2003.
3) 牧野正晴：橈骨頭骨折に対するシリコン製橈骨頭置換術と骨接合術との比較. 日手会誌17(1), 99-103, 2000.
4) 井上五郎：橈骨頭骨折の治療—不安定型骨折について—. MB Orthop, 18(4)：32-37, 2005.
5) 菊池淑人, ほか：尺骨鈎状突起骨折. MB Orthop, 15(11)：57-62, 2002.
6) 山中一良：橈骨頭骨折に対する観血的整復固定術. 関節外科, 24(10増刊号)：80-85, 2005.
7) 池田和夫：橈骨頭・頚部骨折. OS NOW Instruction 2, p75-86, メジカルビュー, 2007.
8) Caputo AE, Mazzocca AD, et al：The nonarticulating portion of the radial head：anatomic correlation for internal fixation. J Hand Surg, 23-A：1082-1090, 1998.

**7** ...... p.140-143
1) 津下腱哉, ほか：広範な肘拘縮に対するわれわれの関節形成術. 別冊整形外科 26 肘関節外科, 192-197, 1994.
2) 水関隆也, ほか：後側方アプローチを用いたdebidgement関節形成術. 整・災外35(3)：261-267, 1992.
3) 宮野須一, ほか：変形性肘関節症—腕尺関節における関節症変化—. 関節外科, 13(2)：47-54, 1994.
4) 宮野須一, ほか：肘関節症の進展様式に関する研究. 北海道整災誌, 51：19-28, 1987.
5) 村田英明, ほか：変形性肘関節症の発症進展過程—腕橈関節における関節症変化を中心として—. 関節外科, 13(2)：31-44, 1994.
6) Murata H, Murakami T, Ikuta Y：An anatomical investigation of the elbow joint：With special reference to aging of the articular cartilage. J Shoulder Elbow Surg, 2：175-181, 1993.

**8** ...... p.144-147
1) 石突正文：上肢の人工関節. 医科器械学, 54(第7号別冊)：324-328, 1984.
2) 島田幸造, 正富　隆, 越智隆弘：RA肘関節の病態と手術適応. p159-168, 整形外科NEW MOOK 11 肘の外科, 金原出版, 2002.
3) 水関隆也, 森川　健, 梶谷典正：人工肘関節の手術進入法と手術適応. 整・災外, 43(7)：821-831, 2000.
4) 新垣　晃, 富山　聡, 永山盛隆, ほか：工藤式人工肘関節(type5)の術後成績と手術手技上の問題点. 整・災外, 43(7)：813-820, 2000.
5) 工藤　洋：人工肘関節の歴史的変遷. 整・災外, 43(7)：771-775, 2000.
6) 藤森十郎, 吉野槙一, 小岩政仁：Quality of lifeからみた慢性関節リウマチ患者における人工肘関節置換術. 整形外科, 43(1)：130-135, 1992.

7) 辻　幸子, 寺本みかよ, 荒井　猛, ほか：RAに対する半拘束型TEA術後の経過. ハンドセラピー 第15回学術集会特集：21-22, 2004.

8) Patrick M, et al：Total elbow arthroplasty in patients who have juvenile rheumatoid arthritis. J Bone Joint Surg, 80(5)：678-688, 1998.

9) 森　俊仁：上肢機能障害とリハビリテーション(肩・肘). MB Med Reha, 6：24-29, 2001.

**9** ······················································· p.148-151

1) 中図　健, 竹岡千里：肘関節後外側部痛について～臨床所見と治療方法について～. 大阪作業治療ジャーナル, 20(1)：97-101, 2006.

2) Gleason TF, et al：The functional of anconeus muscle. Clin Orthop, 192：147-148, 1985.

3) Steinmann SP, et al：Chronic anconeus compartment syndrome；A case report. J Hand Surg, 25A：959-961, 2000.

4) Basmajian JV, et al：Function of anconeus muscle. J Bone Joint Surg, 54：1712, 1972.

5) 山崎　勉, 編：整形外科理学治療の理論と技術, p258, メジカルビュー社, 1997.

6) 森　於菟：分担解剖学 1, p345, 金原出版社, 1999.

**10** ······················································· p.152-155

1) 林　典雄：運動治療のための機能解剖学的触診技術 上肢, p110-117, メジカルビュー社, 2005.

2) 三浪明男, 戸山芳昭, 越智光夫 著：講義録運動器学, p217, メジカルビュー社, 2006.

3) 二見俊郎, 小林明正, 森口尚生, ほか：上腕骨外側上顆炎の病態, 関節外科, 25(1), 55-59：2006.

4) 西浦康正, 落合直之：上腕骨外上顆炎の治療. 関節外科, 25(1)：60-64, 2006.

5) 新井　猛, 安藤　亮, 別府諸兄：上腕骨外側上顆炎の治療(鏡視下手術)に必要な解剖. 整・災害, 48：1005-1008, 2005.

6) 金森章浩, 別府諸兄：上腕骨外側上顆炎の疫学. 整・災害, 48：1009-1012, 2005.

7) 青木光広, 辻　英樹, 織田　崇, ほか；難治性上腕骨外側上顆炎の画像診断. 整・災害48：1019-1024, 2005.

8) 二見俊郎, 小林明正, 中澤俊之, ほか：上腕骨外側上顆炎の手術治療—Boyd手術を中心に—. 整・災害, 48：1031-1037, 2005.

9) 薄井正道：テニス肘の診断と治療. MB Orthop, 16(2)：35-41, 2003.

**11** ······················································· p.156-159

1) Fleisig GS, et al：Kinetics of baseball pitching with implications about injury mechanism. Am J Sports Med, 23(3)：233-239, 1995.

2) Werner SL, et al：Biomechanics of the elbow during baseball pitching. J Orthop Sports Phys Ther, 17(6)：274-278, 1993.

3) 村田英明：肘関節の内側障害. MB Orthop, 10(8)：55-65, 1997.

4) 村田英明：内側野球肘の病態と内側側副靱帯再建術.

MB Orthop, 11(4)：43-48, 1998.

5) 村上恒二, ほか：肘内側側副靱帯損傷とスポーツ復帰. 関節外科, 15(7)：36-43, 1996.

6) 伊藤恵康, ほか：スポーツによる肘関節尺側側副靱帯損傷. 整・災外, 46：211-217, 2003.

7) 高原政利：肘関節外科. 関節外科, 25(10月増刊号)：13-16, 2006.

8) 辻野昭人, ほか：内側型野球肘牽引障害の病態と治療. 骨・関節・靱帯, 18(11)：975-983, 2005.

9) Jobe FW, et al：Reconstruction of the ulnar collateral ligament in athletes. J Bone Joint Surg, 68-A：1158-1163, 1986.

10) Thompson WH, et al：Ulnar collateral ligament reconstruction in athletes；muscle-splitting approach without transposition of the ulnar nerve. J Shoulder Elbow Surg, 10：152-157, 2001.

11) 奥野宏昭, ほか：TJ screw systemによる肘内側側副靱帯再建術. 骨・関節・靱帯, 15(10)：1035-1041, 2002.

12) 田中寿一：肘関節側副靱帯再建術—TJ screw systemによる—. 関節外科, 24(11)：28-36, 2005.

13) 青木晴彦, ほか：機能解剖からみた側副靱帯. 整・災外, 40：419-423, 1997.

14) Morrey BF, et al：Articular and ligamentous contributions to the stability of the elbow joint. Am J Sports Med, 11：315-319, 1983.

15) Søjbjerg JO, et al：Experimental elbow instability after transaction of the medial collateral ligament. Clin Orthop Relat Res, 218：186-190, 1897.

16) Hotchkiss RN, et al：Valgus stability of the elbow. J Orthop Res, 5：372-377, 1987.

17) Morrey BF, et al：Valgus stability of the elbow. A definition of primary and secondary constrains. Clin Orthop Relat Res, 265：187-195, 1991.

18) Shwab GH, et al：Biomechanics of elbow instability：The role of the medial collateral ligament. Clin Orthop Relat Res, 146：42-52, 1980.

19) Slocum DB：Classification of elbow injuries from baseball pitching. Tex Med, 64：48-53, 1968.

**12** ······················································· p.160-163

1) 柏口新二, ほか：投球による肘障害の成因と病態. MB orhtop, 11：1-9, 1998.

2) 柏口新二, ほか：上腕骨小頭障害の保存治療. MB Orthop, 10(8)：67-74, 1997.

3) Haraldson S：On osteochondrosis deformans juvenilis capituli humeri including investigation of intra-osseous vasculature in distal humerus. Acta Orthop Scand(Suppl), 38：1, 1959.

4) 岩瀬毅信, ほか：上腕骨小頭骨軟骨障害. 整形外科MOOK 54, p26, 金原出版, 1988.

5) 岩瀬毅信, ほか：少年野球肘の実態と内側骨軟骨障害. 整形外科MOOK 27スポーツ障害(土屋弘吉ほか編), p61-82, 金原出版, 1983.

6) 三波三千男, ほか：肘関節に発症した離断性骨軟骨炎25例の検討. 臨整外, 14：805, 1979.

7) 藤井基晴, ほか：肘離断性骨軟骨炎病例の治療成績. 日本肘関節学会雑誌, 13(2)：65-66, 2006.

8) 石井清一：肘診療マニュアル, p4-8, 医歯薬出版, 1991.

9) 林　典雄：運動治療のための機能解剖学的触診術 上肢, p38, メジカルビュー社.

11) 黒田重史, 守屋秀繁：整形外科鏡視下手術, p204-208, 診断と治療社, 1999.

12) 井上貞宏, ほか：変形性肘関節症における軟骨変性. 関節外科, 16(12)：72-82, 1997.

13) Kapanji IA：The physiology of the joints, vol1, p72-129, Churchill Livingstone, Edinburgh, 1982.

14) 関　敦仁：肘関節外側側副靱帯の機能解剖. 臨整外, 41(12)：1261-1266, 2006.

**13** ······················································p.164-167

1) 林　典雄, 青木隆明, 東　隆雄：結帯動作時に生じる肘関節外側および前腕外側部痛について—烏口腕筋と筋皮神経の解剖学的特徴からの一考察—. 整形外科リハビリテーション研究会誌, 7(7)：41-43, 2004.

2) 室田景久, 白井康正, 桜井　実：図説整形外科診断治療講座 13 末梢神経障害, メジカルビュー社, 1991.

3) 平澤泰介：臨床医のための末梢神経損傷・障害の治療 第1版, 金原出版, 2000.

**14** ······················································p.168-171

1) 石井清一, 宮野須一：スポーツによる肘関節障害—機能解剖と発生機序—. 臨床スポーツ医学, 7：981-986, 1990.

2) 西尾泰彦, 加藤貞利, 三浪三千男：骨・関節・靱帯, 15：1025-1030, 2002.

3) 鵜飼建志, 林　典雄, 細居雅敏, ほか：内側型野球肘における尺骨神経症状の発生メカニズムについて—MHTB(上腕三頭筋内側頭)shifting testの有用性—. 理学療法学, 34s(2)：666, 2007.

4) 鵜飼建志, 林　典雄, 赤羽根良和, ほか：内側型野球肘に対する当院の理学治療について—肩甲胸郭関節と前腕屈筋群へのアプローチを中心に—. 整形外科リハビリテーション研究会誌, 7：29-31, 2004.

5) 林　典雄, 鵜飼建志, 赤羽根良和, ほか：当院における上腕骨外側上顆炎の治療成績とその運動治療について. 第18回東海北陸理学治療学会誌：26, 2002.

6) 村上恒二：スポーツ外傷・障害の理学診断理学治療ガイド, II 診断・評価のための基本テクニック 4 前腕〜肘, p98-104, 文光堂, 2003.

7) 高原政利：スポーツ医学の最新の話題と展望 I. 関節外科, 25(10月増刊号)：13-16, 2006.

8) 車谷　洋, 村上恒二：尺骨神経障害. スポーツ外傷・障害の理学診断理学治療ガイド, p249-254, 2004.

9) 辻野昭人, 伊藤恵康：野球肘の術後リハビリテーション. 整・災外, 48：637-645, 2005.

# 手關節・手

**1** ······················································p.174-177

1) 清重佳郎：手術的治療：＜プレート固定＞橈骨遠位端骨折に対する掌側アプローチによるcondylar stabilizing法. MB Orthop, 18(9)：28-35, 2005.

2) 中村光伸, 横山一彦, 内野正隆, ほか：橈骨遠位端骨折. 整・災害, 47：1299-1307, 2004.

3) 石井清一：図説 手の臨床, p136-138, メジカルビュー社, 1998.

4) 外間　浩：橈骨遠位端骨折に対するプレート, ピンニング. OS NOW Instruction 2, p120-135, メジカルビュー, 2007.

5) 坂井建雄, 松村讓兒, 監訳：プロメテウス解剖学アトラス解剖学総論／運動器系, p298-299, 医学書院, 2007.

**2** ······················································p.178-181

1) 三木堯明：骨折と外傷, p914-948, 金原堂, 2005.

2) 高畑智嗣：手関節背屈位ギプス治療のポイント. MB Orthop, 18(9)：1-7, 2005.

3) 山部英行：高齢者橈骨遠位端骨折に対する保存的治療の成績. MB Orthop, 18(9)：9-13, 2005.

4) 土井一輝：橈骨遠位端骨折と手関節障害. 関節外科, 22(7)：26-33, 2003.

5) 香月憲一：手関節の機能解剖. 別冊整形外科, 31：2-5, 1997.

6) 赤堀　治, ほか：青壮年型関節内Colles骨折. 別冊整形外科, 31：22-26, 1997.

7) 進藤隆康, ほか：高齢者の骨粗鬆と橈骨遠位端骨折. 別冊整形外科, 31：27-30, 1997.

**3** ······················································p.182-185

1) 鵜飼建志：バッティングで生じた有鉤骨鉤骨折病例に対する保存治療の小経験. 愛知県理学治療士会誌, 15(2)：36-37, 2003.

2) 田崎憲一：有鉤骨骨折と第4・第5CM関節脱臼骨折. 整・災外, 40：1445-1455, 1997.

3) 河村公二：スポーツによる有鉤骨鉤骨折の2例. 整・災外, 30：103-106, 1987.

4) 須川　勲：有鉤骨鉤骨折の問題点. 日手会誌, 9(4)：708-712, 1992.

5) 村上恒二：スポーツにおける有鉤骨鉤骨折の診断と治療における問題点. 日手会誌, 9(4)：673-678, 1992.

6) 伊藤恵康：スポーツにおける有鉤骨鉤骨折の治療. 整スポ会誌, 20(3)：271-276, 2000.

**4** ······················································p.186-189

1) 上羽康夫：手その損傷と治療, p148-170, 金芳堂, 1995.

2) 三浪明雄：カラーアトラス手・肘の外科, p165-181, 中外医学社, 2007.

3) 森友寿夫：舟状骨における病的キネマティクス. 日手会誌, 21(2)：25-28, 2004.

4) 大山峯生：ハンドセラピーに用いる訓練器具と自助具.

整・災外, 34：1405-1411, 1991.

5) Moritomo H, et al：In Vivo, 3-Dimensional Kinematics of the Midcarpal Joint of the Wrist. J Bone Joint Surg, 88-A：611-621, 2006.

6) 中田眞由美, 大山峰生：作業治療士のためのハンドセラピー入門 第2版, p173, 三輪書店, 2006.

7) 森友寿夫：3次元動態MRIによる手関節運動の解析. MB Orthop, 19(13)：18-23, 2006.

8) Crisco JJ, et al：In vivo radiocarpal kinematics and the dart thrower's motion. J Bone Joint Surg, 87-A：2729-2740, 2005.

**5** ⋯⋯⋯⋯⋯⋯⋯⋯⋯⋯⋯⋯⋯⋯⋯⋯ p.190-193
1) Milford L：Retaining ligament of the digits of the hand, WB Saunders, 1968.

**6** ⋯⋯⋯⋯⋯⋯⋯⋯⋯⋯⋯⋯⋯⋯⋯⋯ p.194-197
1) 中村俊康, 矢部　裕：手関節三角線維軟骨複合体(TFCC)の解剖, 整・災外, 39：1417-1426, 1996.

2) 三浪明男：三角線維軟骨複合体(TFCC)総論. 整・災外, 39：1409-1416, 1996.

3) 今枝敏彦, ほか：TFCC損傷の診断—理学所見と画像診断—, 整・災外, 39：1427-1433, 1996.

4) 塩之谷香, 中村蓼吾：特集三角線維軟骨複合体(TFCC)とその周辺疾患診断と治療—月状三角靱帯(lunotriquetral ligament)損傷の診断と治療—. MB Orthop, 10(2)：49-55, 1997.

5) 長岡正宏：特集三角線維軟骨複合体(TFCC)とその周辺疾患—診断と治療-関節外の原因による尺側手関節の診断と治療—, MB Orthop, 10(2)：57-62, 1997.

6) 安部幸雄：三角線維軟骨複合体損傷に対する新しい分類の提案. 整形外科, 58(10)：1383-1389, 2007.

7) Palmer AK, et al：The triangular fibrocartilage complex of the wrist joint. J Anat, 106：539-552, 1970.

8) 中村俊康, 矢部　裕, ほか：手関節三角線維軟骨複合体の機能解剖学的研究(第1報)—吊り上げ機構(suspension theory)について—. 日手会誌, 10(1)：46-51, 1993.

9) 坂田悍教：三角線維軟骨複合体(TFCC)とその周辺疾患診断と治療—手関節尺側のバイオメカニクス—, MB Orthop, 10(2)：9-16, 1997.

10) 林　典雄：運動治療のための機能解剖学的触診技術 上肢, p214, メジカルビュー社, 2005.

11) 内西兼一郎：手の外科学, p28-29, 172, 南山堂, 1995.

12) 藤尾圭司：三角線維軟骨複合体損傷に対する鏡視下手術. 整形外科, 57(8)：965-970, 2006.

13) 三浪明男：三角線維軟骨複合体(TFCC)損傷. 図説手の臨床, p166-171, メジカルビュー社, 1998.

**7** ⋯⋯⋯⋯⋯⋯⋯⋯⋯⋯⋯⋯⋯⋯⋯⋯ p.198-201
1) 越智隆弘, 編：最新整形外科学大系, p102-118, 中山書店, 2007.

2) 上羽康夫：手 その機能と解剖, p154-158, 金芳堂, 1997.

3) 石黒　隆：骨折を伴う槌指変形. 整形外科MOOK 64,

p195-213, 金原出版, 1992.

**8** ⋯⋯⋯⋯⋯⋯⋯⋯⋯⋯⋯⋯⋯⋯⋯⋯ p.202-205
1) 大山峯生：外傷手に対するスプリント治療とバイオメカニクス. 日本義肢装具学会誌, 15(2)：125-132, 1999.

2) 中田眞由美：知覚再教育における識別訓練の意義. ハンドセラピィ 5 末梢神経損傷, メディカルプレス, 1992.

3) 中田眞由美：知覚をみる・いかす, 協同医書出版社, 2003.

4) 原田康江：手指再接着後のリハビリテーション. MB Med Reha, 67：59-65, 2006.

5) 大山峯生：挫滅手における術後セラピー. 骨・関節・靱帯, 11(7)：895-904, 1998.

**9** ⋯⋯⋯⋯⋯⋯⋯⋯⋯⋯⋯⋯⋯⋯⋯⋯ p.206-209
1) 高原政利, ほか：de Quervain病. 骨・関節・靱帯, 19(10)：939-945, 2006.

2) 保村昌宏, ほか：舟状月状骨関節の解剖と機能. 関節外科, 19：24-30, 2006.

3) 麻生邦一：de Quervain病の診断. 臨整外, 41：103-108, 2006.

4) 林　典雄：運動治療のための機能解剖学的触診技術 上肢, p229-235, メジカルビュー社, 2005.

**10** ⋯⋯⋯⋯⋯⋯⋯⋯⋯⋯⋯⋯⋯⋯⋯ p.210-213
1) 中宿伸哉, ほか：基節骨骨折後掌側骨間筋のコンパートメント症状を呈した1病例.　愛知県理学治療士会誌, 16(2)：17-18, 2004.

2) 林　典雄：運動治療のための機能解剖学的触診技術 上肢, p218, 262, メジカルビュー社, 2005.

**11** ⋯⋯⋯⋯⋯⋯⋯⋯⋯⋯⋯⋯⋯⋯⋯ p.214-217
1) 堀内行雄：橈骨遠位端骨折の分類と治療方針. MB Orthop, 13(6)：1-12, 2000

2) 石井清一, 編：図説 手の臨床, p65-79, メジカルビュー社, 1998.

3) 林　典雄：運動治療のための機能解剖学的触診技術 上肢, p81-84, メジカルビュー社, 2005.

4) 末永直樹, ほか：OS NOW 28手の外科—先端的状況, p137-143, メジカルビュー社, 1997.

5) 櫛辺　勇, ほか：ハンドセラピィ 6 手のスプリント治療(日本ハンドセラピィ学会, 編), p107-117, メディカルプレス, 2004.

6) 宍戸孝明：橈骨遠位端骨折に対する創外固定器による治療経験. 東日本整災会誌, 10：384-387, 1998.

7) 中原博之：創外固定による不安定型橈骨遠位端骨折の治療経験. 東日本整災会誌, 10：118-121, 1998.

8) 佐々木　孝：橈骨遠位端骨折の保存的治療—ギプス固定と創外固定の適応—. 整・災外, 32：249-256, 1989.

9) 山中一良：橈骨遠位端骨折に対する創外固定法. MB Orthop, 13(6)：19-26, 2000.

10) 白井康正：創外固定法の有用性とその限界について. MB Orthop, 45：15-25, 1991.

11) 田崎和幸, ほか：ハンドセラピィ 6 手のスプリント

治療(日本ハンドセラピィ学会, 編), p63-82, メディカルプレス, 2004.
12) 上羽康夫：手その機能と解剖 第4版, p103-165, 金芳堂, 2006.

**12**⋯⋯⋯⋯⋯⋯⋯⋯⋯⋯⋯⋯⋯⋯⋯⋯⋯p.218-221
1) 木野義武：新・旧伸筋腱の治療. 新臨床整形外科全書 8A, p281, 金原出版, 1981.
2) 南川義隆：伸筋腱修復後のダイナミックスプリントを用いた初期運動治療. ハンドセラピィ, 19：32-34, 2007.
3) 中村誠也：指伸筋腱の滑動域と術後初期他動運動について. 日手会誌, 10(6)：977-979, 1994.
4) 阿部幸一郎：手指伸筋腱皮下断裂修復後の初期スプリント治療の経験. ハンドセラピィ, 19：44-45, 2007.
5) 池上博泰：手関節部総指伸筋腱皮下断裂に対する治療. 整・災外, 46：1067-1074, 2003.
6) Bruner S：Dynamic sprinting after extens or tendon repair in zones V to VII. J Hand Surg, 28B-3：224-227, 2003.

**13**⋯⋯⋯⋯⋯⋯⋯⋯⋯⋯⋯⋯⋯⋯⋯⋯⋯p.222-225
1) 矢崎　潔：手の屈筋腱修復後のセラピィの基礎. ハンドセラピィ 1 手指腱損傷 I, p27-45, メディカルプレス, 1991.
2) 斉藤英彦：腱の縫合・移植についての基礎的研究. 整形外科MOOK 4 手指屈筋腱の損傷, p102-116, 金原出版, 1978.
3) Urbaniak JR, et al：AAOS symposium on tendon surgery in the hand, p70, CV Mosby, StLouis, 1975.
4) 勝美政寛：手における新しい腱縫合法の工夫とその基礎的研究. 整形外科, 26：1445-1447, 1975.
5) 内西兼一郎：手の装具治療, p67, 医学書院, 1983.
6) Brand PW, et al：J Hand Surg, 6：209-219, 1981.
7) Boyes JH：Bunnell's Surgery of the Hand, p14-15, JB Lippincott, 1964.
8) 南條文昭：手診療マニュアル, p76-77, 医歯薬出版, 1991.
9) 島津　晃：キネシオロジーよりみた運動器外傷, p57, 金原出版, 1999.

**14**⋯⋯⋯⋯⋯⋯⋯⋯⋯⋯⋯⋯⋯⋯⋯⋯⋯p.226-229
1) 中田眞由美：作業治療士のためのハンドセラピー入門, p79-93, 三輪書店, 2001.
2) 牧　祐：屈筋腱断裂に対するprimary suture, p209-213, 全日本病院出版社会, 1999.
3) 今谷潤也：手の外科—noman's landの屈筋腱損傷後の初期リハビリテーション. J Clin Rehabil, 12(11)：990-1000, 2003.
4) 草野　望, 吉津孝衛：腱損傷. 手の外科診療ハンドブック, p100-119, 南江堂, 2004.
5) 吉津孝衛：腱損傷とその治療. 第15回新潟手のリハビリテーション研修会・テキスト, p133-190, 2001.
6) Pechlaner S, et al：Atlas of Hand Surgery Thieme, p12, 2000.

**15**⋯⋯⋯⋯⋯⋯⋯⋯⋯⋯⋯⋯⋯⋯⋯⋯⋯p.230-233
1) 高山真一郎, 仲尾保志, 中村俊康：手根管の局所解剖と画像. 神経内科, 59(4)：323-328, 2003.
2) Weiss ND, Gordon L, et al：Position of the wrist associated with the lowest carpal-tunnel pressure：implications for splint design. J Bone Joint Surg, 77A：1695-1699, 1995.
3) 長岡正宏：手根管症候群に対する母指対立再建術の適応. 第29回末梢神経を語る会「肘部管症候群, 手根管症候群重病例における腱移行術の適応と手術手技(ビデオ上映)」, 27-32, 2007.
4) 普天間朝上, 金谷文則：手根管症候群に対する母指対立再建術. MB Orthop, 20(8)：57-63, 2007.
5) 佐藤彰博：末梢神経損傷に対するハンドセラピィ—手根管症候群の評価と術後管理を中心として—. 運動・物理治療, 16(3)：184-190, 2005.
6) 田崎和幸, 貝田英二, ほか：母指対立再建術後の初期運動治療. 日手会誌, 23(6)：812-816, 2006.

**16**⋯⋯⋯⋯⋯⋯⋯⋯⋯⋯⋯⋯⋯⋯⋯⋯⋯p.240-243
1) 五島一恵, 林　典雄, ほか：高位橈骨神経麻痺患者に対する運動治療の一考察. 整形外科リハビリテーション研究会誌創刊号, 28-30, 1995.
2) 西島直城：橈骨神経麻痺の治療. MB Orthop, 5(10)：49-58, 1992.
3) 原　徹也：手の神経. 整形外科MOOK 39, p192-204, 金原出版, 1985.
4) 諸橋政槙：末梢神経損傷による手の変形. 整形外科MOOK 39, p253-270, 金原出版, 1985.
5) 川村次郎, 竹内孝仁, 編：義肢装具学, p318-329, 医学書院, 1997.

**17**⋯⋯⋯⋯⋯⋯⋯⋯⋯⋯⋯⋯⋯⋯⋯⋯⋯p.238-241
1) 石井清一, 編：図説手の臨床, p236, メジカルビュー社, 1998.
2) 東田紀彦：肘部管症候群の観血的治療. 整形外科治療のコツと落とし穴, p106, 中山書店, 1997.
3) S・テリー・カナリ(黒坂昌弘, 編集)：キャンベル整形外科手術書 第10版, p44-49, エルゼビアジャパン, 2003.
4) 長野　昭, 薄井正道：整形外科手術のための解剖学 上肢, p17, メジカルビュー社, 2000.
5) 中村隆一, 斉藤　宏：基礎運動学 第4版, p417, 医歯薬出版, 1997.
6) 林　典雄：運動療法のための機能解剖学的触診技術 上肢, p43-45, メジカルビュー社, 2005.
7) 小林明正, ほか：肘部管症候群の診断法としての機能的肘屈曲試験. 別冊整形外科, 49：130-132, 2006.
8) 藤田聡志, ほか：肘部管症候群に対するKing変法(内上顆斜め骨切除)による治療. 別冊整形外科, 49：164-167, 2006.
9) 山本謙吾：肘部管症候群の術後長期経過. 別冊整形外科, 49：172-177, 2006.
10) 長野　昭：肘部管症候群. 関節外科, 25(1)：80-83, 2006.
11) 平山隆三：尺骨神経前方移動術. 整形外科治療のコツ

と落とし穴, p108-109, 中山書店, 1997.
12) Netter FH(相磯貞和, 訳)：ネッター解剖学アトラス 第3版, p459, 南江堂, 2004.
13) 佐藤勤也, 室田景久, 編：図説整形外科診断治療講座 3 手の外傷・疾患, p142-145, メジカルビュー社, 1989.

**18** ······································· p.242-245
1) 土井一輝, 監訳：手のリハビリテーション実践ガイドブック, p1-14, 南江堂, 1999.
2) 波利井清紀, 森口隆彦, 監修：TEXT形成外科学 第2版, 31-35・88-89・2004, 南山堂.
3) Netter FR(相磯貞和, 訳)：ネッター解剖学図譜・学生版, 図437・438・439, 2002, 丸善, 2001.

## 附録1

**8** ······································· p.255
1) 廣瀬源二郎：Neuralgic amyotrophy. 臨床と診断, 75(12)：2843-2847, 1978.
2) 平林 洌, 戸山芳昭：肩の疼痛の原因となる肩以外の疾患. 関節外科, 14(5号増刊号)：37-45, 1995.
3) Rowland LP, 編(萬年 徹, 宮武正監, 訳)：メリット 神経病学 第3版, p393-394, 562-563, 医学書院, 1994.
4) 山本昌樹, 山本良次：両側性有痛性肩関節機能障害の一病例～Neuralgic amyotrophy～. 整形外科リハビリテーション研究会誌, 6：13-16, 2000.

**14** ······································· p.261
1) 鵜飼建志：バドミントン競技で発生した第1背側骨間筋慢性コンパートメント症候群の1例. 臨床スポーツ医学, 22(10)：1293-1297, 2005.
2) 上羽康夫：手その機能と解剖 改訂4版, p175-188, 金芳堂, 2006.
3) 斉藤明義：下腿のコンパートメント症候群. MB Orthop, 9：117-123, 1996.
4) 藤沢基之：スポーツ選手の下腿慢性コンパートメント症候群に対する内視鏡下筋膜切開術. 臨床スポーツ医学, 21(2)：164-167, 2004.
5) 大久保衛：Shin sprints・下腿コンパートメント症候群. MB Orthop, 9：131-139, 1996.

**15** ······································· p.262
1) 岡元雅雄, ほか：成人上腕骨遠位端骨折の手術治療. 整・災外, 44：379-387, 2001.
2) 宮坂芳典, ほか：小児上腕骨顆上骨折の診断. MB Orthop, 6(4)：1-8, 1998.
3) 村田秀雄：ADLにおける肘関節の可動域. 整形外科 MOOK 54, p17-25, 金原出版, 1988.
4) 田島 光, ほか：高齢者の上腕骨通顆骨折の治療. 整・災外, 40：607-617, 1997.

**19** ······································· p.266
1) 瀧川宗一郎：肘頭骨折. MB Orthop, 15(11)：48-54, 2002.
2) 宮城成圭：肘頭骨折の治療—特に交叉二重tension band wiring(CD8 wiring)を中心にして—. 整形外科 MOOK 54, p128-145, 金原出版, 1998.
3) 長野健治：高齢者の肘関節部骨折. 高齢者の骨折, p178-186, 金原出版, 1999.
4) 石井清一, ほか：前腕の回旋運動障害の病態と治療. 関節外科, 16(2)：83-88, 1997.
5) 司馬良一：肘関節の骨格構造と機能解剖. 関節外科, 9(3)：27-36, 1990.
6) 村田秀雄：ADLにおける肘関節の可動域. 整形外科 MOOK 54, p17-25, 金原出版, 1998.

## 附録2

**2** ······································· p.269
1) 林 典雄, 青木隆明, ほか：結帯動作時に生じる肘関節外側および前腕外側部痛について～烏口腕筋と筋皮神経の解剖学的特徴からの一考察～. 整形外科リハビリテーション研究会誌, 7：41-43, 2004.

**3** ······································· p.270
1) 清水智恵ほか：肘関節屈曲に伴う皮膚伸張の特性. 整形外科リハビリテーション研究会誌, 7：82-84, 2004.
2) 蘇雅宏ほか：皮膚縫合の基本手技. MB Orthop, 13(3)：1-4, 2000.

**4** ······································· p.271
1) 鵜飼建志：内側型野球肘に対する当院の理学治療について～肩甲胸郭関節と前腕屈筋群へのアプローチを中心に～. 整形外科リハビリテーション研究会誌, 7：29-31, 2004.
2) 村上恒二：内側型野球肘の鑑別診断と治療. MB Orthop, 16(2)：19-26, 2003.
3) 高沢晴夫：スポーツによる肘関節外傷-内側側副靱帯. 臨床スポーツ医学, 7(9)：1027-1031, 1990.

**7** ······································· p.274
1) 林 典雄：運動治療のための機能解剖学的触診技術 上肢, メジカルビュー社, 2005.

# 索 引

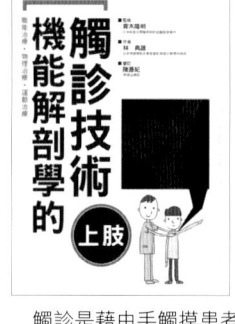

### 機能解剖學的
### 觸診技術
### ─上肢

19×26cm　296 頁
單色　定價 600 元

　觸診是藉由手觸摸患者的身體，以判斷、評估身體的狀況，因此對於人體的正常機能及解剖位置必須有充分的理解。本書內容在講述上肢的觸診方式，分為三大部分，將人體上肢全部的骨骼、肌肉、韌帶都逐一的做詳細解説。

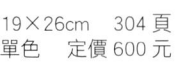
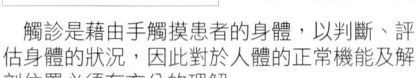
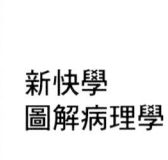

### 機能解剖學的
### 觸診技術
### ─下肢軀幹

19×26cm　304 頁
單色　定價 600 元

　觸診是藉由手觸摸患者的身體，以判斷、評估身體的狀況，因此對於人體的正常機能及解剖位置必須有充分的理解。
　本書內容在講述下肢以及軀幹的觸診方式，分為三大部分，將人體下肢以及軀幹重要的骨骼、肌肉、韌帶都逐一做詳細解説。

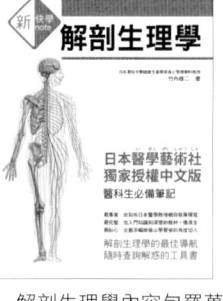

### 新快學
### 解剖生理學

18×26cm　408 頁
彩色　定價 600 元

　解剖生理學內容包羅萬象，它不但研究生命的運作機轉，並針對每個器官或組織的名稱、位置、結構去做解説。本書為日本濱松大學的教授─竹內修二，依據多年教學經驗以及本身專業知識撰寫而成。以幫助學習為主旨，詳細解説生理學與解剖學的知識與概念。

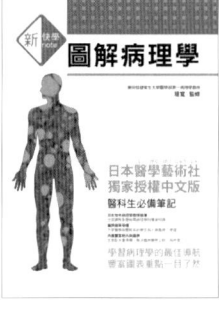

### 新快學
### 圖解病理學

18x26cm　408 頁
彩色　定價 700 元

　病理學是一門專門在探討疾病發生的起因、發展以及變化的學科。疾病的預防與治療為醫學發展的主要目的之一，因此病理學是為醫護相關科系學生，以及從業人員必備的專業基礎知識。

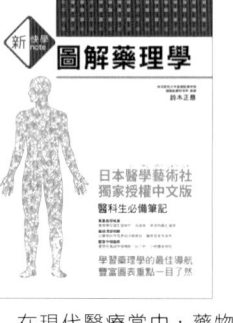

### 新快學
### 圖解藥理學

18x26cm　248 頁
彩色　定價 600 元

　在現代醫療當中，藥物治療是很重要的一環，本書針對醫護相關科系學生之需要，由專業教授執筆，全方面解析藥理相關知識。書中以藥物的作用系統分類章節，讓學習更有效率。並搭配圖片及表格進行説明，讓藥物名稱與作用機制一目了然，方便讀者背記。

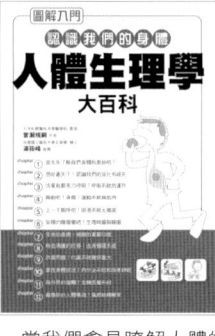

### 人體生理學
### 大百科

15x21 公分　276 頁
雙色　定價 300 元

　當我們愈是瞭解人體的運作機制，對這套機制的精密與巧妙就愈加讚嘆，並油然生起敬意與感動，這也是生理學之所以能讓人回味無窮的原因！有鑑於此，本書作者將整個博大精深的生理學濃縮成精華，以深入淺出的方式來解説。

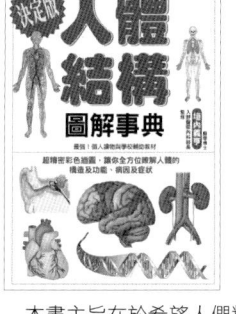

### 人體結構
### 圖解事典

15x21 公分 272 頁
彩色　定價 350 元

　　本書主旨在於希望人們對自己的身體有一定
程度的認識，是本寫給普羅大眾的身體知識百
科。書中使用豐富的彩色插圖，搭配淺顯易懂
的解說，用深入淺出的方式介紹複雜的身體結
構。

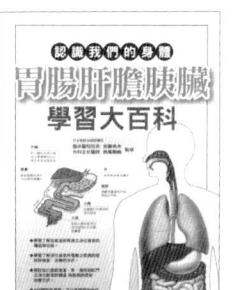

### 人體學習
### 大百科

15x21 公分 304 頁
彩色　定價 300 元

　　全書超過８００張全彩插圖，以最簡明詳實
的方式將全身各部位的器官、功能、結構表現
出來。就連毛髮、指甲、細胞、遺傳基因等也
都有詳盡的介紹說明。同時還有全身各器官的
主要疾病以及形成原因與症狀介紹，內容詳
盡，是居家必備的工具書！

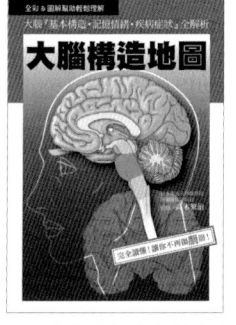

### 大腦構造地圖

15x21cm　192 頁
彩色　定價 350 元

　　能夠負責各式各樣高度活動的大腦，充滿了
許多謎團，是一個令人相當好奇的部位。本書
將腦的構造以及連結腦部的神經機制、感覺記
憶的原理、心理活動作用與腦的疾病，乃至與
腦相關的最新資訊，分為八個章節，將腦的世
界濃縮為一冊。

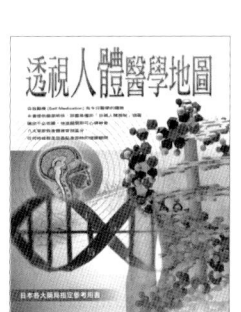

### 胃腸肝膽胰臟
### 學習大百科

14.8x21cm　244 頁
彩色　定價 300 元

　　本書是針對消化器官之構造與功能所推出的
一本書，讓讀者學習了解從食道到腸胃之消化
器官的構造與功能。消化器官所罹患之疾病的
症狀與檢查、治療的方式。並解說從口腔經食
道、胃、腸而到肛門之消化器官的構造與疾病
的症狀、治療方式。

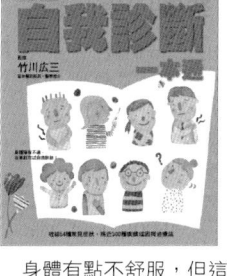

### 身體自我診斷
### 一本通

21×26cm　224 頁
彩色　定價 450 元

　　身體有點不舒服，但這樣就跑去看醫生似乎
有點小題大作，再加上工作繁忙，於是就只是
自己默默的忍耐著，久而久之非但沒有改善，
反而越來越嚴重……。小毛病有可能是重大疾
病的前兆，因此請不要輕忽身體的訊號，然而
該怎麼判斷這究竟是小小的不適，還是重大疾
病呢？您的疑問在本書都可以找到解答！

### 透視人體
### 醫學地圖

21×30 公分 184 頁
彩色　定價 420 元

　　本書提供簡潔明快的、詳盡易懂的「目視人
體機制」插圖，共八大章節，依身體器官分門
別類，再輔以淺顯易懂的文字說明，不管任何
時候都是您最貼身及時的健康顧問！

瑞昇文化 http://www.rising-books.com.tw
更多圖書優惠請洽 e-order@rising-books.com.tw 或 TEL：02-29453191

**TITLE**

# 整形外科運動治療 上肢

**STAFF**

| | |
|---|---|
| 出版 | 三悅文化圖書事業有限公司 |
| 編著 | 日本整形外科復健學會 |
| 譯者 | 高詹燦　吳旻芬 |

| | |
|---|---|
| 總編輯 | 郭湘齡 |
| 責任編輯 | 王瓊苹 |
| 文字編輯 | 林修敏　黃雅琳 |
| 美術編輯 | 李宜靜 |
| 排版 | 六甲印刷有限公司 |
| 製版 | 明宏彩色照相製版股份有限公司 |
| 印刷 | 桂林彩色印刷股份有限公司 |
| 法律顧問 | 經兆國際法律事務所　黃沛聲律師 |

| | |
|---|---|
| 代理發行 | 瑞昇文化事業股份有限公司 |
| 地址 | 新北市中和區景平路464巷2弄1-4號 |
| 電話 | (02)2945-3191 |
| 傳真 | (02)2945-3190 |
| 網址 | www.rising-books.com.tw |
| e-Mail | resing@ms34.hinet.net |

| | |
|---|---|
| 劃撥帳號 | 19598343 |
| 戶名 | 瑞昇文化事業股份有限公司 |

| | |
|---|---|
| 初版日期 | 2012年3月 |
| 定價 | 600元 |

國家圖書館出版品預行編目資料

整形外科運動治療.上肢／日本整形外科復健
學會編輯；高詹燦，吳旻芬譯.
　-- 初版. -- 新北市：三悅文化圖書，2012.01
312面；25.7x18.2公分

ISBN 978-986-6180-94-1 (平裝)

1.運動療法　2.復健醫學　3.上肢

418.934　　　　　　　　　　101000729

KANSETSU KINO KAIBOGAKU NI MOTOZUKU SEIKEI GEKA UNDO RYOHO NAVIGATION <JOSHI>
(ISBN978-4-7583-0682-9)
Edited by SEIKEI GEKA REHABILITATION GAKKAI
Originally published in Japan in 2008 and all rights reserved
by MEDICAL VIEW CO., LTD., Tokyo.
Chinese (in complex character only )translation rights arranged with
MEDICAL VIEW CO., LTD., Japan
through THE SAKAI AGENCY and HONGZU ENTERPRISE CO., LTD.